新戦略に基づく
麻酔・周術期医学

麻酔科医のための
区域麻酔スタンダード

専門編集●横山正尚 高知大学

監　修●森田　潔 岡山大学
編集委員●川真田樹人 信州大学
　　　　廣田　和美 弘前大学
　　　　横山　正尚 高知大学

中山書店

【読者の方々へ】

本書に記載されている診断法・治療法については,出版時の最新の情報に基づいて正確を期するよう最善の努力が払われていますが,医学・医療の進歩からみて,その内容がすべて正確かつ完全であることを保証するものではありません.したがって読者ご自身の診療にそれらを応用される場合には,医薬品添付文書や機器の説明書など,常に最新の情報に当たり,十分な注意を払われることを要望いたします.

中山書店

シリーズ刊行にあたって

　現代は情報収集と変革の時代と言われています．IT技術の進歩により，世界の情報はほとんどリアルタイムに得ることができます．以前のように，時間と労力をかけて文献を調べる必要はなくなっています．一方，進歩するためには，そのめまぐるしく変わる状況にあわせ変化し，変革を遂げていくことが必要です．

　麻酔科学領域の診療に関してもここ数年で大きな変化がありました．麻酔薬はより安全で調節性がよいものとなり，モニターもより多くの情報が得られるとともに正確性を増しています．そして，その変化は今も続いています．このように多くの変化がある中で，麻酔は手術侵襲から生体を守るという大原則に加え，麻酔の質が問われる時代になりました．たとえば，麻酔法が予後を変える可能性があるという報告もあります．また，麻酔科医の仕事として，手術中の麻酔だけでなく，術前および術後管理，すなわち周術期管理の重要性が加えられています．今まさに手術という侵襲から生体をシームレスに守る学問の一つの分野として，周術期管理が重要視されています．

　今回，周術期管理に焦点を絞り，麻酔科医の知識と技術の向上を目的に，シリーズ《新戦略に基づく麻酔・周術期医学》が刊行されることになりました．周術期管理は，麻酔と同様，全身管理を目的にした学問です．呼吸，循環，体液・代謝，酸塩基平衡，栄養，疼痛管理など幅広い分野が対象になります．これらすべての分野をシリーズで，昨今のガイドラインが示す標準医療を含め最新の情報を系統的に発信する予定です．また，いわゆるマニュアル本ではなく，基礎的な生理学，薬理学などの知識を基にした内容にしたいと考えています．これらの内容は，麻酔科の認定医や専門医を目指す医師だけでなく，すべての外科系各科の医師にも理解できるものとなることを確信しています．

　多忙な毎日の中，このシリーズ《新戦略に基づく麻酔・周術期医学》が，効率的な最新の情報収集のツールとなり，読者の皆様が日々変革していかれることを希望します．

2013年4月

国立大学法人岡山大学長
森田　潔

序

　《新戦略に基づく麻酔・周術期医学》シリーズの7冊目として，『麻酔科医のための区域麻酔スタンダード』を刊行できることは編者としてもうれしい限りである．本書もシリーズ既刊と同様に，できるだけ最新のエビデンスを取り入れ，麻酔科医にとって日常臨床に必要な周術期医学をコンパクトにまとめることを編集の基本とした．また図表を充実させ，必要に応じてトピックスの項目を加えるなど，内容を整理しやすくする工夫にも心がけた．忙しい臨床業務の中で必要な章だけを読んでも，前後の章に関係なく理解できるように編集している．

　さて，本書『麻酔科医のための区域麻酔スタンダード』は，最近の麻酔科領域で最も注目を浴びている区域麻酔に焦点を当てた．古くから施行されてきた区域麻酔が一気に注目を浴びるようになった背景には多くの要因がある．硬膜外麻酔による優れた術後疼痛管理の可能性とともに周術期におけるストレス反応の抑制など，全身麻酔に比べて区域麻酔の優位性が明らかになってきたことは大きな一因である．その一方で，周術期管理における抗凝固療法の一般化が区域麻酔の安全性ならびに適応に関して，重要な課題となったことも区域麻酔が関心を集める要因である．そして，今まさに末梢神経ブロックを中心とした超音波ガイド下神経ブロックが麻酔科医にとって必須の手技となったことが，この領域に一大ブームをもたらした．この背景には，超音波装置の革新的な技術進歩およびその使用法の改善が多大な貢献を果たした．

　本書では麻酔科にとって必要な区域麻酔の総論，各論はもちろん，末梢神経ブロックに用いる器機の基本的事項を理解しやすいようにまとめている．また，区域麻酔の中でも最も麻酔科医が頻用する脊髄くも膜下ブロックおよび硬膜外ブロックに関しては最新の話題を提供し，今後の日常臨床に役立つように工夫している．さらに将来的に応用が多くなると期待される小児手術，帝王切開術ならびに無痛分娩，そして意識下開頭術での区域麻酔の可能性についても解説している．

　本書は，以上のような観点からも新戦略に基づいた情報をコンパクトな一冊としてまとめている．是非，皆さまの臨床の傍らに常に置いて頂ける一冊となれば，編者としてはこの上ない幸せである．

　　2015年9月

　　　　　　　　　　　　　　　　　　　　　　　　高知大学医学部麻酔科学・
　　　　　　　　　　　　　　　　　　　　　　　　集中治療医学講座教授
　　　　　　　　　　　　　　　　　　　　　　　　横山正尚

新戦略に基づく麻酔・周術期医学
麻酔科医のための 区域麻酔スタンダード

CONTENTS

1章 区域麻酔総論

1-1 なぜ今，区域麻酔か？ ……………………………………………河野 崇，横山正尚 2
❶ 時代が求める麻酔法 2／❷ 周術期における区域麻酔の目的 3／❸ 周術期における区域麻酔の利点・意義 4／❹ 周術期における区域麻酔の展望・課題 6

> Topics 術後認知機能障害 4
> Topics 遷延性術後痛 4
> Topics 周術期の免疫機能 5

1-2 区域麻酔の歴史 ……………………………………………………髙畑 治，岩崎 寛 8
❶ 局所麻酔薬の歴史 8／❷ regional anesthesia の歴史 9／❸ 脊髄くも膜下麻酔について 9／❹ 硬膜外麻酔について 12

> Column 脊麻こぼれ話 10
> Column Jacoby 線 11
> Column 思春期における脊麻の特徴 12

1-3 痛みの伝導機構と区域麻酔 ……………………………………川真田樹人，峰村仁志 15
❶ 侵害受容性疼痛 15／❷ Nav と区域麻酔 19

1-4 区域麻酔の種類 ……………………………………………………………藤原祥裕 22
❶ さまざまな種類の区域麻酔 22／❷ 神経あるいは薬剤投与部位の同定法による分類 23／❸ 薬剤投与時間による分類 24／❹ 遮断する神経機能による分類 24／❺ ブロックに用いる薬剤などによる分類 25／❻ ブロック部位による分類 25

2章 区域麻酔で使用する薬剤

2-1 臨床に役立つ局所麻酔薬の基礎 …………………………………………西川精宣 30
❶ 局所麻酔薬の構造と種類 30／❷ 局所麻酔薬の作用機序 33／❸ 患者の病態と薬物動態からみた局所麻酔薬の効果の違い 34／❹ 実際の使用 35／❺ アレルギー反応 37

> Column QX-314 による痛覚選択的遮断 35

2-2 局所麻酔薬の上手な使い方 …………………………………齋藤　繁，中島邦枝，戸部　賢，高澤知規，堀内辰男　39
❶ 局所麻酔薬開発の歴史的経緯　39／❷ 日本における局所麻酔薬の上手な使い方の例　40／❸ 局所麻酔薬の使用場面と使用時のさまざまな工夫　40／❹ 局所浸潤性に応じた使い分け　41／❺ 作用時間に応じた使い分け　43／❻ 局所麻酔薬アレルギーと使い分け　44

　　　Tips　皮下浸潤麻酔での針刺入時のコツ　43

2-3 局所麻酔薬中毒を知る ………………………………………………田村貴彦，横山正尚　46
❶ 局所麻酔薬の作用機序　46／❷ 局所麻酔薬中毒の原因と症状　48／❸ 局所麻酔薬中毒の分類　48／❹ 局所麻酔薬中毒を発生させないために　49／❺ 局所麻酔薬中毒の治療と対応　49／❻ 局所麻酔薬中毒と神経原性ショック，アナフィラキシーショックとの鑑別　52

　　　Column　光学異性体と毒性　47
　　　Column　局所麻酔薬中毒の発生率　48
　　　Advice　リピッドレスキューにプロポフォールは禁忌　51
　　　Tips　局所麻酔薬中毒を悪化させる因子　51
　　　Tips　局所麻酔薬の極量　53

2-4 オピオイドの使用法 ……………………………………………………土井克史，齊藤洋司　54
❶ オピオイドとは　54／❷ オピオイドの鎮痛機序　55／❸ 硬膜外およびくも膜下オピオイドの有用性　55／❹ オピオイドの実際の使用法　56／❺ 硬膜外・くも膜下オピオイド投与の副作用　58

3章　末梢神経ブロックに使用する機器の知識

3-1 臨床で役立つ超音波の基礎 …………………………………………………………佐藤　裕　62
❶ 音と超音波　62／❷ 超音波の特性　62／❸ 超音波断層画像とは　63

3-2 成功するための超音波テクニック …………………………………………………佐藤　裕　72
❶ 目標となる画像描出のコツ　72／❷ 超音波ビームの平面に乗せる方法　74／❸ 神経障害を減らすための工夫　78

3-3 知って得する神経刺激装置の基礎 …………………………………西脇公俊，安藤貴宏　81
❶ 末梢神経ブロックの発達　81／❷ 末梢神経の解剖　82／❸ 末梢神経刺激　82／❹ 神経刺激の基本原理と電気生理学　83

3-4 神経刺激のコツとポイント …………………………………………西脇公俊，安藤貴宏　86
❶ 神経刺激装置　86／❷ 神経刺激針　88／❸ 神経刺激法による神経ブロック法　89

4章 周術期末梢神経ブロックの実際

4-1 抗血栓療法と末梢神経ブロック ……………………………… 藤原祥裕 94
❶ 抗血栓療法に用いられる薬剤 94／❷ 各種神経ブロックと出血性合併症 99
- **Column** ヘパリン起因性血小板減少症（HIT）の機序 101

4-2 単回投与法 vs 持続投与法：利点と欠点 ……………………… 藤原祥裕 102
❶ 持続神経ブロックの鎮痛効果 102／❷ 持続神経ブロックの副作用，合併症 103／❸ 単回投与法と持続投与法の利点と欠点 104

4-3 末梢神経ブロック単独管理の適応とコツ ……………………… 森本康裕 106
❶ 手術麻酔としての末梢神経ブロックの適応 106／❷ 末梢神経ブロック単独管理での注意点 106／❸ 末梢神経ブロック単独で行う手術時の鎮静 107／❹ 上肢手術に対する末梢神経ブロック 108／❺ 下肢手術に対する末梢神経ブロック 109／❻ 体幹部手術に対する末梢神経ブロック 110

4-4 全身麻酔に併用する末梢神経ブロックの適応とコツ …………… 森本康裕 112
❶ 適応 112／❷ 麻酔計画 112／❸ 末梢神経ブロックの選択 112／❹ 局所麻酔薬の選択 113／❺ ブロックのタイミング 113／❻ 全身麻酔管理のポイント 114／❼ オピオイドの使用 115／❽ multimodal analgesia 116

4-5 末梢神経ブロックの合併症とその対処法 ……………………… 林 英明 117
❶ 神経損傷 117／❷ 局所麻酔薬中毒（local anesthetic systemic toxicity：LAST） 121／❸ 出血 122／❹ 感染 122
- **Topics** 局所麻酔薬の神経周膜内注入の是非 120
- **Topics** 超音波ガイド下神経ブロックは神経損傷のリスクを軽減させるか？ 120
- **Advice** 局所麻酔薬の種類と中毒症状 121

4-6 術後疼痛管理と末梢神経ブロック ……………………… 荒川恭佑，佐藤健治 124
❶ 末梢神経ブロックを用いた術後疼痛管理 124／❷ 局所麻酔薬とその投与方法 125／❸ 手術別術後疼痛管理における末梢神経ブロックの有用性 125
- **Column** 肋骨弓下もしくは肋骨弓下斜角 TAP ブロックの有効性 130

4-7 日帰り手術における末梢神経ブロックの実際 ……… 武田敏宏，白神豪太郎 135
❶ 日帰り上肢手術における末梢神経ブロック 135／❷ 日帰り下肢手術における末梢神経ブロック 137／❸ 日帰り体幹手術における末梢神経ブロック 139／❹ 日帰り頭頸部手術における末梢神経ブロック 139／❺ 患者教育と帰宅後フォロー 141／❻ 日帰り手術における持続末梢神経ブロック 142
- **Column** 局所浸潤麻酔 138

4-8 高齢者・ハイリスク患者での末梢神経ブロックの適応とコツ
……………………………………………………………………………白石美治，土田英昭　144

❶ 高齢者・ハイリスク患者の問題点　144／❷ 末梢神経ブロック時の注意点　145／❸ 末梢神経ブロックで手術を行う際のコツ　147

4-9 末梢神経ブロックと硬膜外ブロックとの比較 ……… 森﨑　浩，五十嵐　達　151

❶ 末梢神経ブロックの利点・欠点　151／❷ 手術部位別の比較　152／❸ 鎮痛以外の効果の比較　155

　　Column　内臓痛　152
　　Column　フォンダパリヌクスと硬膜外ブロック　154
　　Column　硬膜外ブロックの手術部位感染抑制効果：リポカリン2を介した機序　155

5章　超音波ガイド下末梢神経ブロック各論

5-1 腕神経叢ブロック ………………………………………………………… 堀田訓久　158

❶ 解剖　158／❷ 代表的なアプローチ　158／❸ 斜角筋間アプローチ　160／❹ 鎖骨上アプローチ　161／❺ 鎖骨下アプローチ　163／❻ 腋窩アプローチ　164／❼ 薬剤　165／❽ 副作用・合併症　165

　　Advice　手技に関する一般的な注意事項　158
　　Advice　腋窩アプローチでは血管への誤穿刺に注意が必要　164

5-2 腰神経叢ブロック ……………………………………………… 北山眞任，廣田和美　167

❶ 腰神経叢の解剖　168／❷ 下肢手術における腰神経叢領域の神経ブロックの適応　170／❸ 腰神経叢ブロック：各アプローチの実際の穿刺法　171／❹ 合併症と対策　176

　　Topics　Hiltonの法則　168

5-3 坐骨神経ブロック ………………………………………………………… 中本達夫　178

❶ 坐骨神経の解剖と走行・神経分布と超音波解剖　179／❷ 坐骨神経ブロックの適応　179／❸ 代表的な坐骨神経ブロックのアプローチと特徴　181／❹ 使用局所麻酔薬と用量　181／❺ 坐骨神経ブロックの実際　181／❻ 代表的な下肢手術における坐骨神経と各種末梢神経ブロックの組み合わせ　190

　　Column　paraneural sheath と epimysium　189

5-4 体幹部末梢神経ブロック …………………………… 青山由紀，紫藤明美，佐倉伸一　192

❶ 体幹部神経ブロックの種類と特徴　192／❷ 胸壁・腹壁の解剖と支配神経　192／❸ 超音波ガイド下体幹部末梢神経ブロックを行う前に　192／❹ 腹直筋鞘ブロック（rectus sheath block）の実際　194／❺ 腹横筋膜面ブロック（transversus abdominis plane〈TAP〉block）の実際　195／❻ 傍脊椎ブロック（paravertebral block）の実際　198／❼ 肋間神経ブロック（intercostal nerve block）

の実際　200／❽ 体幹部末梢神経ブロックを用いた周術期鎮痛法のコツ　201
　　Column　その他の体幹部末梢神経ブロック　200

6章　硬膜外ブロック Up-To-Date

6-1　硬膜外ブロック：成功するためのコツとポイント … 大西詠子，山内正憲　204
❶ 解剖　204／❷ 穿刺手順　205／❸ 穿刺困難例での硬膜外穿刺　208
　　Advice　硬膜外造影　209

6-2　硬膜外ブロックの合併症とその対策 …………………… 戸田法子，山内正憲　214
❶ 硬膜穿刺後頭痛（PDPH）　214／❷ 出血に関する合併症　216／❸ 神経合併症　217／❹ 感染：硬膜外膿瘍　219／❺ カテーテルに起因する問題　219
　　Column　脳脊髄液漏出症に対する硬膜外自家血注入療法　214

6-3　硬膜外ブロックに関する最近の話題 ……………………… 室内健志，山蔭道明　221
❶ 抗凝固・抗血小板療法と硬膜外麻酔　221／❷ 硬膜外鎮痛の施行方法　221／❸ 硬膜外鎮痛による短期的・長期的予後の改善　223／❹ 硬膜外穿刺への超音波スキャンの応用　224／❺ 硬膜外麻酔の合併症：アップデート　225

7章　脊髄くも膜下ブロック Up-To-Date

7-1　脊髄くも膜下ブロック：成功するためのコツとポイント
　　……………………………………………………………… 大橋一郎，中塚秀輝　230
❶ 脊髄くも膜下ブロックの利点と欠点　230／❷ 脊髄くも膜下ブロックに必要な解剖　230／❸ くも膜下腔における局所麻酔薬の吸収と排泄に影響する因子　232／❹ 脊髄くも膜下腔における局所麻酔薬の拡散に影響する因子　233
　　Column　局所麻酔薬の特性　238

7-2　脊髄くも膜下ブロックの合併症とその対策 …………… 溝上良一，中塚秀輝　239
❶ 術中の合併症　239／❷ 術後の合併症　245
　　Column　脊椎のレベル判定をどのように行うか？　244

7-3　脊髄くも膜下ブロックに関する最近の話題 ……………………………… 伊藤美保　249
❶ 使用薬剤に関して　249／❷ 局所麻酔薬の広がりに関して　250／❸ くも膜下穿刺時の体位と馬尾神経に関して　250／❹ 脊髄針に関して　251／❺ 合併症に関して　251／❻ 脊髄くも膜下硬膜外併用麻酔（CSEA）に関して　252／❼ 超音波ガイド下の施行に関して　253
　　Tips　脊麻中の呼吸困難感　252

Column 持続くも膜下麻酔（continuous spinal anesthesia：CSA） 252

8章 区域麻酔の応用

8-1 小児の区域麻酔 ……………………………………………………戸田雄一郎 256
❶ 小児患者特有の注意点　256／❷ 小児でよく施行される区域麻酔　257

8-2 帝王切開術のポイント ……………………………………………奥富俊之 262
❶ 区域麻酔がスタンダードという基本的な考え方　262／❷ 帝王切開術の術前　264／❸ 脊髄くも膜下麻酔の導入　264／❹ 術中管理　267／❺ 術後鎮痛　269
　Column 出産後の早期母児接触　263
　Column フェニレフリンの有用性　267

8-3 無痛分娩の実際 ……………………………………松田祐典，照井克生 271
❶「無痛分娩」から「産痛緩和」へ　271／❷ 適応　271／❸ 硬膜外鎮痛による産痛緩和の実際　272／❹ CSEA による産痛緩和の実際　275／❺ トラブルシューティング　275／❻ 区域鎮痛法による産痛緩和に関する Q&A　278
　Topics DPE（dural puncture epidural）technique　275
　Topics 硬膜外鎮痛の薬液投与方法　278
　Tips 機械式ポンプか，ディスポーザブルポンプか？　279

8-4 awake craniotomy での適応 ………………………内田洋介，森本裕二 282
❶ awake craniotomy の目的　282／❷ awake craniotomy の麻酔管理　282／❸ awake craniotomy での区域麻酔　284

索引 ……………………………………………………………………………… 289

◆ 執筆者一覧 (執筆順)

河野　崇	高知大学医学部麻酔科学・集中治療医学講座
横山正尚	高知大学医学部麻酔科学・集中治療医学講座
髙畑　治	旭川医科大学麻酔・蘇生学講座
岩崎　寛	旭川医科大学麻酔・蘇生学講座
川真田樹人	信州大学医学部麻酔蘇生学教室
峰村仁志	信州大学医学部麻酔蘇生学教室
藤原祥裕	愛知医科大学医学部麻酔科学講座
西川精宣	大阪市立大学大学院医学研究科麻酔科学講座
齋藤　繁	群馬大学大学院医学系研究科麻酔神経科学
中島邦枝	群馬大学大学院医学系研究科麻酔神経科学
戸部　賢	群馬大学大学院医学系研究科麻酔神経科学
高澤知規	群馬大学大学院医学系研究科麻酔神経科学
堀内辰男	群馬大学大学院医学系研究科麻酔神経科学
田村貴彦	高知大学医学部麻酔科学・集中治療医学講座
土井克史	国立病院機構浜田医療センター麻酔科
齊藤洋司	島根大学医学部麻酔科学
佐藤　裕	つがる西北五広域連合つがる総合病院
西脇公俊	名古屋大学大学院医学系研究科麻酔・蘇生医学分野
安藤貴宏	名古屋大学医学部附属病院手術部
森本康裕	宇部興産中央病院麻酔科
林　英明	国立病院機構大阪南医療センター麻酔科
荒川恭佑	岡山大学大学院医歯薬学総合研究科麻酔・蘇生学
佐藤健治	岡山大学大学院医歯薬学総合研究科麻酔・蘇生学
武田敏宏	香川大学医学部附属病院麻酔・ペインクリニック科
白神豪太郎	香川大学医学部附属病院麻酔・ペインクリニック科
白石美治	白石整形外科医院麻酔科
土田英昭	金沢医科大学麻酔科学講座
森﨑　浩	慶應義塾大学医学部麻酔学教室
五十嵐　達	慶應義塾大学医学部麻酔学教室
堀田訓久	自治医科大学麻酔科学・集中治療医学講座
北山眞任	弘前大学附属病院手術部
廣田和美	弘前大学大学院医学研究科麻酔科学講座
中本達夫	関西医科大学麻酔科学講座／大阪労災病院麻酔科・ペインクリニック科
青山由紀	島根大学医学部附属病院麻酔科
紫藤明美	島根大学医学部附属病院麻酔科
佐倉伸一	島根大学医学部附属病院手術部
大西詠子	東北大学大学院医学系研究科麻酔科学・周術期医学分野
山内正憲	東北大学大学院医学系研究科麻酔科学・周術期医学分野
戸田法子	東北大学大学院医学系研究科麻酔科学・周術期医学分野
室内健志	札幌医科大学医学部麻酔科学講座
山蔭道明	札幌医科大学医学部麻酔科学講座
大橋一郎	神戸国際フロンティアメディカルセンター
中塚秀輝	川崎医科大学麻酔・集中治療医学2教室
溝上良一	津山中央病院救命救急センター
伊藤美保	東海大学医学部医学科外科学系麻酔科
戸田雄一郎	川崎医科大学麻酔・集中治療医学1教室
奥富俊之	北里大学病院周産母子成育医療センター産科麻酔部門
松田祐典	埼玉医科大学総合医療センター産科麻酔科
照井克生	埼玉医科大学総合医療センター産科麻酔科
内田洋介	北海道大学大学院医学研究科麻酔・周術期医学分野
森本裕二	北海道大学大学院医学研究科麻酔・周術期医学分野

区域麻酔総論

1章 区域麻酔総論

1-1 なぜ今，区域麻酔か？

❶ 時代が求める麻酔法

- 区域麻酔とは，手術を行うために必要な領域に主に局所麻酔薬を用いて鎮痛を行う麻酔方法で，末梢神経ブロック，脊髄くも膜下麻酔，硬膜外麻酔が含まれる[*1]．
- 区域麻酔の歴史は古いが，最近の超音波装置をはじめとする医療機器の技術革新は目覚ましく，それに伴い区域麻酔の技術も急速に進歩し，その質を保証できるようになってきた．
- 区域麻酔に使用する薬剤の進歩も加わり，区域麻酔の応用範囲は広がっている．
- 医療の進歩に伴い手術・麻酔の安全性が向上した現在，周術期の課題は死亡率の減少から回復の質（QOR）をいかに高めるかに移りつつある．その中で，他の麻酔・鎮痛法と比較して区域麻酔のQORに対する優位性を示す研究データが集積され，区域麻酔に対する有効性への期待が大きくなった（図1）．
- 人口の高齢化に伴い，高齢手術患者に対する周術期管理の標準化も急務となっている[*2]．区域麻酔は，周術期のストレスに対する耐容能が低い高齢手術患者においても有効で，かつ QORを向上できる可能性がある．
- 区域麻酔は他の麻酔・鎮痛方法と比較して，直接的あるいは間接的（回復時間，看護師の労働，合併症率など）に医療費を削減できる可能性が示唆されている[1]．
- 区域麻酔の適応が拡大されるにつれ，区域麻酔による合併症への迅速かつ適切な対応も求められるようになっている．

★1
脊髄くも膜下麻酔と硬膜外麻酔は合わせて"neuraxial analgesia"とよばれる．

▶QOR：
quality of recovery

★2 急激に進む高齢化
わが国では，高齢化が急速に進行しており，平均寿命および総人口に占める高齢者の割合が世界中で最も高い．厚生労働省の国立社会保障・人口問題研究所の推計では，65歳以上の高齢者の割合は今後も増加傾向が続き，2035年には33.4％となり，3人に1人が65歳以上になると見込まれている．年齢が進むにつれて有病率は増加すること，さらに医療技術の進歩により，高齢者が手術を受ける機会も年々増加すると考えられる．

関連する医療技術の向上に伴って区域麻酔法も進歩している

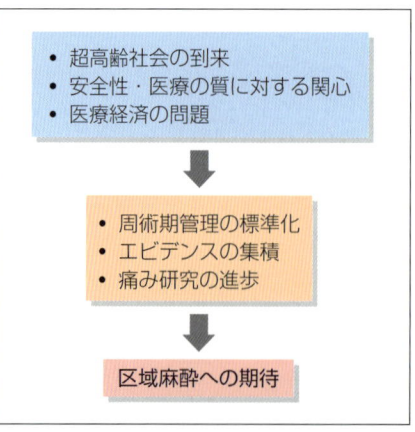

図1 時代が求める麻酔法と区域麻酔への期待

❷ 周術期における区域麻酔の目的

a. 術中・術後の優れた鎮痛効果

- 周術期の区域麻酔は，手術部位の感覚神経を局所麻酔薬により麻痺させ，手術侵襲に伴う痛み（表1）を遮断することを目的とする．
- 手術の種類によって区域麻酔単独で麻酔を行う場合と全身麻酔に併用される場合とがある★3．
- 区域麻酔は，その適応に合わせて単回投与法，あるいは持続投与法が選択される．

★3
末梢神経ブロックは主に体性痛に有効で，内臓痛への効果は低い．

b. 全身麻酔薬・他の鎮痛薬の節減効果

- 周術期の鎮痛はオピオイドの全身投与が中心的な役割を果たしている．しかし，オピオイドの全身投与の使用は，多くの副作用・問題点と関連する（表2）．これらは，術後の回復を遅らせる原因となる[2]．
- 術中の過度の麻酔深度は，覚醒の遅れに関連する．とくに高齢者では，嚥下機能や認知機能といった中長期的な回復にも影響を与える．区域麻酔中心の全身麻酔では，鎮静薬および全身麻酔薬の使用量も節減できる．
- 術後急性痛管理に関しては，その安全性と有効性を向上させる目的で，作用機序や副作用が異なる鎮痛薬を組み合わせる多角的鎮痛（multimodal analgesia）が推奨されている[2]．
- 区域麻酔をオピオイドと併用した場合，高い相乗効果が期待できる．したがって，全身麻酔管理および術後急性痛管理における区域麻酔の併用は，術中の麻酔薬や術中・術後のオピオイドの使用量を節減できる．

区域麻酔の併用によって，麻酔薬および鎮痛薬の必要量を節減できる

表1 手術侵襲に伴う痛みの種類と特徴

種類	特徴
体性痛	・皮膚，筋肉，骨などの体性組織への手術侵襲で生じる ・損傷部位に痛みが限局し，体動により増強する ・Aδ線維とC線維の2種類の感覚神経で脊髄に伝えられ，Aδ線維は鋭い痛み，C線維は鈍い持続的な痛みの発生に関与する ・鎮痛方法として区域麻酔がとくに有効である
内臓痛	・食道，胃，小腸，大腸などの管腔臓器への手術侵襲で生じる ・局在が不明瞭で，悪心・嘔吐などの不快な随伴症状を伴う ・Aδ線維とC線維が関与するがC線維が優位で，自律神経を経由して脊髄・脳へ伝えられる ・鎮痛法としてオピオイド，neuraxial analgesia がとくに有効である

表2 周術期オピオイドの問題点

悪心・嘔吐	嘔吐中枢への直接作用による
呼吸抑制	鎮痛用量を超えた場合，呼吸中枢に作用して呼吸を抑制する
せん妄	痛みとその治療で使用するオピオイド自体もせん妄の誘発因子となる
イレウス	末梢のオピオイド受容体を介して腸蠕動を抑制する
痛覚過敏	実験的にはオピオイド投与後に生じるとされている
投与ミス	患者自己調節鎮痛法では，まれだが，重篤な人為的ミスが起こりうる

1章 区域麻酔総論

❸ 周術期における区域麻酔の利点・意義

a. 全身麻酔との比較

- 区域麻酔単独での麻酔管理は，麻酔による全身への影響が最小限で，呼吸・循環器系に与える影響も少ない[★4].
- 区域麻酔は，全身麻酔困難な高齢者やハイリスク症例に対応できる場合もある[★5].
- 有効な区域麻酔は，オピオイドの全身投与と比較して鎮痛効果が強く，オピオイドに関連する副作用が生じない（表3）．その結果，術後合併症の発生が低く抑えられ，かつより高い鎮痛の質および患者満足度が得られる[3][★6].
- 区域麻酔の併用により，早期の離床・リハビリテーションが可能となり，術後の機能回復を促進する．
- 区域麻酔管理中は，意識状態を維持する，あるいは軽い鎮静のみの管理が可能であり，認知機能に与える影響も少ないと考えられる．しかし，区域麻酔が高齢者における術後認知機能障害に及ぼす有効性は明らかではない

[★4] 全身麻酔で必須の気道管理が不要であり，気道管理困難例では有用性が高い可能性がある．

[★5] 重症例で区域麻酔が全身麻酔より安全というエビデンスはない．

[★6] 医療従事者の満足度も高い．

 術後認知機能障害

　術後認知機能障害（post operative cognitive dysfunction：POCD）は，麻酔・手術後に認知機能が術前より低下した状態であり，術後合併症の一つである．POCD 発症の最も重要な危険因子として高齢があげられている．POCD は，術後長期の QOL 低下，就労困難，および死亡率の増加と関連する．POCD の詳細な病態機序は明らかではなく，特異的な予防方法もない．一方，高齢動物を用いた臨床前研究では，吸入麻酔自体が POCD 発症に関与する可能性が示唆されている．このことから，高齢者において区域麻酔が全身麻酔よりも POCD の発症頻度を抑制する可能性が推測されるが，現時点においてその可能性を示す臨床でのエビデンスは得られていない．

 遷延性術後痛

　手術後，創傷が治癒し，局所の炎症が消失しているにもかかわらず，数か月以上手術部位の痛みが持続することがあり，遷延性術後痛とよばれる．強い術後急性痛は，遷延性術後痛の危険因子であるが，効果的な術後鎮痛が遷延性術後痛を予防できるかどうかは明確に示されていない．区域麻酔は，手術侵襲により生じた侵害受容器からの活動電位の伝達をブロックし，脊髄での痛覚伝導の増大（中枢感作）を抑制することにより，術後急性痛の慢性化を予防すると推測される．しかし，臨床現場における遷延性術後痛の病態機序は複雑で，患者の心理・精神・社会的要因の関与も大きく，決定的な予防方法はない．

表3 オピオイドの全身投与と比較した場合の区域麻酔の利点

- 無痛が得られる
- 過鎮静・呼吸抑制がない
- 悪心・嘔吐の頻度が少ない
- イレウスを生じさせない
- 回復室の滞在時間を短縮できる
- 日帰り手術の帰宅までの時間が短縮できる
- 追加鎮痛薬を処方するまでの時間を延長できる
- 追加鎮痛薬の要求回数が少なく,使用量も少ない

表4 手術ストレス反応に対する硬膜外麻酔併用の有効性──全身麻酔単独との比較

ストレス反応	パラメータ	硬膜外麻酔併用の効果
神経内分泌反応	副腎皮質刺激ホルモン,抗利尿ホルモン,成長ホルモン,コルチゾール,レニン,グルカゴン,カテコラミン	血漿濃度を一定に保ち,手術侵襲に対する反応性を低下させる
糖代謝	血糖値,インスリン抵抗性,ブドウ糖負荷試験	手術ストレスに伴う高血糖反応を抑制する
水・電解質	Na^+,K^+の排泄量	水分貯留,電解質異常を抑制する
凝固・線溶系	凝固機能,血小板凝集	凝固亢進,血栓形成 (DVT) を抑制する

DVT:深部静脈血栓症.

（Topics「術後認知機能障害」参照）.
- 有効な区域麻酔は,遷延性術後痛の発生頻度を低下させる可能性がある[4]（Topics「遷延性術後痛」参照）.

b. 優れた抗ストレス反応

- 硬膜外麻酔の使用は,有害な手術ストレス反応を抑制する（**表4**）.
- 交感神経系の抑制効果により,組織血流が増加し,腸管機能の改善が期待でき,術後の回復を促進する.
- 胸部硬膜外麻酔の使用は,術後の呼吸器合併症および心筋梗塞の発症リスクを軽減する[5,6].
- 周術期の区域麻酔の併用が,術後長期の癌の再発・転移率を減少することがいくつかの後ろ向き臨床研究で示されている.しかし,最終的な結論は,現在進行中の前向き無作為化比較試験の結果に基づいて検討する必要がある[7]（Topics「周術期の免疫機能」参照）.

区域麻酔の優れた鎮痛効果により手術侵襲に伴う有害なストレス反応を抑制できる

Topics 周術期の免疫機能

周術期の免疫機能は,創傷治癒過程,術後感染の発症,さらに腫瘍の増大・転移に関連する可能性がある.痛みによるストレス刺激は,視床下部-交感神経-副腎髄質系と視床下部-下垂体前葉-副腎皮質系を賦活し,免疫機能を抑制する.また,全身麻酔薬やオピオイドも,濃度依存性に免疫機能に抑制的に作用する.区域麻酔は,優れた鎮痛効果および全身麻酔薬・オピオイドの節減効果により,周術期の免疫抑制を軽減できることが期待される.

④ 周術期における区域麻酔の展望・課題

a. 技術的進化

- 医療機器，とりわけ超音波装置の技術革新は著しく，それに合わせて区域麻酔の技術も急速に進化している．現在，周術期医療の中で，最も変化が急速な分野といえる．
- 末梢神経ブロックでは，詳細な神経の描出が可能になり，成功率が上がり，さらにより選択的な区域麻酔が可能になっている．
- 新しい技術の普及により，手技に関連する合併症の頻度も減っていくと考えられる．また，選択的ブロックにより，使用する局所麻酔薬の使用量を少なくすることができる★7．

b. 安全対策

- 区域麻酔の適応が拡大されるにつれて，手技，ディバイス，薬剤に関連する合併症・副作用に対する知識も必要となる．
- 区域麻酔の質の保証により，効果の均一化が図られるようになった．しかし，依然としてまれだが重篤な合併症が報告されており，区域麻酔の施行は熟練した者が行うべきである．
- アメリカ麻酔科学会の麻酔科医が関与した医療事故訴訟データベース（Closed Claims Project：1980-1999）から区域麻酔に関する分析が行われている[8]★8（表5）．
- 区域麻酔の適応は，利点と欠点のバランスを常に考慮して決定されるべきである．重篤な合併症（たとえば，硬膜外血腫，斜角筋間ブロック時の横隔神経麻痺，局所麻酔中毒など）が生じた場合は，迅速に対応しなければならない．そのためにも，わが国独自のガイドラインの作成が急がれる．

欄外注:

区域麻酔法は今後も，より安全に，より選択的に，より確実に進化すると考えられる

★7 局所麻酔薬の大量投与による中毒症状の発生抑制に貢献する可能性がある．

★8 Closed Claims Project では，すべての有害事象が含まれないこと，また総実施数（分母）が不明であるため，正確な発生率がわからないこと，などの制限がある．

表5 アメリカ麻酔科学会の区域麻酔に関する医療事故訴訟データベース解析の特徴

- 1980〜1999 年のあいだの区域麻酔に関連する報告は 1,005 症例
- 産科症例は非産科症例と比較して，軽症での訴訟が多い
- 死亡あるいは脳障害の原因は，neuraxial analgesia による心停止が最多
- neuraxial analgesia による神経障害症例の中で血腫はその原因の 43%
- 血腫による神経障害症例の 89% は永久的な神経障害
- 末梢神経ブロック関連は全体の 13%（非産科症例の 21%）
- 末梢神経ブロック症例の中で永久的な神経障害は 29%（腕神経叢損傷が最多）
- 末梢神経ブロック症例の中で死亡・脳障害は 11%（手技，薬剤関連が多い）

c. エビデンス

- 他の鎮痛法と比較して，区域麻酔による鎮痛の質の高さは多くの麻酔科医が認める事実と思われる．しかし，それを証明するエビデンスが不足している．
- 周術期における効果的な区域麻酔を実施するためには，日々の技術向上のための研鑽および新しい知識の更新に加えて，質の高い研究が不可欠である．
- 経験を信頼できるエビデンスに変え，医療者のみならず手術を受ける多くの患者に対しても区域麻酔の真の有効性を示すことが今後求められる．

（河野 崇，横山正尚）

> 経験をエビデンスにつなげる努力が必要

文献

1) Williams BA, et al. Economic aspects of regional anaesthesia. Br J Anaesth 2009; 103: 613.
2) White PF, Kehlet H. Improving postoperative pain management: What are the unresolved issues? Anesthesiology 2010; 112: 220-5.
3) Jørgensen S, et al. Epidural local anaesthetics versus opioid-based analgesic regimens on postoperative gastrointestinal paralysis, PONV and pain after abdominal surgery. Cochrane Database Syst Rev 2000;（4）: CD 001893.
4) Andreae MH, Andreae DA. Regional anaesthesia to prevent chronic pain after surgery: A Cochrane systematic review and meta-analysis. Br J Anaesth 2013; 111: 711-20.
5) Ballantyne JC, et al. The comparative effects of postoperative analgesic therapies on pulmonary outcome: Cumulative meta-analysis of randomized controlled trials. Anesth Analg 1998; 86: 598-612.
6) Beattie WS, et al. Epidural analgesia reduces postoperative myocardial infarction: A meta-analysis. Anesth Analg 2001; 93: 853-8.
7) Kettner SC, et al. Does regional anaesthesia really improve outcome? Br J Anaesth 2011; 107: i90-5.
8) Lee LA, et al. Injuries associated with regional anesthesia in the 1980s and 1990s: A closed claims analysis. Anesthesiology 2004; 101: 143-52.

1-2 区域麻酔の歴史

- 日本麻酔科学会のホームページにある教育ガイドライン改訂第2版において，区域麻酔（regional anesthesia）には，局所浸潤麻酔・静脈内区域麻酔・腕神経叢ブロックに加え，末梢神経ブロック，中枢神経性遮断があげられている．これらの歴史を紹介する．
- 区域麻酔に使用される薬物の主たるものは局所麻酔薬であることから，局所麻酔薬の歴史的背景をまず解説する．

① 局所麻酔薬の歴史

- 局所麻酔薬として最初に登場した薬剤は，コカインである[★1]．コカ葉を噛むことで歯痛が軽減することは1653年 Cobo が初めて記載している．コカ葉からのコカイン抽出に成功したのは1856年 Niemann であり，その局所麻酔作用は1880年 Anrep が紹介している．1884年，Koller は眼科手術でコカインを表面麻酔に用い，その有用性を報告した．
- コカインを用いた脊髄くも膜下麻酔（脊麻）の施行は1885年に "Spinal anaesthesia and local medication of the cord" として Corning が報告したが，内容からは硬膜外麻酔であったという見解が一般的とされている．実際にコカインを使用した脊麻は，1899年に Bier が報告した．
- 当初からコカインには強い毒性があったため，より毒性の少ない薬剤が求められ，1904年にプロカインが合成され，1925年にはさらに強力なジブカインが合成された．局所麻酔薬で最も身近にあるリドカインの合成は1943年であり，4年後に臨床応用された．
- ブピバカインとロピバカインの合成が同じ1957年であることは興味深い．ブピバカインのわが国での臨床使用は1969年であるのに対して，単一の光学異性体であるロピバカインの開発開始は技術的な問題により1985年まで遅れることになった．わが国でのロピバカイン使用は2001年から開始された．心毒性の少ないレボブピバカインの臨床使用は1998年にスウェーデンから始まり，わが国では2008年から臨床使用された[★2]．
- 主な局所麻酔薬の合成年を表1[2,3)]に示す．

★1
南アメリカのインディオはコカ葉を傷に塗布することで，痛みが軽減することを以前から知っていた．

★2
1979年に Albright によるブピバカインの心毒性の報告[1)]があり，これがより心毒性の少ない長時間作用性局所麻酔薬の開発契機になったと考えられる．

表1 主な局所麻酔薬の合成年

コカイン	1860年（万延元年）
プロカイン	1904年（明治37年）
ジブカイン	1925年（大正14年）
リドカイン	1943年（昭和18年）
メピバカイン	1956年（昭和31年）
ブピバカイン	1957年（昭和32年）
ロピバカイン	1957年（昭和32年）

❷ regional anesthesia の歴史

- コカインの神経幹への直接投与は 1884 年，Hall により報告され，翌年には Halsted がコカインを腕神経叢，眼窩下神経，下歯槽神経や坐骨神経に作用させたことを報告している（それぞれの神経は外科的に露出していた）．Halsted と Hall はともに，コカインの依存になったことが "Miller's Anesthesia" に記載されている[3)]．
- 1907 年に Braun により出版された "Braun's Textbook" に regional anesthesia の記載がみられる．また，四肢の手術のために駆血し静脈内に局所麻酔薬を投与する静脈内区域麻酔法は 1908 年，Bier により紹介された．
- 経皮的に施行する腕神経叢ブロック腋窩法は 1911 年，Hirschel により報告された．この数か月後，Kulenkampff により腕神経叢ブロックの鎖骨上法が紹介されている★3．鎖骨下法による腕神経叢ブロックは，Bazy と Pauchet らにより 1917 年に紹介され，1973 年，Raj により一般化された．
- 気胸を回避するために，頸部での腕神経叢ブロックが検討され，1912 年から後方アプローチが検討されたが失敗例が多く，前方からのアプローチが長年にわたり検討された．1970 年，Winnie により前方アプローチでは斜角筋を目印とする斜角筋間法が紹介され，現在に至っている．
- 1922 年に Labat が "Regional Anesthesia. Its Technique and Clinical Application" を出版し，これが最初の英文によるテキストの一つとされ，アメリカでの regional anesthesia の普及に努められた．Labat が American Society of Regional Anesthesia（ASRA）の基礎を築いた．同年，Fouser と Salem により術後鎮痛のための conductive anesthesia の記載が Anesth Analg の第 1 巻に報告されている．
- この数年で飛躍的に広がった超音波ガイド下の局所麻酔法に関しては，1989 年に超音波を用いて腕神経叢ブロックを施行し，薬液の広がりを検討しているものがこの分野で最初の論文と思われる[4)]．

★3
Kulenkampff は，彼自身の腕神経叢に 10 mL のプロカインを注入し上肢の麻痺を得ているが，この方法では後に気胸と縦隔気腫が問題となっている．

1922 年，Labat が区域麻酔のテキストを出版した

❸ 脊髄くも膜下麻酔について[5)]

- 脊髄くも膜下麻酔（脊麻）の歴史は，国内・国外を問わず松木明知先生が 1999 年に著した『日本における脊椎麻酔死――安全な脊椎麻酔と事故の予防のために』に詳細に記載されている．ご一読をお勧めする．

a. 海外での脊髄くも膜下麻酔の歴史

- 脊髄くも膜下麻酔として "spinal anaesthesia" という言葉が用いられたのは前述のように 1885 年の Corning の報告の中であった．彼が spinal anaesthesia という言葉を初めて用いており，コカインを使用していた．
- 腰椎穿刺法は 1891 年，Wynter と Quincke により紹介された．これは臨床使用を目的としていたものではないことが記載されている★4．
- 1898 年 8 月に，Quincke の発表した方法に基づいて Bier が 6 症例の下肢手

★4
Wynter による穿刺方法は Lancet の第 1 巻に掲載されている．

> **Column 脊麻こぼれ話**
>
> 驚くことに世界初の脊麻の臨床応用を行ったBierは，彼自身と助手にも脊麻を試みている．大量の脳脊髄液の流出のためか効果がなく，しかも9〜14日間の間，頭痛に悩まされている．あまりにも副作用が強かったため，この方法が全身麻酔に代わるものとは考えなかったようである．

術に対して脊麻をコカインで行い，1899年に発表した．これが世界初となる脊髄くも膜下腔への局所麻酔薬投与である．

- 1899年には，フランスのTufferも脊麻を臨床に用い，穿刺部位の決定には左右の後上腸骨棘を結ぶ線の正中直下と記載している．1900年にパリで開催された万国医学会で発表し，注目を集めた．
- アメリカでの最初の脊麻の施行は，1899年TaitとCaglieriによりサンフランシスコで行われた．ほぼ同時期にMatasがニューオーリンズで施行した．Matasは脊髄くも膜下腔に投与したコカインに伴う副作用を軽減するためモルヒネ併用を試み，1900年に報告している．
- Mortonは1901年に腰椎からの穿刺によるtotal spinal anesthesiaを報告し，身体すべての手術に用いたと報告した．また1908年にルーマニアのJonnescoがベルギーで開催された第2回万国外科学会において，高位脊麻ないしは全脊麻（general spinal analgesia）について発表した．翌年に論文を発表しているが，驚くことに頭蓋，顔面や頸部の手術に用いたとしている．
- 1922年にLabatが出版した"Regional Anesthesia. Its Technique and Clinical Application"により，局所麻酔に加えて脊麻の普及が進んだ．
- 1940年，フィラデルフィアのLemmonが持続法を発表し，それまで短時間作用性であった脊麻に一大転機が訪れた．1945年にTouhyは尿管カテーテルを用い，針先を弯曲させたHuber point needleを作製し，カテーテル挿入時の方向性を確実にすることを試みている．
- 1953年，ジブカインを用いた脊麻による重篤な合併症が報告され，安全性が疑問視されたが，1954年に10,098例の症例検討が報告[6]され，脊麻の安全性が確認され，現在に至っている．1998年，リドカインによる脊麻後の一過性神経障害が報告され，新たな薬剤・器具を脊麻に使用するには，十分な検討が必要である．

b. わが国における脊髄くも膜下麻酔の歴史

- わが国最初の脊麻の施行は，1900年に北川乙治郎により行われ，1901年に東京で発表した．6症例の報告を行い，下半身手術の麻酔法としては適しているが，嘔吐や頭痛といった合併症が多すぎるため，エーテル・クロロホルム麻酔よりとくに利点があるとは認め難いとしている★5．
- 脊麻による頭痛はコカインが原因と考えられたため，1903年にはドイツで臨床使用されていたトロパコカインにより脊麻が施行された．この際，トロパコカインの溶解には患者自身の脳脊髄液を用い，従来よりも合併症が減少したことが報告されている★6．
- 1901〜1903年に脊麻を施行した100例ほどの症例を報告した山田種助は，

★5
北川の報告では，モルヒネの注入を2症例に施行している．これはMatasが行った脊髄くも膜下腔へのモルヒネ投与とほぼ同じ時期であり，世界初の脊髄くも膜下腔へのオピオイドの臨床使用が異なる場所で行われたことは興味深い．

★6
コカインを用いた脊麻での副作用は，コカインに加えてその溶解液にも問題があると考えられていたことを意味する．1912年くらいまでは頭痛の原因は薬剤と考えられていた．

- その適応として下腹部とくに尿道，肛門の手術に適していると報告した[7]．
- 1907年，婦人科開腹手術や子宮内膜掻爬術に対して脊麻が施行され，この際にスコポラミンとモルヒネを筋注するシュナイデルリン法を併用すると管理可能であることが報告された．同年，これを併用し，薬剤を溶解する脳脊髄液量を多くし，注入後に骨盤高位にすることで麻酔域が頭側に広がることが紹介され，腋窩以下の手術が可能になることが記載されている[8]．
- 1930年，齋藤と野口により10年間の脊麻3,860例が検討され，5例の死亡例（0.13%）が報告された．この論文により，脊麻による死亡例が明らかとなった．この年，下腿外傷症例に脊麻を施行し，止血処置中に心停止となったことが報告され，心停止には，即刻，非開胸心マッサージ，アドレナリン心腔内注射，酸素療法，人工呼吸をするべきである，としている．
- 1932年，胃癌，乳癌，肋骨カリエス，胆嚢摘出にも脊麻が施行され，上腹部手術への応用が始まった．この年，妊娠末期の4症例の脊麻による死亡例が報告され，呼吸困難がまず出現すると記載されている．1933年には脊麻による死亡原因は，血圧低下とアシドーシスによることを下妻が報告している．
- 1940年，名古屋大学齋藤外科の朴蘭秀により「高比重ヲ応用セル調節脊髄麻痺法」が発表され，翌年に論文としてまとめられた．高比重液は低比重液に比べて脊椎管内での拡散が少なく，移動の調節がより可能であること，10〜15°の骨盤高位にすると鎖骨部までの麻酔が得られるが，呼吸麻痺には至らないことがまとめられた．高比重液を用いて上腹部手術に応用することが，この報告から広がった．
- 1941年には第二次世界大戦の戦時体制の強化により外国からの局所麻酔薬の輸入が制限され，国産のトロパコカインが検討された．1942年，齋藤はドイツで開発されたパントカインを改良したT-cain-Sの使用経験を報告した．このころから国産品の局所麻酔薬での脊麻が検討され，このような状況で終戦を迎えた．
- 1950年，アメリカから日米連合医学教育者協議会の講師陣の1人としてSakladが来日し，気管挿管，持続脊椎麻酔など麻酔科学全般の講演を行い，日本の外科医に大きな衝撃を与えることになった．
- 1952年，雑誌「麻酔」が創刊され，宍戸は第1巻1号に脊髄麻痺法の研究を発表し，血圧下降に対してエフェドリン投与を推奨している．1954年，宍戸は脊麻時の自律神経性麻痺は知覚麻痺より2〜6分節高いことを報告し，森は脊麻後の頭痛の原因を脳脊髄液圧の低下にあるとした．同年，町田は日本製のテトラカインによる脊麻の臨床例を報告した．
- 1956年，天野は麻酔時間の延長を目的として，20 mgのテトラカイン2 mLにフェ

★7
この報告では，29歳の男性の直腸切断術（2時間40分）に対して脊麻を2回施行し管理している．また1906年に報告された論文で，初めて"腰髄麻酔"という用語が登場している．

★8
この方法を紹介した論文に"高位麻酔"という言葉が初めて登場した．

 Column Jacoby線

1908年，齋藤糸平が「腰髄麻酔二就テ」と題する論文に，穿刺時にJacoby線を利用したという記載が出ている．また，1914年に『腰椎穿刺ノ技術及其応用』という書籍が竹内薫平により発行され，その中にJacoby線の言及がみられる．この文献が日本におけるJacoby線利用の普及に影響したと考えられる．

Column　思春期における脊麻の特徴

　1983年，日本医師会雑誌に「脊椎麻酔中の事故，特に脊麻死をめぐって」が報告され，思春期の子どもでは高位脊麻になりやすいことが示されている．さらに，1987年，武島らにより思春期の患者において麻酔のレベルが上方に広がりやすいことが指摘され，1991年には思春期の患者の脊麻で予期しない心停止が多いことが報告された．

ニレフリン塩酸塩（ネオシネジン®）3〜4 mgを添加し，3〜7時間の麻酔時間が得られると報告した[★9]．
- 1960年，日本製テトラカインを用いた脊麻が2つ報告され，ジブカインに比べて血圧下降の程度，頻度が少ないことが紹介された．
- 1975年には崎尾らにより脊麻後の頭痛対策法が検討され，22 Gの誘導針を硬膜外腔まで刺入し，それを通して26〜27 Gの細芯針をくも膜下腔に進める方法が紹介された．

★9
1957年には，食道癌手術での全身麻酔に脊麻を併用する方法が中村らにより行われ，術中に腹腔内からくも膜下腔に薬液を投与することで脊麻を併用しうることを報告した．

脊髄くも膜下麻酔の手技の安全性は高いが，十分なモニターと万全の準備が重要

- 現時点では，脊髄くも膜下麻酔の手技はほぼ完成され，安全性も高いと考えられるが，まだ未解決の問題も多い．倫理的観点から，未解決分野をすべて解決することは困難である．そのため，その施行に際しては十分なモニター，緊急事態に備えての適切な準備が重要であることは明らかである．常に万全の準備のもと，脊髄くも膜下麻酔は行われるべきである．

❹ 硬膜外麻酔について[7]

硬膜外麻酔は仙骨アプローチから始まり，次に腰部硬膜外アプローチが臨床応用された

- 硬膜外麻酔は仙骨アプローチが最初に用いられ，次に腰部硬膜外アプローチが臨床応用された．確実な麻酔方法として受け入れられるためには，Tuohy針と適切な硬膜外カテーテルの出現が必要であった．

a. 海外における硬膜外麻酔の歴史

- 脊髄くも膜下麻酔を最初に臨床応用したCorningは1885年に，硬膜外腔組織を記載しており，硬膜外腔の発見者とされている．
- 1901年，Sicardはイヌの仙骨後面の仙尾靱帯から針を刺入し，容易に色素液を注入することができ，その液体は脊髄くも膜下腔や脳脊髄液には混入しないことを観察した．腰下肢痛9名に10〜40 mgのコカインを5〜15 mLの溶液として注入し，長時間の無痛を得ている．同年，Cathélinもイヌを用いて仙骨裂孔からコカインもしくは墨汁を注入し，薬液の硬膜外腔での広がりを調査した．鼠径ヘルニア4症例にコカインを仙骨裂孔から注入し，完全な無痛を得ていた．
- 1910年，Läwenは仙骨麻酔を大量のプロカインを用いて行い，会陰部の手術に用いた．1915年，Harrisは局所麻酔薬の毒性を検討し，ノボカイン（プロカイン塩酸塩）はコカインの1/7の毒性であり，一度の急速投与では0.3〜0.4 gでも中毒症状が現れると警告している．217例の患者に合計234回の仙骨硬膜外麻酔と他の神経ブロックを施行している．この中には甲状腺や乳房の手術を含んでいることが興味深い．
- 1921年スペインのPagésは，触知法による黄色靱帯の穿通感だけで胸椎下

部や腰椎での硬膜外麻酔を施行した．この手法は最終的には硬膜外針のハブに生理食塩水を満たした注射器を接続し，黄色靱帯の穿通に伴う抵抗消失で硬膜外腔を確認している（loss of resistance 法）．これにより，硬膜外腔の穿刺が脊椎のどの部分でも可能となったことは大きな功績である．

- 1926 年，Janzen は硬膜外腔が陰圧であることを報告し，1928 年に Heldt らにより確認された．この現象を手技に取り入れることで，硬膜外腔の確認が可能であることを示唆している．
- 1931 年，Dogliotti は硬膜外腔の穿刺方法に正中法と傍正中法を記載した．硬膜外腔の確認方法は Pagés と同様の方法を用いていた．さらに手術部位による硬膜外腔穿刺部位と使用薬液量についても報告し，頸や上肢の手術にも十分可能であると報告している．
- 1933 年，Gutierrez が硬膜外腔に陰圧があることを利用した hanging drop 法による硬膜外腔の確認法を紹介した．1936 年には hanging drop 法を用いて硬膜外麻酔を施行していた Odom により，硬膜外腔の確認器具が開発されている．
- 1941 年，胸部外科手術への硬膜外麻酔が Rees らにより施行され，肺葉切除や胸郭成形術などに対して T2〜12 までの椎間から硬膜外穿刺が行われている．
- 1942 年には，持続仙骨硬膜外麻酔が Hingson と Southworth により紹介され，長い外科手術にも用いられるようになり，翌年には持続法の手技が記載されている．
- 1944 年には，カテーテル挿入時の方向性を高めるために Touhy は Huber point needle を作製した．
- 1946 年，産科麻酔における 500 例の仙骨硬膜外麻酔が Anesthesiology に報告され，20 G のガイド針を仙骨裂孔から穿刺し，これに 16 G 針をかぶせカテーテルの挿入を試みている．
- 1947 年，尿管カテーテルを用いた持続硬膜外麻酔法が Curbelo により Anesth Analg に報告され，Touhy 針を用いた持続脊髄くも膜下麻酔を硬膜外麻酔に応用したと記載されている．最初の症例では T11〜12 から穿刺してカテーテルを挿入し，術後はカテーテルを 4 日間留置したとされる．
- 1948 年，Fujikawa らにより胸部硬膜外麻酔症例が報告され，100 例に対して C7〜T3 までの椎間から hanging drop 法で穿刺し，頸部硬膜外麻酔を完成させた．1949 年，Cleland は 1,250 例の持続硬膜外麻酔を報告し，術後鎮痛にも使用している．
- 1951 年には Crawford らにより胸部外科手術に対する硬膜外麻酔の経験 677 例が Anesthesiology に報告され，hanging drop 法を用いた C7/T1 からの穿刺経験を紹介している．同年，Rudin らはイヌを用いた実験で，硬膜外腔に投与したプロカインが脳脊髄液中に移行することを証明している．
- 1963 年，Dawkins の "The identification of the epidural space（硬膜外腔の確認）" という総説では，確認方法には 3 つ（loss of resistance 法，hanging drop 法，器具を用いた方法）あることを示し，その確認器具を図示

硬膜外麻酔は，Touhy 針と適切な硬膜外カテーテルの出現によって確実な方法となった

している．Dawkinsによると，硬膜外針に翼を付けたのは1953年，Macintoshであると記載している．
- 硬膜外チューブの使用により長時間にわたる除痛が可能となることが報告され，Acute Pain Service（APS）の発足へとつながり，現在に至っている．

b．わが国における硬膜外麻酔の歴史

- わが国においても硬膜外麻酔は，仙骨硬膜外麻酔から始まった．1926年に膀胱検査のために仙骨硬膜外麻酔が施行されている．
- 1934年，並川により「硬膜外麻酔法ニ関スル研究」として腰部硬膜外麻酔の記述がある．この臨床研究では13〜40歳の15例にL1/2から穿刺し，loss of resistance法を用いて硬膜外腔を確認している．
- 1951年，胸部や上腹部の手術に対する硬膜外麻酔の施行が報告され，その際の確認方法はhanging drop法であった．1952年には胸部外科手術に対する硬膜外麻酔法が「麻酔」第1巻に報告された．
- 1952年，硬膜外麻酔を用いた無痛分娩が宮により報告された．麻痺をT6以上に上げないように心がけ，T11/12の高さにとどめることを目標としている．
- 1957年，恩地らと西邑による硬膜外麻酔の総説が示され，1985年，小坂が『硬膜外麻酔の臨床』を著し[7]，わが国における硬膜外麻酔の普及につながったと考えられる．

（髙畑　治，岩崎　寛）

文献

1) Albright GA. Cardiac arrest following regional anesthesia with etidocaine or bupivacaine. Anesthesiology 1979; 51: 285-7.
2) 川口昌彦，古家　仁．局所麻酔薬．花岡一雄，ほか編．臨床麻酔学全書．上巻．東京：真興交易医書出版部；2002. p.347-58.
3) Larson MD. History of Anesthetic Practice. In: Miller RD, et al. eds. Miller's Anesthesia. 7th ed. Philadelphia: Churchill Livingstone; Elsevier; 2010. p.3-41.
4) Ting PL, Sivagnanaratnam V. Ultrasonographic study of the spread of local anaesthetic during axillary brachial plexus block. Br J Anaesth 1989; 63: 326-9.
5) 松木明知．脊椎麻酔の歴史．日本における脊椎麻酔死——安全な脊椎麻酔と事故の防止のため．東京：克誠堂出版；1999. p.1-62.
6) Dripps RD, Vandam LD. Long-term follow-up of patients who received 10,098 spinal anesthetics: Failure to discover major neurological sequelae. JAMA 1954; 156: 1486-91.
7) 小坂義弘．硬膜外麻酔の臨床．東京：真興交易医書出版部；1985.

1-3 痛みの伝導機構と区域麻酔

- 国際疼痛学会（IASP）は「痛み」を，「実際に何らかの組織損傷が起こったとき，または組織損傷を起こす可能性があるとき，あるいはそのような損傷の際に表現される，不快な感覚や不快な情動体験」と定義し，常に主観的に体験されるものであるとした．
- 痛みはその発生機序から侵害受容性疼痛，神経障害性疼痛，心因性疼痛に分類される．
- 本項では区域麻酔において重要となる侵害受容性疼痛の伝導・調節機構について概説し，区域麻酔の主なターゲットとなる電位依存性ナトリウムチャネル（voltage-dependent sodium channel：Nav）の特性と，新規開発中である末梢知覚神経特異的 Nav 阻害薬の現状についてもふれる．

▶IASP：
International Association for the Study of Pain

❶ 侵害受容性疼痛

a. 一次知覚ニューロン（図1, 2）

- 一次知覚ニューロンの細胞体は後根神経節（dorsal root ganglion：DRG）

一次知覚ニューロンの細胞体は後根神経節(DRG)にある

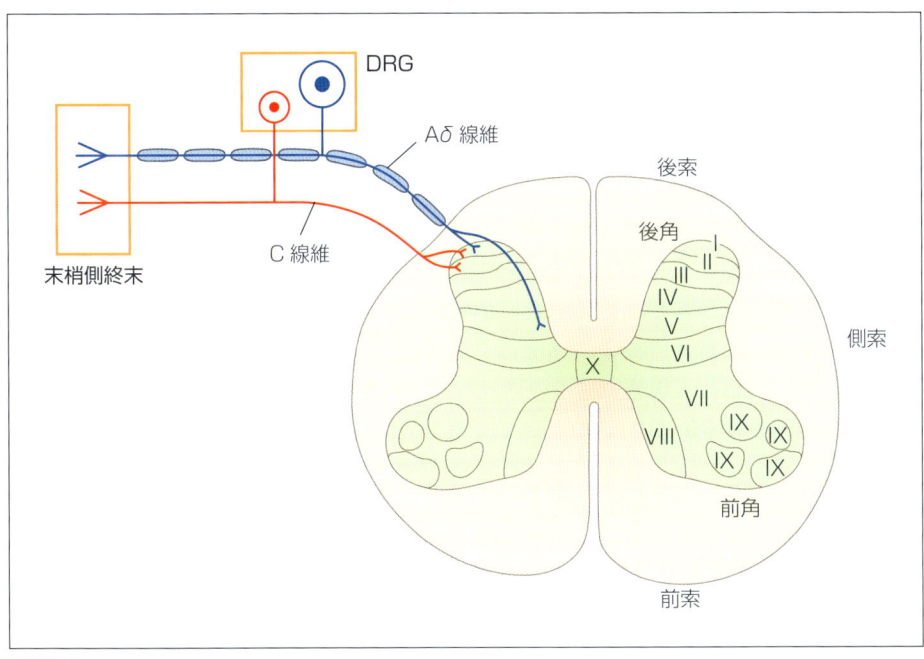

図1 一次知覚ニューロンと脊髄後角
DRG：後根神経節．

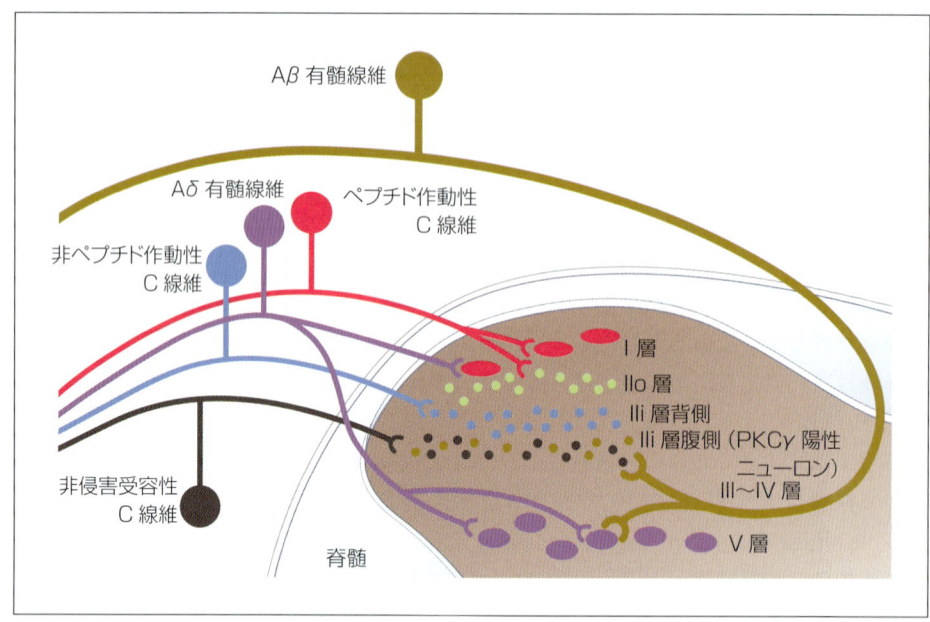

図2 一次知覚ニューロンと脊髄後角ニューロンのシナプス形成

侵害受容性線維は主に脊髄後角の浅層（Ⅰ層およびⅡ層）に入力し，非侵害受容性線維は深層（Ⅲ～Ⅴ層）に入力する．非侵害受容性線維であるAβ線維およびC線維の一部はそれぞれⅢi層腹側～Ⅴ層およびⅢi層腹側に入力する．侵害受容性C線維のうちペプチド作動性ニューロンはⅠ層およびⅡo層に入力し，非ペプチド作動性ニューロンはⅢi層背側に入力する．Aδ線維はⅠ層およびⅤ層に入力し，前者は侵害刺激の伝達，後者は非侵害刺激の伝達に関与していると考えられる．

(Miraucourt LS, et al. PLoS One 2007; 2: e1116[5])より)

★1
インパルスは中枢側に伝導するだけでなく軸索分岐部から他の分枝へも伝導し，末梢側終末で炎症性物質が生じるため腫脹・疼痛の原因となる．これを軸索反射とよぶ．

★2
電位依存性ナトリウムチャネル（Nav）は有髄線維の絞輪部に局在するため，跳躍伝導が生じる．

- にあり，末梢組織と脊髄の両方へ軸索線維を伸ばしている．
- 末梢側終末には侵害受容器があり，侵害性機械刺激のみを伝える高閾値機械受容器と，機械刺激に加えて熱刺激・冷刺激，ブラジキニンやカプサイシンに代表される発痛物質，プロトンなど，さまざまな刺激に応答するポリモーダル受容器に分類される．
- 侵害受容器で発生したインパルスは神経軸索を伝導し★1，脊髄後角の二次侵害受容ニューロンに伝達される．
- 痛みの伝導にかかわる主な一次侵害受容ニューロンはAδ線維とC線維であり，前者は直径2～5 μmの有髄線維★2で伝導速度が12～30 m/秒の鋭い痛みを伝える線維であるのに対し，後者は直径0.4～1.2 μmの無髄線維で伝導速度が0.5～2.0 m/秒と遅く，鈍くて局在の曖昧な痛みを伝える線維である．
- C線維はペプチド作動性ニューロンと非ペプチド作動性ニューロンに分けられ，前者はサブスタンスPやカルシトニン遺伝子関連ペプチド（calcitonin gene related peptide：CGRP）を含有し，カプサイシン受容体（transient receptor potential vanilloid 1：TRPV1）を発現して侵害的熱刺激の伝導に関与する[1]．後者はイソレクチンB4（isolectin B4：IB4）で認識され，Gタンパク質共役受容体の一種であるMgr familyを発現し侵害性機械刺激の伝

導に関与する[2]．
- 侵害刺激には至らない弱い触覚や圧覚，つまり非侵害刺激は Aβ 線維によって主に伝導されるが，一部の Aδ 線維や C 線維もこれらの伝導に関与する[3]．とくに，C 線維の中で触刺激のみに応答する C-tactile 線維が存在し，この線維の刺激は脳に「快」情動を引き起こすことが知られている[4]．

b. 二次侵害受容ニューロンへのシナプス伝達（図1, 2）

- 一次侵害受容ニューロンは脊髄後根を通って脊髄後角に侵入し，その終末は二次侵害受容ニューロンとシナプス★3 を形成している．
- 脊髄後角はⅠ層〜Ⅹ層に分類され，Ⅱ層はさらに外側部のⅡo層と内側部のⅡi層に分類される（図2）．
- Ⅱi層の腹側にはプロテインキナーゼ Cγ（protein kinase C gamma：PKCγ）発現細胞が多く存在し，Aβ 線維や Aδ 線維の一部が入力することで，神経障害性疼痛におけるアロディニアや温熱性痛覚過敏（thermal hyperalgesia）の形成に関与する[5]．
- 解剖学的には Aα 線維のような太い線維は内側から侵入し，C 線維のような細い線維は外側から★4 脊髄後角へ侵入する．

c. 介在ニューロンによる脊髄後角内回路（図3）

- 脊髄後角に到達した一次侵害受容ニューロンのインパルスはそのまま投射ニューロンに伝達されるのではなく，脊髄後角内で回路を形成する介在ニューロンによって修飾されてから脳に投射される[6]．
- 脊髄後角は投射ニューロンの細胞体より介在ニューロンの細胞体のほうが多く，たとえばⅠ層では投射ニューロンはわずか5％程度しか存在しない[7]．
- 介在ニューロンは形態学的に islet，central，radial，vertical の4種類に分類され★5，islet cell および central cell の樹状突起は特定の層内のみを横行するが，radial cell および vertical cell の樹状突起は背側・腹側両方に伸び，複数の層内を縦走する．
- とくに細胞体をⅡ層にもつ vertical cell の樹状突起は脊髄後角の浅層〜深層の広い範囲に分布しており，浅層の投射ニューロン（侵害刺激を受容）と深層の投射ニューロン（非侵害刺激を受容）を接続して脊髄後角内回路を形成する．
- islet cell は GABA 作動性でありグリシンの発現も認められ，もっぱら抑制性の神経伝達を行い，radial cell および vertical cell はグルタミン酸作動性であり興奮性の神経伝達を行う．
- central cell には興奮性・抑制性の両者が認められる．

d. 脊髄視床路（図4）

- 上記のような脊髄後角内回路により修飾されたインパルスの伝達を受け，投射ニューロンは脊髄内を上行して脳へインパルスを伝導する[8,9]．
- Ⅰ層の投射ニューロンは，神経ペプチド（サブスタンスPや CGRP など）を

一次侵害受容ニューロンは脊髄後角の二次侵害受容ニューロンとシナプスを形成する

★3
シナプスにはグルタミン酸などを伝達物質とする興奮性のものと，γアミノ酪酸（gamma-aminobutyric acid：GABA）を伝達物質とする抑制性のものがある．

★4
Aδ 線維や C 線維は細いため，その入力経路は比較的外側であり，同部位を Lissauer 路とよぶ．

脊髄後角に到達したインパルスは介在ニューロンによって修飾される

★5
この分類は代表的なものであり，実際には明確な分類が不可能な局所的介在ニューロンも存在する．

投射ニューロンは脊髄視床路を上行して修飾されたインパルスを脳へ伝導する

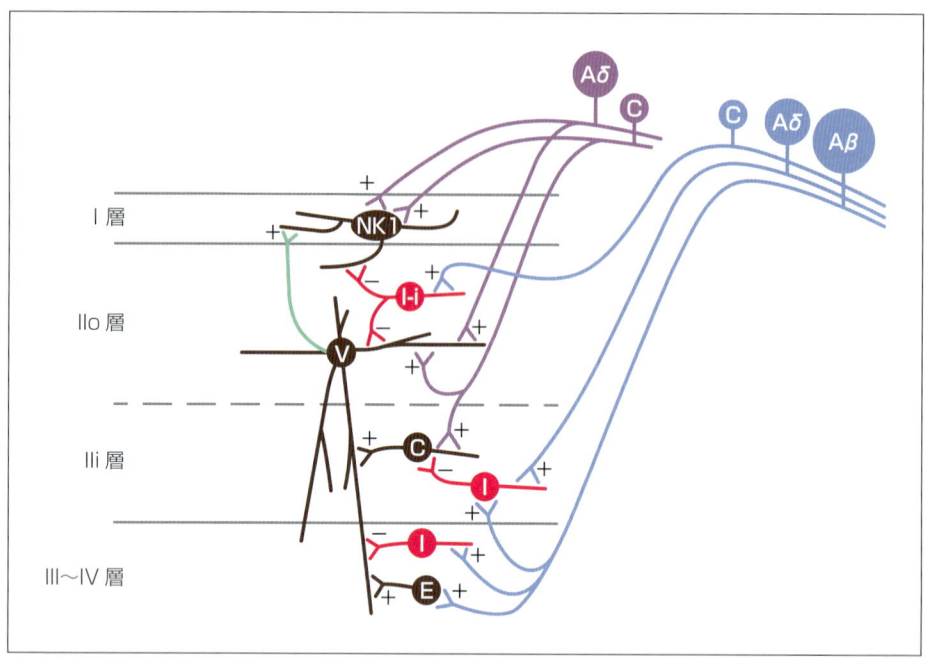

図3 介在ニューロンによる脊髄後角内回路

侵害受容性線維（紫色）は浅層に，非侵害受容性線維（水色）は深層に入力する．Ⅰ層にはニューロキニン1（neurokinin 1：NK1）受容体を発現した投射ニューロンがあり，痛みの情動系への伝導に関与する．NK1受容体陽性ニューロンは侵害受容性線維からの直接入力のみならず，islet cellやvertical cellからの入力を受け修飾される．非侵害受容性線維も深層の抑制性（赤色）および興奮性（こげ茶色）介在ニューロンに入力し，脳への伝導を修飾する．

NK1：NK1受容体陽性ニューロン，I-i：islet cell，V：vertical cell，C：central cell，I：抑制性介在ニューロン，E：興奮性介在ニューロン．

(Miraucourt LS, et al. PLoS One 2007; 2: e1116[5]より)

神経伝達物質として受けて対側の外側脊髄視床路を上行し，視床後腹内側核（VMPo）を介して一次体性感覚野（3a野），前帯状回，島に投射することで情動としての痛みを伝導する（図4a）．

- Ⅳ層およびⅤ層の投射ニューロンは非ペプチド系（グルタミン酸など）の神経伝達物質を受けて対側の前脊髄視床路を上行し，視床後腹側下核（VPI）や視床後外側腹側核（VPL）を介して一次体性感覚野（3b野）に投射することで知覚としての痛みを伝導している（図4b）．
- このように侵害受容性の一次知覚ニューロンは脊髄後角にてシナプスを形成して投射ニューロンは対側の脊髄内を上行するが，一方で非侵害受容性の一次知覚ニューロンは同側の脊髄内を上行して延髄の後索核で二次ニューロンとシナプスを形成し，その後で二次ニューロンが正中線を横切る．
- 中枢神経での痛みの伝導はこれまでに記述したような上行性の機構だけでなく，上位中枢を起点として内因性オピオイド[★6]や内因性カンナビノイド，ノルアドレナリンを介する下行性の疼痛抑制経路が存在する．
- この経路では大脳皮質，扁桃体，視床下部のニューロンが中脳中心灰白質と

★6
オピオイド使用歴のない疼痛患者において，オピオイド受容体拮抗薬であるナロキソンを投与すると疼痛が増悪することから，内因性オピオイドの存在が発見された．

1-3 痛みの伝導機構と区域麻酔

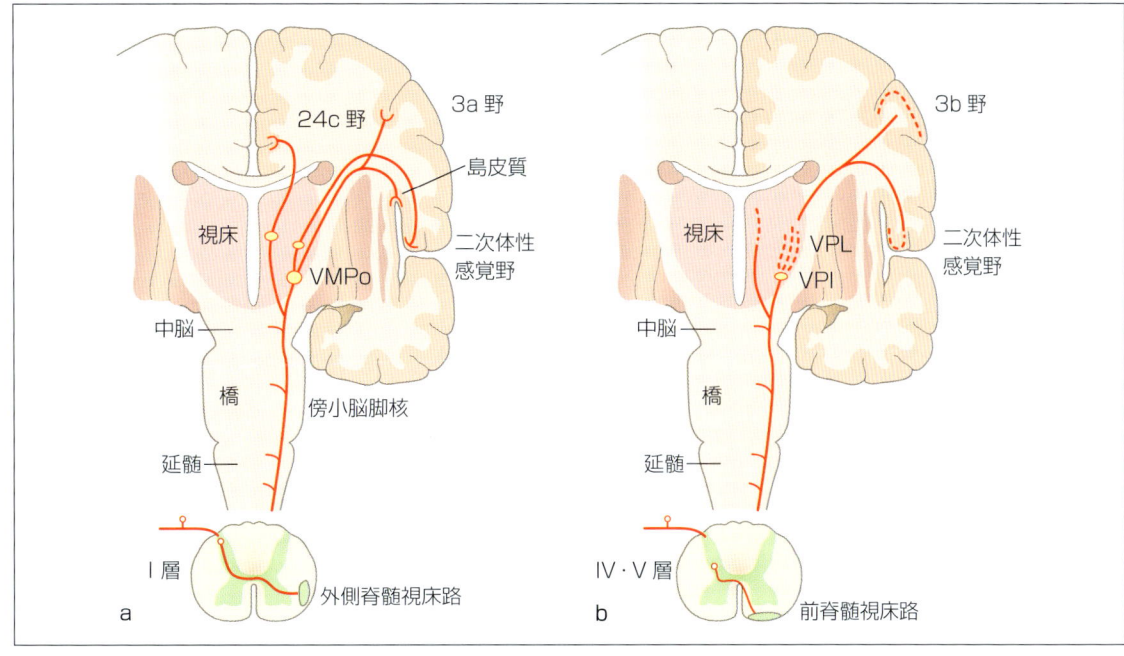

図4 痛みの上行性経路
VMPo：視床後腹内側核，VPI：視床後腹側下核，VPL：視床後外側腹側核．
(Spike RC, et al. Eur J Neurosci 2003; 18: 2433-48[7]より)

吻側延髄腹側部のニューロンを活性化させ，脊髄後角の投射ニューロンとのあいだに抑制性のシナプス結合を形成することで脊髄視床路の活動を抑制する．

❷ Nav と区域麻酔

a. Nav の特徴（図5）

- 局所麻酔薬の主なターゲットである Nav は1つの α サブユニット（約 260 kDa）と2つの β サブユニット（約 35 kDa）から構成される．
- α サブユニットには相同性のある4つのドメインがあり，それぞれのドメインに存在する6つの細胞膜貫通セグメントが膜電位センサの形成（セグメント1～4）およびチャネルポアの形成（セグメント5～6）に関与している[10]．
- β サブユニットは1回膜貫通型で，α サブユニットの細胞膜へ輸送やチャネル機能の調節に関与するとともに，中枢神経系の発達に深く関与することが報告されている[11]．
- 局所麻酔薬は基本的に芳香環，中間鎖（エステル結合およびアミド結合），第三級アミンで構成され，その脂溶性により細胞膜を通過することで神経軸索内に侵入し，軸索内からチャネルポアの内部に侵入・結合することで Na^+ の通過を阻害する★7．

★7
物理的な阻害のみならず，局所麻酔薬の荷電による電気的な阻害も関与している．

19

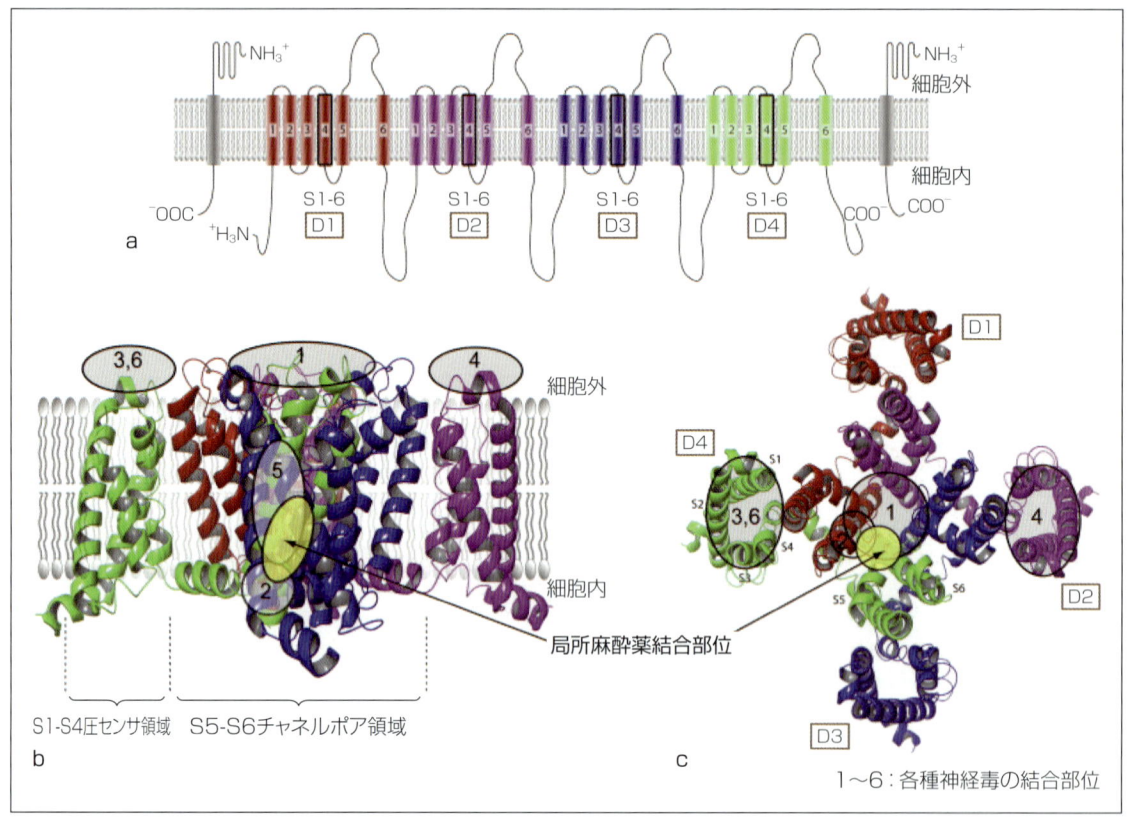

図5 Nav の構造と局所麻酔薬の結合部位
D：ドメイン，S：セグメント．
(Bagal SK, et al. Bioorg Med Chem Lett 2014: 24; 3690–9[10] より)

表1 Nav αサブユニットのサブタイプ

サブタイプ名	遺伝子名	主な局在部位	TTX 感受性	アミノ酸配列同一性 (Nav 1.2 との比較)
Nav 1.1	SCN1A	中枢神経	＋＋＋	87
Nav 1.2	SCN2A	中枢神経	＋＋＋	100
Nav 1.3	SCN3A	中枢神経	＋＋＋	87
Nav 1.4	SCN4A	骨格筋	＋＋＋	69
Nav 1.5	SCN5A	心筋	＋	61
Nav 1.6	SCN8A	中枢神経・末梢神経	＋＋＋	75
Nav 1.7	SCN9A	末梢神経	＋＋＋	78
Nav 1.8	SCN10A	後根神経節	－	55
Nav 1.9	SCN11A	後根神経節	－	51

TTX：テトロドトキシン．

b. Navの局在と末梢知覚神経特異的Nav阻害薬開発の現状
　（表1）

- Navは現在までに9種類のサブタイプが知られており，それぞれにその性質と局在に特徴がある[12]．
- 生理的な状態で末梢での痛みの伝導に関与しているのはNav 1.6，Nav 1.7，Nav 1.8，Nav 1.9であり，神経障害性疼痛の形成ではNav 1.3，てんかんの発症にはNav 1.1およびNav 1.2の関与が報告されている．
- 臨床で使用されている局所麻酔薬はこれら複数のNavサブタイプに非選択的に作用するため，全身投与を行った場合は本来鎮痛のターゲットとなる末梢知覚神経のNavだけでなく，中枢神経や心血管系に発現しているNavに作用し，局所麻酔薬中毒を引き起こす．
- そのため，末梢知覚神経特異的Nav阻害薬の開発が進められており，一部のものでは現在臨床治験が行われている[10]．
- 開発中の物質の多くはNav 1.7をターゲットとした物質（CNV1014802，PF-05089771など）であるが，一部Nav 1.8をターゲットとした物質（DSP-2230，PF-04531083など）も開発されている．
- これらのほとんどは神経因性疼痛や炎症性疼痛に対する全身投与製剤として開発されているが，将来的には局所注射製剤が開発され，局所麻酔薬中毒のない新世代の局所麻酔薬としての利用も期待される．

（川真田樹人，峰村仁志）

> 局所麻酔薬中毒を起こさない末梢知覚神経特異的Nav阻害薬の開発が期待される

文献

1) Julius D, Basbaum AI. Molecular mechanisms of nociception. Nature 2001; 413: 203-10.
2) Dong X, et al. A diverse family of GPCRs expressed in specific subsets of nociceptive sensory neurons. Cell 2001; 106: 619-32.
3) Stemkowski PL, Smith PA. Sensory neurons, ion channels, inflammation and the onset of neuropathic pain. Can J Neurol Sci 2012; 39: 416-35.
4) Löken LS, et al. Coding of pleasant touch by unmyelinated afferents in humans. Nat Neurosci 2009; 12: 547-8.
5) Miraucourt LS, et al. Glycine inhibitory dysfunction turns touch into pain through PKCgamma interneurons. PLoS One 2007; 2: e1116.
6) Braz J, et al. Transmitting pain and itch messages: A contemporary view of the spinal cord circuits that generate gate control. Neuron 2014; 82: 522-36.
7) Spike RC, et al. A quantitative and morphological study of projection neurons in lamina I of the rat lumbar spinal cord. Eur J Neurosci 2003; 18: 2433-48.
8) Jonathan O. Ascending projection systems. In: Stephen BM, et al, eds. Wall and Melzack's Text Book of Pain. 7th ed. Elsevier Saunders; 2013. p.182-97.
9) Braz JM, et al. Parallel "pain" pathways arise from subpopulations of primary afferent nociceptor. Neuron 2005; 47: 787-93.
10) Bagal SK, et al. Recent progress in sodium channel modulators for pain. Bioorg Med Chem Lett 2014; 24: 3690-9.
11) Calhoun JD, Isom LL. The role of non-pore-forming β subunits in physiology and pathophysiology of voltage-gated sodium channels. Handb Exp Pharmacol 2014; 221: 51-89.
12) Clare JJ. Targeting voltage-gated sodium channels for pain therapy. Expert Opin Investig Drugs 2010; 19: 45-62.

1-4 区域麻酔の種類

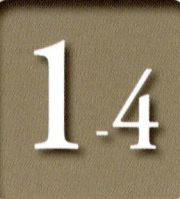

- 近年，周術期管理において鎮痛の重要性が強調されている．痛み刺激は全身麻酔薬，鎮痛薬，筋弛緩薬の必要量を増やし，これらの薬剤に伴う副作用の発生頻度を上昇させる．また，痛み刺激は生体のストレス反応を惹起し，呼吸・循環・代謝・免疫などさまざまな面で生体に悪影響を及ぼす．手術に伴う強い痛みを和らげるためには効果的な鎮痛法が必要である．
- 現在われわれが利用可能かつ効果的な鎮痛手段は，オピオイドと区域麻酔である．
- オピオイドは強力な鎮痛薬であるが，悪心・嘔吐，呼吸抑制，便秘，鎮静などの副作用を伴うことが多い．また，体動時痛を抑制しにくいという欠点もある．
- 区域麻酔は，局所麻酔薬によって末梢神経をブロックし，侵害刺激が中枢神経に伝達されるのを直接防ぐため，オピオイドのように中枢神経に対する作用による副作用を伴うことが少ない．また，体動時痛に対する鎮痛効果も強力である．

① さまざまな種類の区域麻酔

> 区域麻酔は，①脊髄幹麻酔，②末梢神経ブロック，③局所静脈内麻酔に分類される

- 冒頭に述べたような理由から，全身麻酔に区域麻酔を併用した周術期管理がますます一般的になっており，実にさまざまな種類の区域麻酔が活用されている．
- 区域麻酔とは，局所麻酔の一種で，身体の比較的広い範囲の感覚を消失・減弱させる麻酔法のことである．区域麻酔はさらに，脊髄幹麻酔（neuraxial anesthesia），末梢神経ブロック，局所静脈内麻酔（Bier block）に分類される．
- 脊髄幹麻酔とは，脊髄幹の周囲に局所麻酔薬などを作用させることによって身体の比較的広い範囲の麻酔を行う方法であり，麻酔薬をくも膜下腔に投与する脊髄くも膜下麻酔と，硬膜外腔に投与する硬膜外麻酔に分類される．
- 末梢神経ブロックは，脊髄幹の外で，身体の比較的広い範囲に分布している神経の周囲，あるいはその神経が走行している部位を標的として局所麻酔薬を投与し，その神経が支配している領域の麻酔を行う方法である．
- 局所静脈内麻酔（intravenous regional anesthesia；静脈内区域麻酔）は静脈内に局所麻酔薬を投与し，近傍を走行する神経に作用させることによって麻酔を行う方法で，通常，上下肢の手術に用いられる．上下肢をあらかじめ駆血しておき，その末梢側の静脈内に麻酔薬を投与する．

■ 超音波ガイド下テクニック

- 近年，超音波ガイド下テクニックの発達に伴い，末梢神経ブロックが世界中で急速に普及しつつある．従来，体表ランドマークやパレステジアを指標にしたり，通電刺激に対する筋の収縮反応を頼りにしたりして行われていた神経ブロックは安全性，正確性の面で問題があり，神経ブロックに熟練した一部の麻酔科医のみによって用いられてきた．
- 超音波ガイド下に神経，周囲の組織，ブロック針，局所麻酔薬を確認できるようになってから，数多くの麻酔科医が神経ブロックを用いるようになった．神経ブロックは身体の各部位に分布する神経それぞれに対して行われるうえ，特定の神経あるいは神経叢に対して複数のアプローチ法が存在する場合もあるため，実に数多くの種類の神経ブロックが存在する．

❷ 神経あるいは薬剤投与部位の同定法による分類

- 神経ブロックの成功率を高めるためには，遮断する神経の近傍にブロック針の針先を位置させ局所麻酔薬を投与することが最も重要である．針先が適切な部位にあることを確認する方法には以下の3つがある．

a. 体表ランドマーク法

- 体表上の解剖学的ランドマークを目安として，ブロック針を穿刺し，薬液を注入する方法である．
- 特別な機器を必要としないが，成功率は後述する2つの方法に劣るし，気胸，血管穿刺などの合併症の発生率も高いようである．
- 通常，針先が神経に触れた際に生じるパレステジアや針先が筋膜を貫通する際に生じるポップ感を頼りに針先の位置を確認する．

b. 通電刺激法

- 神経ブロック用絶縁電極注射針を神経刺激装置に接続し，通電刺激を行いながら，目標とする神経が支配する筋収縮を手がかりとして，神経部位を同定する方法である．
- 後述する超音波ガイド法に比べ成功率はそれほど変わらないが，手技に要する時間は長くなる傾向にある．
- 神経の同定に筋収縮が不可欠であるため，筋弛緩薬が投与された直後には行うことができない．また，骨折の患者では筋収縮によって痛みが増強する可能性がある．

c. 超音波ガイド法

- 超音波診断装置を用いて，超音波画像上で神経あるいは局所麻酔薬を投与すべき部位を同定し，ブロック針も超音波画像上で確認しながら目標の部位に針先を運び，局所麻酔薬を投与する方法である．
- 神経，ブロック針のみならず，局所麻酔薬の広がりも確認できるので，その

> 超音波ガイド法では，神経，ブロック針に加え，局所麻酔薬の広がりも確認できる

- 広がりを確認しながら針先の位置を調整することが可能である．
- 筋収縮反応を必要としないので筋弛緩薬が投与されていても施行可能である．
- 超音波診断装置や滅菌プローブカバーなどにかかわる追加費用が必要となる．
- 組織の浮腫，皮下気腫などによって超音波画像は画質がきわめて悪くなるので，場合によっては通電刺激法と併用するデュアルガイド法もよく用いられる．
- 他の方法に比べ超音波ガイド下神経ブロックは，神経ブロックの成功率を向上させると報告されている[1]．

③ 薬剤投与時間による分類

a．単回投与法

- 一般に末梢神経ブロックの作用持続時間は，長時間作用型の局所麻酔薬を用いれば10時間前後と長い．
- 術後鎮痛に関しては，痛みがそれほど長く続かない場合や，オピオイドなど他の鎮痛薬との併用で十分な鎮痛効果が期待できる場合などは単回投与の神経ブロックが用いられる．アドレナリンやデキサメタゾンなどの添加薬によって，ある程度作用時間を延長させることも可能である．

▶4章「4-2 単回投与法 vs. 持続投与法：利点と欠点」(p.102) 参照

b．持続投与法

- 一般的に，脊髄幹麻酔に比べ，末梢神経ブロックの作用時間は長い．それでも，強い痛みが長時間持続するような場合には，作用時間を延長させるため，神経周囲にカテーテルを留置し持続投与が行われる．
- いくつかの手術の術後鎮痛として持続投与は単回投与に比べ患者の術後鎮痛を改善させ，オピオイドの使用量とそれに関連する副作用を減らすといわれている[2]．

④ 遮断する神経機能による分類

- 感覚神経ブロック，運動神経ブロック，交感神経ブロック，がある．
- 神経ブロックは麻酔・鎮痛の目的で行われることがほとんどであるため，ほとんどの神経ブロックは感覚神経ブロックである．しかし，ほとんどの末梢神経には感覚神経線維と運動神経線維が混在しているため，多かれ少なかれ運動神経ブロックを伴う．
- 一方，交感神経が関与した慢性痛（sympathetically maintained pain）に対しては，星状神経節ブロック，胸部・腰部交感神経節ブロック，腹腔神経叢ブロックなどの交感神経ブロックが行われることがある．

5 ブロックに用いる薬剤などによる分類

a．局所麻酔薬
- 局所麻酔薬による神経ブロックは通常，効果持続時間は数時間～十数時間である．通常，効果消失に伴って神経機能は完全に回復する．
- 主に手術麻酔，術後鎮痛に用いられるが，慢性痛治療に用いられることもある．

b．神経破壊薬
- 主に慢性痛治療を目的として，アルコール，フェノールを用いたブロックが行われる．効果が数か月～数年間と長時間持続するため，俗に永久ブロックとよばれることもある．

c．高周波熱凝固法，パルス高周波法
- 薬剤によるブロックではなく，高周波エネルギーを用いて神経を熱凝固することによって長期間遮断する方法である．慢性痛治療に用いられる．
- とくに，パルス高周波法は神経組織の変性を起こす可能性が低く，筋力低下や知覚障害が発生しにくいといわれている[3]．

6 ブロック部位による分類

a．頭頸部の神経ブロック

■ 浅頸神経叢ブロック/深頸神経叢ブロック
- 頸神経叢は第1～4頸神経の前枝から構成されており，小後頭神経，大耳介神経，頸横神経，鎖骨上神経となって，それぞれ後頭部，耳介・耳下腺部，側頸部から前頸部，鎖骨周囲から肩に分布する．
- 甲状腺手術などの頸部手術，鎖骨周囲・肩関節周囲手術に対する補助鎮痛として頸神経叢ブロックが用いられる．

■ 後頭神経ブロック
- 第2頸神経後枝に由来する大後頭神経は小後頭神経，大耳介神経とともに後頭神経を構成する．慢性疼痛治療領域で筋緊張性頭痛の症状改善目的に後頭神経ブロックが用いられる．

■ 星状神経節ブロック
- 星状神経節は，下頸神経節が第1胸神経節，第2胸神経節と癒合したものである．星状神経節ブロックは交感神経節ブロックであり，慢性疼痛治療に頻繁に用いられている．
- 本手技は広くランドマーク法で行われているが，超音波ガイド下に椎前葉と

頸長筋のあいだに局所麻酔薬を投与することで，嗄声などの合併症の発生を減らすことができると考えられている．

■ 三叉神経ブロック

- 三叉神経は顔面から頭部に分布し，それらの皮膚感覚を支配する．三叉神経痛あるいは帯状疱疹後神経痛による慢性痛治療として三叉神経ブロックが用いられる．

b. 上肢・肩甲帯の神経ブロック

■ 腕神経叢ブロック

▶5章「5-1 腕神経叢ブロック」(p.158) 参照

- 腕神経叢は第5頸神経から第1胸神経前枝より構成され，上肢・肩甲帯の運動・知覚をつかさどっている．
- 腕神経叢ブロックは，そのアプローチ部位から通常4つに分類されている．側頸部の前斜角筋と中斜角筋のあいだ，斜角筋間溝を腕神経叢が通過するところでブロックする斜角筋間アプローチ，鎖骨直上，鎖骨上動脈の外側でブロックするのが鎖骨上アプローチ，鎖骨下でブロックするのが鎖骨下アプローチ，腋窩でブロックするのが腋窩アプローチである．それぞれのアプローチの特長を**表1**に示す．
- 肩甲上神経，腋窩神経，筋皮神経など，腕神経叢の走行過程で腕神経叢から分枝する神経があるため，アプローチによって遮断される知覚領域が異なることに留意すべきである．

腕神経叢ブロックではアプローチによって遮断される知覚領域が異なる

- 斜角筋間アプローチでは横隔神経麻痺，Horner症候群が，鎖骨上アプローチでは気胸が発生しやすい合併症としてあげられる．

■ 上肢末梢神経ブロック

- 腕神経叢が最終的に橈骨神経，正中神経，尺骨神経の3本に分かれた後，それぞれを個別にブロックすることが可能である．腕神経叢ブロックの効果が不十分な場合のレスキューブロックとして用いられる．

表1 腕神経叢ブロックの種類

	適応手術	特長・注意点
斜角筋間アプローチ	肩関節から上腕	・脊髄損傷の可能性 ・横隔神経麻痺の可能性 ・Horner症候群の可能性
鎖骨上アプローチ	上腕・肘・前腕	・気胸の可能性
鎖骨下アプローチ	上腕・肘・前腕	・カテーテルの固定がしやすい ・神経が深部にあり描出が困難
腋窩アプローチ	前腕・手	・3本の神経（正中，尺骨，橈骨）と筋皮神経を個別にブロック

■ その他の神経ブロック
- 肩関節周囲炎などの痛みに対して肩甲上神経ブロック，腋窩神経ブロックが用いられる．

c. 体幹の神経ブロック

▶5章「5-4 体幹部末梢神経ブロック」(p.192) 参照

- 従来，体幹の麻酔法としては硬膜外麻酔，脊髄くも膜下麻酔などの脊髄幹麻酔が広く用いられていた．近年，抗血栓療法を受ける患者が増加しており，硬膜外血腫に対する懸念から脊髄幹麻酔を実施しづらい状況が増えている[4]．
- こうした患者に対し，良好な鎮痛を提供するために体幹の末梢神経ブロックがさかんに行われるようになってきている．とくに，胸部，上腹部の創部痛に対しては胸部傍脊椎ブロックが行われている．近年では，PECS（pectoral nerves block）Ⅰ・Ⅱブロック，前鋸筋面ブロックなども発表されている．
- 上腹部，下腹部の手術創に対しては，腹横筋膜面ブロック，横筋筋膜面ブロック，腹直筋鞘ブロックなどが行われる．これらのブロックはいずれも特定の神経をターゲットとして麻酔薬を投与するのではなく，脊髄神経が走行している筋膜面に局所麻酔薬を投与する，いわゆるコンパートメントブロックとよばれるものである．

体幹では特定の神経をターゲットとしないコンパートメントブロックが行われる

- 腹横筋膜面ブロックの原法はランドマーク法であり，腸骨稜の直上，腰三角からポップ感を頼りに腹横筋膜面に局所麻酔薬を投与するものである．超音波ガイド法によって，側方，肋骨弓下の腹横筋膜面ブロックのほか，知覚遮断範囲をさらに広げる目的で横筋筋膜面ブロック[*1]が行われるようになっている．

★1
腰方形筋ブロックあるいは後方アプローチ腹横筋膜面ブロックともよばれる．

- 一方，椎間関節に由来する腰痛，頚部痛などの慢性疼痛に対しては，脊髄神経後枝内側枝ブロックが用いられる．

d. 下肢の神経ブロック

▶5章「5-2 腰神経叢ブロック」(p.167)，「5-3 坐骨神経ブロック」(p.178) 参照

- 下肢に分布する神経は大きく分けて，腰神経叢と仙骨神経叢に分類される．下肢の皮膚感覚は，大腿前面と下腿内側は大腿神経，その他の部位は坐骨神経の枝によって支配されている．
- 腰神経叢に属する末梢神経ブロックとしては，腸骨鼠径・腸骨下腹神経ブロック，大腿神経ブロック，閉鎖神経ブロック，外側大腿皮神経ブロック，内転筋管ブロックがあげられる．これらすべての神経を傍脊椎，大腰筋内で遮断する手技が腰神経叢ブロックである（表2）．
- 大腿神経ブロックは，通常，鼠径部で行われるが，大腿四頭筋の筋力低下を伴うため術後転倒の危険を高める可能

表2 腰神経叢の神経ブロック

	皮膚知覚遮断領域	運動遮断領域
腰神経叢ブロック	・下記すべて	
腸骨鼠径・腸骨下腹神経ブロック	・下腹部：陰嚢・陰唇の皮膚	・錐体筋・側腹筋
大腿神経ブロック	・大腿前面 ・下腿内側面	・大腿四頭筋 ・恥骨筋 ・縫工筋
閉鎖神経ブロック	・膝関節内側面	・内転筋群
外側大腿皮神経ブロック	・大腿外側面	

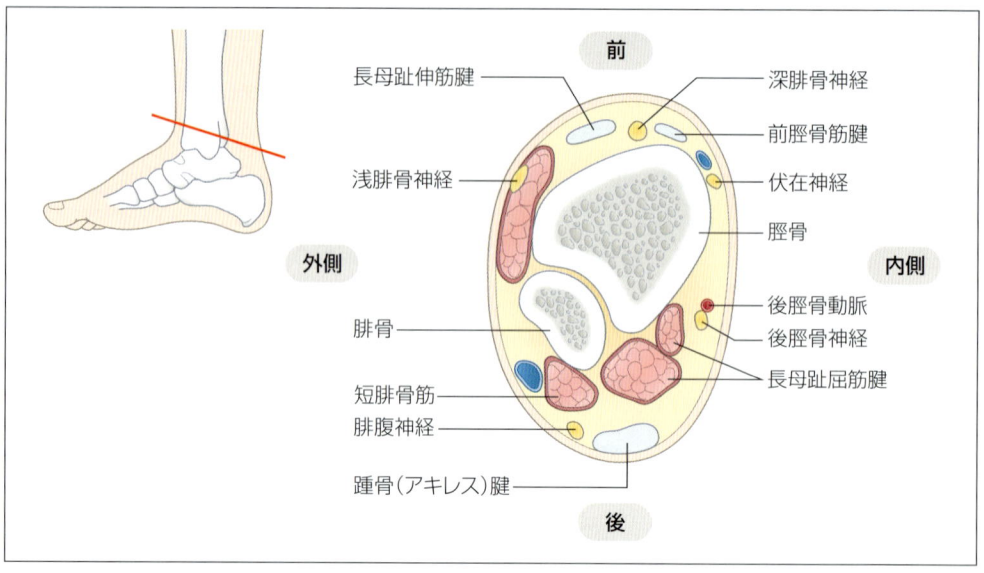

図1 アンクルブロックに必要な解剖

性がある．内転筋管ブロックは大腿神経をより末梢側で遮断する手技であり，大腿神経ブロックに比較して大腿四頭筋の筋力低下を合併しにくいといわれている．
- 仙骨神経叢に属するものとしては坐骨神経ブロックがある．坐骨神経ブロックにはアプローチ部位によって，傍仙骨アプローチ，前方アプローチ，殿下部アプローチ，膝窩部アプローチがある．大腿後面の知覚を支配する後大腿皮神経は坐骨神経とともに梨状筋下孔を通過する．その後，大殿筋の下縁から皮下に現れ，大腿後面に分布する．傍仙骨アプローチ以外のブロックでは後大腿皮神経の遮断が不十分となる可能性がある．
- 足の知覚は伏在神経，浅腓骨神経，腓腹神経，深腓骨神経，後脛骨神経の5本の神経によって支配されている．足首でこれらの神経をブロックすることも可能である（アンクルブロック）（図1）．

（藤原祥裕）

文献

1) Neal JM, et al. The ASRA evidence-based medicine assessment of ultrasound-guided regional anesthesia and pain medicine: Executive summary. Reg Anesth Pain Med 2010; 35 (2 Suppl): S1-9.
2) Bingham AE, et al. Continuous peripheral nerve block compared with single-injection peripheral nerve block: A systematic review and meta-analysis of randomized controlled trials. Reg Anesth Pain Med 2012; 37: 583-94.
3) Horlocker TT. Regional anaesthesia in the patient receiving antithrombotic and antiplatelet therapy. Br J Anaesth 2011; 107 (Suppl 1): i96-106.
4) van Boxem K, et al. Radiofrequency and pulsed radiofrequency treatment of chronic pain syndromes: The available evidence. Pain Pract 2008; 8: 385-93.

2

区域麻酔で使用する薬剤

2.1 臨床に役立つ局所麻酔薬の基礎

★1
臨床では早期発現と作用時間延長を図って最初に短時間作用型を使用し，その後に長時間作用型の局所麻酔薬を使用するが，超音波ガイド下斜角筋間ブロックで0.5%ブピバカイン15 mLと1.5%メピバカイン15 mLの使用順序を変えても神経ブロック発現時間および持続時間に有意差は認めない[1]．

★2
CYP1A2阻害薬のフルボキサミンやCYP3A4阻害薬のエリスロマイシンを服用している患者ではロピバカインの代謝が遷延する[2]．

★3
prilocaine（プリロカイン）もアミド型局所麻酔薬であるが，歯科用注射に用いたりエムラ®クリーム（リドカイン・プロピトカイン配合）に含まれる．大量使用でメトヘモグロビン血症を生じるが，600 mgまでは安全に使用できる．プロカインアミドはプロカインのエステル結合をアミド結合に変えたアミド型局所麻酔薬であるが，抗不整脈薬として用いられ局所麻酔には用いられない．

★4
アミド型局所麻酔薬でアミノ基としてピペリジン環をもつものは，ピペリジン環のアミンにつくアルキル基の長さによって命名されている．（本来，プロピル基ならプロピバカインであるが，S（−）体は最初のpが取られロピバカインと命名されている．）

- 局所麻酔薬の作用機序は電位依存性ナトリウムチャネルの遮断であるが，局所麻酔薬の種類や患者の状態により標的への到達，効力，持続が変わる．要求される時間的・空間的条件を満たす局所麻酔薬を選択する．
- 単回投与では長時間作用性の局所麻酔薬の利点は大きい．局所麻酔薬中毒を避けるために，推奨使用濃度・使用量とおおまかな使用量の上限をおさえておく．
- 局所麻酔薬の動態は臓器障害で変化するので，最大許容量も変化する．妊産婦ではメピバカインは推奨されない．

1 局所麻酔薬の構造と種類

- 現在わが国で使用できる局所麻酔薬は 表1 に示すような種類と剤形がある．このほかにも，市販の外用薬でリドカインやジブカインを含んでいるものも多い．
- 局所麻酔薬の塩基型（非イオン型）は第三級アミンの形態をとり脂溶性であるが，その塩酸塩の水溶液中では陽イオン（cation）型の第四級アミンとなり解離して平衡に達する．陽イオン型と塩基型の存在比率が1：1になるpHがpKaである（図1）．局所麻酔薬は8前後のpKaをもつものが多い．
- pKaがブピバカインなどよりも低いリドカインやメピバカインは作用発現が早く，全身毒性も比較的低いので，局所浸潤麻酔や，神経ブロックの効果の確認に適している★1．
- 局所麻酔薬は，芳香環とアミノ基間の結合様式によって，大きくエステル型とアミド型に分けられる（図2）．エステル型は血漿コリンエステラーゼで加水分解され，アミド型は肝ミクロソーム分画の主にCYP1A2やCYP3A4により水酸化あるいは脱アルキル化される★2．
- 麻薬でもあるエステル型のコカインは，ノルアドレナリンの再取り込み抑制作用をもち，ノルアドレナリンのシナプス間隙の濃度上昇により血管収縮を起こすので表面麻酔に用いられる．神経ブロックにはリドカイン，メピバカイン，ロピバカイン，ブピバカイン，レボブピバカインなどのアミド型局所麻酔薬がよく用いられる★3,4．
- メピバカイン，ロピバカイン，ブピバカインは，4個の互いに異なる原子または分子と結合している炭素原子（不斉炭素原子）をもつので，これをキラル中心として鏡像となる光学異性体（エナンチオマー）が存在する★5．S（−）エナンチオマーのロピバカイン，レボブピバカインはそれぞれのラセミ体に比べ全身毒性が低い利点がある．
- 麻酔力価は脂溶性に比例する．長時間作用性の麻酔薬が神経ブロックには有

表1 現在わが国で使用できる局所麻酔薬の種類

薬剤	注射液	液	ゲル	テープ	クリーム	静注用
リドカイン	0.5, 1, 2, 3% エピネフリン入り 0.5, 1, 2%	4% 8%ポンプスプレー	2%ゼリー, ビスカス	18 mg	エムラ® 25 mg/g	2%
メピバカイン	0.5, 1, 2% 3%（歯科用） エピネフリン入り 0.5, 1, 2%					
ブピバカイン	0.125, 0.25, 0.5% 0.5%高比重液, 等比重液					
ロピバカイン	0.2, 0.75, 1%					
レボブピバカイン	0.25, 0.5, 0.75%					
プロピトカイン	フェリプレシン加 3%歯科用カートリッジ				エムラ® 25 mg/g	
ジブカイン	サリチル酸配合注 0.24%脊髄くも膜下麻酔用				各種外用薬	
プロカイン	0.5, 1, 2%					
テトラカイン	20 mg 目的濃度の水性液として使用	6%歯科表面麻酔用				

これ以外に医薬部外品で外用薬にリドカインやジブカインが含まれているものがある．

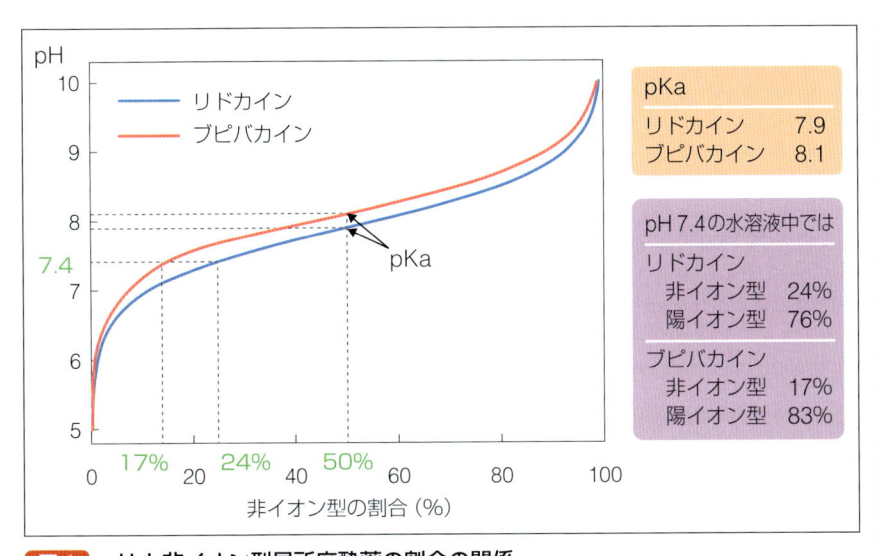

図1 pHと非イオン型局所麻酔薬の割合の関係
リドカインのpKa 7.9はブピバカインのpKa 8.1よりもわずかに小さいため，pH 7.4の水溶液中では，非イオン型の局所麻酔薬分子の割合はリドカインが24%でブピバカインの17%より多くなり，これが作用発現の早さの原因となる．

★5
絶対配置を区別する右向き(rectus)のRもしくは左向き(sinister)のS，相対配置からは偏光軸を右旋させる(dextrorotatory)(+)またはD，左旋させる(levorotatory)(−)またはLが付けられる．S(−)ブピバカイン（レボブピバカイン）やS(−)ロピバカイン（ロピバカイン）といったものである．メピバカインの光学異性体はS(+)とR(−)である．リドカインは不斉炭素原子をもたないので光学異性体は存在しない．

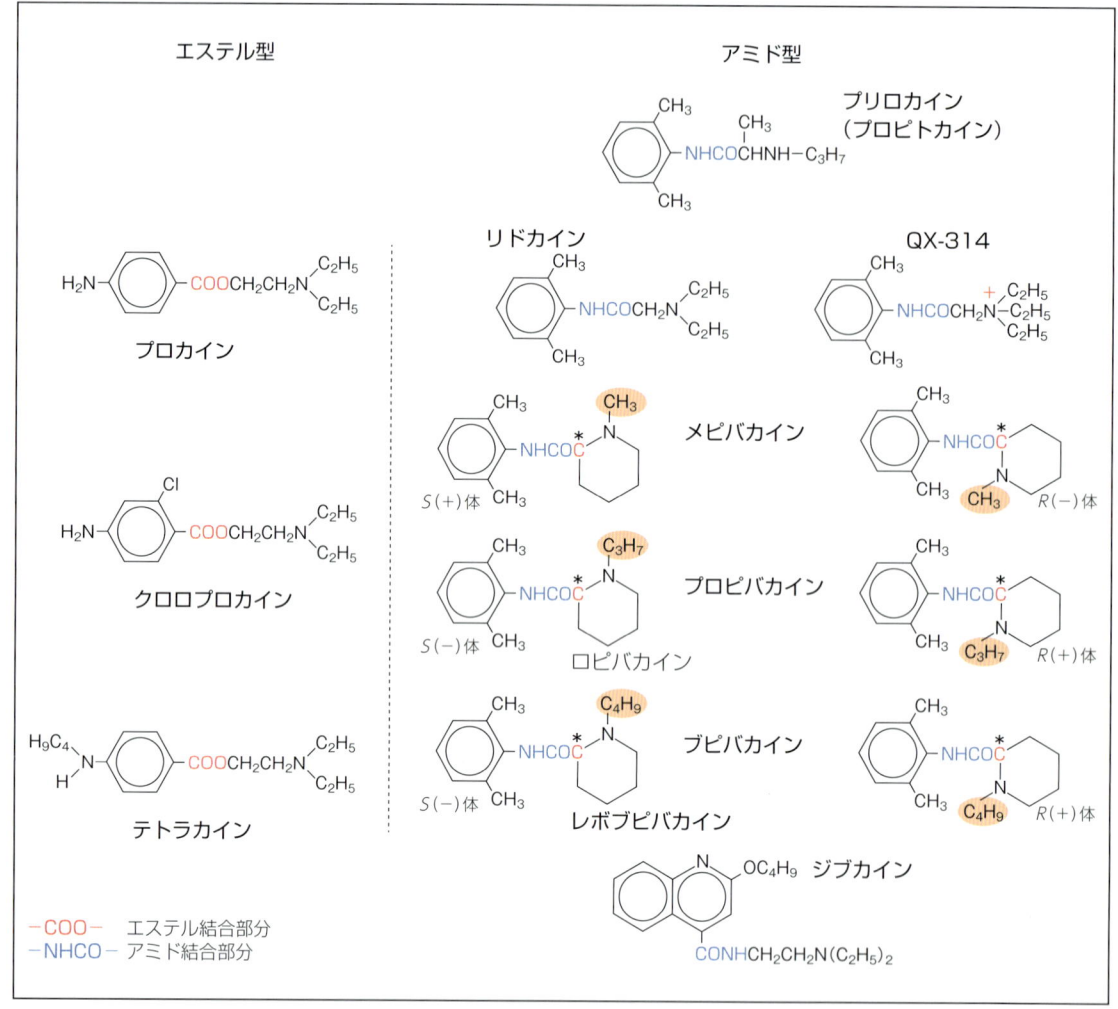

図2 局所麻酔薬の構造

芳香環を含む疎水性部分とアミノ基を含む水溶性部分の結合様式によってエステル型とアミド型に大きく分けられる．アミド型のメピバカイン，ロピバカイン，ブピバカインは不斉炭素原子（＊印の炭素原子）をもつため光学異性体が存在する．

表2 局所麻酔薬の特性

	薬剤	分子量(陽イオン型)	脂溶性(脂質/緩衝液)	pKa(25℃)	タンパク結合率(%)
アミド型	リドカイン	234	2.9	7.9	64
	プリロカイン	220	0.9	7.7	55
	メピバカイン	246	1	7.6	75
	ロピバカイン	274	6.1	8.2	94
	ブピバカイン	288	27.5	8.1	96
	レボブピバカイン	288	27.5	8.1	95
エステル型	プロカイン	236	0.6	8.9	5.8
	テトラカイン	264	80	8.4	76

利と思われるが，同時に中枢神経毒性，心血管系毒性に留意する必要がある（**表2**）．
- 2-クロロプロカインは分解が速く作用時間も短く，全身毒性も局所毒性も最も低い．短時間の脊髄くも膜下麻酔が必要なときは第一選択となる．一過性神経障害を生じないわけではないが，リドカインと比べてもはるかに少ない[3]．
- ブピバカインを脂質二重膜で埋包し，徐放性にしたリポソームブピバカインは，血漿中濃度の上昇も緩やかで96時間に及ぶ持続時間をもつ[4,5]．欧米では腱鞘瘤切除術と痔核切除術後の鎮痛用の局所浸潤に対して使用されているが，日本では承認されていない．
- 局所麻酔薬の持続時間延長を期待してエピネフリンが添加されるが，長時間作用型のブピバカインやロピバカインでは延長効果は期待できない．低分子デキストランを添加して持続時間を延長させる試みがなされている．

❷ 局所麻酔薬の作用機序

- 局所麻酔薬の作用部位は電位依存性ナトリウムチャネルである．電位依存性ナトリウムチャネルは，6回膜貫通型のセグメントが反復した相同性のある4つのドメインから成るαサブユニットと2つのβサブユニットから構成されるが，局所麻酔薬分子はセグメント5と6で形成されるチャネル孔内部に結合し，アロステリック作用をもたらす[6]（**図3**）．

> 局所麻酔薬は電位依存性ナトリウムチャネルに作用する

- 局所麻酔薬の活性型は塩基型ではなく陽イオン型である．テトロドトキシンは細胞膜の外側からチャネルをブロックするが，局所麻酔薬は塩基型が神経鞘と神経細胞膜を通過したのち，細胞質内で再び解離し，陽イオン型がナトリウムチャネルを細胞膜内側から閉鎖して脱分極に必要なNa^+流入を阻害する[7]．

> 局所麻酔薬の活性型は塩基型ではなく陽イオン型

- 局所麻酔薬に重炭酸イオンを添加（混合すると不安定なので，投与直前に局所麻酔薬溶液に容量比で1/10量の8.4％重炭酸ナトリウム液を加える）すると，細胞外のpHが上昇して塩基型が増え局所麻酔薬分子が細胞膜を通過しやすくなるので，作用発現時間が短縮する．
- 局所麻酔薬はNa^+チャネルだけでなくK^+チャネルも阻害するが，Na^+-K^+ポンプを不活化することはないので静止電位には影響を及ぼさない．
- 局所麻酔薬によって，活動電位減衰，発火閾値上昇，伝導速度遅延，不応期延長が生じる．
- open channel blockを起こさせるのでuse-dependent blockが生じやすく，神経活動性が亢進しているほど抑制効果が大きい．
- 局所麻酔薬のナトリウムチャネル遮断を介さない抗炎症作用[8]や，アミド型局所麻酔薬の癌転移抑制作用を示唆する結果が得られている[9]．

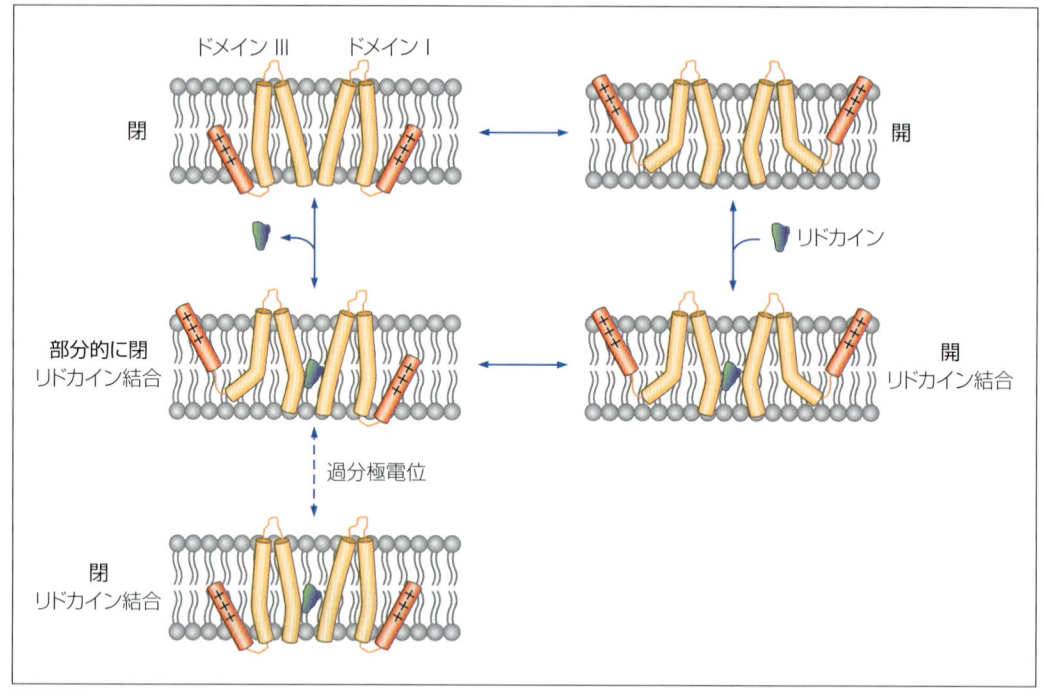

図3 局所麻酔薬が電位依存性ナトリウムチャネルの電位センサーを修飾する想定モデル

脱分極時，電位センサーは外側に動きナトリウムチャネル孔は開く．わかりやすくするため，ドメイン I と III のみ示してある．リドカインは開状態の孔に高い親和性をもって結合する．膜が再分極すると，ドメイン III の孔らせんはリドカインが結合部位を占拠しているため閉じることができずドメイン III の電位センサーを開状態と相対的な静状態に不安定化する．リドカイン結合部位が占拠されているにもかかわらず，強い過分極がドメイン III の電位センサーを静状態のような配置に追いやる．

(Arcisio-Miranda M, et al. J Gen Physiol 2010; 136: 541–54[6])より）

❸ 患者の病態と薬物動態からみた局所麻酔薬の効果の違い

a. 硬膜外投与

- 持続投与されるので選択薬剤はあまり大きな問題ではないが，作用時間の短い薬剤では initial bolus loading dose が必要である．ブピバカインの長期投与では肝障害をきたすことがある．

> 作用時間の短い薬剤では initial bolus loading dose が必要である

b. 妊婦で使う局所麻酔薬

- 局所麻酔薬の胎盤移行と児の中枢神経系への作用が臨床上での問題である．
- 胎盤移行は非タンパク結合，非イオン化分子の濃度が高いほど多いので，タンパク結合能が低い，pKa が低い，分子量が小さい，脂溶性が高い局所麻酔薬は拡散係数が高い（**表2** 参照）．
- 最終的に胎盤移行はブピバカインやロピバカインでは25〜30％であるのに対し，リドカインは40〜60％，メピバカインは70％に達する．児における

> 胎盤移行による局所麻酔薬の児への作用が問題である

代謝はリドカインは生後6時間で検出されなくなるが，メピバカインは遷延する．産科麻酔での使用はブピバカイン，次いでリドカインの推奨度が高く，メピバカインは避けたほうが安全である[11]．
- 実際のところは，帝王切開で硬膜外に用いる薬剤はリドカインでもブピバカインでも児の神経行動に悪影響は与えない[12]．
- 胎児の血液pHは母体に比べわずかに低いが，タンパク，とくに$α_1$-acid glycoproteinの低いことは非タンパク結合型の割合を増す．胎児の低酸素状態ではイオン化した局所麻酔薬が増え，イオントラップ現象を起こす．

> **Column QX-314による痛覚選択的遮断**
>
> リドカインの誘導体QX-314のpKaは9.5であり，生体内のpHでは常時解離してイオン型のみで存在する．したがって，細胞外から投与しても細胞膜を通過しないが，細径のC線維細胞に特異的に存在しチャネル径の大きなTRPV1チャネルをカプサイシンで開けることにより，QX-314が細胞質内に入り，本来の局所麻酔作用を発揮し痛みだけを選択的にブロックできる．カプサイシンの灼熱感が臨床応用の妨げになるが，弱いTRPV1刺激作用をもつリドカインとの併用[10]などによる今後の応用が期待される．

c. 臓器障害における局所麻酔薬の動態

- 心不全患者のリドカインのクリアランスは健常者の約2倍に延長する．
- 腎機能障害では尿素窒素酸化物などが偽コリンエステラーゼを不活化，阻害するため，エステル型局所麻酔薬の代謝が遅延する．
- 非タンパク結合分画が代謝を受けて除去され，肝細胞自身の薬物代謝クリアランス（肝固有クリアランス）が肝血流量に比べ非常に大きいので，リドカインのクリアランスは肝血流量に依存する．

▶リドカインのクリアランスは臓器障害により延長する

d. 局所麻酔薬による一過性神経症状（TNS）や馬尾症候群

- 高濃度の局所麻酔薬は非可逆的な神経障害を起こす．脊髄くも膜下麻酔では5％リドカイン，とくにマイクロカテーテルで持続投与したときのTNSが問題となった．臨床用量ではブピバカインが，テトラカインやリドカインより局所毒性は少ない．
- 臨床使用量であっても，反復投与，持続投与は発生リスクを高めるので，初回投与で目的の麻酔域が得られなかったために再注入する場合は，部位を変え減量する．
- 局所麻酔薬の広がりが不良な症例（片側硬膜外，脊柱管狭窄症，未診断の腫瘍）や，神経の性状変化（神経系疾患，糖尿病，多発性硬化症，重症血行障害，癌化学療法中の患者）なども術後の神経学的合併症の危険因子である．
- 穿刺針による放散痛や神経幹内局所麻酔薬注入は神経損傷を起こし，回復も遷延する可能性がある．

▶TNS：transient neurologic symptoms

▶高濃度の局所麻酔薬は非可逆的な神経障害を起こす

❹ 実際の使用

- 用途により局所麻酔薬を選択するが，濃度，使用量に注意する（表3，表4）．

表3 用途による使用濃度，効果発現時間，効果持続時間

薬剤		濃度(%)	臨床使用	効果発現時間(時)	通常の作用持続時間(時)
アミド型	リドカイン	0.5〜1.0	浸潤	速い	1.0〜2.0
		0.5	局所静脈内		
		1.0〜1.5	末梢神経ブロック	速い	1.0〜3.0
		1.0〜2.0	硬膜外	速い	1.0〜2.0
		4	表面	中間	0.5〜1.0
		2.0〜5.0	脊髄くも膜下	速い	0.5〜1.5
	プリロカイン	0.5〜1.0	浸潤	速い	1.0〜2.0
		0.5	局所静脈内		
		1.5〜2.0	末梢神経ブロック	速い	1.5〜3.0
		2.0〜3.0	硬膜外	速い	1.0〜3.0
	メピバカイン	0.5〜1.0	浸潤	速い	1.5〜3.0
		1.0〜1.5	末梢神経ブロック	速い	2.0〜3.0
		1.5〜2.0	硬膜外	速い	1.5〜3.0
		2〜4.0	脊髄くも膜下	速い	1.0〜1.5
	ブピバカイン	0.25	浸潤	速い	2.0〜4.0
		0.25〜0.5	末梢神経ブロック	遅い	4.0〜12.0
		0.06〜0.25	産科鎮痛	中間	2.0〜4.0
		0.25〜0.5	硬膜外	中間	2.0〜5.0
		0.5	脊髄くも膜下	速い	2.0〜4.0
	レボブピバカイン	0.25〜0.5	浸潤	速い	2.0〜4.0
		0.25〜0.5	末梢神経ブロック	遅い	4.0〜12.0
		0.06〜0.25	産科鎮痛	中間	2.0〜4.0
		0.25〜0.75	硬膜外	中間	2.0〜5.0
	ロピバカイン	0.2	浸潤	速い	2.0〜4.0
		0.375〜0.75	末梢神経ブロック	遅い	4.0〜12.0
		0.2	術後鎮痛（硬膜外）	—	—
		0.2	産科硬膜外鎮痛	—	—
		0.75〜1.0	硬膜外（手術）	中間	2.0〜4.0
エステル型	プロカイン	1.0	浸潤	速い	0.5〜1.0
		1.0〜2.0	末梢神経ブロック	遅い	0.5〜1.0
		2.0	硬膜外	遅い	0.5〜1.0
		10.0	脊髄くも膜下	速い	0.5〜1.0
	テトラカイン	0.25〜1	脊髄くも膜下	速い	2.0〜4.0
		2.0	表面	中間	0.5〜1.0
	コカイン	4.0〜10.0	表面	中間	0.5〜1.0
	ベンゾカイン	〜20	表面	中間	0.5〜1.0

表4 主要な神経ブロックに用いる局所麻酔薬の通常使用量と最大量

1：200,000の エピネフリンを 添加した薬剤	通常使用濃度 (%)	通常使用量 (mL)	最大量 (mg)	通常作用発現時間 (分)	通常持続時間 (分)
リドカイン	1〜2	30〜50	500	10〜20	120〜240
メピバカイン	1〜1.5	30〜50	500	10〜20	180〜300
プリロカイン	1〜2	30〜50	600	10〜20	180〜300
ブピバカイン	0.25〜0.5	30〜50	225	20〜30	360〜720
レボブピバカイン	0.25〜0.5	30〜50	225	20〜30	360〜720
ロピバカイン	0.2〜0.5	30〜50	250	20〜30	360〜720

(Berde CB, et al. Miller's Anesthesia. 7th ed. Churchill Livingstone; 2010. p.913-39[13])より)

表5 無痛分娩で用いる局所麻酔薬の最低必要濃度

薬剤	最低必要濃度（%）
ブピバカイン	0.067〜0.093
レボブピバカイン	0.077〜0.087
ロピバカイン （フェンタニル2 μg/mL 添加時）	0.089〜0.156 0.047

(黒川博己. レボブピバカインの基礎と臨床. 克誠堂出版；2010. p.81-102[14]より)

- レボブピバカインの濃度表記は塩酸を含まない分子量の重量パーセントであり，少し濃いので希釈する必要がある．
- 無痛分娩では低濃度高用量を用い，最低必要濃度は**表5**に示すとおりである．
- 運動神経遮断作用は，術後は早期に消失するほうが望ましい．0.5〜0.75%の等濃度での硬膜外麻酔では，運動遮断の強さはロピバカイン≦レボブピバカイン≦ブピバカイン，運動遮断時間はロピバカイン≦ブピバカイン≦レボブピバカインである．レボブピバカインの運動遮断はロピバカインより強いので，術後鎮痛には0.125%とし麻薬を併用するのがよい[14]．
- 腕神経叢ブロックの斜角筋間法，鎖骨下法では概してレボブピバカインの運動遮断が強く，術後鎮痛の有用性は勝る．腋窩法動脈周囲法と腋窩法動脈貫通法では，知覚遮断持続時間は薬剤間で差がない[14]．
- awake craniotomyでは手術開始前に多量の局所麻酔薬が投与される．可能な限り1回の使用量は減量すべきであるが，ロピバカイン平均3.6 mg/kgの使用でも局所麻酔薬中毒の発生はなかったとされる[15]．

❺ アレルギー反応

- エステル型の局所麻酔薬はパラアミノ安息香酸と構造交差性をもち，アレルギー反応の原因となる．

局所麻酔薬によるアレルギー反応はまれであるが，常に注意は必要である

- アミド型局所麻酔薬では，バイアル製剤に防腐剤として添加されるメチルパラベンがパラアミノ安息香酸類似物質に生体内転換されるので，アレルギーの原因となりうる．
- 本当の局所麻酔薬アレルギーはまれで0.04％未満と推察される．
- 防腐剤無添加のアミド型局所麻酔薬を用いるのが安全であるが，レボブピバカインとロピバカインの両者に交差反応で重篤なアナフィラキシー症状を示した報告もあり[16]，常に注意は必要である．

（西川精宣）

文献

1) Gadsden J, et al. The sequence of administration of 1.5 % mepivacaine and 0.5 % bupivacaine does not affect latency of block onset or duration of analgesia in ultrasound-guided interscalene block. Anesth Analg 2012; 115: 963-7.
2) Jokinen MJ, et al. The effect of erythromycin, fluvoxamine, and their combination on the pharmacokinetics of ropivacaine. Anesth Analg 2000; 91: 1207-12.
3) Goldblum E, Atchabahian A. The use of 2-chloroprocaine for spinal anaesthesia. Acta Anaesthesiol Scand 2013; 57: 545-52.
4) Ilfeld BM, et al. Liposomal bupivacaine as a single-injection peripheral nerve block: A dose-response study. Anesth Analg 2013; 117: 1248-56.
5) Chahar P, Cummings KC 3rd. Liposomal bupivacaine: A review of a new bupivacaine formulation. J Pain Res 2012: 5: 257-64.
6) Arcisio-Miranda M, et al. Molecular mechanism of allosteric modification of voltage-dependent sodium channels by local anesthetics. J Gen Physiol 2010; 136: 541-54.
7) Narahashi T. Basic pharmacology of local anesthetics. In: Bowdle TA, et al, eds. The Pharmacologic Basis of Anesthesiology. New York: Churchill Livingstone; 1994. p.179-94.
8) Hollmann MW, Durieux ME. Local anesthetics and the inflammatory response: A new therapeutic indication? Anesthesiology 2000; 93: 858-75.
9) Piegeler T, et al. Antimetastatic potential of amide-linked local anesthetics: Inihibition of lung adenocarcinoma cell migration and inflammatory Src signaling independent of sodium channel blockade. Anesthesiology 2012; 117: 548-59.
10) Binshtok AM, et al. Coapplication of lidocaine and the permanently charged sodium channel blocker QX-314 produces a long-lasting nociceptive blockade in rodents. Anesthesiology 2009; 111: 127-37.
11) 奥富俊之．II．産科麻酔．浅田　章編．局所麻酔—その基礎と臨床．東京：克誠堂出版；2004. p.215-32.
12) Kileff ME, et al. Neonatal neurobehavioral responses after epidural anesthesia for cesarean section using lidocaine and bupivacaine. Anesth Analg 1984; 63: 413-7.
13) Berde CB, Strichartz GR. Local anesthetics. In: Miller RD, et al, eds. Miller's Anesthesia. 7th ed. Philadelphia: Churchill Livingstone; 2010. p.913-39.
14) 黒川博己．レボブピバカインによる術中硬膜外麻酔I．浅田　章，西川精宣編．レボブピバカインの基礎と臨床．東京：克誠堂出版；2010. p.81-102.
15) Costello TG, et al. Plasma ropivacaine levels following scalp block for awake craniotomy. J Neurosurg Anesthesiol 2004; 6: 147-50.
16) Calderon AL, et al. Immediate allergic cross-reactivity to levobupivacaine and ropivacaine. Anaesthesia 2013; 68: 203-5.

2-2 局所麻酔薬の上手な使い方

- 局所麻酔薬はコカインに始まり，さまざまな薬剤が開発されてきた．それぞれの特徴をよく理解して使用することにより，安全で効果的な局所麻酔効果を得ることができる．
- 薬剤別の特徴には，作用時間，局所浸潤性，アレルギー頻度などがあり，使用部位や患者特性に応じて最も適した薬剤を選択する必要がある．

1 局所麻酔薬開発の歴史的経緯

- 局所麻酔薬の開発の歴史は，まさに「上手な使い方」を求めた臨床医と薬学者の歴史にほかならない．コカインの作用時間の短さや習慣性を解決するために，さまざまな構造改変が試みられ，その効果と副作用が検証された．表1はその経過を示している．
- リドカインを発端とするエステル型からアミド型への改変はエポックメーキングであり，リドカインを試用した多くの臨床医や薬学者が，「これで局所麻酔薬の開発は終わった！」と感じたそうである．
- しかし，リドカインが比較的高濃度を必要とすること，作用時間がやや短いこと，高濃度で使用されるがゆえに神経毒性もあること，などから，さらなる改良が加えられ，アミド型のさまざまなレパートリーが加わった．有効で

▶局所麻酔薬の開発の歴史はコカインから始まる

▶CSF：cerebrospinal fluid（脳脊髄液）

表1 局所麻酔薬の歴史──概観

1856年	コカイン精製（Albert Niemann）
1884年	コカイン点眼による眼科手術（Carl Koller）
1885年	コカインによる脊髄くも膜下麻酔（硬膜外だった可能性あり）実施（James Corning）
1891年	トロパコカイン臨床応用（Giesel）
1898年	コカインによる脊髄くも膜下麻酔（CSF流出確認）実施（Karl Gustav August Bier）
1905年	プロカイン合成（Alfred Einhorn）と臨床応用，少ない慢性中毒の可能性に脚光
1925年	ジブカイン合成（Meischer）→ 1929 臨床応用
1928年	テトラカイン合成（Eisler）→ 1930 臨床応用
1942?年	リドカイン合成（Löfgren & Lundqvist）→ 1947 臨床応用（Gordh）
1956年	メピバカイン合成（Ekenstam & Egner）→ 1957 臨床応用（Dhunér）
1957年	ブピバカイン合成（Ekenstam）→ 1963 臨床応用（Wildmann & Telivuo）
1957年	ロピバカイン合成（Ekenstam）→ 1990 頃臨床応用
1957?年	レボブピバカイン（Chiroscience社）→ 1998 スウェーデンで臨床使用承認（2008年日本）

- 副作用の少ない光学異性体を選択的に選別合成する技術により，いっそうの改良が加えられている．
- 面白いことに，新しい局所麻酔薬が開発されても，旧来のものの特性が生かせる使用法がある場合には，旧来のものも消滅することなく使われ続けている．たとえば，単独で血管収縮作用のある局所麻酔薬として，コカインは今でも粘膜表面の麻酔などに使用されることがある．

2 日本における局所麻酔薬の上手な使い方の例

- 脊髄くも膜下麻酔に使用される局所麻酔薬に関して，日本ではやや特殊な経緯をたどった（表2）．そこには日本臨床医の上手に局所麻酔薬を使いこなそうとする強い意欲が感じられる．
- 1900年代前半，日本では，欧米の技術を模倣してジブカインによる脊髄くも膜下麻酔が広く行われていた．しかし，ジブカインの作用発現は比較的遅く，神経毒性も懸念されるようになった．
- そこで，日本独自の局所麻酔薬，パラブチルアミノ安息香酸ジエチルアミノエチル塩酸塩（テーカイン®）がテトラカインの構造を一部改変することにより合成され，これをジブカインと混合することで，脊髄くも膜下麻酔に適した局所麻酔薬合剤が開発された．ネオペルカミンS®と命名されたこの合剤は，その後長く，脊髄くも膜下麻酔の標準的な薬として使用された．
- ブピバカインが1957年に開発されると，欧米ではブピバカインがジブカインに取って代わり，神経毒性の強いジブカインが脊髄くも膜下麻酔に使用されることはなくなった．
- しかし，テーカイン®のある日本では，その後もジブカインがテーカイン®との併用で使用され続け，ブピバカインが正式に脊髄くも膜下麻酔に使用されるようになるのに約50年もの歳月を要した．

> 日本ではテーカイン®とジブカインの合剤が脊髄くも膜下麻酔用局所麻酔薬として長く使用された

3 局所麻酔薬の使用場面と使用時のさまざまな工夫

- 局所麻酔薬は，痛みを伴う処置・手術時の麻酔を目的に使用されるが，急

表2 日本における脊髄くも膜下麻酔用局所麻酔薬の変遷

1901年	北川乙治郎：脊髄くも膜下麻酔の報告（コカイン，オイカイン，モルヒネを使用）
1907年	東条・松島：トロパコカインによる脊髄くも膜下麻酔の報告
1932年	佐野　好：ジブカインによる脊髄くも膜下麻酔の報告
1932年	中村敬一：テトラカインによる脊髄くも膜下麻酔の報告
1942年	帝国化学産業によるテーカイン®合成と齋藤　眞による報告
1949年	ジブカインとテーカイン®の合剤 ネオペルカミンS®の臨床使用開始
2000年	脊髄くも膜下麻酔用ブピバカインの臨床使用承認

性・慢性の痛みの治療にも広く使用される．急性の腰痛に対する局所麻酔薬持続硬膜外注入法はその良い例である．慢性痛に対しては，かなり適応が絞られつつあるが，慢性痛の急性増悪や緩和医療においては，内服薬よりもカテーテル留置による持続局所麻酔薬注入（神経ブロック）のほうが有効で副作用が少ない場合も少なくない．

- 特殊な局所麻酔薬の使用法として，通常の局所麻酔薬使用濃度よりも10倍程度高濃度の局所麻酔薬を調整し，神経破壊薬による永続的神経ブロックに準じた神経ブロックを行うことがある．この目的では粉末製剤のあるテトラカインが使用される．
- 局所麻酔薬と併用してオピオイドをくも膜下腔に投与することが広く行われるようになってきた．局所麻酔薬単独の脊髄くも膜下麻酔よりも血圧低下が起こりにくく，長時間の鎮痛作用が得られることが報告されている．

> 局所麻酔薬単独よりオピオイド併用の脊髄くも膜下麻酔が広がりつつある

❹ 局所浸潤性に応じた使い分け

a．局所麻酔薬の作用機序と効果に影響する因子

- 局所麻酔薬はイオン型と非イオン型として存在しているが，脂溶性である非イオン型が細胞膜を通過し，細胞内に入ると水素と結合してイオン型となり，膜の内側からNa^+チャネルに結合する．
- 局所麻酔薬の力価，作用発現時間，効果時間などの違いは分子量，脂溶性，タンパク結合率，pKa（解離定数）などが異なるためである．
- 分子量の小さいものほどNa^+チャネル内の結合部位から離れるスピードが速いので，効果時間は短い．
- 脂溶性の高い局所麻酔薬は細胞膜を早く通過し，細胞膜内に長く存在するため強く長時間効果が持続する．細胞内のイオン型への安定した供給がされるためである．
- タンパク結合率の高い局所麻酔薬は長時間効果が持続する．これは，Na^+チャネルがタンパクでできているためである．
- pKaが小さいほど効果発現と回復は早くなる．これは非イオン型の濃度が高くなり，局所麻酔薬の細胞通過が促進されるためである．そのため，リドカインやメピバカインが局所浸潤麻酔には適していると考えられる．
- 局所麻酔薬の量が多く，濃度が高いほど作用発現時間と持続時間は長くなる．

> 局所麻酔薬の量が多く，濃度が高いほど作用発現時間と持続時間は長くなる

b．局所麻酔薬の使い分け

- 局所麻酔下の手術，神経ブロック，脊髄くも膜下麻酔，硬膜外麻酔などに用いる皮下浸潤麻酔にはキシロカイン，メピバカインのような効果発現作用時間の短い局所麻酔薬を用いる．
- 同じ局所麻酔薬でも注入部位により異なる発現時間と作用時間を現す（肋間神経＞腕神経叢など）ことに留意する．これは解剖学的な違いや吸収速度の

> 同じ局所麻酔薬でも，注入部位により発現時間と作用時間は異なる

違いなどが理由としてあげられる．各局所麻酔薬の特性ととくに硬膜外投与時の特性を**表3**，**表4**に示すので参照されたい．

- ブピバカイン，ロピバカイン，レボブピバカインなどは，効果発現時間が遅いため皮下浸潤麻酔には適さないが，効果持続時間が長いので術後鎮痛など長時間の効果を期待するときに用いる．
- 術後鎮痛として行う各種神経ブロック，硬膜外麻酔，創部浸潤麻酔などが長時間作用性局所麻酔薬の良い適応である．
- 作用発現時間の短い局所麻酔薬（リドカインやメピバカイン）と長時間作用性の局所麻酔薬（ロピバカインやレボブピバカイン）を混合して使用する方法も報告されている．
- 局所麻酔薬は溶解性と化学的安定性から酸性になっていることが多く，この酸性度が注入時痛を引き起こす．組織のpHは7.3～7.4であるのに対し，たとえばリドカインのpHは6.5～6.8であり，エピネフリンを添加するとpHは3.5～4.5になる．酸性度による痛みを軽減させるために，重炭酸を加える

表3　局所麻酔薬の特性

局所麻酔薬	分子量(塩基型)	脂溶性(塩基型)pH7.4	タンパク結合率(%)	pKa(25℃)	塩基型の割合pH7.4	作用発現	持続時間	麻酔力価(A)(プロカインを1として)	全身毒性(B)	Anesthetic Index (A)/(B)
エステル型										
コカイン	303			8.8		中等度	中等度	2～3	2～3	1
プロカイン	236	100	6	8.9	3	遅い	短い	1	1	1
テトラカイン	264	5,822	76	8.5	14	遅い	長い	5～10	12	0.5
クロロプロカイン	271	810		8.7		速い	短い	2.4	0.5	5
アミド型										
リドカイン	234	336	64	7.9	25	速い	中等度	4	1.5	2～3
メピバカイン	246	130	78	7.6	39	速い	中等度	2～3	0.75	3～4
ブピバカイン	288	3,420	96	8.1	15	やや遅い	長い	16	4	3～4
プリロカイン	220	129	55	7.9	24	やや遅い	中等度	2～3		
ジブカイン	343		94	8.5		遅い	長い	16	10～20	1.375
エチドカイン	276	7,317	94	7.7	25	速い	長い	16		
ロピバカイン	275	775	94	8.1	15	やや遅い	長い	16		

レボブピバカインは，分子量（塩基型）288，pH7.4での脂溶性（塩基型）3,420で，他の特性もブピバカインと同一．
（浅田　章，ほか編．局所麻酔薬中毒・アレルギー．東京：克誠堂出版；2008．p.75 より）

表4　硬膜外投与時の局所麻酔薬

分類	局所麻酔	商品名	使用濃度(%)	作用発現時間(分)	作用持続時間(分)	極量(mg)
短時間作用性	リドカイン	キシロカイン®	1～2	5～15		200
	メピバカイン	カルボカイン®	1～2	5～15	60～180	400
長時間作用性	ブピバカイン	マーカイン®	0.25～0.5	15～20	180～350	2 mg/kg
	レボブピバカイン	ポプスカイン®	0.25～0.5	15～20	180～350	
	ロピバカイン	アナペイン®	0.25～0.5	15～20	180～350	200

（POPS研究会編．術後痛サービス〈POPS〉マニュアル．東京：真興交易医書出版部；2011．p.47 より）

工夫なども報告されている.

❺ 作用時間に応じた使い分け

- エステル型局所麻酔薬は，血液中に多量に存在するコリンエステラーゼによりすみやかに分解されるため作用時間が短い．一方，アミド型は肝臓で不活化されるため作用時間はより長い．作用持続時間は投与方法によって異なるが，硬膜外投与の際のおおよその作用持続時間を**表5**に示す．
- 日本では脊髄くも膜下麻酔に関しては，ほぼブピバカインを使用するようになり，硬膜外麻酔や末梢神経ブロックなどにおいては，レボブピバカインやロピバカインといった長時間作用性の局所麻酔薬の使用が増えている．カテーテルを留置して持続投与する際には作用時間はあまり関係ないかもしれないが，単回投与で術後鎮痛などを行う際は長時間作用性が求められる．
- 長時間作用目的のアドレナリンの添加については，作用時間の比較的短いリドカインなどの欠点を補う目的でアドレナリンを添加すると，組織から血管内への吸収が遅延し，組織内の濃度が高く保たれるために麻酔作用が延長すると考えられてきた．一方，投与されたアドレナリンが脊髄の下行性疼痛抑制系の一つである$α_2$受容体を介して鎮痛に働いているとする考えもあり，双方の機序によると考えられる．なお，ブピバカインやロピバカインではアドレナリンを添加してもさほど作用時間は延長しない．
- また，血管収縮による局所麻酔薬神経毒性の増強への懸念などから，作用時間延長を目的とした血管収縮薬併用は行われなくなりつつある．血管収縮薬の局所注入は，もっぱら血管収縮による皮下組織での出血量減少を目指した使用となっている．
- 一方で，医用工学的な技術を用いて，Drug Delivery Systemを応用することで薬剤の作用時間を延長しようという試みもなされている．1990年代からブピバカインを用いた徐放薬研究が行われてきたが，臨床までの道のりは非常に長かった．2011年10月に局所麻酔薬徐放薬として初めて，multivesicular liposomeタイプのブピバカイン徐放薬がアメリカFDAの承認を受けた．
- ただ，その後の論文をみる限り，効果を得るためには投与量を多くする必要があり，投与量が多いものは血中濃度の上昇を認めている[1]など，今後

> **Tips** 皮下浸潤麻酔での針刺入時のコツ
>
> ①皮下浸潤麻酔の針の刺入そのものが痛みを伴う．ここで強い痛みを覚えるとその後の手術も患者にとっては不快なものになってしまう．
> ②刺入時痛を最小限に抑えるために：患者によく説明する．局所麻酔テープ剤を使用する（小児など），会話などで患者の気をそらす，なども有効である．
> ③皮下浸潤麻酔の工夫：なるべく細い針で，ゆっくりと，低濃度で少量かつ常温の局所麻酔薬を注入すると痛みは軽減される．膨隆を作ってしまうとそれ自体も痛みを起こすので皮内ではなく皮下にしっかりと注入する．

日本では，長時間作用性局所麻酔薬の使用が増えている

表5 硬膜外麻酔の局所麻酔薬使用濃度と作用持続時間

薬剤名	使用濃度	作用持続時間
リドカイン	1〜2%	80〜120分
メピバカイン	1〜2%	90〜140分
ブピバカイン	0.125〜0.25%	150〜225分
ロピバカイン	0.2〜0.375%	140〜180分
レボブピバカイン	0.125〜0.25%	150〜225分

の動向が気になるところである．日本発でも，数日間にわたってリドカインを放出し続けるシート状の徐放薬がヒトボランティア試験まで進んでいる[2]．今後研究が進めば，単回投与で術後痛がコントロールできる日がくるかもしれない．

❻ 局所麻酔薬アレルギーと使い分け

- 局所麻酔薬に対するアレルギーは，手術中の使用頻度からすると非常にまれであるとされており[3]，10万例に1例との報告もある．しかし，局所麻酔薬に対するアレルギーが疑われる症例は少なくないため，いったんアレルギーを疑われた患者は，その後，患者と医師の双方の立場から投与がためらわれることとなり，局所麻酔薬の恩恵を受けられなくなってしまうことが考えられる．
- 局所麻酔薬に対するアレルギーが疑われるケースで，IgEが介する即時型反応（Ⅰ型アレルギー）である頻度は低く，1％以下であると報告されている[4]．他の原因としては，①心因性の反応，②同時投与された他の薬物に対する反応，③手技の侵襲に対する反応，④遅延型の過敏反応（Ⅳ型アレルギー），があげられる．
- これまで，Ⅰ型アレルギーの原因としては，エステル型の局所麻酔薬やメチルパラベンなどの添加物がほとんどであり，アミド型はまれであるといわれてきた[5]．しかし最近のレビューでは，解析したアレルギー症例の75％はアミド型局所麻酔薬が原因であったと報告されており[4]，これは，近年アミド型の局所麻酔薬が好んで使用されるようになったことを反映しているのではないかと考えられる．したがって，アレルギーのリスクを考慮してエステル型の局所麻酔薬を避ける必要はないかもしれない．
- 局所麻酔薬アレルギーの診断法としては，プリックテストやドラッグチャレンジテストが推奨されている．テストの際には，被疑薬を用いてアレルギーの有無を判定すると同時に，代替薬として使用できる他の局所麻酔薬を試すとよい．アミド型の局所麻酔薬は交差反応性があると報告されている[6]．一方，アミド型とエステル型の局所麻酔薬のあいだでは交差反応性はないと考えられている[7]．したがって，局所麻酔薬に対するアレルギーが疑われる症例では，異なる型に分類される局所麻酔薬を使用すると安全かもしれない．
- 結論すると，真に局所麻酔薬が原因のアレルギーの頻度は低いが，患者の利益を考えれば，可能な限り，プリックテストやドラッグチャレンジテストによって局所麻酔薬アレルギーの有無や代替薬使用の可能性を調べることが重要である．

（齋藤　繁，中島邦枝，戸部　賢，高澤知規，堀内辰男）

> 頻度は低くても，アレルギーの有無や代替薬使用の可能性は調べるべき

文献

1) Bramlett K, et al. A randomized, double-blind, dose-ranging study comparing wound infiltration of DepoFoam bupivacaine, an extended-release liposomal bupivacaine, to

bupivacaine HCl for postsurgical analgesia in total knee arthroplasty. Knee 2012; 19: 530-6.
2) Suzuki T, et al. Efficacy and duration of analgesia from a sustained-release lidocaine sheet in humans. Int J Drug Deliv 2014; 6: 75-81.
3) Mertes PM, et al. Reducing the risk of anaphylaxis during anesthesia: 2011 updated guidelines for clinical practice. J Investig Allergol Clin Immunol 2011; 21: 442-53.
4) Bhole MV, et al. IgE-mediated allergy to local anaesthetics: Separating fact from perception: A UK perspective. Br J Anaesth 2012; 108: 903-11.
5) Dewachter P, et al. Anaphylaxis and anesthesia: Controversies and new insights. Anesthesiology 2009; 111: 1141-50.
6) Venemalm L, et al. IgE-mediated reaction to mepivacaine. J Allergy Clin Immunol 2008; 121: 1058-9.
7) Thyssen JP, et al. Hypersensitivity to local anaesthetics--Update and proposal of evaluation algorithm. Contact Dermatitis 2008; 59: 69-78.

参考文献

- Koay J, Orengo I. Application of local anesthetics in dermatologic surgery. Dermatol Surg 2002; 28: 143-8.
- McLure HA, Rubin AP. Review of local anaesthetic agents. Minerva Anestesiol 2005; 71: 59-74.

2章 区域麻酔で使用する薬剤

2-3 局所麻酔薬中毒を知る

- 手術における区域麻酔は数多くの利点を有しており，単独もしくは全身麻酔との併用という形で近年さかんに臨床に用いられている．
- 区域麻酔の応用は，術後鎮痛，ペインクリニック，緩和医療の領域で活躍する麻酔科医にとって有力な武器となる．
- 麻酔科医にとって，日常的に使用する局所麻酔薬の特性と合併症を理解することは非常に重要である．
- 使用頻度の高い局所麻酔薬の使用に際しては，とくに重篤な合併症となりうる局所麻酔薬中毒の危険性を常に念頭におく必要がある．局所麻酔薬中毒を理解し，いかに予防し，対応するかは，患者の生命に直結する．
- 本項では，局所麻酔薬中毒の概念，原因，症状，予防，治療を簡潔に述べる．

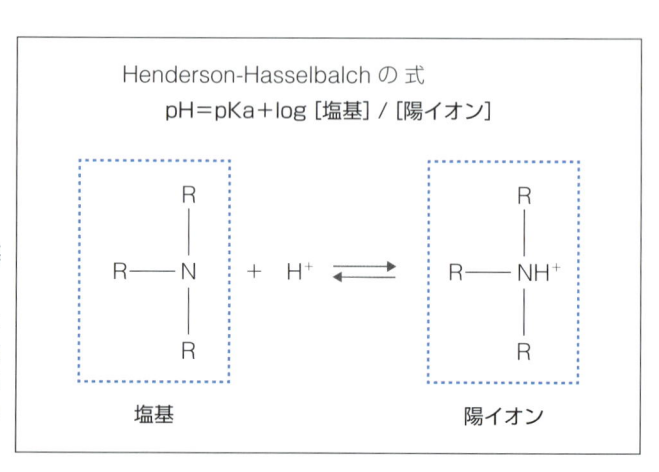

1 局所麻酔薬の作用機序

- 膜電位が上昇し閾値を超えると，まず電位依存性 Na チャネルが開き，細胞外から細胞内へのナトリウムイオン（Na^+）の流入に伴って脱分極が生じる．
- 局所麻酔薬は，末梢神経の伝達を抑制して可逆的に麻酔作用を発現する薬剤であり，電位依存性 Na^+ チャネルをブロックすることでその作用を発現する．
- 局所麻酔薬は非イオン型のみが細胞膜を通過し，細胞内でイオン型となり，細胞質側から Na^+ チャネルと結合する[★1]．局所麻酔薬は，Na^+ チャネルに結合し，その作用をブロックすることで活動電位の発生と伝播を抑制する[★2]．

[★1]
局所麻酔薬は難溶性であるため一般的に塩酸基として使用され，第三級アミンの局所麻酔薬は水溶液中では塩基型と陽イオン型に分離する．この解離係数（pKa）は局所麻酔薬それぞれにより異なる（図1）．

図1 局所麻酔薬の pKa および塩基型と陽イオン型

水溶液の pH がその溶液の解離係数 pKa に等しいとき，同量の塩基と陽イオンが存在する．ほとんどの局所麻酔薬の pKa は 7.5〜9 のあいだにあり，pH 7.4 の組織中では陽イオン型が塩基型より多い．

Henderson-Hasselbalch の式
$$pH = pKa + \log [塩基]/[陽イオン]$$

R–N(R)(R) + H^+ ⇌ R–NH^+(R)(R)

塩基　　　　　陽イオン

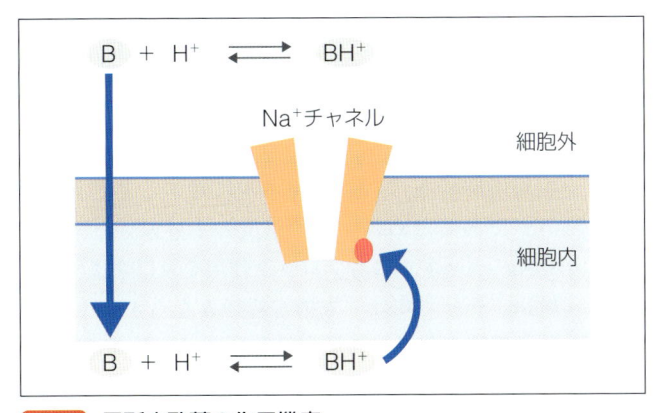

図2 局所麻酔薬の作用機序

神経膜の透過には塩基型（B）が必要であり，局所麻酔薬の作用には陽イオン型（BH$^+$）が重要である．局所麻酔薬の効果発現には，神経膜を透過して細胞の内側からNa$^+$チャネルに作用することが必要である．

★2
陽イオンは第四級アミンであり，第三級アミンの塩基は局所麻酔薬本来の型である．神経膜の透過には塩基型が必要であり，局所麻酔薬の作用には陽イオン型が重要である．
局所麻酔薬の効果発現には，神経膜を透過して細胞の内側からNa$^+$チャネルに作用することが必要である（図2）．

Column　光学異性体と毒性

1980年ごろから，ブピバカインの局所麻酔薬中毒に関連した心停止，重篤な不整脈への関心が強まった．心毒性の要因として心臓のNa$^+$チャネルに対し親和性が強い遮断を示すことが大きい[1]．

この毒性はブピバカインがラセミ体であることと関係がある（図3）．すなわち，ブピバカインは左・右旋性混合体（ラセミ体）であり，そのうちの右旋性光学異性体が毒性に関係することが明らかとなった．

毒性を減ずる目的で右旋性体を分離除去し，左旋性体のみのレボブピバカインの登場となった．同様に左旋性体のみの化合物のロピバカインも毒性の少ない局所麻酔薬として開発された．

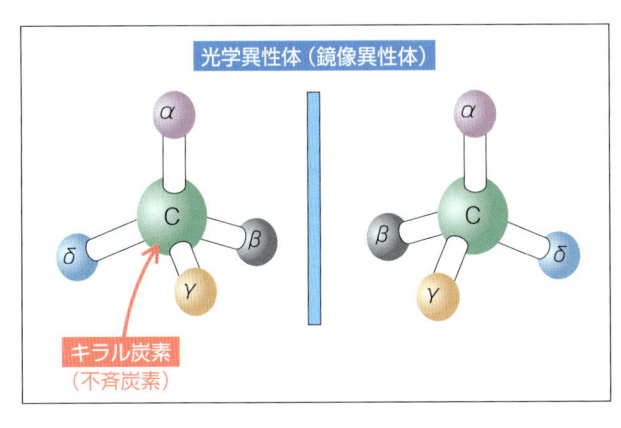

図3　光学異性体とラセミ体

化学構造式が同じであっても，炭素に結合する物質がそれぞれ異なるとき，鏡像関係でも決して三次元空間で重なり合うことはない．このような炭素をキラル炭素（不斉炭素）といい，この化合物を光学異性体（鏡像異性体）とよぶ．これら2種類の物質が等量に存在する化合物をラセミ体とよぶ．

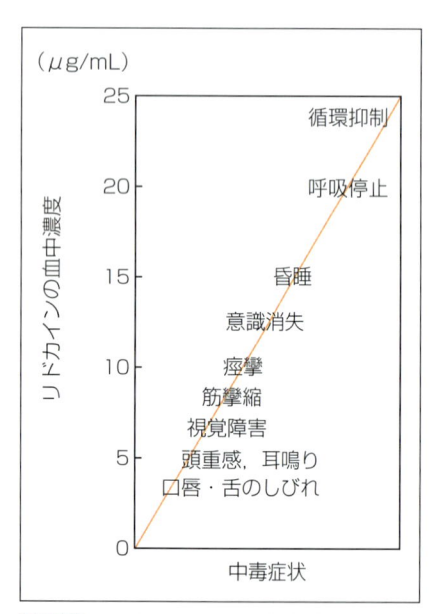

図4 リドカインの血中濃度と局所麻酔薬中毒症状

(Mather LE, et al. Drugs 1979; 18: 185[1] より)

❷ 局所麻酔薬中毒の原因と症状

a. 原因

- 局所麻酔薬は Na^+ チャネルに対する非選択的なブロッカーであるために，血中濃度の上昇に伴って，全身組織の Na^+ チャネルにもブロック作用を及ぼすようになる．
- Na^+ チャネルは，末梢神経のみならず，中枢神経や心筋，骨格筋など種々の興奮細胞における活動電位の発生にも関与しているため，そのブロック作用により，さまざまな中毒症状が引き起こされる．

b. 症状（図4）

- 初期には刺激症状があり，舌・口のしびれから始まり，めまい，耳鳴，興奮などが生じる．
- その後，抑制症状とよばれる中枢神経系症状（痙攣，意識消失）や呼吸停止が起こる．
- さらに，血中濃度が上昇すれば心血管系症状が出現し，循環虚脱に至る．

❸ 局所麻酔薬中毒の分類

- 局所麻酔薬中毒は，血中濃度の上昇をきたす原因によって遅延型中毒と即時型中毒とに分類される．

a. 遅延型中毒

- 血管外に過量投与された局所麻酔薬が血中に移行することによって起こる．血中濃度の上昇に伴って，投与後5〜30分経過してから段階的に症状が出現してくる．
- 局所麻酔薬中毒の症状は血中局所麻酔薬濃度に相関して出現し，局所麻酔薬の投与量の多い，あるいは血流が豊富な部位での神経ブロックの際には，局所麻酔薬中毒のリスクが増加する★3．

b. 即時型中毒

- 局所麻酔薬を血管内に誤って投与することによって生じる★4．
- 投与直後に著明な血中濃度の上昇をきたすため，症状発現が段階的ではなく，投与直

> **Column** 局所麻酔薬中毒の発生率
>
> 局所麻酔手技全体での発生率を正確に把握することは困難であるが，数百万分の一から数千分の一と大きな幅がある．重要なことは，局所麻酔薬中毒は麻酔の熟練度にかかわらず一定の確率で起こるという事実を認識することである（表1）．
>
> **表1** 局所麻酔薬中毒の発生頻度
>
> | 末梢神経ブロック | 7.5〜20/10,000 症例 |
> |---|---|
> | 硬膜外麻酔 | 4/10,000 症例 |
>
> (Mulroy MF. Reg Anesth Pain Med 2002; 27: 556-61[2] より)

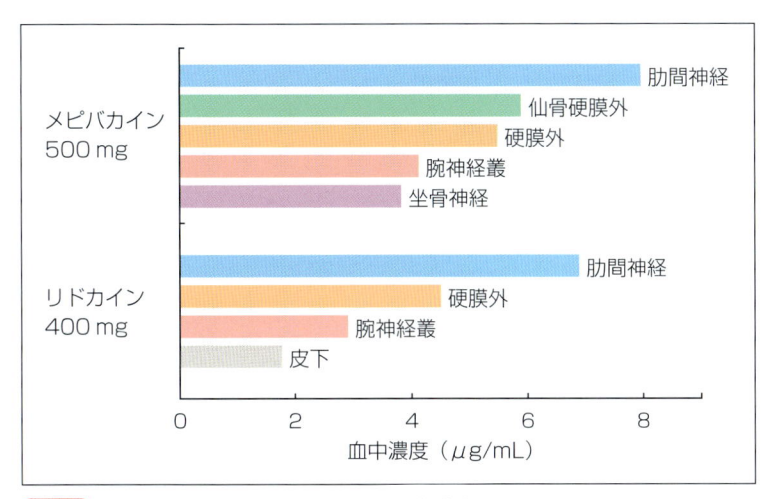

図5 投与部位による局所麻酔薬の血中濃度
(Covino BG, et al. Local Anesthetics: Mechanisms of Action and Clinical Use. Grune & Stratton; 1976[3]より)

★3
同用量の局所麻酔薬を投与しても，部位により血中濃度が異なる（図5）．
血流の多い部位に投与する肋間神経ブロックでの最高血中濃度の上昇には注意が必要である．

★4 頭頸部での血管内誤注入
星状神経節ブロックでは，頸動脈や椎骨動脈への局所麻酔薬の誤注入によって，即時型局所麻酔薬中毒が引き起こされることがある．この場合，投与量がごく少量であった場合でも中枢神経毒性をきたすことがあるため，注意を要する．

後に突然，痙攣や循環抑制で発症する可能性がある．

❹ 局所麻酔薬中毒を発生させないために

- 局所麻酔薬中毒の頻度の減少には，安全な局所麻酔薬の開発とともに安全予防対策（safety steps）の導入・啓発が大きな貢献を果たしている[2,4]．
- 具体的には，以下を行う．
  ①吸引テストによる血管内誤注入の予防．
  ②注意深い分割投与の施行．
  ③使用量制限．
  ④テストドーズ（血管内注入のマーカーの使用：アドレナリンの添加）．
  　とくに，硬膜外注入時の血管内誤注入を防ぐには，硬膜外麻酔時にアドレナリン添加のテストドーズの有用性が評価されている．
  ⑤局所麻酔薬中毒を悪化させる因子を熟知する（Tips〈p.51〉参照）．

アドレナリン添加のテストドーズは，硬膜外注入時の血管内誤注入予防に有用

❺ 局所麻酔薬中毒の治療と対応

- 局所麻酔薬中毒は通常の ACLS に反応しない場合もある．治療と対応を以下のように示す（図6）．

a. 初期対応

■ 人員確保

- 局所麻酔薬中毒の初期症状がみられたら，まず助けを呼ぶ．
- 患者の観察を続け，状態の変化に対応できるように，脈拍，血圧，酸素飽和度，心電図波形などバイタルサインを観察しながら，患者に声をかけ，意識

▶ACLS：
advanced cardiovascular life support
（二次救命処置）

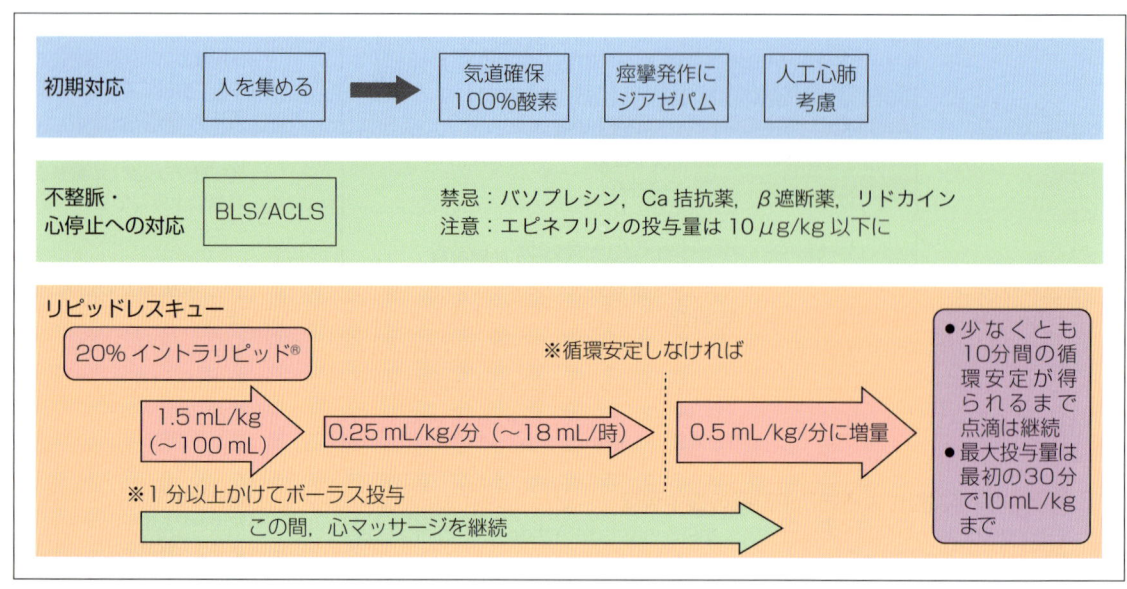

図6 局所麻酔薬中毒に対する治療と対応

初期対応：人を集める → 気道確保 100%酸素　痙攣発作にジアゼパム　人工心肺考慮

不整脈・心停止への対応：BLS/ACLS　禁忌：バソプレシン，Ca拮抗薬，β遮断薬，リドカイン　注意：エピネフリンの投与量は10 μg/kg以下に

リピッドレスキュー：
20% イントラリピッド®
1.5 mL/kg（〜100 mL）※1分以上かけてボーラス投与
→ 0.25 mL/kg/分（〜18 mL/時）
※循環安定しなければ → 0.5 mL/kg/分に増量
この間，心マッサージを継続
- 少なくとも10分間の循環安定が得られるまで点滴は継続
- 最大投与量は最初の30分で10 mL/kgまで

BLS：一次救命処置，ACLS：二次救命処置．

▶ BLS：
basic life support
（一次救命処置）

▶ ACLS：
advanced cardiovascular life support
（二次救命処置）

★5 リピッドレスキューの機序に関しての仮説
① 心臓などの組織に結合した脂溶性の高い局所麻酔薬を吸着することにより，血中の遊離型局所麻酔薬濃度を低下させる．
② NO合成を促進させ，ブピバカインのもつ心毒性を低下させる．
③ 脂肪乳剤（ダイズ油〈イントラリピッド®〉）に含まれるグリセリンが，ミトコンドリアでのATP産生抑制作用を中和させる．

▶ ATP：
adenosine triphosphate
（アデノシン三リン酸）

状態をチェックする．

気道管理
- 100%酸素にて換気を行うとともに，静脈路の確保を行い細胞外液を準備する．

痙攣抑制
- 痙攣を抑えるために抗痙攣薬の投与が必要となるが，一般的には循環抑制が少ないジアゼパムの投与が勧められる．
- ミダゾラムやプロポフォールが使用される頻度が増えており，これらは痙攣に対して有用であるが，血圧低下や気道管理に注意が必要である．
- 基本的には，人工呼吸によって酸素化を保ち，なおかつ痙攣を抑えて脳内酸素消費量を抑えることを基本とし，局所麻酔薬の血中濃度の低下を待つ．

b. 不整脈・心停止への対応
- BLS，ACLSの施行．
- バソプレシン，Ca拮抗薬，β遮断薬，局所麻酔薬（リドカイン）の投与は禁忌．
- エピネフリンの投与量は10 μg/kg以下にとどめる．

c. リピッドレスキュー★5
- 局所麻酔薬中毒のため心停止まで至り，一般の心肺蘇生処置では蘇生に成功しない場合でも，脂肪乳剤を投与することで蘇生に成功するとの報告があり

表2 局所麻酔薬中毒に対するリピッドレスキュー

- 20％脂肪乳剤 1.5 mL/kg をボーラス静注
- 0.25 mL/kg/分で持続静注を循環系が落ち着くまで最低 10 分継続

循環系の安定が得られなければ，
- 再度ボーラス静注し，持続投与を 0.5 mL/kg/分まで増加
- 投与量上限の目安は，最初の 30 分間で 10 mL/kg

- プロポフォールは脂肪乳剤としての代用は不可
- ACLS およびリピッドレスキューが成功しない場合は，すみやかに人工心肺へ移行

(Neal JM, et al. Reg Anesth Pain Med 2010; 35: 152–61[7] より)

Advice　リピッドレスキューにプロポフォールは禁忌

Q. 局所麻酔薬中毒の治療の脂肪乳剤の代わりにプロポフォールではダメなのか？

A. 局所麻酔薬中毒時のリピッドレスキューにおいて，プロポフォールの投与は禁止されている．プロポフォールは 10% lipid であり，もしボーラスするとしても 3.0 mL/kg となり，50 kg の人で 150 mL になってしまい，血圧が下がり，さらに生命の危機を促してしまう．

Tips　局所麻酔薬中毒を悪化させる因子[5]

①酸塩基平衡
局所麻酔薬は周囲の pH が高いほど非イオン型の割合が高くなり，逆に周囲の pH が低いとイオン型が多くなる．細胞内に入り込んだ局所麻酔薬は細胞質内が酸性側になるとイオン型が増加し，Na チャネルに結合するものが増え，作用が増強する．

②腎機能障害
腎機能低下患者では最高血中濃度への急速な到達や長時間に及ぶ血中高濃度の可能性があり，また薬剤および代謝物のクリアランスが低下している．大量使用や持続注入の際には 10〜20％ の減量が望ましいとされる．

③年齢
高齢者では，局所麻酔薬の神経ブロック作用の感受性が増加する．クリアランスの低下もみられ，持続注入では蓄積の可能性があるため，高齢者で使用する際には 10〜20％ 減量するべきであるとされる．

4 か月未満の新生児では，主要な結合タンパクである α_1 酸性糖タンパク質（alpha 1-acid glycoprotein：AAG）の血中濃度が低く，局所麻酔薬中毒のリスクが増加する．年長児に比べ体重あたりの極量は 15％ 程度少なくするべきである．

④心機能低下
心不全患者ではリドカインのクリアランスが低下していることについての報告があり，循環不全が影響していると考えられる．

また，肝臓や腎臓への血流低下をきたしているような患者では，局所麻酔薬のクリアランス低下の可能性がある．

⑤妊娠
妊娠中プロゲステロンの影響で神経ブロックへの感受性が高まる．

妊娠中はブピバカインのタンパク結合が有意に低下する．

妊娠中はとくにブピバカインの心毒性のリスクが増加する．

妊娠初期においては，比較的大量に局所麻酔薬を使用する神経ブロックや硬膜外麻酔は避けるべきである．使用が比較的少量の神経ブロックでも，神経への感受性が増加しているため減量すべきである．

（リピッドレスキュー）[6]，その後も同様な臨床報告が続いた．
- こういった状況下，アメリカではリピッドレスキューを奨励する局所麻酔薬中毒に対する治療法が発表されている[7]（表2）．

表3 局所麻酔薬中毒と神経原性ショック，アナフィラキシーショックとの鑑別

	局所麻酔薬中毒	神経原性ショック	アナフィラキシーショック
原因となる麻酔	硬膜外麻酔，伝達麻酔	脊髄くも膜下麻酔，硬膜外麻酔	すべての麻酔薬
ショックの原因	血中濃度の上昇，Naチャネル遮断	交感神経遮断	免疫反応
投与量との関係	相関あり	相関あり	ほとんど相関なし
症状の特徴	興奮状態，痙攣，意識消失，循環虚脱	麻酔範囲の拡大に伴う血圧低下	全身発赤，呼吸困難，血圧低下
治療	鎮静，抗痙攣薬，脂肪乳剤，体外循環	補液，昇圧薬	アナフィラキシーの治療に準ずる

> 局所麻酔薬中毒に対するリピッドレスキューは施行の価値がある

- いまだ，脂肪乳剤の蘇生機序は詳細には解明されていないが，一般的な心肺蘇生が成功しない場合は，ACLSを継続しながら，リピッドレスキューを施行する価値はある．

❻ 局所麻酔薬中毒と神経原性ショック，アナフィラキシーショックとの鑑別

> 局所麻酔薬中毒と神経原性ショック，アナフィラキシーショックを鑑別し，治療する

- 局所麻酔薬使用時のショックは，局所麻酔薬中毒のほか，神経原性ショックとアナフィラキシーショックに分類される（表3）．
- 局所麻酔薬を日常的に使用する麻酔科医にとって，3者の原因・特徴・治療を理解することは非常に重要であるとともに，現場では的確に鑑別し，治療することが求められる．

a. 神経原性ショック

- 原因：局所麻酔薬の交感神経遮断作用．
- 症状：気分不良，あくび．
- 治療：急速補液，昇圧薬の投与．
- 典型的な例としては，硬膜外麻酔や脊髄くも膜下麻酔の際に生じる急激な血圧低下があげられる．心臓を支配している上位胸椎レベルでの交感神経ブロックでは心拍数が減少し，腹部内臓交感神経が遮断されると，静脈還流量が減少し血圧低下が生じる．

b. アナフィラキシーショック

- 原因：免疫反応．
- 症状：全身の発赤や血圧低下，気管支痙攣，呼吸困難，心停止．
- 治療：心肺蘇生，アレルギーの初期治療．
- 局所麻酔薬によるアレルギー反応の頻度は少なく，さらにアナフィラキシーショックが生じることはまれである．一般的には皮膚症状を伴い，急激な血

> **Tips　局所麻酔薬の極量**
>
> ①プロカイン：総量として 1,000 mg を超えて使用しない
> エステル型であり，コリンエステラーゼが低値であったり，異形である場合は中毒を起こしやすい．
>
> ②リドカイン：7 mg/kg
> 局所麻酔薬の血中濃度は使用部位によって異なるため，用法によって極量が異なる．使用量を増加させたい場合は，アドレナリン添加製剤を用いる．
>
> ③メピバカイン：7 mg/kg
> 蓄積作用の問題もあるため，12 時間以内に 1,000 mg を超えて使用しない．
>
> ④ブピバカイン：2 mg/kg
> 産科麻酔にかかわらず，局所麻酔薬中毒をきたして循環虚脱まで至ると心蘇生が困難となる．極量を厳守するとともに，血管内誤注入を避けるように細心の注意が必要である．
>
> ⑤レボブピバカイン：3 mg/kg
> 150 mg を超えて使用しない．
>
> ⑥ロピバカイン：3 mg/kg
> 150 mg を超えて使用しない．

管拡張による血圧低下が特徴である．アミド型局所麻酔薬はエステル型に比べてアナフィラキシーを生じにくいとされている．治療は通常のアナフィラキシーショックの治療に準ずる．

（田村貴彦，横山正尚）

文献

1) Mather LE, Counsins MJ. Local anaesthetics and their current clinical use. Drugs 1979; 18: 185–205.
2) Mulroy MF. Systemic toxicity and cardiotoxicity from local anesthetics: Incidence and preventive measures. Reg Anesth Pain Med 2002; 27: 556–61.
3) Covino BG, Vassallo HD. Local Anesthetics: Mechanisms of Action and Clinical Use. New York: Grune & Stratton; 1976.
4) Rigler ML, et al. Cauda equina syndrome after continuous spinal anesthesia. Anesth Analg 1991; 72: 275–81.
5) Rosenberg PH, et al. Maximum recommended doses of local anesthetics: A multifactorial concept. Reg Anesth Pain Med 2004; 29: 564–75.
6) Weinberg GL, et al. Pretreatment or resuscitation with a lipid infusion shifts the dose-response to bupivacaine-induced asystole in rats. Anesthesiology 1998; 88: 1071–5.
7) Neal JM, et al. ASRA practice advisory on local anesthetic systemic toxicity. Reg Anesth Pain Med 2010; 35: 152–61.

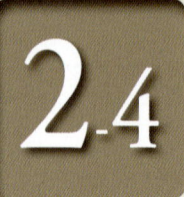

2-4 オピオイドの使用法

- 区域麻酔においてオピオイドは，局所麻酔薬と混合してくも膜下や硬膜外へ投与すると鎮痛効果が強く，副作用が少なくなる．
- 末梢神経ブロックでのオピオイドの投与は，現時点では有効性のエビデンスに乏しい．
- 区域麻酔時にオピオイドを併用すると，麻酔の質を高める．

1 オピオイドとは

- オピオイドは強力な鎮痛作用を有し，手術中や術後の痛みはもとより，外傷，分娩，悪性腫瘍など，さまざまな痛みに用いられる．
- オピオイドとは，中枢神経や末梢神経に存在するオピオイド受容体への結合を介してモルヒネに類似する作用をもつ物質の総称である．内訳として植物由来の天然のオピオイド，合成・半合成のオピオイド，体内で産生される内因性オピオイドがある．
- オピオイドが結合して，生物学的応答を生じるタンパクをオピオイド受容体という．これらは，中枢神経系（扁桃，視床，皮質，青斑核，淡蒼球，延髄，中脳水道周囲灰白質，脊髄）に多く分布し，そのほか末梢神経，腸管，輸精管に存在する[1]．
- オピオイド受容体には数種類があるが，μ，κ，δ の3つがよく知られており，鎮痛作用は主として μ 受容体を介する場合が多い（**表1**）．
- 日本では，モルヒネ，フェンタニル，レミフェンタニルが用いられている．また拮抗性鎮痛薬とよばれる合成オピオイドとして，ペンタゾシン，ブプレノルフィンなどがある．それぞれの薬剤において受容体への結合様式が異なり，作用や副作用が異なっている．
- 投与方法としては経口投与，筋肉内投与，静脈内投与など，また硬膜外やくも膜下腔への投与方法がある．

> オピオイドの鎮痛作用は，μ オピオイド受容体を介する場合が多い

表1 オピオイド受容体の作用

$\mu1$	$\mu2$	κ	δ
・鎮痛（脊髄性，中枢性） ・多幸感 ・軽度耽溺 ・縮瞳 ・徐脈 ・低体温 ・尿閉	・鎮痛（脊髄性） ・呼吸抑制 ・身体依存 ・便秘	・鎮痛（脊髄性，中枢性） ・不快感，鎮静 ・軽度耽溺 ・縮瞳 ・利尿	・鎮痛（脊髄性，中枢性） ・呼吸抑制 ・身体依存 ・便秘 ・尿閉

❷ オピオイドの鎮痛機序

- オピオイドの鎮痛効果の作用点は，μオピオイド受容体が存在する脊髄後角，延髄（中脳水道周囲灰白質や延髄吻側腹内側部など），末梢神経であり，多くの部位が関与している．そのなかでも脊髄後角が最も重要な作用点と考えられる．
- 脊髄レベルでは，オピオイド受容体からGTP結合タンパクを介してアデニル酸シクラーゼの抑制，カルシウムイオン（Ca^{2+}）チャネル抑制などの抑制性神経伝達を誘導する．一次知覚神経終末では痛覚伝達物質の遊離を抑制する．また脊髄後角ニューロンで後シナプス抑制を引き起こす．このため脊髄レベルで上位中枢への痛覚伝達が遮断される[2]．

▶ GTP：
guanosine triphosphate
（グアノシン三リン酸）

❸ 硬膜外およびくも膜下オピオイドの有用性

- 区域麻酔においてオピオイドの投与は，硬膜外腔とくも膜下腔が最も使用される．これは，いちばんの作用部位である脊髄後角の浅層に直接作用させるためである．
- 脊髄くも膜下麻酔では，脂溶性のオピオイド（フェンタニルに代表される）は局所麻酔薬との混合投与で麻酔の効果を向上させる．また水溶性のオピオイド（モルヒネで代表される）では長時間作用が期待され，術後鎮痛に有用である．
- 硬膜外投与では，局所麻酔薬の必要量を減少させ，その副作用を減じる．
- これらの投与方法によって，脊髄性の選択的な鎮痛作用をもたらす．すなわち，体性感覚や運動誘発電位を抑制することなしに，Aδ線維，およびC線維を経由する痛みの伝達を遮断することができる．最近でも，オピオイドの全身投与に比較して，硬膜外鎮痛法が術後鎮痛において多くの利点を有しているとされる[3,4]．

脊髄後角の浅層に直接作用させるために，硬膜外腔，くも膜下腔が使用される

a．硬膜外オピオイド投与の有用性

- 硬膜外腔へ投与されたオピオイドが，脊髄後角へ作用するためには，硬膜外腔の脂肪組織や血管での吸収や硬膜のバリアを経由する必要がある．このため，くも膜下へ投与されたオピオイドよりも，脂溶性の程度や組織血流の影響を受けやすい．
- また硬膜外オピオイドは，血中へ吸収され，延髄などの中枢神経系へ運ばれて，中枢性の作用も有している．
- フェンタニルは，硬膜外腔に豊富に存在する脂肪組織に溶け込み，血行性に再分布しやすい．また硬膜をすみやかに通過し，脊髄性の作用発現は早い．脊髄に取り込まれやすく分節性に作用する．
- 水溶性であるモルヒネは，作用発現は遅いが，CSF中で長くとどまり，脊髄性の作用を有した後に，CSF内を頭側へ移動して中枢へ作用する．モルヒネの硬膜外投与と静脈内投与では明らかに硬膜外投与のほうが鎮痛効果が

硬膜外オピオイド投与は，中枢性にも作用する

▶ CSF：
cerebrospinal fluid
（脳脊髄液）

▶ IV-PCA：
intravenous patient-controlled analgesia
〈経静脈的患者管理鎮痛法〈患者自己調節鎮痛〉〉

- 高く，副作用も少ない．
- 膝手術後痛に対して硬膜外投与とIV-PCAによるモルヒネの鎮痛効果を比較したところ，硬膜外投与のほうがIVに比べて20％以下の投与量であったが，体動時痛，安静時痛ともに，低く保たれたという[5]．
- 硬膜外腔へのオピオイドの投与は，カテーテルを利用した持続投与を行うことで，術後鎮痛，産科麻酔領域においてスタンダードな方法となっている．

b. くも膜下オピオイド投与の有用性

くも膜下オピオイド投与は，脊髄性の鎮痛作用が主体となる

- くも膜下投与の場合は，硬膜外投与と比較して，直接に脊髄へ到達しやすいために，脊髄性の鎮痛作用が主体となる．その副作用や効果の違いは，薬剤の脳幹への移行，脳幹での受容体への結合に左右される．
- モルヒネは投与後24時間以上の長時間の鎮痛作用を有している．それは，CSF内に長時間存在することと脊髄で遅発性に取り込まれることに由来する．このため，遅発性の呼吸抑制をきたす可能性が高い．CSF中におけるモルヒネの排泄半減期は90分（60〜140分）といわれ，CSF中に約6〜12時間とどまる．
- フェンタニルも，くも膜下投与では脊髄性の作用が主体である．10 μgの投与量で鎮痛効果を有しており，効果発現時間は5〜10分で，60〜120分の持続時間を有する．そのため10〜25 μgを局所麻酔薬に混合して投与すると，脊髄くも膜下麻酔の成功率を上昇させ，質を上げる．知覚・運動神経遮断の延長や血圧低下などの副作用を軽減させる．
- このような有用性からくも膜下へのオピオイド投与は，多くの手術中の麻酔管理で頻用される．とくに帝王切開時の麻酔ではスタンダードとなっている．

硬膜外投与では，手術侵襲に合わせた脊椎レベルにカテーテルを挿入する

❹ オピオイドの実際の使用法

a. 硬膜外オピオイド投与での使用法

- 硬膜外腔へ投与する場合は，カテーテル挿入部位が重要である[6]．手術侵襲に合わせた脊椎レベルにカテーテルを挿入する．
- 一般には脊髄神経が脊柱管から外に出るレベルを目安に行う．しかしながら，そのレベルは，脊椎と脊髄との発達の違いによって，脊髄神経根が脊髄を出るレベルとは大きく異なっており，より尾側から脊柱管を出ていく．そのため胸椎レベルでは，やや頭側からのカテーテル留置が望ましい．
- 推奨される挿入位置を表2に示す．

表2 手術部位と硬膜外カテーテル挿入位置

手術部位	手術例	カテーテル挿入位置
胸部	肺切除術 胸腺・乳腺手術	T4〜7
上腹部	胃切除術，食道手術 胆嚢・肝臓・膵臓手術	T5〜8
下腹部	腹部大動脈手術 大腸手術，前立腺手術 腹式子宮摘出術	T8〜11
下肢	膝関節・股関節置換術 下肢血管手術	T12〜L4
会陰	腟式子宮手術 経肛門手術	L3〜5

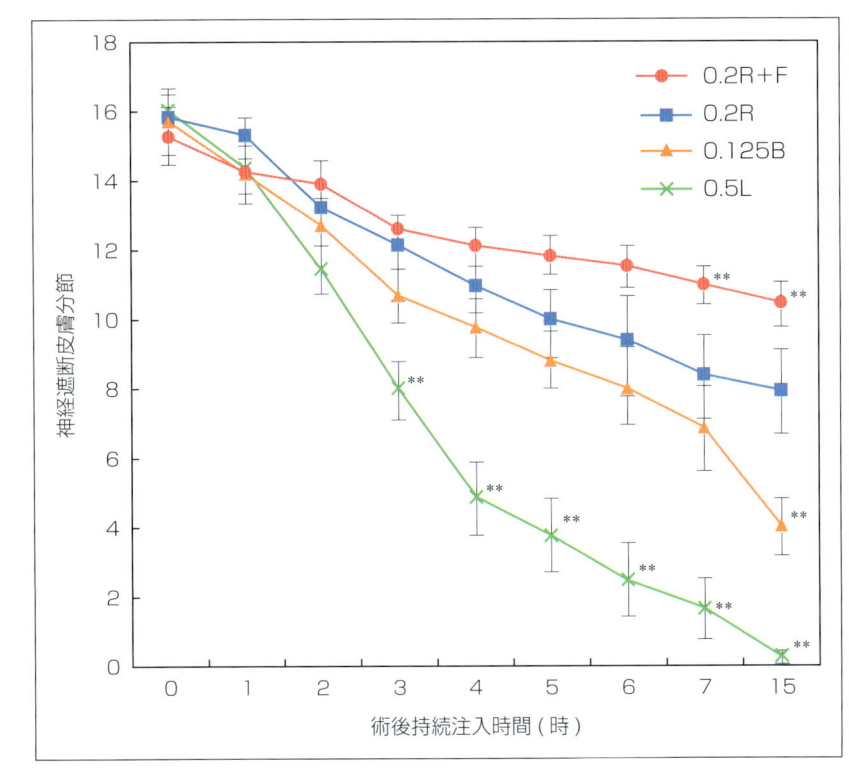

図1 術後持続腰部硬膜外鎮痛における痛覚遮断域の変化
0.2R：ロピバカイン 0.2 %，F：フェンタニル，0.125B：ブピバカイン 0.125%，0.5L：リドカイン 0.5%．
** $p<0.01$ vs 0.2R．
(Kanai A. et al. Pain Med 2007; 8: 546–53[9])より)

硬膜外オピオイド投与での薬剤の選択

- 硬膜外鎮痛法において局所麻酔薬の併用がより有効な鎮痛につながる．以前から硬膜外腔へのオピオイドと局所麻酔薬との混合投与は，相乗的な鎮痛効果に加えて，交感神経系の制御による心血管系の保護，腸管運動の改善，凝固系の活性化の抑制などの有用性がよく知られている．
- 最近の報告でも，オピオイドの全身投与と比べ硬膜外投与のほうが，体動時，安静時ともにより良い鎮痛効果を有するが，この結果は局所麻酔薬を併用することにより著明となる[7]．使用する局所麻酔薬は現時点ではロピバカインかレボブピバカインを選択する[8]．
- 作用持続時間が長期間に及ぶこと，運動神経麻痺の程度が少なく，分離神経遮断が可能なこと，心毒性や神経毒性がブピバカインに比べて少ないことがその理由である．
- 硬膜外持続投与の場合は，局所麻酔薬単独に比べてオピオイドを添加することにより，先に述べた多くの利点に加えて，神経遮断範囲の減衰が予防できることが報告されている[9]（図1）．
- 一般にフェンタニルを混合する場合は，2～4 μg/mL の濃度で，またモルヒネを投与する場合は 0.05 mg/mL 程度の濃度で使用する．持続投与のみではなく，PCA を利用しボーラス投与を行うほうがより麻酔範囲が保たれ，有効である．

> オピオイドと局所麻酔薬の混合投与は，相乗的な鎮痛効果を有する

b. くも膜下オピオイド投与での使用法

- くも膜下腔に局所麻酔薬とオピオイドとを混合投与する場合は，局所麻酔薬の投与量を約40%軽減させる．フェンタニルの場合は，10～25 μgを添加する．この場合，局所麻酔薬のみを十分量投与した場合と比べて，術中の追加麻薬投与や全身麻酔の必要性，術後鎮痛時間は変わらず，同様の鎮痛効果を有していた．また副作用は少なく，麻酔からの回復も早い．
- モルヒネの場合は，0.05～2 mgを局所麻酔薬に混合投与を行うと，8～12時間も続く術後鎮痛効果を有するとされる．一般的には0.05～0.5 mg程度を添加する．

5 硬膜外・くも膜下オピオイド投与の副作用

表3 硬膜外・脊髄くも膜下腔へのオピオイド投与による副作用

- 悪心・嘔吐
- かゆみ（瘙痒感）
- 呼吸抑制
- 尿閉
- 鎮静
- 中枢神経刺激
- ウイルス感染の再活性化（口腔内ヘルペスなど）
- 性機能障害
- 水分貯留

- 表3に示すように，さまざまな副作用がみられる．

a. 悪心・嘔吐

- 最も臨床的に気になる副作用といわれている．延髄の化学受容体，最後野への刺激で生じる．CSF中のオピオイドの頭側への広がりが主な原因である．
- 発生率は，くも膜下モルヒネ投与では20～40%，硬膜外持続投与では45～80%である．くも膜下フェンタニル投与では低い．投与量に依存して発生率は高くなるとされる．
- 治療には，ナロキソン，メトクロプラミド，ドロペリドール，デキサメタゾンなどが用いられる．

b. かゆみ

- かゆみの機序ははっきりとはわかっていないが，オピオイドの三叉神経核や上頸部の脊髄神経根でのオピオイド受容体や延髄のかゆみ中枢への刺激などが考えられている．
- 硬膜外オピオイド投与での発生率の報告では7～60%，くも膜下投与では30～100%とさまざまであるが，全身投与に比べると明らかに頻度は高い．
- 治療としてはナロキソン，ドロペリドールが有効とされる．

c. 呼吸抑制

- 硬膜外腔や脊髄くも膜下腔へのオピオイド投与による呼吸抑制は，比較的頻度が低い．0.01～3%の発生率で，投与量に依存する．また経静脈投与による全身作用と比べて頻度は変わらない[10]．
- また水溶性のモルヒネはフェンタニルに比べて，遅発性の呼吸抑制の危険性が高い．12時間までは呼吸数の観察を含む監視が必要である．
- 術後の呼吸抑制の危険因子には，高齢，比較的大量の投与量，大手術または長時間手術，静脈内投与の併用，鎮静薬の投与，肥満，呼吸器手術，全身状態不良などがあげられる．

- 治療にはナロキソンが使用される．

d．尿閉

- くも膜下腔や硬膜外腔へのオピオイドの投与では，静注での全身投与に比べてより尿閉を発症しやすい．これは仙髄にあるオピオイド受容体へ作用し，排尿筋の収縮抑制を生じるためと考えられている．硬膜外腔への局所麻酔薬の作用や手術侵襲の影響もあり，実際の機序の検討は困難である．

（土井克史，齊藤洋司）

文献

1) 益田律子，ほか．オピオイドとは何か―臨床医にとってのオピオイド．Modern Physician 2012; 32: 5–9.
2) 葛巻直子，成田 年．オピオイドの作用機序．Modern Physician 2012; 32: 10–5.
3) 土井克史．硬膜外術後鎮痛の選び方．日臨麻会誌 2012; 32: 338–43.
4) 佐倉伸一，原かおる．周術期硬膜外鎮痛法の利点―発表された証拠の再検討．日臨麻会誌 2014; 34: 185–91.
5) Salinas FV. Pharmacology of drugs used for spinal and epidural anesthesia and analgesia. In: Wong CA, ed. Spinal and Epidural Anesthesia. New York: McGraw Hill; 2007. p.75–109.
6) Block BM, et al. Efficacy of postoperative epidural analgesia: A meta-analysis. JAMA 2003; 290: 2455–63.
7) Liu SS, Wu CL. The effect of analgesic technique on postoperative patient-reported outcomes including analgesia: A systematic review. Anesth Analg 2007; 105: 789–808.
8) 土井克史．整形外科手術におけるロピバカインの臨床使用の実際―硬膜外麻酔．日臨麻会誌 2009; 29: 690–6.
9) Kanai A. et al. Regression of sensory and motor blockade, and analgesia during continuous epidural infusion of ropivacaine and fentanyl in comparison with other local anesthetics. Pain Med 2007; 8: 546–53.
10) Practice Guidelines for the Prevention, Detection, and Management of Respiratory Depression Associated with Neuraxial Opioid Administration. Anesthesiology 2009; 110: 218–30.

3

末梢神経ブロックに使用する機器の知識

3.1 臨床で役立つ超音波の基礎

❶ 音と超音波

a. 音の物理的性質

- 音は，それが伝わって空気に加わる物理的エネルギーによって，音の進行方向と同じ方向に生じる振動の繰り返しである．空気の粗密の振動が毎秒40〜20,000回の範囲であれば，成人のヒトの鼓膜を介して聞き取ることができる現象で，この粗密波[★1]は「可聴音」とよばれる．
- それ以上の周波数の「聞こえない粗密波」を「超音波（ultrasound）」とよぶ．

b.「波動」としての音波

- 音の周期的性質は「粗密波」であるが，書物やディスプレイ上などの二次元空間で表現する場合には，便宜的に上下方向に空気密度を置き換えて「振動波」のように表現する．

c. 超音波とは

- ヒトの可聴域を超えた高い周波数の音は「聞くことを目的としない音」とされ，その信号を利用して医療に応用するのが超音波断層画像である．
- 医用画像診断に用いられる超音波の周波数は通常2〜20 MHzの範囲である．

❷ 超音波の特性

a. 直進性

- 超音波は，その中を伝播する物質が一定であれば直進し，異なる組成の物質に出会うと伝播速度が変わり，入射する角度に応じて屈折する．

b. 深達度

- 超音波は周波数が高いほど，組織深達度は低下する．周波数が低いほど深い組織まで描出できるが，解像度は低下する．

c. アーチファクト

- 超音波が伝播速度や屈折率の異なる組織を通過すると，屈折や散乱，反射の結果として，ディスプレイ上に本来存在しない画像が描出されることがある．これがアーチファクトである．

★1 粗密波

粗密波は，音波（超音波も含む）や地震の初動波（P-wave）のように，伝播の方向にエネルギーの粗密を繰り返す縦波である．

医用画像診断には，ヒトの可聴域を超えた周波数2〜20 MHzの超音波を使う

超音波の特性は，直進性，深達度，アーチファクト，異方性である

d. 異方性

- 超音波信号は，目標とする組織表面に対して直角に入射したときに最も強く反射が起き，画像が最適化できる．
- したがって，目標組織の超音波画像は入射角度依存的に画質が変化する．術者は局所解剖を念頭にプローブ（探触子）の角度を微調整し，目標組織の画像の最適化を目指す必要がある．得られる画質に術者の差が出やすい部分である．

❸ 超音波断層画像とは

- 重層する生体組織を通過する超音波信号が，それぞれの組織の境界面で反射してプローブに戻ってくる．その信号強度と到達する時間差に応じて，その輝度に変化が生じる（M-モード）．
- その信号を横方向に連続させて表示することで，人体組織の断層像をグレースケールで表示するのがB-モードである（図1）．

> 超音波断層画像はMモードとBモードで描出される

a. 超音波解剖学（sonoanatomy）

- 前述の超音波断層画像内の所見をよりよく理解するためには，その画像の濃淡の意味を理解しなくてはならない．
- 実際の生体組織のもつ，超音波信号に対する応答の質は組織によって異なる．プローブを操作する者は局所解剖の知識と超音波断層画像を対比する訓練が必要である．

■ 皮膚，皮下組織

- 皮膚，皮下組織は最も体表にあり，角質層，真皮および被覆筋膜（investing

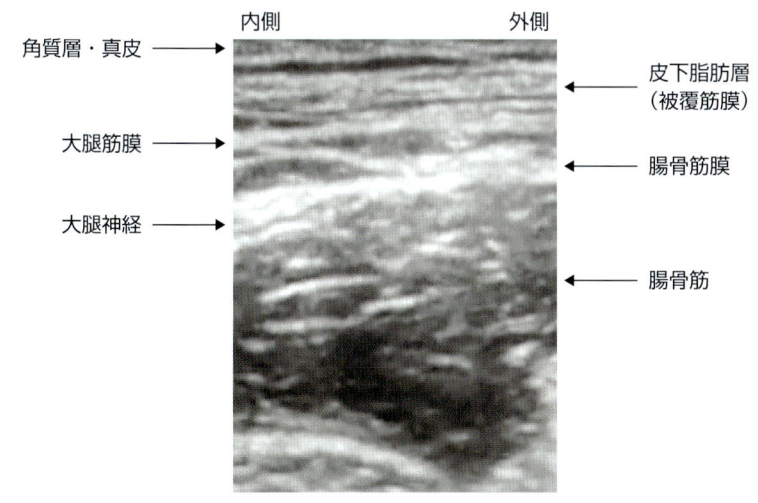

図1 B-モードによる組織の軟部構成，鼠径溝部の横断画像

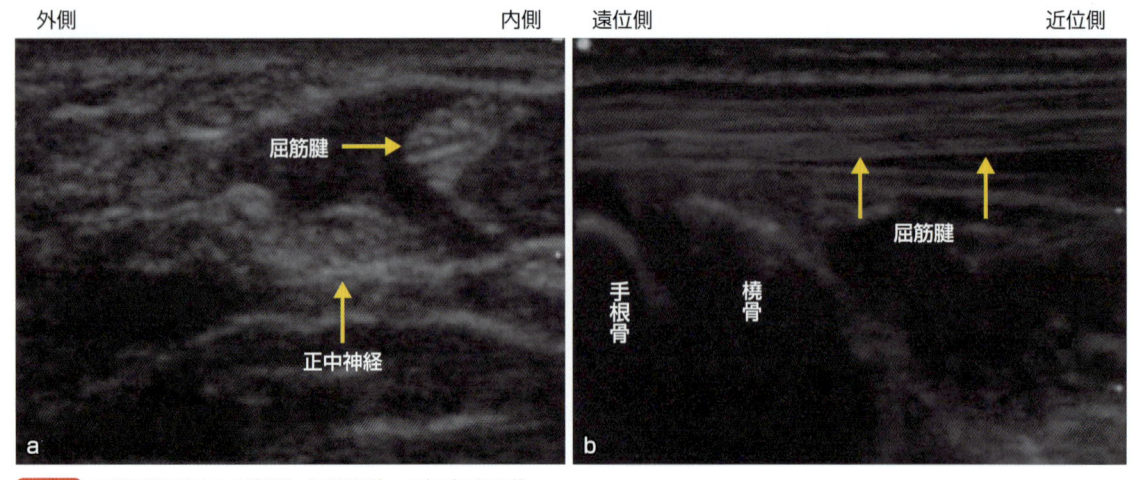

図2 手根部屈側での靱帯（屈筋腱）の超音波画像
a：横断画像，b：縦断画像．

fascia）に分かれる．
- 10 MHz以上の周波数で観察ができるが，表在組織であるので詳細な観察には音響カプラーをスペーサーとして挟み込むとわかりやすい．皮膚科用の詳細な診断には20 MHz以上の周波数が用いられる．

◼ 靱帯
- 靱帯は弾性線維に富む結合組織の束であり，横断像，縦断像とも神経と画像は類似する．
- 連続走査で性状が一定なのが神経組織で，靱帯は筋層内に拡散して性状が変化することで区別できる（図2）．

◼ 筋肉，筋膜組織
- 四肢，体幹の横紋筋組織は，横断像では網目状のパターンが入った低エコー性の束状構造を呈する．筋肉の機能単位ごとに高エコー性の筋膜組織が取り巻いている（図3）．

◼ 神経
- 神経線維は末梢神経の部位により超音波画像上の性状が異なる．
- 腕神経叢の神経根部は，直径数ミリの低エコー性の円形～卵円形を呈し，周囲は高エコー性の神経上膜，神経周膜の複合体に取り巻かれている．末梢に至るに従って分岐を繰り返し，神経索部以降は蜂の巣状，ないしブドウの房状を呈する（図4）．

◼ 血管
- 血管は内腔に血液を満たすので，無エコー性で，動脈壁は高い内圧のため，ほぼ正円形を呈し，プローブで圧を加えても容易には変形しない．静脈壁は

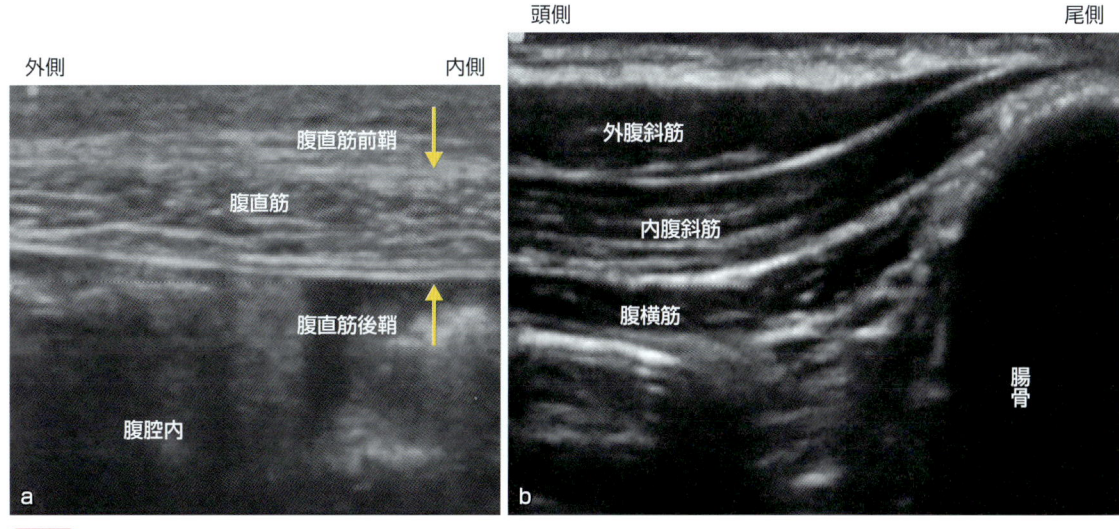

> 図3 筋肉，筋膜組織の超音波画像
> a：腹直筋とその筋膜，筋鞘の横断画像，b：腹部側面の側腹筋群の縦断画像．

> 図4 神経の横断画像
> a：腕神経叢C5〜7神経根部（▶：上からC5，C6，C7），b：手根部の尺骨神経と尺骨動脈．

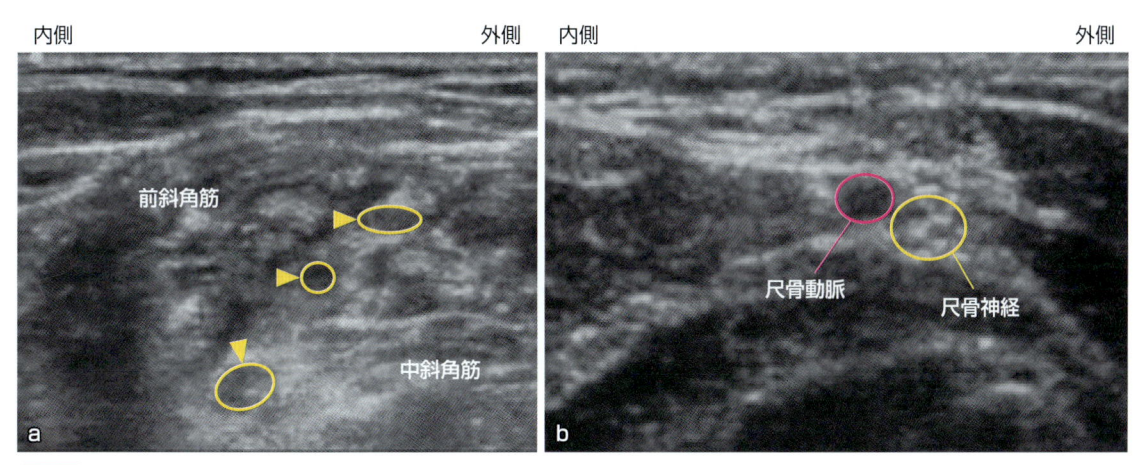

多くの場合，楕円形で，うすい血管壁と低い内圧のため，プローブで軽い圧を加えるだけで容易に変形し，内腔が押しつぶされる（図5）．

■骨

- 骨は石灰化のため，表面で超音波は完全に反射される．超音波は骨を透過することがないので，反射面の奥は無エコー性となり，音響陰影とよばれる画像を失った領域が生じる（図6）．

■胸膜

- 胸膜は空気との境界面となるので，骨表面と同様に超音波はほぼ100％反射される．

3章　末梢神経ブロックに使用する機器の知識

図5 総頸動脈と内頸静脈の横断画像
動脈はほぼ正円形で安定．静脈は楕円形でプローブの軽い圧迫で容易に変形する．

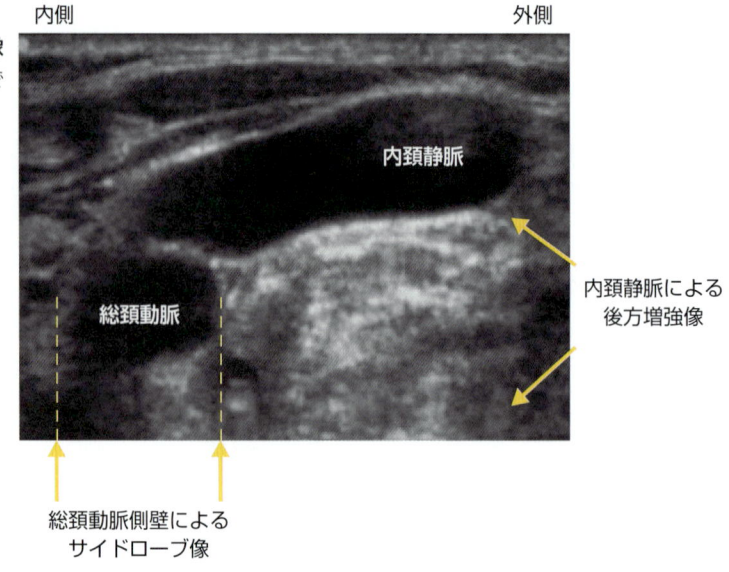

図6 骨の輪郭と音響陰影像

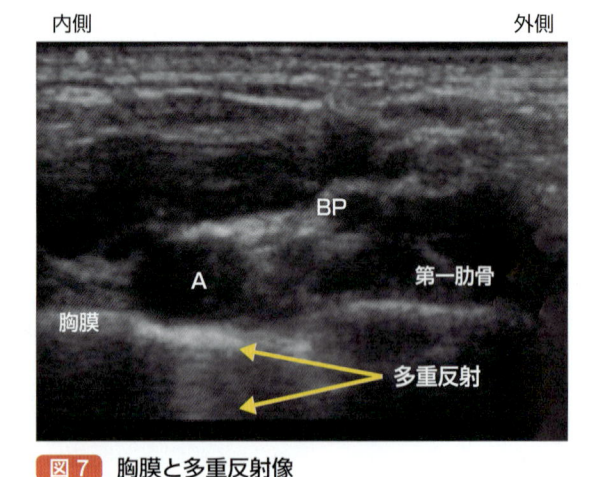

図7 胸膜と多重反射像
腕神経叢（BP）鎖骨上アプローチの画像．鎖骨下動脈（A）の下部に後方強調された胸膜と，その下方の多重反射像が表示される．

- 胸膜面の奥には超音波が到達しない．強い反射波が生じると，皮膚と空気の境界面でも反射波を生じ，これを繰り返すことで多重反射による境界面がアーチファクトとして繰り返し胸膜面の奥に生じる（図7）．

■アーチファクト

- 超音波信号の特性上，重層する生体組織の中で超音波信号は複雑に反射して，解剖学的には実在しない像（虚像）を生じることがある．これを総称して「アーチファクト」という．
- 代表的なものに，音響陰影（図6），後方増強（図5），多重反射（図7），サイドローブ（図5），屈折（図8），回折（図9）などがある．

アーチファクトとは，解剖学的には存在しない虚像のこと

3-1 臨床で役立つ超音波の基礎

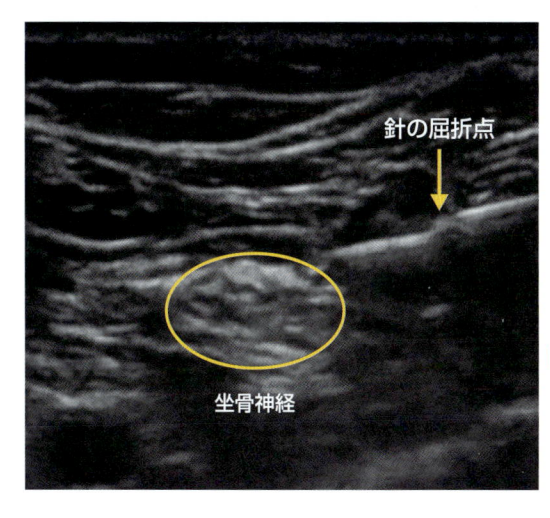

図8 屈折像
坐骨神経膝窩アプローチで刺入した針が，神経周囲の重層した筋膜層を通過した際，音響インピーダンスの違いにより屈折が生じ，針が弯曲しているように見える．

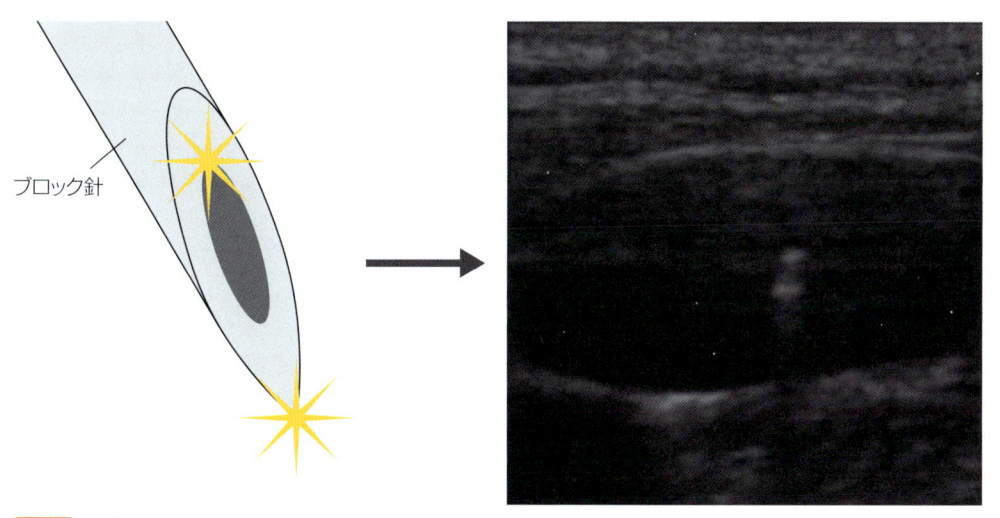

図9 回折像
ブロック針先端の切り口（ベベル）の切っ先と切り返しの2か所に回折像を生じ，「二の字」または「：，コロン」像を呈する．

b. 主な超音波用語の概説 （五十音順）

- 超音波画像診断装置の調節や表示される画像の解釈に際して用いられる主な用語を列挙して概説する．詳細は成書を参照されたい．

◼ アーチファクト（artifact）

- 超音波の領域では，アーチファクトは実際の体内の構造物の位置とは異なった場所に反射信号が表示されたり，実際に生じた反射波や散乱波とは異なる輝度の構造として表示されたりする現象をいう．
- アーチファクトは，超音波装置の信号処理プログラムが次のような仮定によって組み立てられることにより生じる，と考えられる．

67

①音波の速度変化はすべての組織で同一である．
②超音波信号は直進する．
③反射パルスが探触子に届く時間は反射面と探触子までの距離に従う．
④組織内の超音波の減衰率は一様である．
⑤探触子によって検知されるすべての反射は超音波ビームの中心軸から発生する．
⑥組織の反射面によって反射される反射波は探触子に向かって一直線に戻り，二次反射は生じない．
⑦反射波の強度や密度は反射波を生じる組織の密度に比例する．

圧電効果（piezoelectric effect）
- 特定の結晶に電圧がかかると，その結晶に変形や振動が生じる現象を圧電効果とよぶ．この性質を利用して超音波信号の送受信に応用される．
- 探触子先端の圧電素子は熱や振動に弱いので決して蒸気滅菌したり，落としたりしないよう細心の注意が必要である．

異方性（anisotropy）
- 超音波画像では，超音波ビームが目標組織の表面に直角に照射されたときに最も画像が最適化される．直角から外れる度合いに応じて組織の分解能は低下する．この角度依存性を異方性とよぶ．

音響陰影（acoustic shadow）
- 骨や石灰分の多い結石など超音波をほとんど反射する組織や，腸管ガスなどほとんど吸収する組織の背面は，黒い影となり描出されない現象をいう．

音響インピーダンス（acoustic impedance）
- 超音波ビームの組織に対する効果は，組織の密度と組織内の超音波ビームの伝導速度の積で表現され，これを音響インピーダンスとよぶ．音に対する組織の抵抗値といえる．
- 音響インピーダンスの大きく異なる組織の境界面では超音波の反射が起き，組織間の識別が容易になる．

音響カプラ（acoustic coupler；超音波カプラが正式用語）
- 探触子と生体組織のあいだに挿入する，生体の音響インピーダンスとほぼ同一の均質なゲル状の素材．生体を探触子の超音波ビームの焦点に合わせるため適当な距離を保ち，画質を至適化する．皮膚の曲面や凹凸を埋め，超音波ビームの減衰や散乱も防ぐ．

回折（diffraction）
- 超音波ビームが先端の尖った部分を通過する際，ビームの散乱が生じ，通常はビームが到達しない影の部分への回り込みが起き，散乱の生じた部分が画

像上で高エコー性の点として表示されること．
- ブロック針の先端とベベルの切り返しの部分に生じやすく，超音波ビームに針のベベルが向いていると，特徴的な「ニ」の字，または「：（コロン）」状の画像として表示される．交差法での運針時に針の先端を識別する重要な画像である．

▶本章「3-2 成功するための超音波テクニック」図4 (p.74) 参照

距離分解能（axial resolution）
- 超音波ビームの進行方向に沿って複数の反射面がある場合に生じる現象．
- この分解能は，超音波の波長と射出されるパルスの間隔に依存している．パルス間隔の半分より長い間隔に反射面が存在する場合，2つの反射面は分離して識別される．もし，反射面のあいだの距離が射出されるパルス間隔より短い場合，2つの反射面は分離せず，1つの点として認識される．
- 波長と周波数は反比例するため，探触子の周波数が増せば距離分解能は向上する．したがって，高周波探触子は解像度が高い．

空洞形成（cavitation）
- キャビテーションまたは空洞現象ともいう．音波の振動によって生じる圧の増減振動によって，組織内に溶融している空気が気泡を生じる．振動が速く強くなるほど気泡は膨張と収縮，破裂を激しく繰り返すようになる．
- 空洞形成の強さは超音波システムが発生する音響圧の強さに比例する．これら，音響圧の強さはメーカーの取扱説明書に明記されている．メーカーによっては空洞形成による生体への影響を探触子の周波数の平方根で表現した機械的指数（mechanical index：MI）を示している．探触子の周波数が増えれば，MIは減少する．

屈折（refraction）
- 2つの臓器の境界面が超音波ビームに対して斜めになっていると，境界面をビームが通過する際に方向が折れ曲がる．

減衰（attenuation）
- ある物質を超音波が通過する過程で生じる現象で，エネルギーを消耗し，その結果として振幅や密度が減弱する．結果として減衰が生じる．
- 減衰は波動の周波数と波動が伝播する距離に比例して生じる．周波数が高いほど，伝播距離が長いほど減衰の程度は大きくなる．
- 減衰は吸収，屈折，散乱の三大原因によって生じる．

高エコー性（hyperechoic）
- 周囲より反射エネルギーの大きい（より明るく表示される）組織が呈する画像．

◼ 後方増強 (posterior enhancement)
- 太い血管や肝臓など実質臓器の中の囊胞などの超音波の透過性の大きい組織では，組織の両脇より通過する超音波のエネルギーが相対的に強くなるので，囊胞の深部の組織が両脇より輝度が高く描出される現象をいう．

◼ サイドローブ (side lobe)
- 超音波素子は一方向にビームを射出するのが理想であるが，実際には放射状に別方向に広がる．主方向の両脇に広がるビームによって生じる虚像がサイドローブ像である．
- 実際の組織から左右に広がる線状像で，鑑別は走査方向を 90°変えると消えることで確認できる．

◼ 周波数 (frequency)
- 1 秒間あたりの音波の粗密の繰り返し数で，単位を Hz（ヘルツ）で表す．百万ヘルツを 1 MHz とよぶ．
- ヒトの聞き分けられる周波数は 20〜20,000 Hz とされ，20,000 Hz を超える音を「超音波（ultrasound）」とよぶ．

◼ 焦点 (focus)
- 特定の深さの画像を至適化するため，探触子から射出されるビームは，その深さで最も幅が狭くなるよう調節される．ビームを送受信する素子の数や受診した信号処理の速さを調節することで電気的に処理される．

◼ 振幅 (amplitude)
- 波動の変動幅．
- 音の振幅と密度は波動のエネルギーを表現する．振幅や密度が大きいほどエネルギーが増し，音は大きく聞こえる．音響パワーを増すと，振幅も密度も増す．

◼ ダイナミック・レンジ (dynamic range)
- この機能を調節することにより，ディスプレイに表示される画像の濃淡を増減する．低レベルの反射波はカットされ，画像のコントラストは強調される．

◼ タイム・ゲイン補正 (time gain compensation : TGC)
- より深い組織からの反射信号は強度が減り，受信までの時間も遅れるので，表層からの信号より増幅して画質のバランスをとる計算処理を行って画像表示すること．

◼ 多重反射 (multiple echo, reverberation)
- 超音波ビームが探触子と筋膜面や胸膜面など，平行に向かい合った強反射体

同士のあいだで何回も反射を繰り返すことで，お互いの距離に相当する間隔で複数の平行線像が描出されることをいう．

◼ 低エコー性（hypoechoic）
- 周囲より反射エネルギーの小さい（より暗く表示される）組織が呈する画像．

◼ 等エコー性（isoechoic）
- 周囲と反射エネルギーに差がない（同じ明るさで表示される）組織が呈する画像．

◼ 反射（reflection）
- 音響インピーダンスの異なる2つの組織の境界面では，超音波ビームは反射され，部分的にプローブに返っていき，反射しないビームはその分だけエネルギーを失う．

◼ ビーム発生器（beam former）
- 圧電素子[★2]と電気回路の結合により，素子の列を時間差で発振させることにより，超音波ビームの焦点を形成する．

◼ 無エコー性（anechoic）
- 超音波画像中で反射成分を含まない部分をさし，周囲と比べて暗い色調に表示される．

（佐藤　裕）

★2 圧電素子

外力を加えると電圧を生じ，電圧を加えると変形が生じる鉱物．医用超音波素子にはチタン酸ジルコン酸鉛などが用いられる．

参考文献
1) 日本超音波医学会編．医用超音波用語集．第3版．東京：日本超音波医学会；2004．
2) 小松　徹，ほか編．新超音波ガイド下区域麻酔法—超音波画像を利用した神経ブロック法のすべて．東京：克誠堂出版；2012．
3) 佐倉伸一，編．周術期超音波ガイド下神経ブロック．改訂第2版．東京：真興交易医書出版部；2014．
4) 長井　裕．絵で見る超音波．改訂第3版．東京：南江堂；2012．

3章 末梢神経ブロックに使用する機器の知識

3-2 成功するための超音波テクニック

① 目標となる画像描出のコツ

- プレスキャンなど，穿刺に先立つ目標の周辺の検索，穿刺計画の立案のための走査のときは，患者，走査者，超音波機器の配置は自由度が高くてもよい．しかし穿刺を前提とする場合は，走査者，患者の目標部位，走査画面が一直線上に配置され，穿刺の針の方向の真正面に超音波画面が正対することが望ましい（図1）．
- 超音波画像の最適化には，目標に超音波ビームを直角に照射することが必要である．
- 走査の開始は基本的に体表の皮膚に対して直角にプローブを当て，描出された画像上に目標となる組織を同定するため，画像全体の輝度やコントラストを調整する．
- 目標組織（神経，筋膜面など）が同定できたら，対象物の画像が最適化できるよう，プローブの角度や圧力を微調整し（図2），周辺組織との境界が最も明瞭となるような走査画面を確定する．プローブの位置，穿刺方向の目標を皮膚にマーキングする．
- 超音波ビームは厚さが1mm前後の平面として射出されるので，平行法では針を超音波ビームの形づくる平面に乗るように進める必要がある（図3）．

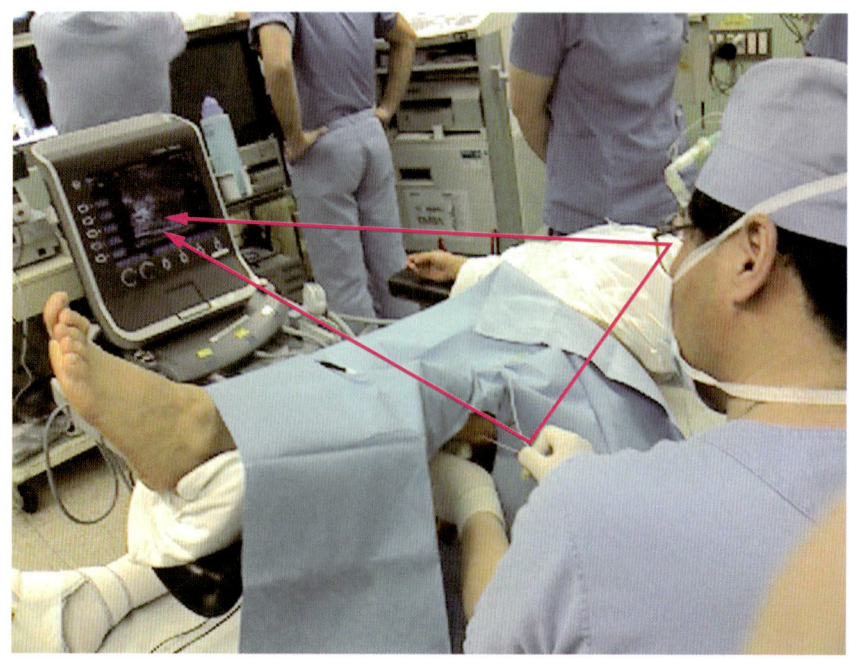

> 画像の最適化には，目標に超音波ビームを直角に照射する

図1 神経ブロックの際の人間工学的配置
術者の視線と針の進行方向が患者を挟んで超音波機器の画面と正対する．

● 交差法では一般的にブロック針の刺入角度が平行法よりも急になるため，針の軸の反射波はプローブにほとんど戻らず，したがって描出されないか，かすかな点状像としてしか識別できず，どの位置が描出されているかもわからない．それに対し，針の先端は超音波ビームの回折現象が起き，先端が鋭角

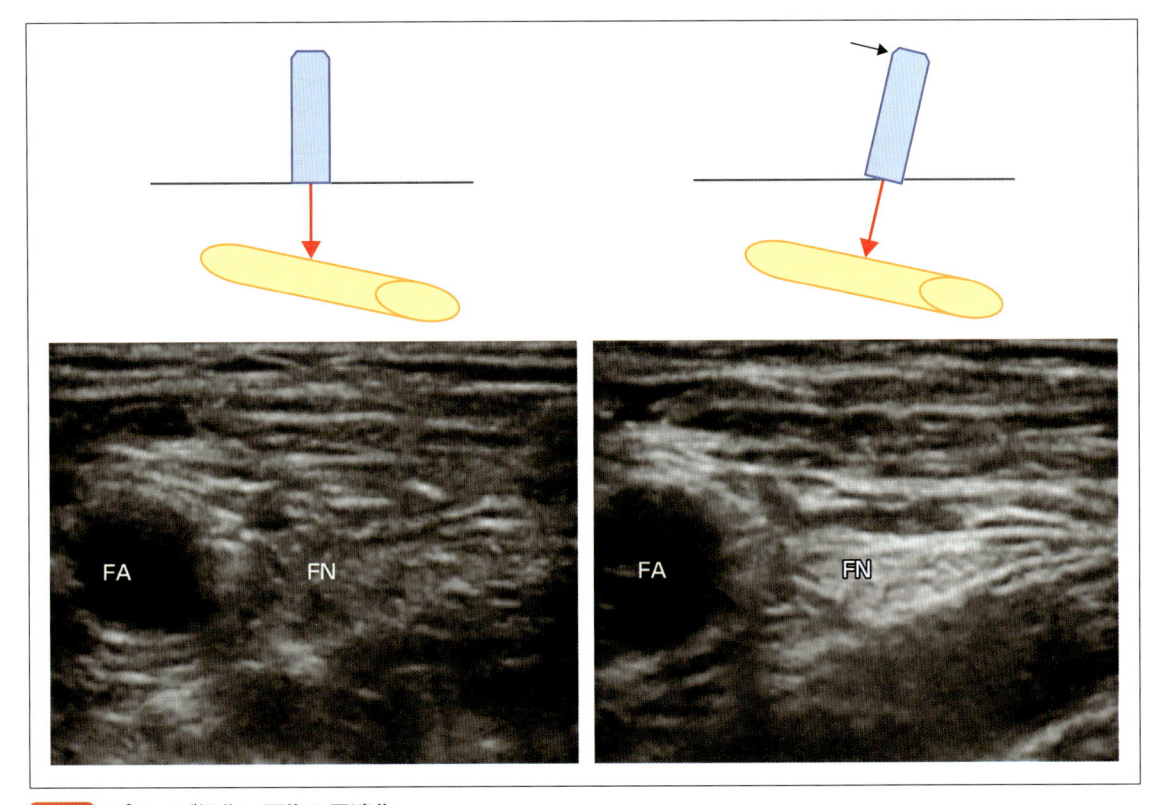

図2 プローブ操作，画像の最適化
プローブの走査角を変えて異方性を確認する．FA：大腿動脈，FN：大腿神経．

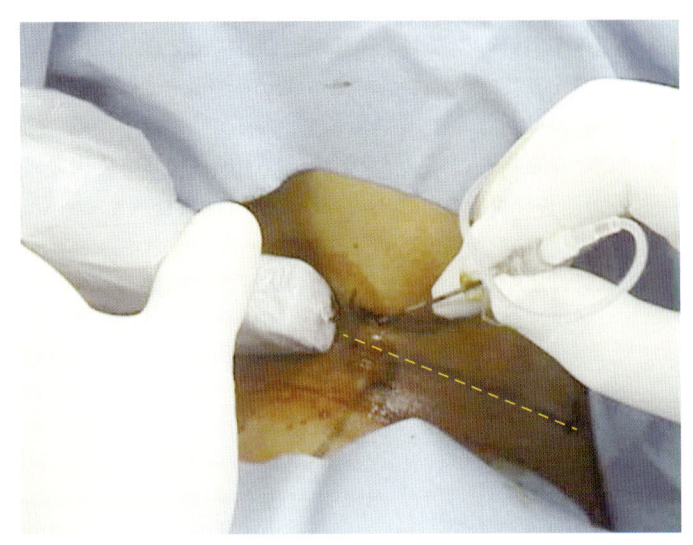

図3 平行法でのブロック針刺入
プローブの中心線の延長（----）と針の刺入方向を一致させる．

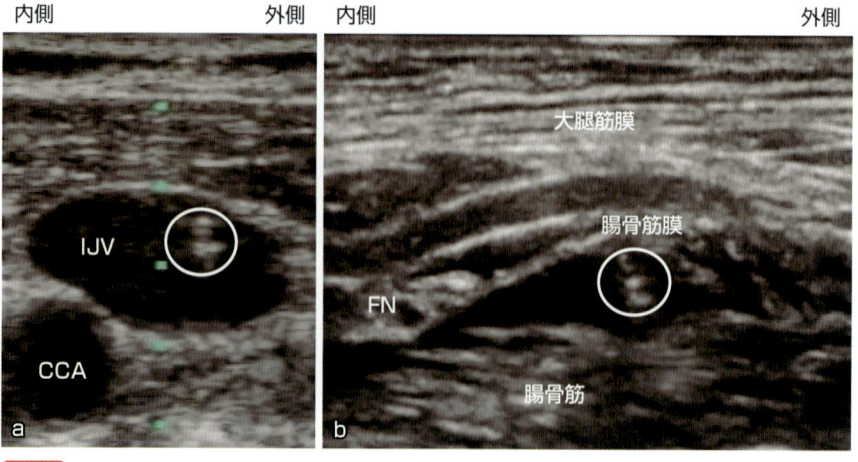

図4 針先端の回折像（ニの字）

a：CV確保時，交差法アプローチで内頸静脈（IJV）の内腔に現れた穿刺針先端（円内）．
CCA：総頸動脈．
b：腸骨筋膜下ブロック時，交差法で腸骨筋膜を穿刺後に注入した局所麻酔薬中に現れたブロック針先端（円内）．
FN：大腿神経．

になるほど明瞭な点状像を呈する．針の切り口（ベベル）をきちんと超音波ビーム側に向けていれば，針の先端と切り返しの2点の回折画像となり，特徴的な「ニ」の字またはダブル・ドット像を呈する（図4）．

❷ 超音波ビームの平面に乗せる方法

- 穿刺針の刺入点とプローブの端が1cm以内だと針が画面上に出ないときの修正が難しい．また，目標への角度が往々にして30°以上の角度となるため，画像上の針の先端以外の部分の視認性が落ちてしまう．そのため一度針を見失うと，画面上に描出されるよう修正することが難しくなってしまう．
- 最初は描出した超音波断層画面上で，穿刺針が20°以下の角度で描出されるよう試験的に刺入を試みる．針の先端および軸が十分に描出できる穿刺方向が確定した後，プローブを安定させ，目標組織へ到達できる角度調整を超音波ビーム面上で行う．
- 神経の横断面像が目標となる場合，ブロック針の進行方向は神経の外周の接線方向を目指す（図5）．神経束を貫通する方向への運針は慎むべきである．

> 神経束を貫通する方向へは運針しない

a. フリーハンドの場合

- 超音波ビームの平面に正確に針の進行方向を乗せるためには，プローブを安定させて保持する．そのためには，プローブと皮膚の接触面の近くで保持し，小指球から手首を患者に軽く接触させる（図6）．さらに，肘をベッドの端に乗せれば安定性を最適化でき，プローブの微妙な傾きや回転を保持した指だけでコントロールできる．
- 施術時，立位か座位かは施術者の判断に任せるが，より安定した運針を追求

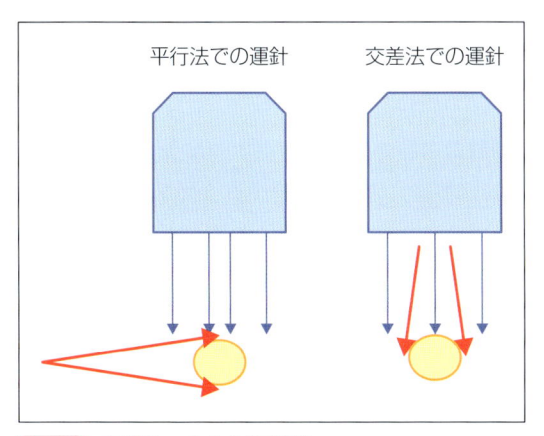

図5 穿刺針の安全な運針法
平行法，交差法とも目標の神経束へは，常に針先を確認しながら接線方向への運針（→）を心がける．

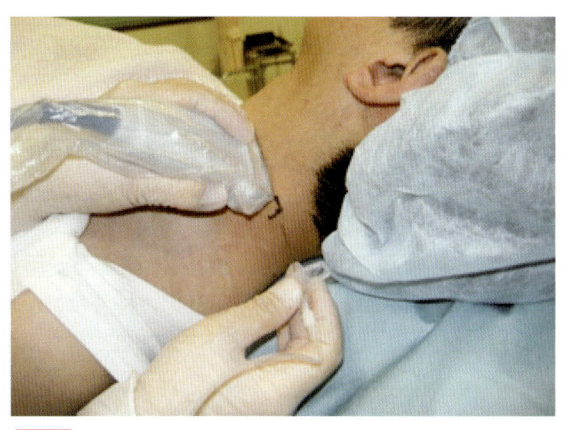

図6 プローブの保持法の一例
プローブを保持する手は小指球〜手首を患者の胸に軽く乗せて安定させる．

したい場合は座位が望ましい．

- 超音波ビームはほぼ1mm厚の平面をしている．平行法で針を正確にこの平面内に乗せるには，針は決してたわめずに前進・後退運動の範囲で方向を微調整する．一度刺入した針が超音波ビームの面内に描出されない場合は，針をまっすぐにしたまま刺入点近くの皮下組織まで抜き上げ，方向修正して針先端から針の軸まで画面上で描出できるよう努める．
- 針を描出するためにプローブの位置や方向を微調整することは，目標画像の最適化からずれるおそれがあるので最小限にとどめる．微調整に際しては，プローブと針を同時に動かすことは厳に慎む．

> 微調整の際，プローブと針を同時に動かしてはならない

b. 針の描出を補助する方法を援用する場合

- プローブに針が平行法で描出しやすくする補助装置（Needle guide[★1]）を装着して用いる．
- 超音波診断装置に針の画像を強調して描出するソフトウェアを搭載する機種を用いる．使用可能なプローブや，画面上の強調表示可能な範囲には機種により制約があるため，利用に際しては機種の特性に習熟してから穿刺に応用することが望ましい．過信は禁物である．

[★1] 数社が提供している．

c. 神経組織，筋膜組織などの標的組織の描出を最適化するには

- 目標組織に対し超音波ビームが直角に照射された場合に，組織は最も明瞭に描出できる．生体内で目標組織がどのように走行するか，基本的な局所解剖学的な知識は予習が必要である．そのうえで，プローブの走査角を想定される神経走行の傾きに見合うように微調整し，画像を最適化する[★2]．
- 伴走する動静脈のある場合はそれらが神経の同定に役立つし，カラードプラーを併用することで脈管走行の個人差（正常変異）の存在も確認でき，安全なブロック針の運針計画を立てるのに役立つ．

[★2] 画像を最適化するためのプローブの角度修正を「異方性（anisotropy）」とよぶ．

d. 解剖学の知識を利用する

■ VAN の法則を応用する
- 鼠径部の大腿神経の周囲，腕神経叢の鎖骨上アプローチの場合，内側から外側へ，V（静脈），A（動脈），N（神経）の順に走行する（図7）．

■ 神経に伴走する動脈の位置を手掛かりに神経を同定する
- 手根部での尺骨神経，肘部での正中神経，上腕中部の橈骨神経などは，おのおの尺骨動脈，肘動脈，後上腕回旋動脈が伴走しており神経同定の助けになる（図8a）．
- 腕神経叢ブロックでは斜角筋間アプローチを除く3種の代表的アプローチはいずれも，鎖骨下・腋窩動脈が同定の助けになる（図8b）．
- 坐骨神経は，体中で最も太い末梢神経であるにもかかわらず，膝窩アプローチ時以外，同定の助けになる伴走動脈がない．傍仙骨部位では上・下殿動脈の同定が参考となる（図9）．

■ 筋膜構造を参考にする
- 腹直筋および側腹筋群は走査部位により重層構成が変化する（図10）．それを熟知して必要とする分節高を割り出してブロック範囲を判断する．
- 胸部傍脊椎ブロックは，3層の肋間筋群の筋膜構造の移行を理解し，上肋横突靱帯から内肋間膜の連続と胸膜のスペースを割り出す（図11）．

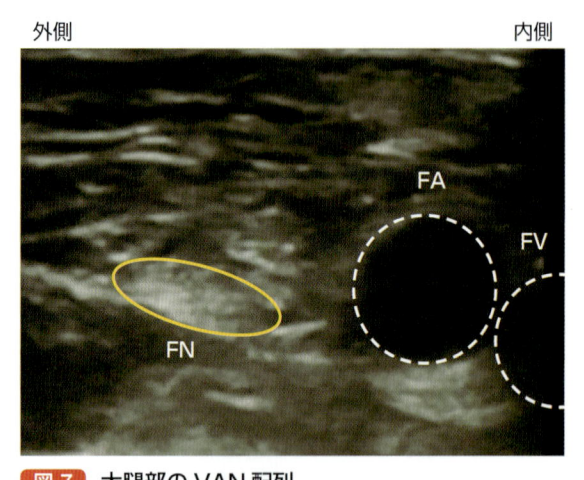

図7 大腿部の VAN 配列
FN：大腿神経，FA：大腿動脈，FV：大腿静脈．

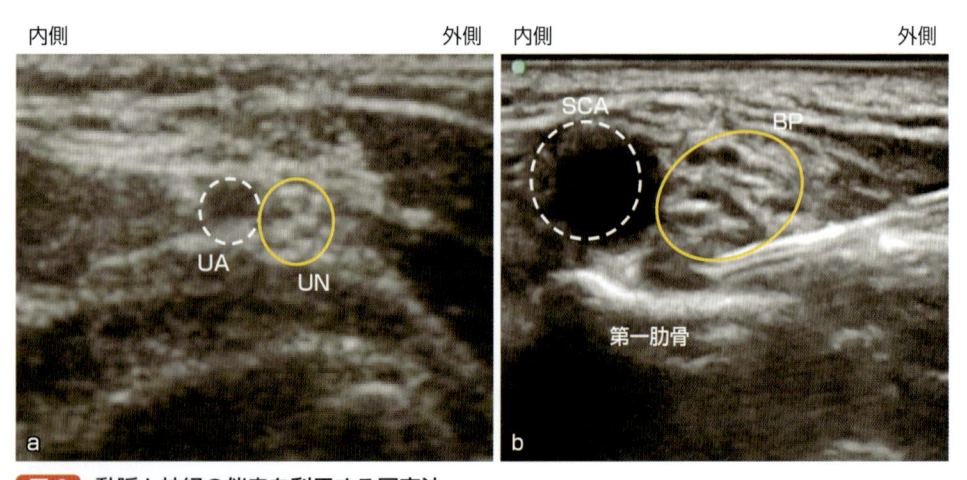

図8 動脈と神経の伴走を利用する同定法
a：尺骨動脈（UA）と尺骨神経（UN），b：鎖骨下動脈（SCA）と腕神経叢（BP）．

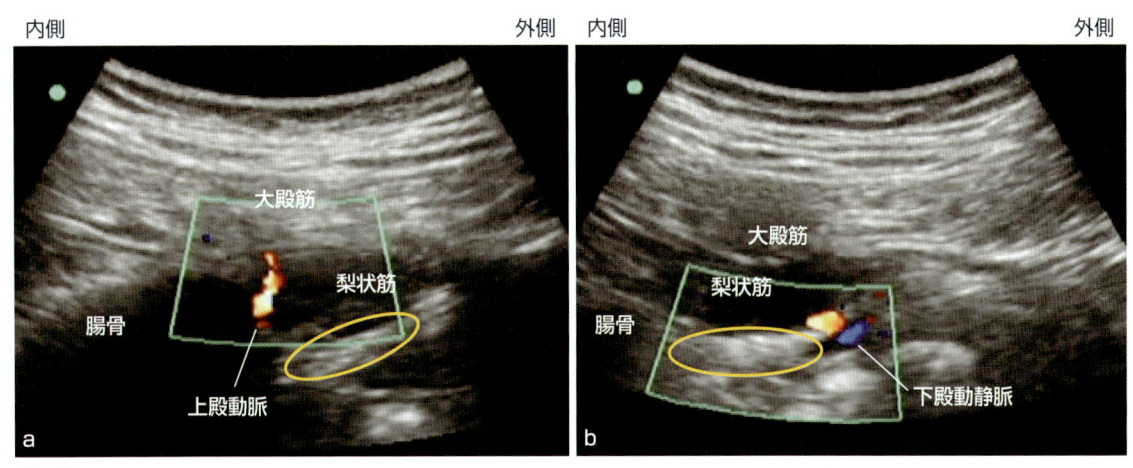

3-2 成功するための超音波テクニック

図9 傍仙骨位の坐骨神経同定（坐骨神経を挟む上・下殿動脈を示すカラードプラー画像）
◯：坐骨神経．a：殿部横断像，梨状筋上縁．b：同横断像，梨状筋下縁．

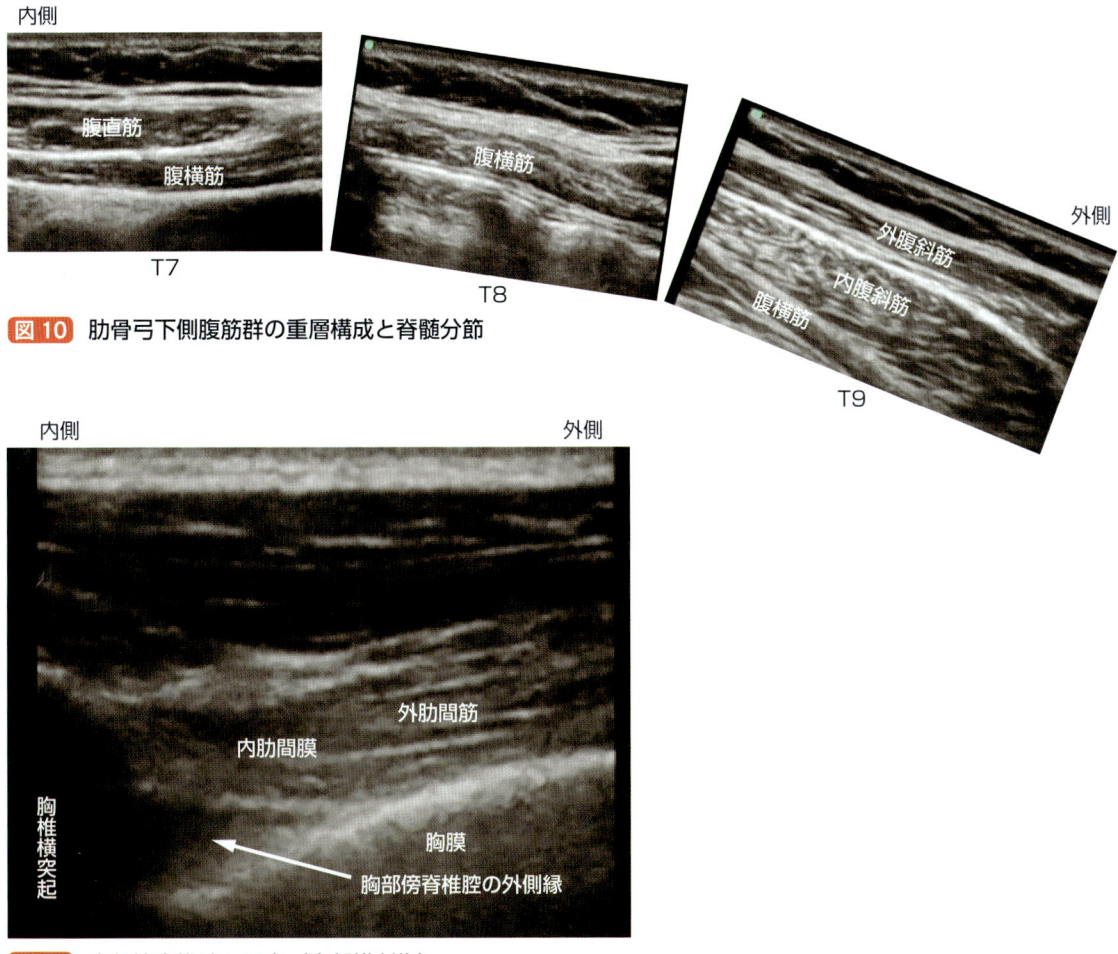

図10 肋骨弓下側腹筋群の重層構成と脊髄分節

図11 胸部傍脊椎腔の同定（胸部横断像）

骨の輪郭から目標を割り出す

- 頚椎は，脊椎動物ではナマケモノを唯一の例外として，ネズミからキリンまですべて7個と抜群の安定性を保っている．頚椎横突起は高さによって固有の形態を保っている．腕神経叢ブロックの斜角筋間アプローチでは，横突起の高さを正確に把握することで目標とするブロック計画を立案できる（図12）．
- 胸椎では，横断走査で棘突起と横突起の移行を見て，次いで縦断走査に転じて連続する椎弓板を同定し，肋骨の重層と移行を確認する．
- 腰椎では胸椎と同様に横断走査と縦断走査を併用し，椎弓板，関節突起，横突起部位を縦断走査で把握し，次いで横断走査で腰椎側面から横突起が突出する部位からプローブを頭尾側へ移動して椎体側面を大腰筋が埋めることを確認する（図13）．
- 仙椎では横断走査で正中仙骨稜を確認し，徐々に尾側へ走査すると，正中仙骨稜が消え，骨性の陰影が左右に分かれ，横長の長方形の低エコー性の間隙が描出される．仙骨裂孔が同定でき，縦断走査に転じると，仙骨底面の上に張る仙尾靱帯が確認できる．
- 仙骨底面と仙尾靱帯のあいだが仙骨硬膜外腔の末端部である（図14）．

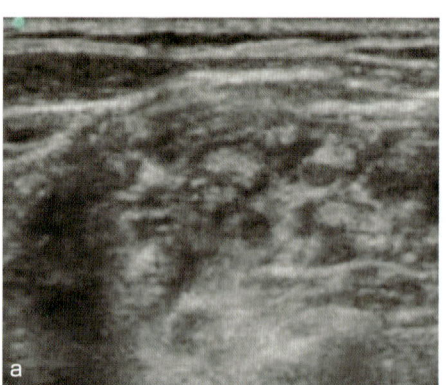

❸ 神経障害を減らすための工夫

- 末梢神経ブロックの手技に起因する神経障害を減らすためには，不必要な物理的損傷を神経組織に与えないことが鉄則である．
- ブロック針は鈍針を選び，神経組織内に刺入するアプロ

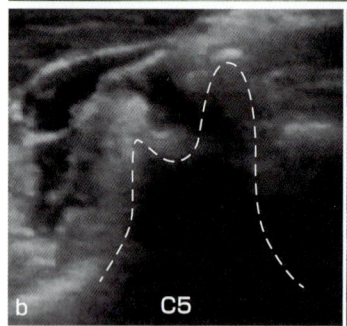

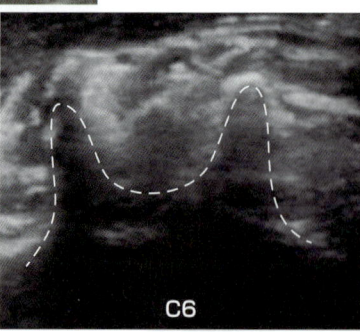

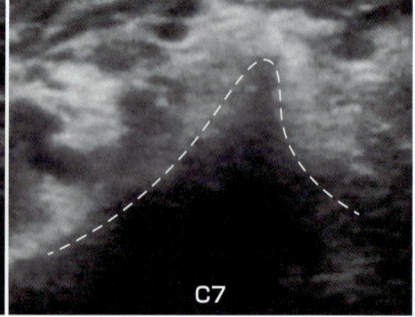

図12 腕神経叢の神経根のテンプレートとしての頚椎横突起
神経根像の連鎖だけでは高さの同定はできないが（a），頚椎横突起の結節の形態を順に読影することで高さを確実に同定できる（b）．

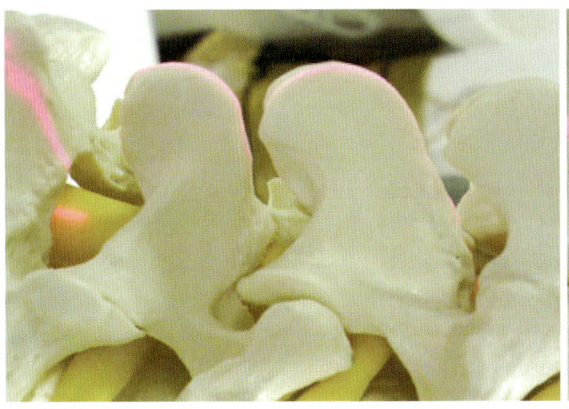

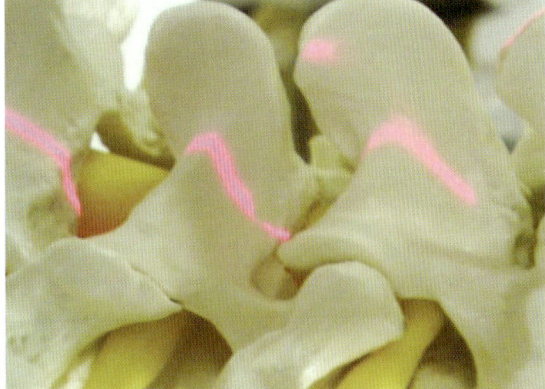

3-2 成功するための超音波テクニック

a. 棘突起レベル

b. 椎弓レベル

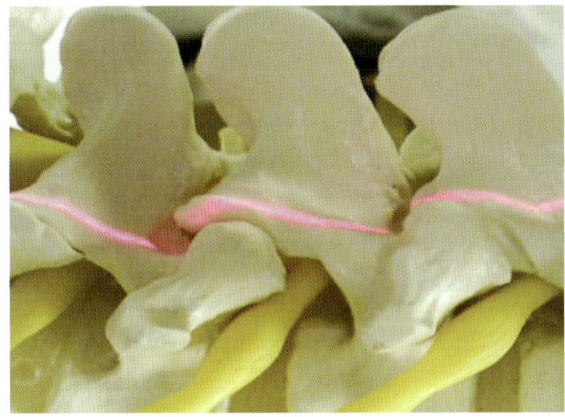

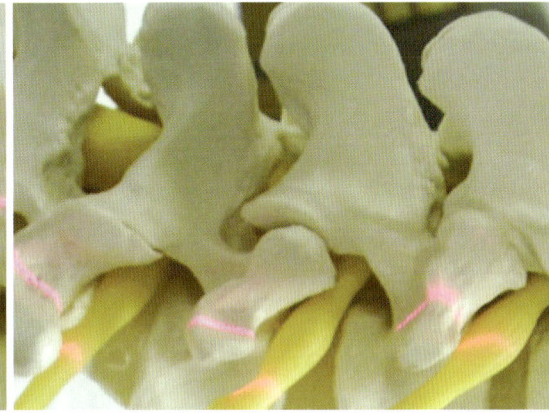

c. 関節突起レベル

d. 横突起レベル

図13 腰椎の走査位置の確認——レーザービームによるシミュレーション

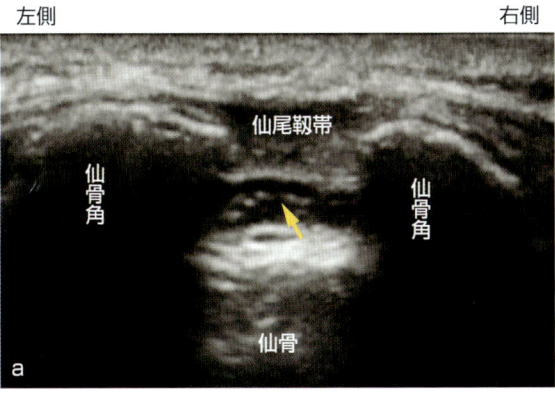

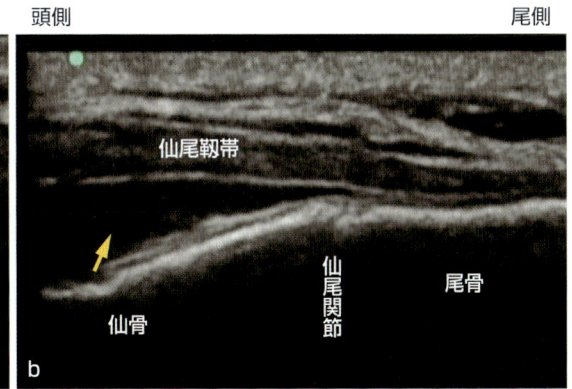

図14 仙骨の形態を読む
a：仙骨角部横断像，b：仙骨末端部正中縦断像．
→：仙骨硬膜外腔末端．

ーチは厳に慎むことが望ましい．そのためには，超音波画像上で針先の位置を常に確認し，針先は神経組織外周の接線方向へ進め，外周に沿って局所麻酔薬が広がることを確認することが重要である．

> 局所麻酔薬の注入は少量分割が原則で，注入圧にも留意する

- 局所麻酔薬の注入は少量分割を原則とする．注入に先立ち軽い吸引を行い，血液の逆流がないことを確認しながら注入を続ける．注入圧に留意することも大切．強い注入抵抗を感じたら，それ以上注入せずに針先の位置を確認し，数ミリ引き戻して再注入を試み，目標の周囲への適切な薬液の広がりを画面上に確認してから，目標量まで分割注入する．

（佐藤　裕）

参考文献

1) 小松　徹，ほか編．新超音波ガイド下区域麻酔法—超音波画像を利用した神経ブロック法のすべて．東京：克誠堂出版；2012．
2) 佐倉伸一，編．周術期超音波ガイド下神経ブロック．改訂第2版．東京：真興交易医書出版部；2014．

3-3 知って得する神経刺激装置の基礎

❶ 末梢神経ブロックの発達

- 末梢神経ブロックは麻酔という技術のなかでも初期から登場していたわけであるが，その発達のスピードはここ最近において目覚ましいものがある．

a. ランドマーク法

- 伝統的な末梢神経ブロックのほとんどは体表からの解剖学的目印を同定して行うランドマーク法が用いられ，末梢神経の感覚異常を調べることでその効果を確認すること[1]が一般的であった．
- この方法は複数回の穿刺を必要とする[2]場合が多く，可逆性もしくは不可逆性の神経損傷のリスクを避けることは困難だと考えられる．そのため，かつては一部の熟練した医師のみが行う手技であり，一般の麻酔科医にとってリスクのほうがベネフィットよりも大きいと思われ，普及するに至らなかったという経緯があった．

b. 超音波ガイド下末梢神経ブロック法

- 近年の超音波診断装置の急速な発達は，超音波ガイド下末梢神経ブロックという新たな技術を産み出した．よりコンパクトになり，かつ高解像度の超音波画像が描出される超音波診断装置を末梢神経ブロックと組み合わせることで，客観的で，より確実で，より安全な末梢神経ブロックが可能となった．
- これにより神経やブロック針を超音波画像で描出する超音波ガイド下末梢神経ブロックが欧米を中心に，そして近年，日本においても普及してきた．

c. 神経刺激装置の併用

- さらなる安全な末梢神経ブロックを目指すために，神経刺激装置を併用する方法がある．
- これは筋収縮が得られる神経に関して理論的には神経損傷，血管損傷，および局所麻酔薬中毒の可能性を減少させると考えられている．神経刺激装置を併用するメリットは，神経の位置を同定する際に神経への直接的な接触を避けやすいことや，動脈を貫通させる必要がないことである．
- 感覚異常による方法と比較して神経損傷のリスクを減らし，刺激された神経によって引き出された反応から神経を同定することが可能となった．また穿刺困難であった神経ブロックや低用量の局所麻酔薬を用いた選択的ブロック，および全身麻酔下あるいは深い鎮静下，または非協力的もしくは意思疎通が困難な患者でのブロックなどにおいて効果的であることがわかってきた[3]．

> 神経刺激装置の併用は，神経や血管の損傷，局所麻酔薬中毒を減少させる

- アメリカ局所麻酔学会と欧州局所麻酔学会が共同で発表した超音波ガイド下末梢神経ブロックの教育に関する指針[4]においても，神経刺激装置の併用を勧めている．

❷ 末梢神経の解剖

- 末梢神経系とは中枢神経系以外の神経系である．末梢から中枢神経へ伝達する求心性経路，中枢神経から末梢へ刺激を伝達する遠心性経路に分けられる．末梢神経は系や経路により異なった太さと長さの神経線維で構成される[5]．
- 末梢神経系は骨格筋や感覚器に分布する体性神経系と，内臓や分泌腺に分布する自律神経系とに大別される．
- 多くの末梢神経は混合性であり，感覚，運動および自律神経線維によって構成されている．つまり神経線維は1つの神経を構成する，異なった，いくつもの神経束の中にあるといえる．この事実が神経刺激を臨床応用するうえできわめて重要であり，腕部レベルでの正中神経の個々の神経束に対する微小電極刺激の研究によって確認された[6]．
- 末梢神経線維は，髄鞘の有無，直径，伝導速度によって分類される．それぞれ A 線維（Aα, Aβ, Aγ, Aδ），B 線維，C 線維（dorsal root C, somatic C）と名づけられている．
- 有髄線維は，髄鞘と髄鞘のあいだに存在する Ranvier 絞輪とよばれるギャップによる跳躍伝導により刺激が伝達されるため，無髄線維より刺激伝導が速い．有髄線維間での伝導速度は，直径に比例する（**表1**）．
- 骨格筋運動と付随する固有感覚，部位のはっきりした皮膚感覚は伝導速度の速い線維を，交感神経活動や鈍痛などは伝導速度の遅い線維を通して伝えられる．
- 感覚神経線維（求心性神経線維）は，**表2**のように分類される．

> 多くの末梢神経は混合性で，感覚・運動・自律神経線維によって構成される

❸ 末梢神経刺激

- 末梢神経には皮膚，骨格筋，関節などに分布する運動性および感覚性の体性神経が存在する．また，各臓器には交感神経，副交感神経から成る自律神経が存在する．
- これらの末梢神経に与えた電気刺激は，神経の興奮を引き起こし，一つは遠心性に効果器に伝達され，その機能を発現する．たとえば，運動神経の刺激による支配筋の収縮である．
- また電気刺激によって生じた感覚神経線維の興奮は，求心性に脳や脊髄といった中枢神経系に到達し，それに接続する神経系を介して，関連する器官，臓器の生理的な反応を惹起することとなる．

表1 末梢神経の分類

分類	髄鞘の有無	直径（μm）	伝導速度（m/sec）	機能	時値
Aα	有	13〜22	70〜120	運動神経	0.1〜0.2 msec
Aβ	有	8〜13	40〜70	触覚，圧覚	
Aγ	有	4〜8	15〜40	筋紡錘への運動神経	
Aδ	有	1〜4	5〜15	痛覚，温度覚	0.3 msec
B	有	1〜3	3〜14	交感神経節前線維	
dorsal root C	無	0.2〜1	0.2〜2	痛覚，温度覚	0.5 msec
somatic C	無	<1	0.5〜2	交感神経節後線維	

末梢神経を髄鞘の有無，直径，伝導速度，機能，時値に分類．

表2 感覚神経線維の分類

分類	髄鞘の有無	直径（μm）	伝導速度（m/sec）	感覚・感覚器
Ia	有	15〜20	70〜120	筋紡錘（らせん形終末）
Ib	有	15〜20	70〜120	腱紡錘
II	有	6〜12	30〜70	筋紡錘（散形終末），触圧覚受容器
III	有	1〜6	3〜15	温度覚・痛覚受容器
IV	無	<1	0.5〜1	温度覚・痛覚受容器

感覚神経を髄鞘の有無，直径，伝導速度，感覚・感覚器に分類．

❹ 神経刺激の基本原理と電気生理学

- 電気刺激と神経反応に関して，4つの要因が重要である．刺激の強度，刺激の極性，刺激の形状，刺激針と神経との距離である．

a. 電気刺激の強度，基電流と時値

- 電気刺激が神経を興奮させる原理は，電気刺激が細胞表面の荷電を取り除き，膜の電位差を閾値まで下げることによる．すなわち，膜の電位を変化させることが，電気刺激で神経を興奮させることである．
- そのためには，ある最小限の電気量（＝電流の強さ×時間〈矩形波の場合〉）が，膜を通過しなくてはならない．この場合の電流の強さと時間との関係は，強さ−時間曲線（図1）として知られており，神経線維の種類によって異なる曲線となる．
- 細胞の膜は抵抗と容量によって規定される時定数をもった，漏洩の存在するコンデンサーとみなされる．漏洩のため，ある程度までの弱い電流はどれだけ長時間流しても神経の興奮は起こらないが，ある一定の強さ以上の電流を流すと，十分に長い時間であれば興奮が起こるようになる．
- この興奮に必要な最小の刺激電流値を基電流（rheobase），基電流の2倍の

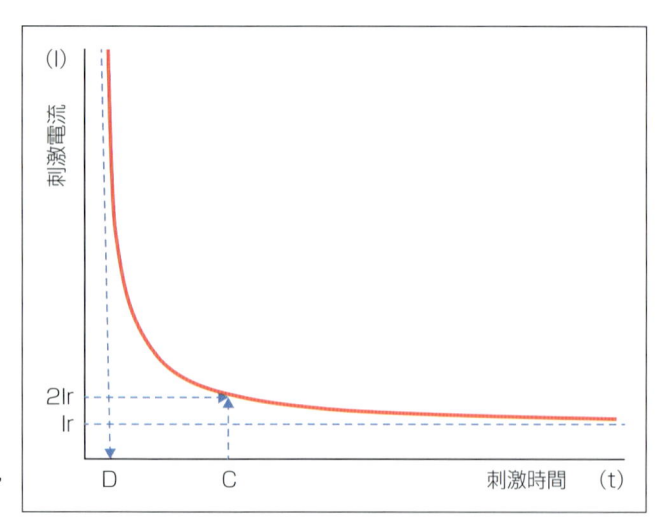

図1 強さ-時間曲線
強さ-時間曲線：I=Ir (1+C/t).
I：電流の強さ，t：刺激時間，C：時値，
D：利用時間，Ir：基電流.

強さの電流で細胞が興奮する刺激時間を時値（chronaxie），各刺激強度における最小持続時間を利用時間（utilization time）とよぶ．
- 時値は異なる種類の神経の興奮閾値を比べる指標となる．有髄神経線維の髄鞘が多くなれば，活動電位を引き起こすのに必要な最小電流は小さくなる．知覚神経のように細い神経（Aδ・C線維）は，運動神経のような太い神経（Aα線維）に比べて時値は大きくなる．

> 刺激時間を太い神経の時値に合わせれば，運動神経だけを刺激できる

- したがって，刺激時間を太い神経の時値に合わせれば，疼痛や感覚異常を誘発することなく，運動神経だけを刺激することが可能となる．

b. 電気刺激の極性

- 神経刺激装置を用いて神経を刺激する場合，刺激針をマイナス極（N to N：negative to needle），患者皮膚側をプラス極（P to P：positive to patient）に接続すると反応がよい．
- もともと静止状態での静止膜電位により，細胞内の電位が細胞外に対してマイナスとなっている．刺激針が発生させるマイナス電流は，膜内外の電位差を減少させ，Na$^+$チャネル活性化による活動電位を発生しやすくする．
- 電極を逆にすると膜内外の電位差が大きくなり，細胞膜は過分極を起こすため，興奮には2～4倍の電流を必要とする．

c. 電気刺激の形状

> 刺激は単相性，長方形の波形で，刺激時間は0.2～0.3 msecを超えない

- 電気刺激の形状は，単相性，長方形の波形で，その刺激時間は0.2～0.3 msecを超えてはいけない．0.5 msecを超えると直接筋を刺激したり，神経の繰り返し発火を起こすことがある[7]．
- 電気刺激により閾値を超えると，急激に膜電位が変化する．刺激時間が短すぎると，神経線維が閾値に達するのに失敗し，運動線維あるいは感覚線維の興奮反応は起こらない．

- 以上より，不快な感覚変化を生じさせることなく，運動反応だけを引き起こす効果的な刺激のための理想的な設定は，1〜2 Hz の振動数と 0.1〜0.2 msec の刺激時間が考えられる．

d. 刺激針と神経との距離，必要電流，刺激時間

- 神経を刺激するのに必要な電流の強さは，刺激針と神経との距離に関係する．刺激針と神経の距離が離れれば，神経に到達する電流が弱くなる．逆に刺激電流を強くすれば，刺激針から離れた神経でも興奮させることができる．
- その関係は Coulomb の法則で示され，以下にその関数を示す．この法則は電流の強さとパルス幅が確認できる刺激を使用する場合に，刺激針と神経の距離を評価するために用いられる．

$$I = K\ (Q/r^2)$$

I：神経の興奮に必要な電流の強さ，K：定数，Q：神経の興奮に必要な最小電流，r：刺激針-神経間距離

- 刺激針が至近距離にある場合，刺激時間（パルス幅）の違いは必要電流にほとんど影響しない．しかし，刺激針と神経の距離が遠いと，刺激時間が短いほど神経を興奮させるために強い電流が必要となる[8]．
- これにより刺激針と神経との距離が近いときと遠いときの電流差から，刺激針を神経に近づけるための目安となる．言うなれば，電流が強ければ刺激針と神経が離れていても神経は刺激に反応するし，電流が弱ければ距離が近くなったときに刺激に反応することを示している．

（西脇公俊，安藤貴宏）

> Coulomb の法則を用いて，刺激針と神経の距離を評価する

文献

1) Wedel DJ, Horlocker TT. Nerve block. In: Miller RD, ed. Miller's Anesthesia Vol 2. 6th ed. Philadelphia: Elsevier Churchill Livingstone; 2005. p.1685-717.
2) Urmey WF. Using the nerve stimulator for peripheral or plexus nerve blocks. Minerva Anestesiol 2006; 72: 467-71.
3) Chelly JE. Nerve stimulator. In: Chelly JE, ed. Peripheral Nerve Block: A Color Atlas. Philadelphia: Lippincott Williams and Wilkins; 1999. p.7-10.
4) Sites BD, et al. The American Society of Regional Anesthesia and Pain Medicine and the European Society of Regional Anesthesia and Pain Therapy Joint Committee recommendations for education and training in ultrasound-guided regional anesthesia. Reg Anesth Pain Med 2009; 34: 40-6.
5) De Andrés J, et al. Nerve stimulation in regional anesthesia: Theory and practice. Best Pract Res Clin Anaesthesiol 2005; 19: 153-74.
6) Schady W, et al. Peripheral projections of fascicles in the human median nerve. Brain 1983; 106: 745-60.
7) Miller RD, ed. Miller's Anesthesia. 6th ed. Philadelphia: Elsevier Churchill Livingstone; 2005. 武田純三，監修．稲田英一，ほか監訳．ミラー麻酔科学．原著第6版．東京：メディカル・サイエンス・インターナショナル；2007．p.1214-5.
8) Ford DJ, et al. Electrical characteristics of peripheral nerve stimulators: Implications for nerve localization. Reg Anesth 1984; 9: 73-7.

3-4 神経刺激のコツとポイント

1 神経刺激装置

- 現在，数種類の神経刺激装置が各社から発売され，臨床に使用されている．機種によりさまざまな特徴があり，機能や精度にも違いがある（表1）．
- 出力電流範囲を設定により変化させ，安全性の向上が図られている機種もある．表在性神経を体表面から刺激できるペンタイプの電極を接続することにより，低侵襲で患者に痛みを与えることなく穿刺位置の特定が可能となる機種もある．またリモートコントロール装置が接続可能な機種もあり，清潔操作をする際に清潔手袋の中にリモートコントローラーをセットすることによりブロック手技と同時に神経刺激装置の操作が可能となる．
- スティンプレックス®に搭載されたSENSe機能はSequential Electrical Nerve Stimulation eの略であり，3 Hzの神経刺激を行うが第3パルスのみが第1，第2パルスの約2倍の電気エネルギーになるようにパルス幅を自動に調整する機能である．これにより，神経からの位置に合わせて，こまめに刺激電流を変更する手間が軽減でき，穿刺から薬液注入までの手技をよりスムーズに行うことが可能となる．穿刺後，神経から遠位な位置では第3パルスによる反応のみがみられ，穿刺針が神経へ近づくと全パルスに反応がみられるようになることで，目標位置探索のサポートを行う．

a. 電流

- 刺激装置からの電流が神経に到達するまでには，導線や皮膚組織，軟部組

表1 主な神経刺激装置

商品名（販売元）	出力電流範囲	周波数 （刺激頻度）	パルス幅 （刺激時間）
スティンプレックス®HNS12 （ビー・ブラウン，図1）	0～5 mA	1, 2 Hz, SENSe	0.1 msec
ニュートレーサーNT-11 （トップ，図2）	0～20 mA （「高」設定時） 0～5 mA （「低」設定時）	1, 2, 3 Hz	0.1 msec 0.3 msec 1.0 msec
TOFウォッチ® （MSD，図3）	0～60 mA （筋弛緩モニターモード） 0～6 mA （閉鎖神経ブロックモード）	0.1～100 Hz 1 Hz	0.2 msec 0.04 msec
アクナス （ユニークメディカル，図4）	0～10 mA 0～20 mA	1, 2 Hz	0.1 msec 0.2 msec

3-4 神経刺激のコツとポイント

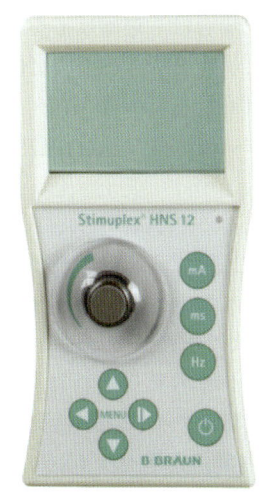

図1 スティムプレックス®HNS12

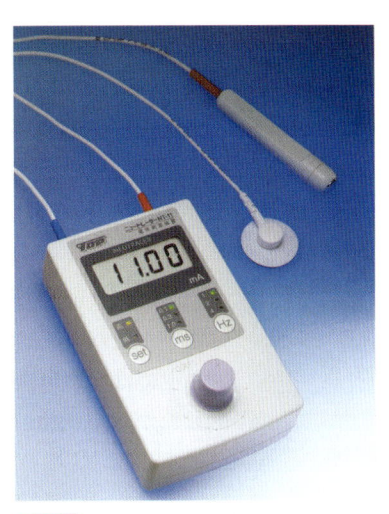

図2 ニュートレーサーNT-11

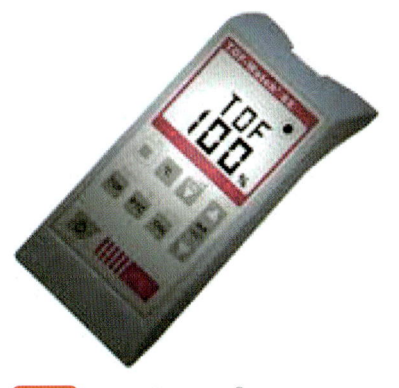

図3 TOF ウォッチ®

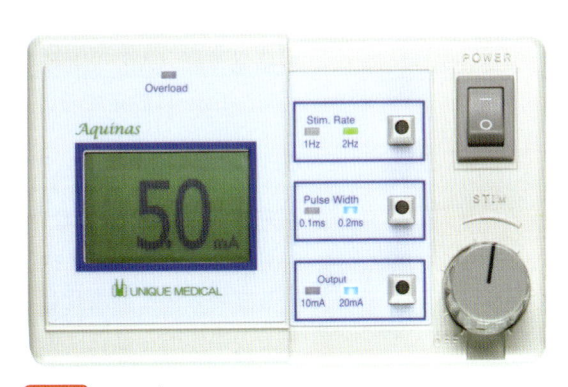

図4 アクナス

織，脂肪，筋肉などの変化しうる抵抗が存在する．神経に到達する電流がこれらの可変抵抗に影響されないように，ほとんどの機種は定電流方式を採用している[★1].
- 神経の電気刺激の最適な強さは議論の余地があるが，刺激針が神経にきわめて近い位置にあれば，正常な神経は 0.2～0.5 mA の電流で反応する．さらに，0.1 mA の電流で運動反応がある場合，刺激針が神経を穿通しているおそれがある．一方で 2.5 mA の電流では，刺激針と神経が 2.5 cm 離れていても反応する．したがって，臨床的に用いられる 0.1～0.2 mA の範囲では，十分な精度が必要であると考えられる．
- 電流の強さは 0～0.5 mA までは 0.01 mA 刻みで，それ以上は 0.1 mA 刻みで 5 mA まで増減できると臨床に使用しやすい．

★1
抵抗の変化に応じて電圧を調節し，設定した電流を出力する仕組みである．

0.1 mA で運動反応がある場合は，刺激針が神経を穿通しているおそれがある

87

- 精度が悪く，設定より電流が弱かった場合は，運動反応を目安に針を進めると神経損傷や神経内薬物注入などの合併症を引き起こす可能性がある．このような合併症は，鎮静下あるいは全身麻酔下に神経ブロックを施行し，感覚異常を訴えることができない症例において十分な注意が必要である[1]．

b. パルス幅（刺激時間）

- 刺激の強さは，電流とパルス幅の積に比例する．電流を増加させることと同じように，パルス幅が増加すれば，離れた距離でも神経は反応を示す．しかし，パルス幅を 0.1 msec あるいはそれ以下に減少させると，神経に接近したときに運動反応のみが得られるようになり精度と特異度が増す．0.4 msec 以上では感覚神経が刺激されるので，痛みや不快感が出現する．

> 0.4 msec 以上では，痛みや不快感が出現する

- したがって刺激時間は，Aα 線維の時値に合わせて 0.1〜0.2 msec の設定が好ましい．C 線維を対象に 0.3〜1.0 msec に設定できる機種もある．

c. 周波数（刺激頻度）

- 周波数の設定範囲が 1〜5 Hz の装置もあるが，ほとんどの場合は 1〜2 Hz の範囲で適切である．運動神経（Aα）を同定する場合，1秒間に1回より2回のほうが筋収縮の反応がわかりやすいため，2 Hz に設定するとよい．
- 感覚神経（Aδ，C）を同定する場合，ピリピリとした違和感を減らすために，1 Hz に設定する．刺激ごとに，音や表示の点灯で知らせる機種もある．

d. 刺激形態

- 理想的な刺激電流は，直角のインパルスである．インパルス形態の変化は，可変抵抗（皮膚の性状，乾燥した電極の使用，実行刺激の影響など）に依存している．この変化により，効果的なエネルギーが供給されにくくなるが，その臨床的な意義は現時点で不明である[2]．

e. アラーム機構

- 断線，漏電，バッテリーの充電状況などのトラブル表示，アラーム機構は，ブロックを安全に行うために必要不可欠である．

> 電極外れは最も注意すべきトラブル

- 電極外れは，最も注意するべきトラブルの一つである．電極外れに気づかないと，神経を刺激しているつもりでも実際には無刺激で刺激針を進めていることになり，神経損傷などの合併症を引き起こす可能性がある．その予防のため，電極外れにより電気回路が不完全になった場合に，直ちにトラブル表示されるなどのアラーム機構が必要である．

❷ 神経刺激針

- 超音波で描出しやすく，かつ神経障害を起こしにくい針が望ましい．
- ほとんどの神経刺激装置に専用の刺激針が発売されているが，一部に互換性がある．麻酔薬を持続注入するためのカテーテルを留置できるタイプも存在

する．

a．絶縁性

- 針先以外が絶縁されたものは針の先端のみから電流が放出されるため，非絶縁針に比べ，より正確に，より少ない電流で神経をとらえることができる．
- 非絶縁針は針の軸からも電流が放出されるため，適切な針の位置ではない場所でも神経が反応する可能性がある．

b．先端角

- 針の先端角は，15〜45°のものが多い．最も神経を傷つけにくい針は，45°の鈍針である．鈍針は筋膜などの結合組織を貫通する際の抵抗が大きいため，その瞬間が感覚としてわかりやすい特徴がある．
- 逆に針の先端角が鋭角になれば穿刺する際の抵抗は小さくなるため，刺入しやすくなる．超音波ガイド下に刺激針を描出しながら，穿刺を進めていけば鋭針でも神経損傷を起こすリスクは減少させられる．

c．太さと長さ

- 針の太さは25〜20ゲージ（G）が主流であるが，末梢神経ブロックを行うには22 G程度が望ましい．細すぎると麻酔薬注入時の抵抗が強くなり，神経内注入との鑑別が困難になる．
- 針の長さはターゲットとする神経の深さに合わせて25〜150 mmを選択する．長い針を選択する場合は，針自体の強度や麻酔薬注入時の抵抗を考慮して若干太め（21〜20 G）を選択すると操作がしやすい．

> 針が細すぎると，神経内注入との鑑別が困難

❸ 神経刺激法による神経ブロック法

- 神経刺激が有効な神経ブロックを**表2**にまとめる．ブロックする神経は，運動神経と知覚神経が混在している場合が多い．運動線維を目標とした刺激による神経の同定を行う．

a．神経刺激装置の設定

- 神経の大まかな位置を知るには，まず1〜2 mAで刺激を行う．この際，パルス幅は0.1 msec，周波数は2 Hzとする．
- 超音波ガイド下に神経と針先が確認できている場合は，0.5 mA程度の電流から開始できる．
- 周波数が1 Hzの場合は，刺激と刺激のあいだで神経を見失わないように，針をゆっくり進める．

b．神経の同定

- 目標の神経支配筋に一致したおおよその運動収縮を確認できれば，電流を0.5〜0.1 mAまでゆっくりと下げていく．太い有髄の運動線維は，細い無髄

表2 神経刺激法が有効な神経ブロック

ブロック	神経・分節	筋収縮の反応	主な被支配筋	誘発される知覚異常	参考
三叉神経	V3	歯の食いしばり	咬筋,側頭筋,翼突筋	下顎,耳介	
	V2	−	(知覚のみ)	頬,鼻,上顎	
	V1	−	(知覚のみ)	前額部	
副神経	XI	肩すくめ	僧帽筋		頚神経叢ブロック時に刺激されることもある
舌咽神経	IX	−	(知覚のみ)	舌後面,咽頭	
横隔神経	C3, 4, 5	吃逆	横隔膜		斜角筋間ブロック時に刺激されることもある
頚神経	C2, 3, 4, 5	(上肢外転)	(三角筋) 主に知覚	後頚部,後頭部	
腕神経叢	筋皮 (C5, 6)	肘関節の屈曲・回外	上腕二頭筋	前腕外側	
	橈骨 (C6, 7, 8)	肘・手首・手指の伸展	上腕三頭筋,上肢伸筋群	上肢背側,前腕,第1指付け根	
	正中 (C5, 6, 7, 8)	手首の屈曲・回内,手指の屈曲	手指屈筋群,回内筋	第2・3指手掌側	
	尺骨 (C8, T1)	手首屈曲	尺側手指屈筋群	第5指手掌側・背側	
肋間神経	T1〜12	−	肋間筋	分節皮膚	肋間筋の動きは通常確認できない
腰神経叢	L1, 2, 3, 4, 5	股関節屈曲	大腰筋	鼡径,大腿前面,膝内側,下腿内側,第1趾	
仙骨神経叢	S1, 2, 3, 4, 5	股関節外旋		第5趾,下腿屈側,会陰部	
陰部神経	S2, 3, 4	骨盤底		会陰部 (陰唇,陰嚢)	筋肉の動きは通常確認できない
大腿神経	L2, 3, 4	膝関節伸展	大腿四頭筋,恥骨筋,縫工筋	下腿内側	
閉鎖神経	L2, 3, 4	股関節内転	内転筋	膝内側	
外側大腿皮神経	L2, 3	−	(知覚のみ)	大腿外側	
坐骨神経	L4, 5 S1, 2, 3	膝関節屈曲,足関節・足趾の背屈・屈曲	ハムストリング筋群,腓腹筋,ヒラメ筋,腓骨筋	下腿屈側,足全体	膝から下の動きすべて
膝	脛骨神経 (L4, 5, S1, 2, 3)	足関節の底屈,足趾の屈曲・内転	腓腹筋,屈筋群	下腿・足・踵の伸側・外側	
	伏在神経 (L2, 3, 4)	−	(知覚のみ)	下腿内側	

表2 神経刺激法が有効な神経ブロック（つづき）

ブロック	神経・分節	筋収縮の反応	主な被支配筋	誘発される知覚異常	参考
膝	腓骨神経	足関節の底屈・外転	腓骨筋，前脛骨筋，長伸筋群	下腿外側，足背	
足首	脛骨神経	足関節の底屈	長母趾・長趾屈筋	踵	
	深腓骨神経	足関節の背屈，足趾の伸展	前脛骨筋，長・短趾屈筋	足背側	
	浅腓骨神経	足関節の回内	長・短腓骨筋		
	伏在神経		（知覚のみ）	足外側	
	腓腹神経		（知覚のみ）	足外側	

線維より弱い電流で刺激されるので，患者が不快に感じることなく筋肉の収縮が確認できる．
- 0.5〜0.2 mA の刺激で筋収縮がみられ，0.1〜0.2 mA でその反応が消失する場所を注意深く探す．
- 電流が 0.2 mA 以下で筋収縮がみられるときは，針先が神経内にまで侵入している可能性が高い．0.5 mA 以上必要なら，神経は遠いと判断してよい．
- ここで注意する点は，神経の反応性が低下している病態（高齢者や糖尿病患者など）では，より高い電流を必要とすることである．

c. 局所麻酔薬の注入

- 吸引確認後に，刺激を続けながら，局所麻酔薬を注入する．1.0 mL の注入で10秒以内に筋収縮が消失すれば，針先の位置は適切だと判断してよい．
- 注入時には，注入圧や注入時痛に注意しながら投与する．
- 高確率で神経ブロックを成功させるには，薬物注入を神経にきわめて近い場所で行う必要がある．

d. 全身麻酔との併用について

- 神経刺激法による神経ブロックを施行したいが患者の協力が得られない場合，深い鎮静下もしくは全身麻酔の併用を選択することがある．この際に筋弛緩薬を使用すると，筋収縮が確認できなくなるという問題点がある．
- 気道確保にはラリンジアルマスクなどの声門上器具の使用も有効である．
- また患者が痛みや不快感の訴えができない深い鎮静下や全身麻酔時には，安全性の確保ができていないことを十分に考慮しなければならない．
- 超音波ガイド下であれ，神経刺激法併用であれ，100％安全な方法ではないので，常に合併症の危険性を忘れてはいけない．

100％安全な方法ではない

（西脇公俊，安藤貴宏）

文献

1) Hadzic A, et al. Electrical nerve localization: Effects of cutaneous electrode placement and duration of the stimulus on motor response. Anesthesiology 2004; 100: 1526–30.
2) De Andrés J, et al. Nerve stimulation in regional anesthesia: Theory and practice. Best Pract Res Clin Anesthesiol 2005; 19: 153–74.

4

周術期末梢神経ブロックの実際

4-1 抗血栓療法と末梢神経ブロック

- 1993年，アメリカに低分子ヘパリンが導入されると，脊髄幹麻酔後に硬膜外血腫による両下肢麻痺に至る患者数が急増した．この事実を受けて，American Society of Regional Anesthesia and Pain Medicine（ASRA）は原因解明と予防のため会議を開いた．その結果，抗血栓療法を受けている患者に対する脊髄幹麻酔の実施に関しては，十分なエビデンスに基づいたガイドラインが策定された[1]．
- 残念ながら，現時点で抗血栓療法を受けている患者に対する末梢神経ブロックの安全性に関する大規模な調査は行われていない．これは，抗血栓療法を受けている患者における末梢神経ブロックに伴う合併症の報告が脊髄幹麻酔によるものよりも低いことと，末梢神経ブロックの普及は超音波ガイド技術によるところが大きく，広く普及して間もないことが関係しているであろう．
- 各種の血栓性疾患予防のため，抗血栓療法が急速に普及しつつある状況と，超音波ガイド技術の発達により末梢神経ブロックを受ける患者が急増しつつある現状を合わせて考えれば，抗血栓療法を受けている患者に対する末梢神経ブロック実施についても，なんらかの指針が求められるところである．
- 従来から存在する抗血小板薬・抗凝固薬の安全性，確実性を高めるべく，新しい抗血小板薬・抗凝固薬が開発されている．
- 末梢神経ブロックと一口に言っても，部位によって血流の豊富さもさまざまであるし，影響が及ぶ可能性のある周囲の組織も異なる．抗血栓療法に関連すると思われる合併症の発生頻度も種類も大きく異なるであろう．
- 本項では，現在行われている抗血栓療法について概説した後，過去の症例報告などから，各神経ブロックにおける抗血栓療法との関連からみた合併症ならびに注意点を述べる．

> 抗血栓療法を受けている患者に対する末梢神経ブロック実施の指針が求められる

① 抗血栓療法に用いられる薬剤

a. 抗血小板薬

■ アスピリン

- 血小板のシクロオキシゲナーゼを不可逆的にアセチル化することによってトロンボキサン A_2 の合成を阻害する（図1）．抗血小板作用は血小板の寿命（7～10日）と同じ期間持続する．
- 血小板抑制作用は低用量（60～325 mg/日）によってのみ発揮される．高用量（1.5～2 g/日）では血管内皮のプロスタサイクリン（血管拡張作用と血小板凝集抑制作用あり）合成も抑制するため，抗血小板作用が減弱する（ア

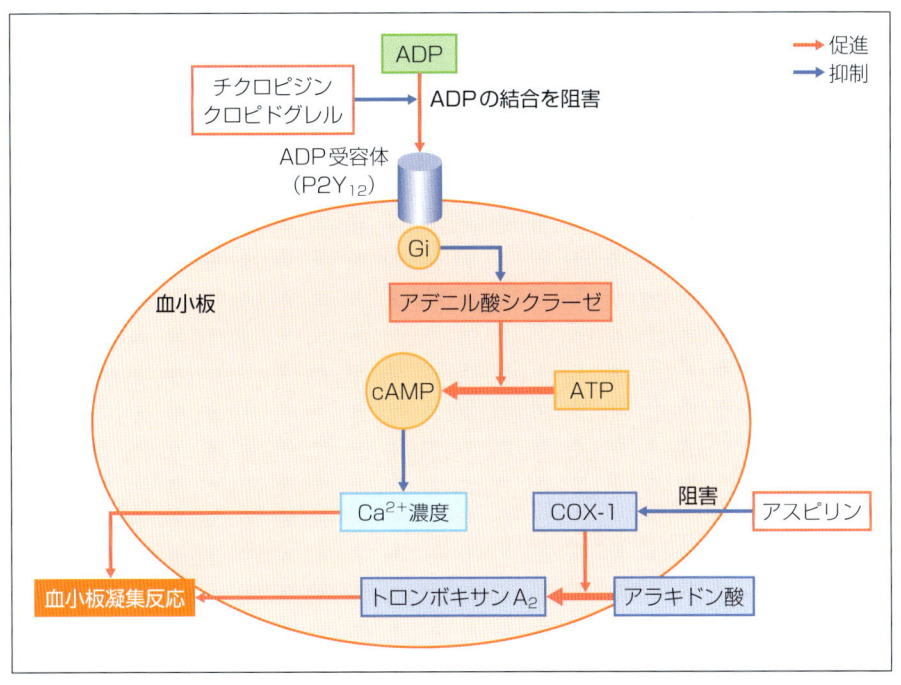

図1 抗血小板薬の作用機序
ADP：アデノシンニリン酸，ATP：アデノシン三リン酸，cAMP：環状アデノシン一リン酸，COX：シクロオキシゲナーゼ，Gi：抑制性GTPタンパク質．
(Connolly SJ, et al. N Engl J Med 2009; 361: 1139–51[2]より)

スピリンジレンマ)．

- アスピリン自体の抗血小板作用は弱く，脊髄幹麻酔に伴う硬膜外血腫のリスクを増加させない．他の抗血小板薬，抗凝固薬と併用されている場合は作用が増強する可能性がある．

■ チエノピリジン系抗血小板薬（チクロピジン，クロピドグレル）

- 血小板膜上のアデノシンニリン酸（ADP）受容体P2Y$_{12}$にADPが結合すると抑制性GTPタンパク質（Gi）を介してアデニル酸シクラーゼを抑制し，血小板内cAMPレベルを低下させ，細胞内カルシウム濃度を上昇させることによって血小板凝集が促進される（図1）．
- チエノピリジン系抗血小板薬は，P2Y$_{12}$受容体を阻害することによって抗血小板作用を発揮する．
- チクロピジン，クロピドグレルの抗血小板作用は不可逆的で，アスピリン同様，作用は投与中止後7〜10日持続する．

b. 抗凝固薬

■ ワルファリン

- ワルファリンはビタミンK依存性の凝固因子（II, VII, IX, X）の合成を阻害する．
- ワルファリンはビタミンKエポキシド還元酵素を阻害することによって活性型である還元型ビタミンKの合成を抑制する．
- ワルファリンの効果判定のため用いられるプロトロンビン時間はVII, IXに感受性が高く，IIには感受性が低い．一方，それぞれの凝固因子すべての

▶ADP：
adenosine diphosphate

▶GTP：
guanosine triphosphate
（グアノシン三リン酸）

▶cAMP：
cyclic adenosine monophosphate（環状アデノシン一リン酸）

表1 各凝固因子の半減期

凝固因子	半減期（時間）
VII	6〜8
IX	24
X	25〜60
II	50〜80

- 活性が40％以上あれば凝固能は維持されるが，いずれか一つの凝固因子活性が20％を下回ると凝固能は抑制されるといわれている．
- さらに重要なのは，各凝固因子は表1に示すように，それぞれ半減期が異なっていることである．
- したがって，ワルファリンの内服を中止・開始する際にはプロトロンビン時間が必ずしもワルファリンによる効果を反映していない可能性がある．
- 納豆，青汁，クロレラなどのビタミンKを含む食品を摂取すればワルファリンの作用は減弱する．
- ワルファリンはシトクロムP2C9によって代謝されるが，その遺伝子多型はワルファリンの代謝活性に影響を及ぼす．そのため日本人は，欧米人に比べてワルファリンの代謝が遅いといわれている．一方，ビタミンKエポキシド還元酵素の遺伝子多型も報告され，東洋人ではワルファリンに対する感受性が強いことが明らかにされている．

ヘパリン

- ヘパリンは分子量5,000〜20,000のムコ多糖である．
- アンチトロンビンは活性化血液凝固第X因子（Xa因子），トロンビンを阻害し抗凝固活性を発揮する．ヘパリンはそれ自体には抗凝固活性はないが，アンチトロンビンと結合し，その抗凝固活性を促進する．
- ヘパリンがトロンビンを阻害するためには，トロンビンがアンチトロンビン，ヘパリン双方と結合しなければならない．一方，ヘパリンがXa因子を阻害するためには，アンチトロンビンがXa因子と結合するのみで足りる（図2）．
- 半減期は45〜60分である．
- II型ヘパリン起因性血小板減少症が発生することがあるので，4日以上ヘパリンの投与を受けている患者は血小板数を調べるべきである．

低分子ヘパリン

- 未分画ヘパリンに比べて低分子ヘパリンの分子量は4,000〜6,000と低い．

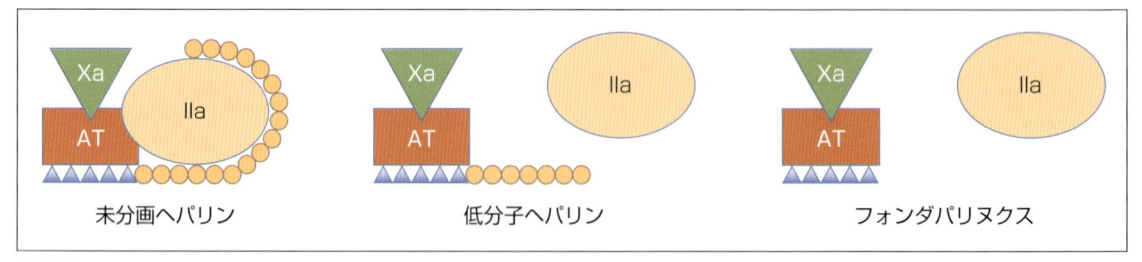

図2 未分画ヘパリン，低分子ヘパリン，フォンダパリヌクスの作用機序

ヘパリンはアンチトロンビン（AT）を介してトロンビン（IIa）を阻害する際にはアンチトロンビン，トロンビン双方に結合しなければならない．一方，Xa因子を阻害するためにはアンチトロンビンに結合するのみで足りる．低分子ヘパリンは糖鎖が短いのでトロンビンと結合できず，Xa因子のみを阻害する．フォンダパリヌクスはアンチトロンビン結合部位のみでできているため，これもXa因子のみを阻害する．

- 低分子ヘパリンは，ヘパリンに比べ糖鎖が短いためアンチトロンビンとは結合できるがトロンビンとは結合できず，その抗凝固活性は主に Xa 因子を阻害することによる（図2）．
- ヘパリンと異なり抗凝固活性の測定が困難である．半減期がヘパリンより長い．プロタミンで完全にリバースできない．
- 抗 Xa 因子活性は投与後 3〜5 時間でピークに達する．抗 Xa 因子活性は投与後 12 時間でも存在する．

フォンダパリヌクス
- フォンダパリヌクスは，未分画ヘパリンの最少有効単位であるアンチトロンビン結合部位のペンタサッカライドを化学合成した抗凝固薬である．
- アンチトロンビンに結合し，そのトロンビン阻害作用に影響を及ぼさず，Xa 因子阻害作用のみを増強する（図2）．
- フォンダパリヌクスを単回皮下投与したときの吸収はすみやかで，投与後約 2 時間で最高血中濃度に達する．消失半減期は 14〜17 時間である．腎機能障害のある患者では半減期の延長が認められる．
- 全身クリアランスは，体重の低い患者で低下する傾向にあり，出血性合併症の発生が増大する可能性がある．

c. 新しい経口抗凝固薬

- 先に述べたように，長年用いられてきたワルファリンは治療の安全性，確実性の面でさまざまな問題があった．
- より出血性合併症が少なく，確実に血栓性疾患の予防が可能となる薬剤が近年開発されている．いずれも，効果発現が速い，抗凝固作用の予測可能性が高い，食品や薬剤との相互作用が少ない，特異的な凝固因子を標的にする，などの特長がある（表2）．
- 近年開発された経口抗凝固薬は主に Xa 因子阻害薬と直接トロンビン阻害薬である．いずれも，ワルファリンに比べ，出血性の合併症の発症頻度を抑えつつ，優れた抗血栓作用を発揮することが判明している．

Xa 因子阻害薬
- 低分子ヘパリン，フォンダパリヌクスなどの間接型 Xa 因子阻害薬がアンチトロンビンを介して作用を発揮するのに比べ，新しく開発された経口 Xa 因子阻害薬はいずれも直接 Xa 因子を阻害する．
- 遊離型 Xa 因子のみでなく，血小板上のプロトロンビナーゼ複合体中の Xa 因子も阻害するため，より効果的に抗血栓効果を発揮する．
- 一方，これらの Xa 因子阻害薬はトロンビンによる血小板凝集を抑制しないため，出血性合併症のリスクも低いと考えられている．各経口 Xa 因子阻害薬と次に述べる経口直接トロンビン阻害薬の薬理学的特性を表3に示す．

新しい経口抗凝固薬は，ワルファリンより安全

表2 新しい経口抗凝固薬の特長

- 効果発現が速いため，投与開始時にブリッジングが必要ない
- 抗凝固作用が予測可能なのでモニタリングが不要
- 選択的に凝固因子を阻害するため，副作用発生のリスクが低い
- 食品との相互作用の可能性が低いため，食事制限の必要がない
- 他の薬剤との相互作用の可能性が低いため，併用薬の制限が少ない

表3 新しい経口抗凝固薬の薬理学的特性

標的因子	Xa 因子			トロンビン
薬剤名	リバーロキサバン	アピキサバン	エドキサバン	ダビガトラン
Tmax	2〜4 時間	1〜4 時間	1〜2 時間	1.25〜3 時間
生物学的利用率	80〜100% human	49% human	50% monkey	6.5% human
薬物相互作用の可能性	CYP3A4/ P-gp 阻害薬	CYP3A/ P-gp 阻害薬	CYP3A/ P-gp 阻害薬	P-gp 阻害薬
タンパク結合率	92〜95%	87%	40〜59%	35%
半減期	8〜11 時間	8〜15 時間	9〜11 時間	12〜14 時間
腎排泄率	66%	25%	40%	80%

P-gp：糖タンパク質.

表4 新しい経口抗凝固薬を使用している患者に対する硬膜外麻酔実施に関する指針

	リバーロキサバン	アピキサバン	ダビガトラン
硬膜外穿刺から次の投与まで	4〜6 時間	6 時間	2〜4 時間
最後の投与から硬膜外カテーテル抜去まで	22〜26 時間	26〜30 時間	*
カテーテル抜去から次の投与まで	4〜6 時間	4〜6 時間	6 時間

* ダビガトランはカテーテル留置されている患者への投与は推奨されていない.

■ 直接トロンビン阻害薬
- 直接トロンビン阻害薬であるダビガトラン（プラザキサ®）は，ワルファリンに比べ心房細動の患者において同等の抗血栓作用を発揮しつつ，出血性合併症の発生を低く抑えることがわかっている[2].
- ダビガトランはタンパク結合率が35%と低いうえに腎排泄率が80%と高いため，透析によって効果的に体内から排除することが可能と考えられている.

■ 新しい経口抗凝固薬の使い方と合併症
- こうした新しい経口抗凝固薬の薬理学的特性をふまえ，Levy らは2013年，周術期医療，集中治療における新しい抗凝固薬の管理に関する総説を発表した[3]．その中で彼らは，硬膜外カテーテルの挿入・抜去と抗凝固薬の内服に関する推奨も行っている．それによると，各抗凝固薬の半減期にもよるが，硬膜外カテーテルの挿入を行ってから抗凝固薬の内服までは2〜6時間あけること，抗凝固薬を内服したらその後22〜30時間はカテーテルの抜去を行わないこと，カテーテルを抜去したら4〜6時間は抗凝固薬は内服しないこと，が推奨されている（表4）.
- 最近，Idestrup らは人工膝関節置換術後，持続大腿神経ブロックによる鎮痛を受けた患者で，深部静脈血栓予防のためにリバーロキサバンを内服して

いる504例を対象として出血性合併症の発生状況を調査した[4]．大腿神経ブロックのカテーテルはリバーロキサバン内服20時間後に抜去され，その後の出血性の合併症の発生が調べられたが，鼠径部，大腿の皮下血腫以外に重大な合併症を認めなかったと報告した．

- 一方，新しい抗凝固薬はワルファリンに比べて安全ではあるものの，投与しない場合と比較して出血リスクが増大することは間違いない．とくに，いずれの抗凝固薬も，75歳以上の高齢者，腎機能低下症例（クレアチニンクリアランス値50 mL/分未満），低体重症例（50 kg以下），抗血小板薬併用者において出血性合併症の発生が増加することが判明している[3]．こうした患者に神経ブロックを行う際には，とくに慎重にその適応とリスクを検討すべきである．

2 各種神経ブロックと出血性合併症

- 抗血栓療法を受けている患者に対する脊髄幹麻酔の実施については，詳細な検討がなされた結果，ASRAのガイドラインが公表されているので参考にされたい（表5）[1]．過去に発表された末梢神経ブロックに伴う出血性合併症に関連する論文をみると，ほぼあらゆるブロックで出血性合併症が発生する可能性があることがわかる．

- 実は，抗血栓療法を受けていない患者でも末梢神経ブロックに伴う出血性合併症はいくつか報告されている（表6）．とくに，腕神経叢ブロック（斜角筋間・腋窩アプローチ），星状神経節ブロックなど，上肢の，周囲に比較的血管が多く分布していると思われる領域での出血性合併症が目立つ．興味深

> あらゆる末梢神経ブロックで，出血性合併症が発生する可能性がある

表5 各抗血栓薬を投与されている患者における脊髄幹麻酔実施に関する指針

抗血小板薬	・NSAIDs：穿刺は禁忌ではない ・チクロピジン：14日前に中止 ・クロピドグレル：7日前に中止
未分画ヘパリン皮下注	・1日2回 10,000 U/日以下なら穿刺は禁忌ではない ・10,000 U/日以上の安全性は確立されていない
未分画ヘパリン静脈内	・穿刺1時間以上後にヘパリン投与 ・最後のヘパリン投与から2〜4時間後にカテーテル抜去
低分子ヘパリン	・1日2回投与の場合 ・最後の投与から10〜12時間後に穿刺 ・高用量の場合は投与後24時間以上後に穿刺 ・術後初めの投与2時間以上前にカテーテル抜去
ワルファリン	・INR正常で穿刺留置 ・INR 1.5以下でカテーテル抜去
フォンダパリヌクス	・実際のリスクは不明だが，臨床試験時の条件に合わせ，単回穿刺，出血（−），カテーテル留置なしの場合のみ投与

INR：国際標準比．

(Horlocker TT, et al. Reg Anesth Pain Med 2010; 35: 64-101[1]より)

表6 過去に報告のある神経ブロックに伴う出血性合併症

1. 抗血栓療法を受けていない患者

神経ブロック	出血性合併症	経過,転帰
腋窩 transarterial	巨大血腫,橈骨神経麻痺,パレステジア	6か月後,完全回復
腋窩 transarterial	血腫	後遺症なく回復
持続腋窩アプローチ	血腫	後遺症なく回復
腸骨鼠径腸骨下腹神経	小腸の閉塞を伴う粘膜下血腫	開腹術,小腸切除,後遺症なく回復
腸骨鼠径腸骨下腹神経	回腸末端の血腫	後遺症なく回復
腸骨鼠径神経	骨盤血腫	保存的治療で回復
鎖骨下アプローチ	穿刺部の血腫	不明
持続斜角筋間アプローチ	血腫,Horner症候群	Horner症候群は1年後に回復
腰部交感神経節	腎被膜下血腫	輸血
傍脊椎	気管出血,胸椎周囲の血腫,左下葉出血	手術中止
陰部神経	感染を伴う後腹膜血腫	抗菌薬投与,保存的治療で回復
星状神経節	斜台から横隔膜に至る血腫,Horner症候群,気道閉塞	気管切開
星状神経節	血腫,気道閉塞,呼吸困難,嚥下困難	気管切開
腹直筋鞘	後腹膜血腫	保存的治療で回復

2. 抗血栓療法を受けている患者

神経ブロック	抗血栓薬	出血性合併症	経過,転帰
肋間神経	ワルファリン,ヘパリン	胸壁血腫	輸血
術後持続大腿神経	アスピリン	後腹膜血腫	手術
腰神経叢	メフェナム酸	腎被膜下血腫	保存的治療
腰神経叢	術後ジクロフェナク	腎被膜下血腫	保存的治療
腰部交感神経節	チクロピジン	巨大後腹膜血腫	輸血
腰部交感神経節	クロピドグレル	巨大後腹膜血腫	死亡
殿下部坐骨神経,持続腰神経叢	エノキサパリン	後腹膜血腫	神経障害,輸血,腎不全,肺水腫,イレウス
腰神経叢,坐骨神経	ワルファリン,アスピリン	後腹膜血腫	輸血
腰神経叢,腸骨筋膜下	エノキサパリン	後腹膜血腫	輸血,神経障害,回復
坐骨神経,腰神経叢	エノキサパリン	後腹膜血腫	神経障害,回復
坐骨神経,腰神経叢	エノキサパリン	大腿皮下血腫	保存的治療,回復
持続大腿神経,持続坐骨神経	エノキサパリン	坐骨神経カテーテル穿刺部血腫	保存的治療,回復
持続大腿神経,持続坐骨神経	エノキサパリン	大腿カテーテル穿刺部出血・血腫	保存的治療,回復
腸骨鼠径腸骨下腹神経	アスピリン,ジピリダモール	後腹膜血腫	右深腸骨回旋動脈塞栓術

いことに，これらのブロックに伴う出血性合併症は，抗血栓療法を受けている患者での報告は逆にあまり目立たない．

- 一方，腰部交感神経節ブロック，腰神経叢ブロック，大腿神経ブロック，坐骨神経ブロック，など下肢の末梢神経ブロックでは抗血栓療法を受けている患者における出血性合併症の報告が多い（表6）．とくに，腰部交感神経節ブロック，腰神経叢ブロックでは後腹膜出血（血腫）に伴う貧血，出血性ショックのほか，死亡例まで報告されている．ASRAガイドラインでは比較的深い場所へのブロック（腰部交感神経節ブロック，腰神経叢ブロック）の適応は脊髄幹麻酔と同等に考えるべきであると述べている．
- 腕神経叢ブロック，体幹腹壁のブロック，大腿神経ブロック（鼠径部），坐骨神経ブロック（膝窩部，殿下部）など浅い部位にある神経へのブロックについては，凝固能，血小板機能が高度に抑制されていなければ施行可能であると考えるが，穿刺後はより注意深く穿刺部位，神経症状の観察を行わなければならないのは言うまでもない．
- 術後運動機能をモニタリングし，症状を早期発見できるよう，最小限の局所麻酔薬を投与する配慮も必要であろう．一方，浅い部位でのブロックでも腕神経叢ブロック，星状神経節ブロックなど，頚部で行うブロックは血腫形成に伴う周囲組織圧迫（気道閉塞，神経障害など）の危険性があると考えられ，さらに注意が必要と思われる．

（藤原祥裕）

> **Column　ヘパリン起因性血小板減少症（HIT）の機序**
>
> ヘパリン起因性血小板減少症（heparin induced thrombocytopenia：HIT）は，未分画ヘパリンの血小板刺激作用によって一過性に血小板数が減少するⅠ型と，ヘパリン依存性自己抗体（抗ヘパリン-血小板第4因子複合体抗体〈HIT抗体〉）が血小板を活性化するために血小板数減少をきたすⅡ型に分類される．Ⅰ型は，臨床症状や血栓の合併はまったくなく，未分画ヘパリンを投与中止することなく血小板数は自然に回復する．これに対してⅡ型は，未分画ヘパリンを継続投与する限り血小板減少は進行し，血小板減少に伴い，出血ではなく重篤な動静脈血栓が合併する．体内に投与された未分画ヘパリンは，その中和物質である血小板第4因子と結合し複合体となり，このヘパリン-血小板第4因子複合体とこの複合体に対して産生されたHIT抗体が免疫複合体を形成し，これが血小板膜上に存在するFcγIIaレセプターを介して血小板凝集を引き起こす．

神経症状を早期発見できるよう，局所麻酔薬の投与は最小限とするように配慮

文献

1) Horlocker TT, et al. Regional anesthesia in the patient receiving antithrombotic or thrombolytic therapy: American Society of Regional Anesthesia and Pain Medicine Evidence-Based Guidelines (Third Edition). Reg Anesth Pain Med 2010; 35: 64-101.
2) Connolly SJ, et al. Dabigatran versus warfarin in patients with atrial fibrillation. N Engl J Med 2009; 361: 1139-51.
3) Levy JH, et al. Managing new oral anticoagulants in the perioperative and intensive care unit setting. Anesthesiology 2013; 118: 1466-74.
4) Idestrup C, et al. The incidence of hematoma formation in patients with continuous femoral catheters following total knee arthroplasty while receiving rivaroxaban as thromboprophylaxis: An observational study. Reg Anesth Pain Med 2014; 39: 414-7.

4-2 単回投与法 vs 持続投与法：利点と欠点

- 一般的に，末梢神経ブロックは脊髄幹麻酔よりも作用持続時間が長い傾向にある．腕神経叢ブロックや大腿・坐骨神経ブロックの場合，単回投与のみで10時間以上麻酔効果が持続する場合もある．長時間の鎮痛効果が必要とされない状況では，単回投与の末梢神経ブロックで十分な鎮痛を行うことが可能である．
- しかし，肩関節形成術，人工膝関節置換術などは術後の痛みが強くかつ長時間持続することが知られており，単回投与のみでは質の高い鎮痛を提供するのが困難であることが多い．

① 持続神経ブロックの鎮痛効果

- 長期の鎮痛が必要な状況ではカテーテルの挿入・留置による持続神経ブロックが用いられる．術後数日間，優れた鎮痛効果をもたらすことによって，持続神経ブロックは術後の早期離床を促進し，全身投与の鎮痛薬による副作用を減らす．

> 持続神経ブロックは早期離床を促進，全身投与の副作用を低減する

a. 単回投与と持続投与による術後鎮痛効果の比較

- Bingham らは，各種の末梢神経ブロックに関して，単回投与と持続投与の術後鎮痛効果を比較した．702例の患者を含む21のランダム化比較試験を用いてメタ解析を行った[1]．
- 調査の対象となった末梢神経ブロックには上肢，体幹，下肢などさまざまな部位のブロックが含まれていた．そして彼らは，手術当日から術後2日目まで，持続神経ブロックの投与を受けた患者のほうが単回投与のブロックを受けた患者に比べ，安静時，体動時の痛みが有意に少なく，オピオイドの使用量も少なく，さらに悪心・嘔吐の発生も少ないことが判明したと報告した．
- 質の高い鎮痛は術後のリハビリテーションを容易にし，関節機能の早期回復を促進したり，術後の痛覚過敏を抑制したりすることによって術後遷延痛を予防する可能性が期待されている．
- しかし現時点では，末梢神経ブロック持続投与が術後長期の機能回復や遷延痛の発生に影響を及ぼすか否かについては若干の論争がある．

b. 人工膝関節置換術後における持続大腿神経ブロック

- Salinas らは，人工膝関節置換術後の膝関節機能回復と術後入院期間に対する持続大腿神経ブロックの影響を調べた[2]．単回投与の大腿神経ブロックに比べ，持続大腿神経ブロックは有意に術後早期の痛みを減らすことができたが，12週間後の膝関節屈曲角度と入院日数には両群で有意な差を認めなか

った．
- 一方，膝関節周囲の知覚は大腿神経と坐骨神経両方の支配を受けており，大腿神経ブロックに坐骨神経ブロックを併用することによって術後鎮痛の質を向上させることができる．
- Wegener らは人工膝関節置換術の術後鎮痛として，持続大腿神経ブロックに，単回投与あるいは持続投与の坐骨神経ブロックを併用した 2 群間で術後 3 か月，1 年の膝関節機能と膝関節痛を比較した．単回投与に比べ持続坐骨神経ブロックはそれらを改善することはできなかった[3]．

c. 乳癌術後における持続傍脊椎ブロック

- 一方，乳癌術後において，持続傍脊椎ブロックは単回投与に比べて手術 1 年後の遷延痛を減らすと報告されている[4]．
- Ilfeld らは，乳癌手術を受ける患者に術後鎮痛として，単回投与あるいは持続投与（術後 3 日間）の傍脊椎ブロックを行い，術後 12 か月までの術後遷延痛の発生を調査した．たいへん興味深いことに，術後 3 か月の時点では術後痛とそれに伴う生理的・情緒的機能障害の発生に差を認めなかったが，術後 12 か月の時点では持続投与群で有意に遷延痛の頻度が低かったと彼らは報告した．

- 手術に伴う痛みの発生メカニズムはさまざまであるし，それらに対して用いられるブロックもさまざまである．今後，各手術における各神経ブロック持続投与の長期予後に対する影響を調査する必要があるだろう．

> 持続傍脊椎ブロックは単回投与に比べて手術 1 年後の遷延痛を減らす

❷ 持続神経ブロックの副作用，合併症

- 持続投与法は術後短期の痛みに対して優れた鎮痛効果を有することは間違いないが，カテーテル留置，局所麻酔薬の持続投与による副作用，合併症の発生の可能性はないのだろうか？

a. 感染性合併症

- Capdevila らは多施設共同で整形外科の手術を受けた患者 1,416 例を前向きに調査し，各種の副作用，合併症の発生状況を調べた[5]．術後鎮痛は 96.3% の患者で有効であったが，術後 24 時間で痛みスコアの上昇を認めた．知覚低下としびれの訴えがそれぞれ患者の 3% と 2.2% に認められた．
- また持続大腿神経ブロック後に 0.21%（3 名）の患者で神経障害が発生したが，いずれも 36 時間から 10 週のあいだに回復した．3% の患者で局所の炎症所見が認められた．1 名（0.07%）で腸骨筋膿瘍と蜂窩織炎が発生したが，抗菌薬の投与で治癒した．
- 持続投与を行っても重篤な副作用，合併症が発生する可能性は低いようである．
- しかし，他の報告では，持続大腿神経ブロック，持続腕神経叢ブロックによ

って膿瘍形成，壊死性筋膜炎などの発生が報告されている[6-8]．とくにこれらの感染性合併症は糖尿病を合併している患者での発生が多い傾向にあり，十分な注意が必要である．

b. 局所麻酔薬中毒

- 持続投与を行う際，もう一つ懸念されるのが大量の局所麻酔薬投与に伴う血中濃度の上昇，局所麻酔薬中毒の可能性である．
- Bleckner らは戦争負傷兵に鎮痛目的で持続神経ブロックを行った[9]．ブロックの種類は大腿神経，腕神経叢，坐骨神経などさまざまであった．持続神経ブロック投与期間中央値 7 日（3～23 日），ロピバカイン総投与量中央値 3,722 mg（1,146～22,320 mg）であった．投与 3 日目のロピバカイン血中濃度は 0.025 mg/L，3～5 日目のそれは 0.016 mg/L と中毒濃度をかなり下回っていた．また，局所麻酔薬中毒の症状を呈した患者もいなかった．
- 中央値から推測すると 1 日約 500 mg のロピバカインが投与されていたことになるが，それでもロピバカインの血中濃度はかなり低く推移しており，持続投与を行ったとしても局所麻酔薬中毒の危険性はそれほど高くないことを示唆している．
- しかし，この報告は基本的に健常者におけるものであり，肝機能障害を有する患者，高齢者などで持続投与によって局所麻酔薬中毒が発生するか否かは不明である．さらに，局所麻酔薬血中濃度の上昇程度は末梢神経ブロックによって異なっており，今後さらなる研究がまたれるところである．

❸ 単回投与法と持続投与法の利点と欠点

- 単回投与と持続投与の末梢神経ブロックの利点と欠点を表 1 にまとめた．
- 持続投与は単回投与に比べ，術後早期の鎮痛の質を改善する．一方で，長期の機能回復，遷延痛の発生抑制に効果があるか否かは不明である．
- 頻度はそれほど高くないが，持続投与カテーテルの留置に伴って感染などの合併症の可能性が増加する．その他，カテーテル留置に伴って発生するカテ

表 1 末梢神経ブロックの単回投与と持続投与の利点と欠点

	利点	欠点
単回投与	・手技が容易である ・カテーテル管理に手間がかからない ・安価	・効果持続時間が限られる ・効果の調節が不可能
持続投与	・長期にわたって鎮痛を行うことが可能である ・薬液投与量の調節によって効果を調整することが可能である	・手技が複雑である ・局所麻酔薬中毒の懸念 ・刺入部からの液漏れ，感染，神経障害リスクの増大，カテーテルの迷入による効果の減弱などカテーテル管理上の手間がかかる ・カテーテルに関するコストの増大

ーテル管理の手間，コストの発生などのデメリットもある．
- 持続投与を行うか否かは，これらの利点と欠点を把握したうえで，患者の希望などを合わせて総合的に考慮し判断すべきであると考える．

（藤原祥裕）

文献

1) Bingham AE, et al. Continuous peripheral nerve block compared with single-injection peripheral nerve block: A systematic review and meta-analysis of randomized controlled trials. Reg Anesth Pain Med 2012; 37: 583-94.
2) Salinas FV, et al. The effect of single-injection femoral nerve block versus continuous femoral nerve block after total knee arthroplasty on hospital length of stay and long-term functional recovery within an established clinical pathway. Anesth Analg 2006; 102: 1234-9.
3) Wegener JT, et al. Long-term pain and functional disability after total knee arthroplasty with and without single-injection or continuous sciatic nerve block in addition to continuous femoral nerve block: A prospective, 1-year follow-up of a randomized controlled trial. Reg Anesth Pain Med 2013; 38: 58-63.
4) Ilfeld BM, et al. Persistent postmastectomy pain and pain-related physical and emotional functioning with and without a continuous paravertebral nerve block: A prospective 1-year follow-up assessment of a randomized, triple-masked, placebo-controlled study. Ann Surg Oncol 2015; 22: 2017-25. doi: 10.1245/s10434-014-4248-7. Epub 2014 Nov 21.
5) Capdevila X, et al; French Study Group on Continuous Peripheral Nerve Blocks. Continuous peripheral nerve blocks in hospital wards after orthopedic surgery: A multicenter prospective analysis of the quality of postoperative analgesia and complications in 1,416 patients. Anesthesiology 2005; 103: 1035-45.
6) Adam F, et al. Psoas abscess complicating femoral nerve block catheter. Anesthesiology 2003; 99: 230-1.
7) Nseir S, et al. Fatal streptococcal necrotizing fasciitis as a complication of axillary brachial plexus block. Br J Anaesth 2004; 92: 427-9.
8) Borgeat A, et al. Evaluation of the lateral modified approach for continuous interscalene block after shoulder surgery. Anesthesiology 2003; 99: 436-42.
9) Bleckner L, et al. Serum free ropivacaine concentrations among patients receiving continuous peripheral nerve block catheters: Is it safe for long-term infusions? Anesth Analg 2014; 118: 225-9.

4-3 末梢神経ブロック単独管理の適応とコツ

- 末梢神経ブロックは単独で手術の麻酔，あるいは全身麻酔と併用して術中の麻酔補助や術後鎮痛を目的として行われる．
- 従来，末梢神経ブロックといえば単独での麻酔法が主であり，現在でも上肢の小手術ではブロック単独で行われることが多い．
- 超音波ガイド下法により末梢神経ブロックがより正確に行えるようになり，他の麻酔法で困難な高リスクの症例を末梢神経ブロック単独で行う機会が増えてきている．

❶ 手術麻酔としての末梢神経ブロックの適応

症例ごとに慎重に適応を考える

- 適応は，末梢神経ブロックにより十分な鎮痛が得られる手術である．手術時間は短時間で，患者の同意と協力が得られることも必要になる．
- 積極的な適応としては日帰り手術があげられる．
- このほか，通常は他の麻酔法で行われている手術であっても，呼吸機能障害や低心機能などのリスクのため困難である場合は適応になりうる．この場合は，ブロック単独で行うことのメリット，デメリットをよく考えて慎重に適応を決定する．
- 心機能が悪く全身麻酔を避けたい症例の場合，そもそも手術適応があるのかという点から検討すべきである．

❷ 末梢神経ブロック単独管理での注意点

a．ブロック計画

- 手術部位の十分な鎮痛を得ることが必須である．
- 手術前に，皮膚切開の位置，予定される手術の進行とそれぞれの神経支配，予定手術時間などを確認し，適切なブロック法を選択する．患者には，ブロックの手順に加えて，ブロック効果が不十分な場合は全身麻酔に変更することもありうることを説明し，同意を得ておく．

b．ブロックの実際

- 穿刺時は超音波ガイド下に正確に神経周囲に針を誘導し局所麻酔薬を投与する．
- 神経刺激を併用すると効果的である．
- 局所麻酔薬は短時間作用性のリドカインやメピバカインを使用する．
- 術後も長時間の鎮痛を必要とする場合は，長時間作用性のロピバカインやレ

ボブピバカインを併用する．
- ブロック後は氷やピンクリック法で鎮痛範囲を確認し，必要な範囲の鎮痛が得られていることを確認してから手術を開始する．
- ブロック効果が不十分な場合は再度のブロックを考慮する．部分的であれば局所浸潤麻酔を追加したり，より末梢であれば不足する鎮痛領域のブロックを追加する（レスキューブロック）（**表1**）．

表1 レスキューブロックの例

腕神経叢ブロック 斜角筋間アプローチ	・浅頚神経叢ブロック ・肩甲上神経ブロック ・腋窩神経ブロック
腕神経叢ブロック 鎖骨上アプローチ	・橈骨神経ブロック ・尺骨神経ブロック ・正中神経ブロック ・筋皮神経ブロック
腕神経叢ブロック 腋窩アプローチ	・橈骨神経ブロック ・尺骨神経ブロック ・正中神経ブロック ・筋皮神経ブロック
大腿神経ブロック	・伏在神経ブロック

③ 末梢神経ブロック単独で行う手術時の鎮静

a. 鎮静のガイドライン

- 短時間の手術であれば覚醒状態で行うことができるが，手術時間によっては，あるいはブロックによる鎮痛が完全でない場合は鎮静を考慮する．
- 鎮静を行う際は，ASAの非麻酔科医のための鎮静・鎮痛薬投与に関する診療ガイドライン[1]に準拠し，必要な鎮静度を考慮する．通常，中等度鎮静で可能である（**表2**）．
- 術前の患者評価，手術中のモニタリングは全身麻酔に準じて行い，必要に応じて全身麻酔に移行できる準備が必要になる．

▶ ASA：
American Society of Anesthesiologists
（アメリカ麻酔科学会）

全身麻酔に準じた術前の患者評価，手術中のモニタリング，必要に応じて全身麻酔に移行できる準備が必要

b. 鎮静薬の選択

- 鎮静薬としては，呼吸抑制が少なく，鎮痛効果があるデクスメデトミジンが第一選択となる．
- 投与を予定している成人の症例では，ブロック開始時から初期負荷投与（ローディング）として6 μg/kg/時で10分間投与し，ブロック時の鎮痛・鎮静にも使用するとよい．その後は0.2〜0.7 μg/kg/時の範囲で持続静注する．
- 高齢者では必要量に大きな差がある．まず，6 μg/kg/時のローディングを患者の状態をみながら行い，必要な鎮静度が得られたら投与を中止する．短時間の手術ではその後の持続投与は必ずしも必要ない．むしろ，手術後長時

表2 鎮静深度の連続性

	軽鎮静	中等度鎮静	深鎮静	全身麻酔
反応	呼名に反応	言語あるいは軽い接触刺激に対して意図のある動き	連続あるいは痛み刺激に意図のある動き	痛み刺激に対して反応なし
気道	影響なし	介入不要	不十分な可能性	しばしば介入必要
自発呼吸	影響なし	十分	不十分な可能性	しばしば不十分
循環	影響なし	通常維持	通常維持	低下する可能性

(Anesthesiology 2002; 96: 1004-17[1]より)

間鎮静状態が持続する場合がある．
- 軽度の鎮静や，健忘効果を期待するときはミダゾラムを使用する．1～2 mgを患者の状態をみながら静注する．過量投与による過鎮静状態にはフルマゼニルで拮抗することができる．0.2 mgを静注し，効果が不十分な場合は1分間隔で0.1 mgを追加（総量1 mgまで）する．
- 長時間の確実な鎮静にはプロポフォールを使用する．TCI投与で患者の意識消失時の効果部位濃度を参考に投与量を決めるとよい．舌根沈下などの呼吸抑制に注意する．
- ブロックの効果が不十分で患者が疼痛を訴える場合は，術野から局所の局所浸潤麻酔を追加するか，少量（25～50 μg）のフェンタニルを追加する．フェンタニル投与後は呼吸抑制，とくに呼吸数の減少に注意する．

▶ TCI：target controlled infusion

4 上肢手術に対する末梢神経ブロック

手術部位により適切なアプローチを選択する

a．上肢手術（表3）

- 上肢は腕神経叢ブロックでほぼ完全な鎮痛が得られるので，上肢手術全般が適応になる．注意点として腋窩から上腕内側は肋間上腕神経の支配領域であり，腕神経叢ブロックでは完全に遮断することができない．
- ターニケットを使用する場合は，末梢の手術であっても上肢全体がブロックできる斜角筋間アプローチか鎖骨上アプローチを選択する．
- 肘より中枢の骨折では，腕神経叢ブロックの斜角筋間アプローチを使用する[2]．手術時間が長くなる場合は鎮静が必要になる．

b．肩関節手術（表3）

- 肩関節手術は浅頚神経叢ブロックと腕神経叢ブロック斜角筋間アプローチの併用で可能である[3]．
- 肩関節手術を全身麻酔で行う際の合併症として血圧低下による脳虚血がある．肩の手術ではしばしばビーチチェア位で行われるが，全身麻酔下での手術後に脳梗塞を発症したという報告がある[4]．
- 末梢神経ブロックで行った報告では脳梗塞の発症例はなく，プロポフォールによる鎮静を併用しても同様である．これは，体位変換による血圧低下が少

表3 上肢手術に対する末梢神経ブロックの選択

肩関節手術	・腕神経叢ブロック斜角筋間アプローチ
上腕骨折手術	・腕神経叢ブロック斜角筋間アプローチ
肘部骨折手術	・腕神経叢ブロック鎖骨上アプローチ
橈骨遠位端骨折手術	・腕神経叢ブロック鎖骨上アプローチ ・腕神経叢ブロック腋窩アプローチ（短時間の症例）
指骨骨折手術	・腕神経叢ブロック腋窩アプローチ（短時間の症例）

ないことと，自発呼吸を温存することで脳機能のモニターにもなることがあげられる．

❺ 下肢手術に対する末梢神経ブロック

- 下肢手術に対する区域麻酔としては脊髄くも膜下麻酔が確実である．
- 末梢神経ブロックを選択するのは，脊髄くも膜下麻酔や硬膜外麻酔などの脊柱管内でのブロックが適応にならない場合である．抗凝固療法中の場合と，心機能が高度に低下している症例では末梢神経ブロック単独での麻酔を考慮する[5]．
- 下肢の手術に対する末梢神経ブロックは多くの場合，大腿神経ブロックと坐骨神経ブロックの併用となる（表4）．
- 膝より末梢の手術は，大腿神経ブロックあるいは伏在神経ブロックと坐骨神経ブロック膝窩アプローチで可能である．注意したいのは長時間作用性の局所麻酔薬を使用して坐骨神経ブロックを行った場合，運動神経の麻痺がブロック後24時間程度継続する症例があることである．手術後，早期に帰宅させる場合は局所麻酔薬の選択や濃度，量に注意する．
- 足首より末梢の手術では，踵部で，伏在神経，脛骨神経，浅腓骨神経，深腓骨神経，腓腹神経を別々にブロックするアンクルブロックで行うこともできる[6]．
- 膝上の手術では大腿神経ブロックと外側大腿皮神経ブロックの併用あるいは腰神経叢ブロックと，坐骨神経ブロック傍仙骨アプローチの併用が必要になる．
- 腰神経叢ブロックは，大腿神経，外側大腿皮神経，閉鎖神経を中枢でブロックできる．しかし，深部のブロックであり抗凝固療法中の患者では出血のリスクがある．末梢でそれぞれの神経をブロックする方法も考慮する．
- 坐骨神経ブロックにはいくつかのアプローチがあるが，大腿後面の後大腿皮神経を確実にブロックできるのは傍仙骨アプローチである[7]．ただし，傍仙骨アプローチも深部のブロックであり，周囲に上殿・下殿動脈が走行していることから，患者によってはより末梢の殿下部アプローチを選択する．
- 膝上の手術のうち，大腿骨骨折に対する骨接合術は，腰神経叢ブロックあるいは大腿神経ブロックと外側大腿皮神経ブロックと，坐骨神経ブロック傍仙骨アプローチの併用によりブロック単独で可能である[8]．膝上での大腿切断

大腿神経と坐骨神経の神経支配領域を考え両者を併用する

表4　下肢手術に対する末梢神経ブロックの選択

大腿骨頚部骨折手術	・腰神経叢ブロック（大腿神経ブロック＋外側大腿皮神経ブロック） 　＋坐骨神経ブロック傍仙骨アプローチ
大腿切断術	・腰神経叢ブロック（大腿神経ブロック＋外側大腿皮神経ブロック） 　＋坐骨神経ブロック傍仙骨アプローチ
下腿切断術	・大腿神経ブロック（伏在神経ブロック） 　＋坐骨神経ブロック膝窩アプローチ

表5 体幹部手術に対する末梢神経ブロックの選択

鼠径ヘルニア手術	・腹横筋膜面ブロック（患側のみ，デクスメデトミジンの鎮静が必要）
乳房部分切除	・胸部傍脊椎ブロックあるいは前胸壁ブロック

術も同様である．

❻ 体幹部手術に対する末梢神経ブロック

- 体幹部の手術についてはブロック単独で可能な症例は少ない（表5）．これはブロックできる範囲が体表面に限られ，たとえば大きく腹膜を牽引する場合には鎮痛が不足するためである．

> 体幹部手術に対する末梢神経ブロック単独での管理は体表面の手術に限られる

- 腹膜透析用のカテーテル留置や鼠径ヘルニアなどの腹腔内操作を伴わない手術では腹横筋膜面ブロックと局所の浸潤麻酔，およびデクスメデトミジンによる鎮静で可能である[9]．
- 胸壁の手術では，胸部傍脊椎ブロック，肋間神経ブロック，前胸壁ブロック[10]（Pecs block）が適応になる．
- 乳房の生検や部分切除では，胸部傍脊椎ブロックあるいは前胸壁ブロックが適応となる．
- 胸部傍脊椎ブロックでは腕神経叢由来の外側胸筋神経と内側胸筋神経がブロックできない．このため，前胸壁ブロックのうちのPecs Ⅰブロックを併用すると広範囲の鎮痛が可能となる．
- 前胸壁ブロックでは，上述の外側胸筋神経と内側胸筋神経とともに第2～4肋間神経の外側皮枝領域，肋間上腕神経領域をブロックできる．したがって，乳房の生検や胸壁へのペースメーカ埋め込みなどに適応がある．肋間神経の前皮枝領域，つまり正中部には効果がないので注意する．

❼ おわりに

- 以上，末梢神経ブロック単独管理の適応とコツについてまとめた．
- 末梢神経ブロック単独での管理には，手術領域の確認と神経支配の理解，さらに必要なブロック領域を得るために適切なブロックの選択と正確なブロック手技が必要になる．
- 苦労が多い割に，現状では保険点数が低く，とくに体幹での腹横筋膜面ブロックなどでは局所浸潤麻酔としてのコストしか請求できないのが現状である．
- 一方で，リスクの高い症例を安全に麻酔管理できたり，日帰り手術が可能などメリットも大きい．
- 単独管理によるメリット，デメリットをよく考え，患者にとって最適の方法を選択する必要がある．

（森本康裕）

文献

1) Practice guidelines for sedation and analgesia by non-anesthesiologists. American Society of Anesthesiologists Task Force on Sedation and Awareness by Non-Anesthesiologists. Anesthesiology 2002; 96: 1004-17.
2) 森本康裕, 中島若巳. 末梢神経ブロックで管理した多発性上腕骨骨折に対する骨接合術の麻酔経験. 臨床麻酔 2013; 37: 1391-3.
3) 渕辺 誠ほか. 血気胸改善後の鎖骨骨接合術に対する腕神経叢ブロックと鎮静. 森本康裕, 柴田康之, 編. 超音波ガイド下末梢神経ブロック実践24症例. 東京：メディカル・サイエンス・インターナショナル；2013. p.133-45.
4) Pohl A, Cullen DJ. Cerebral ischemia during shoulder surgery in the upright position: A case series. J Clin Anesth 2005; 17: 463-9.
5) 小野寺美子. 下肢動脈バイパス術に対する末梢神経ブロック. 森本康裕, 柴田康之, 編. 超音波ガイド下末梢神経ブロック実践24症例. 東京：メディカル・サイエンス・インターナショナル；2013. p.189-94.
6) 渡辺邦太郎. 足部骨折に対するアンクルブロック. 森本康裕, 柴田康之, 編. 超音波ガイド下末梢神経ブロック実践24症例. 東京：メディカル・サイエンス・インターナショナル；2013. p.165-71.
7) 森本康裕. 超音波ガイド下神経ブロック③下肢の神経ブロックの実際Ⅱ（坐骨神経ブロック）. 日臨麻会誌 2013; 33: 606-11.
8) 森本康裕, ほか. 末梢神経ブロックで管理した超高齢者の大腿骨骨折の一例. 臨床麻酔 2014; 38: 1357-8.
9) 田中絵里子, 森本康裕. 腹横筋膜面ブロック主体で行った鼠径ヘルニア手術の麻酔経験. 臨床麻酔 2015; 39: 999-1002.
10) 佐倉伸一, 原かおる. 前胸壁ブロック. 佐倉伸一, 編. 周術期超音波ガイド下神経ブロック. 改訂第2版. 東京：真興交易医書出版部；2014. p.476-85.

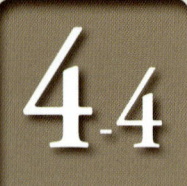

4-4 全身麻酔に併用する末梢神経ブロックの適応とコツ

- 全身麻酔に末梢神経ブロックを併用する目的は，手術中の鎮痛補助と術後鎮痛である．
- 末梢神経ブロックで鎮痛が図れることにより，全身麻酔中に使用する麻酔薬やオピオイドの量を減らすことができる．また，単回のブロックであっても長時間作用性の局所麻酔薬を使用することで，良好な術後鎮痛を得ることができる．
- ブロック単独での手術麻酔管理と比べると，長時間になっても患者の苦痛がなく，ブロックの効果が不十分であってもオピオイドの併用で対応可能であるなど利点が多い．

❶ 適応

- 全身麻酔が適応となる症例で，末梢神経ブロックにより鎮痛が可能な部位の手術すべてが適応となる．
- 術前の抗凝固療法，血小板減少や凝固機能異常のある患者では深部のブロックは避ける[1]．浅部のブロックは症例により適応を検討する．
- 単回のブロックにするか持続ブロックにするかは症例により適応を考える．術式により施設内で方針が決まっていることが望ましい．

❷ 麻酔計画

患者へのインフォームドコンセントは慎重に行う

- 通常の全身麻酔と同様に，術式，術前検査と患者の診察により全身麻酔の適応を判断する．
- 患者には全身麻酔に加えて，末梢神経ブロックを併用することの必要性，および合併症について説明し同意を得る．患者の中には，手術後に手がしびれるのであれば痛みを我慢するとするケースもある．
- ブロックの効果については，予想されるブロックの持続時間，運動麻痺の可能性，ブロック効果消失後の痛みの出現と，その場合の鎮痛法について説明しておく．
- とくに，覚醒後長時間痛みを感じていなかった患者が，深夜になって耐えがたい痛みが出現した場合の対応が問題となる．レスキューとしての鎮痛法を病棟に指示しておくことが重要である．

❸ 末梢神経ブロックの選択

- ブロックの目的は主として術後鎮痛であることから，ブロックの選択は末梢

神経ブロック単独の場合とは異なることもありえる．
- たとえば人工膝関節置換術の場合，末梢神経ブロック単独であれば，腰神経叢ブロックと坐骨神経ブロック傍仙骨アプローチの併用が必要になる．全身麻酔に併用する場合は，腰神経叢ブロックの代わりに大腿神経ブロック，坐骨神経ブロックもより遠位で行う膝窩アプローチあるいは選択的脛骨神経ブロックで十分である[2]．より難易度の低い末梢でのブロックで対応できる．手術中に不足する鎮痛は，オピオイドの併用で対応する．

❹ 局所麻酔薬の選択

- 全身麻酔に併用する場合，手術執刀時には鎮痛効果が不足していてもオピオイドの追加により対応可能である．
- 一方で手術後はできるだけ長時間の効果持続が望まれるため，ロピバカインやレボブピバカインなどの長時間作用性の局所麻酔薬を使用する．
- 濃度については，鎮痛が目的であるため末梢神経ブロック単独で手術麻酔を行う場合と比べて低濃度を使用し，運動神経麻痺を避けるのが一つの考え方である．
- 長時間の鎮痛を得たいのであれば，高濃度の局所麻酔薬を使用したほうが作用時間は長くなる．どの程度の濃度を使用するかは，症例により適宜使い分けていく必要がある．

> 長時間作用性の局所麻酔薬を使用

❺ ブロックのタイミング

a. ブロック時の鎮静

- 末梢神経ブロックは全身麻酔施行前に行うことを原則とする．
- これは放散痛などの患者の症状が全身麻酔下ではわからないためである．また，筋弛緩薬を使用した後では神経刺激を併用することができない．鎮静が必要な場合は，少量のミダゾラムあるいはフェンタニルにとどめる．
- 腹横筋膜面ブロックのように，神経ではなくコンパートメントを目標とするブロックは，全身麻酔後に施行可能である．

> 基本的には手術開始前に行う

b. ブロックのタイミング

- 手術執刀前に行うことで，手術中の鎮痛補助ならびに術後鎮痛の両方に有効である．
- 一方，手術終了後に行うことで術後から長時間の鎮痛を得ることができる．手術開始前にブロックした場合でも，手術時間が長くなれば，手術終了後に再度ブロックを行うことも考慮する[3]．
- 腹部手術に対して腹横筋膜面ブロックや腹直筋鞘ブロックを手術後に行う場合，手術侵襲や手術中の輸液による浮腫などで超音波による組織の同定は難しくなることが多い．また，腹腔鏡下手術では，皮下気腫により同様に組織

- がみえにくくなることがある.
- 整形外科手術などで手術中の神経障害が懸念される場合は，いったん患者を覚醒させ神経障害の有無を確認後，ブロックを行う場合もある.

❻ 全身麻酔管理のポイント

- 全身麻酔管理は通常の全身麻酔に準じて考えればよい．基本的に，鎮静・鎮痛・筋弛緩のバランス麻酔であることに変わりはない.
- このうち鎮痛に関しては，末梢神経ブロックにより十分得られている．しかし，ブロックの効果が手術野全体に得られているとは限らず，そのような場合はオピオイドによる鎮痛補助が必要になる.
- そこで症例ごとに，手術の進行と想定されるブロックの効果を見極めながら管理していくことになる.

a. 上肢手術（表1）

- 上肢手術では，適切なブロック手技により手術部位全体に対してブロックの効果を得ることができる．しかし，局所麻酔薬の広がりによっては特定の神経領域のブロック効果が抜けている場合がある．とくに手術開始時には，患者の循環動態に注意し，血圧上昇など鎮痛効果が不十分な徴候がみられたらオピオイドを追加投与する.
- 肩〜上腕骨の手術では体位をビーチチェア位にすることがある．この場合は体位変換による血圧低下が問題となる．低血圧を長時間継続すると，術後に脳梗塞を発症するリスクがある[4].
- ブロックを併用しない全身麻酔では手術侵襲により血圧上昇がみられるが，ブロック効果が十分な症例では手術操作により血圧が上昇しない．適正な輸液負荷や昇圧薬投与で一定の血圧を維持する必要がある.
- 手術時間が長時間になるとブロックの効果が十分であってもターニケットペインにより血圧上昇がみられることがある．この場合はオピオイドの追加投与や血管拡張薬の投与により対応する.

表1 上肢手術に対する末梢神経ブロックの選択

肩関節手術	・腕神経叢ブロック斜角筋間アプローチ（持続）
鎖骨骨折手術	・腕神経叢ブロック斜角筋間アプローチ
上腕骨折手術	・腕神経叢ブロック斜角筋間アプローチ
肘部骨折手術	・腕神経叢ブロック鎖骨上アプローチ
肘部人工関節置換術	・腕神経叢ブロック鎖骨上アプローチ（持続）
橈骨遠位端骨折手術	・腕神経叢ブロック鎖骨上アプローチ ・腕神経叢ブロック腋窩アプローチ

表2 下肢手術に対する末梢神経ブロックの選択

大腿骨頚部骨折手術	・大腿神経ブロック＋外側大腿皮神経ブロック
人工股関節置換術	・腰神経叢ブロック
人工膝関節置換術	・大腿神経ブロック（持続） ＋坐骨神経ブロック膝窩アプローチ（選択的脛骨神経ブロック）
膝半月板縫合術	・大腿神経ブロック（伏在神経ブロック） ＋坐骨神経ブロック膝窩アプローチ
高位脛骨骨切り術	・大腿神経ブロック（持続）＋坐骨神経ブロック膝窩アプローチ
足関節骨折手術	・大腿神経ブロック（伏在神経ブロック） ＋坐骨神経ブロック膝窩アプローチ

表3 体幹手術に対する末梢神経ブロックの選択

下腹部小開腹手術 (腹腔鏡補助下手術含む)	・腹横筋膜面ブロック（両側）
腹腔鏡下胆嚢摘出術	・肋骨弓下腹横筋膜面ブロック（両側）
鼠径ヘルニア手術	・腹横筋膜面ブロック（患側）（腹腔鏡下手術では両側）
臍ヘルニア手術, 腹壁瘢痕ヘルニア手術	・腹直筋鞘ブロック（両側）
上腹部手術	・肋骨弓下腹横筋膜面ブロック（両側） ＋腹直筋鞘ブロック（両側）あるいは胸部傍脊椎ブロック（両側）
開腹胆嚢摘出術 (肋骨弓下斜切開)	・肋間神経ブロック
開胸手術	・胸部傍脊椎ブロック
乳癌手術	・前胸壁ブロックあるいは胸部傍脊椎ブロック

b. 下肢手術（表2）

- 下肢手術の麻酔でも上肢手術と同様にターニケットペインが問題となる.
- 腰神経叢ブロックと坐骨神経ブロック傍仙骨アプローチの併用以外ではターニケット部位, あるいはそれよりも末梢にブロック不十分な部位が存在するためである. ただし, ブロックを併用しない全身麻酔と比べれば, オピオイドの追加投与や血管拡張薬の投与によりその対応は容易である.
- このほか, 下肢のブロック, とくに坐骨神経ブロックでは作用発現に時間がかかる. このため手術執刀時には十分なブロック効果が得られていない場合がある. オピオイドの追加投与で対応する.

▶全身麻酔単独の症例よりもターニケットペインへの対応は容易

c. 体幹手術（表3）

- 体幹手術の場合は, ブロックの鎮痛範囲に注意が必要になる.
- 腹横筋膜面（TAP）ブロックや腹直筋鞘ブロックは腹壁の体性痛のみに効果がある. したがって, 手術の進行をみながら併用するオピオイドの量を調節することが重要である.
- 皮膚切開時はオピオイドの量を少量にとどめてブロックの効果をみる. 手術操作が腹腔内へ及ぶ場合は, 前もってオピオイドを増量しておく必要がある.
- 手術が腹壁のみの場合はブロックだけで術後鎮痛が可能であるが, 腹腔内の操作が加わった場合にはオピオイドの全身投与を併用する.

▶TAP：
transversus abdominis plane

7 オピオイドの使用

- 手術中使用するオピオイドについては注意が必要である.

▶末梢神経ブロック併用の全身麻酔では, 併用するオピオイドのさじ加減が重要

- 術後鎮痛が末梢神経ブロックにより得られている場合は，フェンタニルのような術後に効果が残存するオピオイドを使用すると，覚醒時の呼吸抑制や術後の悪心・嘔吐が全面に出やすい．手術中は短時間作用性のレミフェンタニルを中心に補助的に使用する．
- 一方，末梢神経ブロックの効果が不十分で，オピオイドの効果が必要な場合は，術中はフェンタニルやモルヒネなどの長時間作用性のオピオイドを使用し術後の残存効果を期待したり，必要に応じてIV-PCAを使用する．
- IV-PCAを使用する場合は，ブロックの効果にもよるが，通常よりも少量で鎮痛効果が得られるので持続投与を中止あるいは減量する．とくに，ブロック効果消失後のバックアップに使用する際は，持続投与なしの設定にしておく．

▶ IV-PCA：
intravenous patient-controlled analgesia
（経静脈的患者管理鎮痛法〈患者自己調節鎮痛〉）

末梢神経ブロックのみでなく，NSAIDsとオピオイドをうまく併用することが重要

8 multimodal analgesia

- オピオイド以外に，NSAIDsなどの併用によりmultimodal analgesiaの実践を心がける．
- 手術中よりジクロフェナク坐薬やアセトアミノフェンの静脈内投与を行い，術後も継続する[5]．
- 経口摂取可能になればNSAIDsの経口投与に切り替える．
- ブロック単独で完全な鎮痛を図るのではなく，multimodal analgesiaの意識をもつことで，より質の高い管理を行うことができる．

（森本康裕）

文献

1) Horlocker TT, et al. Regional anesthesia in the patient receiving antithrombotic or thrombolytic therapy: American Society of Regional Anesthesia and Pain Medicine Evidence-Based Guidelines (Third Edition). Reg Anesth Pain Med 2010; 35: 64–101.
2) 酒井規広．人工膝関節置換術の術後鎮痛に対する下肢神経ブロック．森本康裕，柴田康之，編．超音波ガイド下末梢神経ブロック実践24症例．東京：メディカル・サイエンス・インターナショナル；2013. p.173–80.
3) 上嶋浩順．上腹部腹腔鏡下手術に対する腹横筋膜面ブロック．森本康裕，柴田康之，編．超音波ガイド下末梢神経ブロック実践24症例．東京：メディカル・サイエンス・インターナショナル；2013. p.89–94.
4) Pohl A, Cullen DJ. Cerebral ischemia during shoulder surgery in the upright position: A case series. J Clin Anesth 2005; 17: 463–9.
5) Sinatra RS, et al. Efficiency and safety of single and repeated administration of 1 gram intravenous acetaminophen injection (paracetamol) for pain management after major orthopedic surgery. Anesthesiology 2005; 102: 822–31.

4-5 末梢神経ブロックの合併症とその対処法

- 末梢神経ブロックに共通して起こりうる合併症として，神経損傷，局所麻酔薬中毒，出血，感染を取り上げる．これらの合併症の発生頻度はいずれも低いが，ひとたび発生すると，後遺障害を伴う重篤な転帰をたどる可能性がある[★1]．

★1
ここで取り上げない各末梢神経ブロックに固有の合併症は，該当の末梢神経ブロックに関する解説を参照のこと．

❶ 神経損傷

a. 頻度

- 手術に関連する神経障害の発生頻度は，0.1％未満から10％前後まで広い範囲で報告されている．
- 障害の定義や診断基準，評価の方法や調査期間，ブロックの手技（体表ランドマーク vs 神経電気刺激 vs 超音波ガイド，単回ブロック vs 持続ブロック），施術者の熟練度，調査対象とするブロックの種類など，調査条件の違いが，発生頻度の差を生んでいると考えられる．

術後に診断される末梢神経障害の原因は多様である

★2
術後に診断される神経障害の90％近くが，麻酔以外の要因によるとされている．

b. 原因

- 神経ブロックを実施した手術の術後に神経障害が発見されると，その原因として第一に疑われるのは神経ブロックであることが多い．しかしながら，神経障害の発生には，患者要因，手術要因，麻酔要因が単独あるいは複合的に関係する（図1）．原因の究明を行う際には，短絡的に神経ブロックに原因を求めることなく，あらゆる可能性を考慮する必要がある[★2]．
- 末梢神経における刺激伝達機能の障害は，軸索とこれを取り囲む髄鞘の機能あるいは構造の異常に起因する．機械的損傷（断裂，圧迫，過伸展），虚血（末梢血管病変，圧迫による血行障害，血管収縮薬の作用），薬剤の神経障害作用（局所麻酔薬あるいは他の併用薬），代謝性の機能障害（糖尿病）などがその原因となりうる．
- 障害機序が特定できる一部の症例（たとえば，ブロック針による神経断裂）を除け

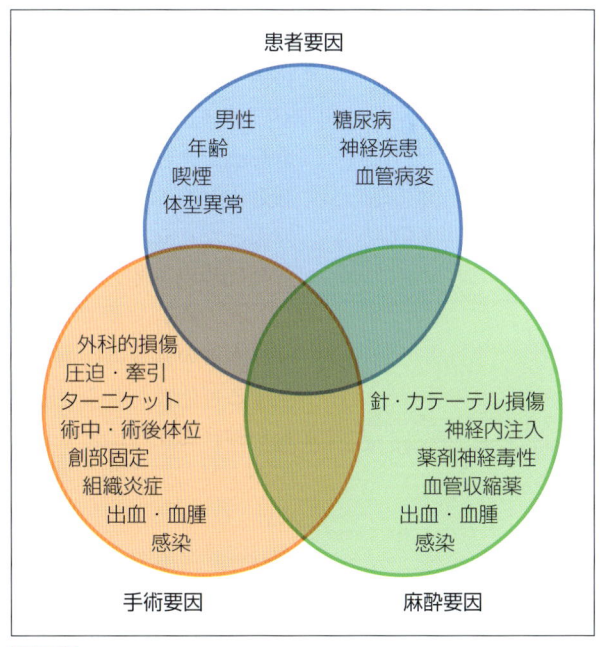

図1 神経障害の発生に関与する要因

患者要因：男性，年齢，喫煙，体型異常，糖尿病，神経疾患，血管病変

手術要因：外科的損傷，圧迫・牽引，ターニケット，術中・術後体位，創部固定，組織炎症，出血・血腫，感染

麻酔要因：針・カテーテル損傷，神経内注入，薬剤神経毒性，血管収縮薬，出血・血腫，感染

神経障害の発生には多くの要因が関与することが知られている．障害の発生に，複数の要因が複合的に作用する場合も少なくない．

117

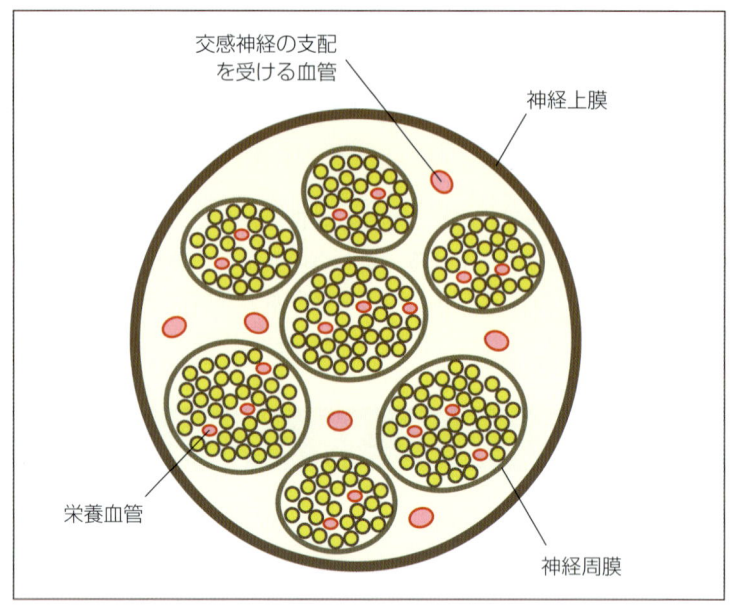

図2 末梢神経の構造（横断面の模式図）
神経周膜の外を走行する血管は，交感神経の支配を受けており，局所麻酔薬に添加されるアドレナリンの作用により収縮する．

ば，原因の特定が困難な事例も少なくない．そのような事例では，複数の有害要因が複合的に作用し，その効果が加重的に積み重なることにより，神経障害が発生すると推察されることが多い（"double crush 現象"[★3]）．

- 麻酔が原因となって発生する神経損傷の中で，よく知られているものが神経の機械的損傷である．ブロック針による神経断裂がその典型である．ところが，神経が断裂するほどの損傷でなくとも，神経上膜内に針が刺入され局所麻酔薬を含む薬液が注入されると，組織圧の上昇や血管損傷に伴う出血・血腫形成が起こる可能性があり，神経線維束に対する機械的圧迫や血流障害の原因となりうる．
- 神経周膜外を走行する血管は交感神経の支配を受けており，アドレナリン（ボスミン®）に対する反応性を有する．局所麻酔薬に添加されたアドレナリンがこの領域に作用すると，血管収縮が起こり，血流の減少から虚血が発生する可能性がある（図2）．
- 針が神経周膜内にまで刺入され，薬液注入が行われると，神経周膜内の組織圧が上昇し，この領域を走行する栄養血管の循環が障害される危険性がある．
- 神経線維を束ねる神経周膜は，末梢神経の正常な活動に必要とされる内部環境の恒常性の維持に重要な役割を果たしている[★4]．ブロック針の貫通により神経周膜のバリア機能が破綻し，内部環境に異常を生じると，神経の正常機能が障害される原因となる．また，神経周膜内に局所麻酔薬が投与されると，通常以上に高濃度の局所麻酔薬が直接的に神経に作用することとなり，局所麻酔薬の神経毒性が増強される危険性が増す．

★3 double crush 現象
単独では神経の障害に至らない要因であっても，複数の要因が重なって相加的あるいは相乗的に作用した場合，その複合的な作用が障害閾値を超える可能性がある．障害にかかわる複数の要因は，同時かつ同一部位に作用するとは限らない．

末梢神経ブロックに起因する神経障害の原因は，神経断裂など針による機械的損傷に限らない

★4
神経周膜を構成する細胞は密着結合によって相互に接着しており，水溶性の物質が神経周膜の内外を自由に拡散することを制限している．

c. 対処法

- 神経ブロックの実施前に，患者の神経学的異常の有無を確認し，異常が存在する場合には，症状とその重症度を記録しておくことが望ましい．術前の状態を把握しておくことにより，術後に発見された神経学的異常が新規のものか，既存のものか，症状に変化を生じているのか，客観的な診断が容易になる．
- 術後に神経学的異常が明らかになった場合，症状発現の時期を明らかにするとともに，運動・知覚神経の障害の重症度や経過について評価を行う★5．ブロック以外の他の要因が関与する可能性も少なくないので，主治医や手術室・病棟の看護師と連携して原因究明にあたる必要がある．
- 神経障害の症状が重く改善がみられない場合や原因が特定できない場合，神経内科専門医の診察と診断を仰ぎ，必要に応じて，電気生理学的検査（神経伝導速度，筋電図）や画像診断（MRI，CT）を実施する．術後神経障害の診断と治療に関する，一般的な方針を図3に示す[1]．
- 末梢神経障害の多くは一過性であり，良好な自然回復が望めることから，障

> 患者の神経学的異常の有無を術前に把握しておくことが重要である

> ★5
> 術後早期には，ブロックの神経遮断効果が遷延している場合もある．

> 一般に末梢神経障害の予後は良好である

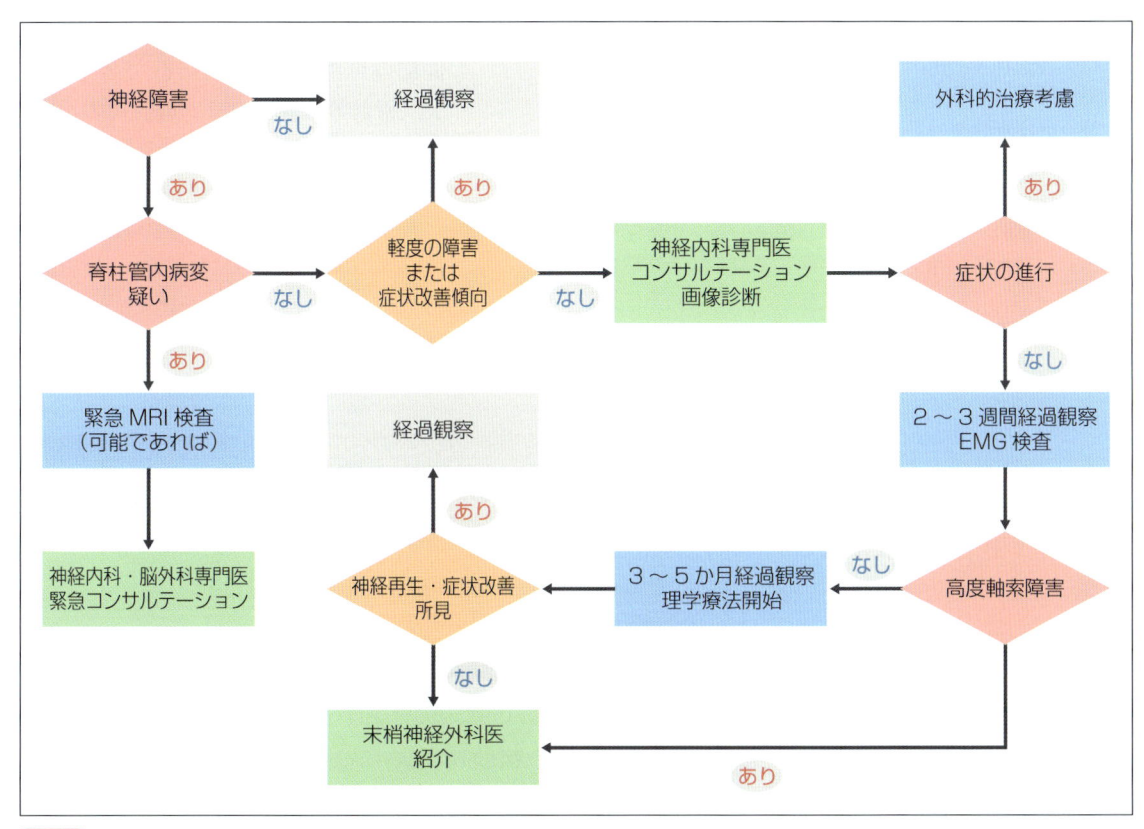

図3 術後神経障害の診断・治療の方針
術後神経障害の診断と治療に関する一般的な流れを示す．
EMG：筋電図．

> **Topics 局所麻酔薬の神経周膜内注入の是非**
>
> 神経内注入は，神経上膜内への局所麻酔薬の注入を意味するが，針先が神経周膜を貫通するかどうかにより，薬液が神経周膜の外部に注入される場合と内部に注入される場合がある．神経周膜内に局所麻酔薬を投与することの臨床上の利点として，神経遮断効果の発現時間の短縮や局所麻酔薬の薬液量の減量が提唱されているが，その安全性は確立されていない．神経周膜が軸索と髄鞘の生理的機能の維持に必要とされる内部環境の保護に重要な役割を果たしていることを考えると，神経周膜を貫通しその内部に局所麻酔薬を注入することの是非は，慎重に検証・判断する必要がある．

> **Topics 超音波ガイド下神経ブロックは神経損傷のリスクを軽減させるか？**
>
> 超音波ガイド下に行う神経ブロックは，穿刺針の進路の可視化，血管穿刺の回避と発見，局所麻酔薬の分布状態の確認，使用する局所麻酔薬の用量の減少，などを可能にする．これらの特長は，神経損傷・血管穿刺・局所麻酔薬中毒の予防に有効に働くことが期待されているが，この仮説を証明した臨床データはこれまで存在しない．これらの合併症の発生頻度がそもそも少ないため，手技の違いによる頻度の差を統計学的に示すには大きなサンプル数が必要になる．手技以外の条件をコントロールし，膨大な数の患者を対象に比較研究を行うことの難しさは想像に難くない．

害が軽度の場合，可動域訓練や患肢の保護を行い，経過観察を行うことが多い．原因に対する外科的治療の必要性が明らかな一部の症例を除けば，早期の外科的治療が必要となる場合は少ない．ただし，3か月を経て症状・検査に改善がみられない症例は，外科的治療の対象となる場合もある．

d. 予防

- 神経障害の発生機序に複数の要因が関与する可能性が指摘されていることから，これらの危険因子の存在を同定・予見することが重要である．それらの条件に照らしながら，末梢神経ブロックを行うことの利害得失を症例ごとに評価し，利益が危険を上回ると判断される場合に限ってブロックを第一選択とすべきである．
- 末梢神経ブロックを選択する場合も，合併症の可能性が100％排除できない以上，術前の神経ブロックの説明の中で，起こりうる合併症や麻酔法の他の選択肢についても十分な情報提供を行い，患者の同意のうえに実施すべきである．末梢神経ブロックの施行に際して，神経障害の発生を防ぐために注意すべき点を**表1**にあげる[★6]．

> 末梢神経障害の発生にかかわる危険因子を患者ごとに同定・評価することが重要である

> [★6] 全身麻酔・深い鎮静下に神経ブロックを実施することの是非は，アメリカ区域麻酔学会（American Society of Regional Anesthesia and Pain Medicine：ASRA）の報告にまとめられている[2]．

表1　神経障害回避のために注意すべき点

① 先端が鋭利な針の使用は控える
② 最小濃度・最小薬液量・最小用量の局所麻酔薬を使用する
③ 局所麻酔薬は少量ずつ分割して投与する
④ 不必要な血管収縮薬の添加は行わない
⑤ 不必要な持続注入用カテーテルの留置は行わない
⑥ 注入抵抗が高い場合や注入時に患者が痛みを訴える場合，神経周膜内注入の可能性を疑い，注入を中止する
⑦ 患者との意思疎通が可能な状態でブロックを実施する（小児や意思疎通が困難な患者を除き，全身麻酔・深い鎮静下での実施は避ける）

❷ 局所麻酔薬中毒 (local anesthetic systemic toxicity：LAST)

a. 原因と症状

- 局所麻酔薬の血中濃度が上昇すると，意図しない有害作用（中毒症状）が出現する．血管内への誤注入や組織中に投与された局所麻酔薬の血中への吸収などが，その原因となる[★7]．
- 主要な中毒症状は，中枢神経系と心血管系の症状である．教科書的には，局所麻酔薬の血中濃度の上昇とともに中枢神経系の症状が出現し，これに心血管系の症状が続発するとされるが，すべての症例でそのような経過をたどるとは限らない．
- 中枢神経系の症状として起こりうるものは，興奮症状（多動，不穏，振戦，痙攣），抑制症状（意識低下，昏睡，呼吸抑制，呼吸停止），非特異的症状（金属味，複視，耳鳴り，めまい）である．局所麻酔薬の血中濃度の上昇とともに，興奮症状から抑制症状へと進行する．
- 心血管系の早期の症状は，中枢神経系の興奮に基づく心拍数の増加・血圧の上昇である．局所麻酔薬の血中濃度の上昇に伴って，心筋細胞に対する直接的な作用が強まると，興奮と刺激伝導の抑制，心筋収縮能の低下が優位となり，伝導障害，徐脈，心室性不整脈，心室細動，心筋収縮不全などが出現する．やがて，低血圧から心静止に至り，しばしば蘇生が困難な循環虚脱に陥る．

b. 対処法

- 何よりも予防と早期発見が重要である．ブロック中のみならず，ブロック後も患者の観察とバイタルサインの監視を怠らず，精神状態・神経学的所見・循環動態に異変がみられる場合は局所麻酔薬中毒を疑い，可能な限り早期に中毒症状の出現を察知する（表2）[★8]．

> **Advice 局所麻酔薬の種類と中毒症状**
>
> 局所麻酔薬が中枢神経系と心血管系の中毒症状を起こす血中濃度の閾値は局所麻酔薬の種類によって異なる．また，光学異性体を有する局所麻酔薬では，異性体の種類によっても異なる．一般に，局所麻酔薬の神経遮断効果と中毒症状の強弱は相関する．なかでも，ブピバカイン（マーカイン®）は，最も強い不整脈誘発・心筋抑制作用を有し，その中毒により起こる循環虚脱は蘇生困難であることから恐れられている．また，ブピバカインによる中毒においては，中枢神経系の症状と心血管系の症状が出現する血中濃度が近く，両者が順を追うことなく同時に起こる場合や心血管系の症状が最初にみられる場合がある．そのような症例では，中枢神経症状の出現を局所麻酔薬中毒の発生を察知するための警鐘とすることができない．

[★7] 局所麻酔薬の血中への吸収は，局所麻酔薬の用量（濃度と薬液量），投与部位，血管収縮薬（アドレナリン）の添加の有無，などに影響される．アドレナリンの添加は局所麻酔薬の血中への吸収を抑制し，効果持続時間を延長させるとともに，血液中の局所麻酔薬の濃度の上昇を抑制する．

局所麻酔薬中毒の進行とともに，中枢神経系と心血管系の多彩な症状が現れる

予防と早期発見に努めることが重要である

早期発見には，患者の観察とバイタルサインの監視が不可欠である

[★8] 血中濃度が上昇する機序の違いにより，局所麻酔薬の投与から中毒症状が出現するまでの時間間隔は大きく異なる（直後〜数時間後）．神経ブロック直後だけでなく，患者の観察を一定時間継続することも必要である．

表2 局所麻酔薬投与時の注意点

① 投与中だけでなく投与後も患者の観察を怠らない
② モニターを装着しバイタルサインの監視を行う
③ 必要最小量の局所麻酔薬を使用する
④ 局所麻酔薬の投与前に吸引試験を行う
⑤ 局所麻酔薬は少量ずつ分割して投与する
⑥ アドレナリンの添加（5 μg/mL）を考慮する（テスト用量としても利用）
⑦ 精神状態・神経学的所見・循環動態に異変がみられたら，LAST を疑う

LAST：局所麻酔薬中毒．

表3 局所麻酔薬中毒のリスク要因

- 高齢
- 新生児
- 心疾患：虚血，伝導障害，心不全
- 肝機能障害
- 低タンパク血症
- ミトコンドリア病
- 妊娠
- 生理的要因：低酸素血症，アシドーシス

表4 局所麻酔薬中毒の治療法

① 助けを呼び，人員を確保する
② 気道管理 ・100％酸素の投与を行う ・低酸素血症，呼吸性アシドーシスを回避する
③ 痙攣の治療 ・ミダゾラム（ドルミカム®），ジアゼパム（セルシン®）を第一選択薬とする ・循環抑制のある患者に対するプロポフォールの投与は好ましくない
④ 心肺蘇生：BLS，ACLS ・アドレナリンの投与は，効果をみながら少量（1 μg/kg）ずつ反復する ・バゾプレシン（ピトレシン®），Ca 拮抗薬，β 遮断薬の投与は避ける ・心室性不整脈の治療薬には，アミオダロンを選択する
⑤ 脂肪乳剤の投与（lipid rescue） ・20％脂肪乳剤（ダイズ油〈イントラリポス®，イントラリピッド®〉）500 mL を常備する
⑥ 体外補助循環

BLS：一次救命処置，ACLS：二次救命処置．

- 患者の年齢や身体的・生理的条件の違いにより，局所麻酔薬中毒の発生閾値が変化することを知っておく必要がある（表3）．
- 局所麻酔薬中毒に対する治療法を**表4**に示す[★9]．

③ 出血

- 脊髄くも膜下麻酔・硬膜外麻酔に起因して脊柱管内に出血が起こると，血腫形成を原因とする脊髄の障害に進展する危険性がある．また，脊髄の障害が発生した状態で治療の時機を逸すると，永続的な後遺障害を残しかねない．一方，末梢神経ブロックに続発する出血では，脊柱管内の出血と異なり，出血や血腫が原因となって神経麻痺が発生する可能性は低い[★10]．
- 腰神経叢ブロック，傍脊椎ブロック，坐骨神経ブロック傍仙骨アプローチのように体内の深部に向けて穿刺を行うブロックでは，出血時にその発見が遅れる可能性があり，加えて，圧迫による止血も困難であることから，輸血による救命を必要とするような大量出血につながりかねない危険性が存在する．
- 止血機能の異常（凝固機能障害，血小板数の低下，抗血小板薬の服用）が存在する場合，深部のブロックを実施することの適否は，出血が発生した場合の危険性を考慮し，慎重に判断する必要がある[★11]．
- 体表に近い部位で行う神経ブロックの場合，出血の早期発見が可能であり，その後の圧迫止血も容易である．この理由から，体表近くの神経ブロックは，止血機能の低下がある場合も寛容に実施されることが多い．

④ 感染

- 末梢神経ブロックに関連して感染性の合併症が発生する頻度は低い．持続神経ブロックのカテーテルを留置した症例では，カテーテル培養から高率に細菌が検出されるが，臨床的に問題となる局所感染や菌血症を呈する症例の頻度は非常に低い[5]．

- 感染の原因となる細菌の侵入経路は，ブロック施行時の清潔操作の不備，針の刺入部位やカテーテル挿入部からの細菌の侵入，使用する薬液や器材の汚染などである[★12]．ブロックを実施する際の清潔操作だけでなく，持続注入に使用する薬液や器材を準備・充填する際にも，しかるべき感染予防策を取ることが必要である[★13]．
- カテーテル留置を伴う持続神経ブロックに比較して，単回注入法による末梢神経ブロックに起因する感染の危険性はさらに低いと考えられる．しかしながら，腕神経叢ブロック腋窩アプローチ後に壊死性筋膜炎を呈する重篤な感染を発症した症例報告も存在する[7]．単回注入・持続注入を問わず，末梢神経ブロックを行うにあたっては，適正な感染予防策の順守が必要である（表5）[8]．
- 感染の徴候は，穿刺部位・カテーテル挿入部の発赤・圧痛として気づかれることが多い．早期には，カテーテル抜去とその後の経過観察で対処できるが，必要に応じて抗菌薬の投与を行う．感染が深部に波及する場合や膿瘍形成が疑われるような重症例では，画像診断や外科的な病巣掻爬が必要となる場合もある．

（林　英明）

表5　末梢神経ブロック施行時の感染予防策

①手術用マスクと帽子を着用する
②清潔手袋の着用前にアルコールを含有する消毒薬で手洗いを行う
③手洗い前に指輪や腕時計を外す
④清潔手袋を着用する*
⑤皮膚消毒にアルコール添加クロルヘキシジン（ヘキザック AL 液 1％青®）を使用する

*手術用ガウンの着用が必須かどうかは，現時点では不明．

★9
治療法の詳細は，ASRA の報告にまとめられている[3]．

★10
末梢神経ブロックに続発する出血では，神経学的転帰が問題となる可能性は低い．

★11
抗血小板・抗凝固療法を受けている患者に対し区域麻酔を施行する際の注意点は，ASRA のガイドラインにまとめられている[4]．

深部のブロックでは，出血時に大量出血につながる危険性がある

★12
持続神経ブロックにおける注入回路の開放（薬液の追加注入や薬液バッグの交換）は，感染のリスクを増加させる．

★13
一定の条件を満たす清潔環境のもとで，専門の薬剤師が薬液の準備やポンプの充填を行うことの必要性が指摘されている[6]．

感染対策の基本は，適正な予防策の順守である

文献

1) Sorenson EJ. Neurological injuries associated with regional anesthesia. Reg Anesth Pain Med 2008; 33: 442-8.
2) Neal JM, et al. ASRA Practice Advisory on Neurologic Complications in Regional Anesthesia and Pain Medicine. Reg Anesth Pain Med 2008; 33; 404-15.
3) Neal JM, et al. ASRA practice advisory on local anesthetic systemic toxicity. Reg Anesth Pain Med 2010; 35: 152-61.
4) Horlocker TT, et al. Regional anesthesia in the patient receiving antithrombotic or thrombolytic therapy: American Society of Regional Anesthesia and Pain Medicine Evidence-Based Guidelines (Third Edition). Reg Anesth Pain Med 2010; 35; 64-101.
5) Capdevila X, et al. Continuous peripheral nerve blocks in hospital wards after orthopedic surgery: A multicenter prospective analysis of the quality of postoperative analgesia and complications in 1416 patients. Anesthesiology 2005; 103: 1035-45.
6) Head S, Enneking FK. Infusate contamination in regional anesthesia: What every anesthesiologist should know. Anesth Analg 2008; 107: 1412-8.
7) Nseir S, et al. Fatal streptococcal necrotizing fasciitis as a complication of axillary brachial plexus block. Br J Anaesth 2004; 92: 427-9.
8) Hebl JR. The importance and implications of aseptic techniques during regional anesthesia. Reg Anesth Pain Med 2006; 31: 311-23.

4-6 術後疼痛管理と末梢神経ブロック

- 術後のストレス反応を軽減させて臓器機能不全を防止し，予後を改善させることが術後疼痛管理の目的の一つである．しかし，術後合併症の発生にはいろいろな病態機序が関与しており，術後鎮痛という単独介入では予後を十分にコントロールできない．
- 近年，集学的チーム医療で周術期のリハビリテーションや栄養管理に介入し，最適な疼痛管理の下，早期離床と早期経口摂取再開を推進して術後予後改善を目指す術後回復能力強化プログラムが注目されている．このような術後回復を意識した周術期管理においては，術後疼痛管理も鎮痛効果だけに着目するのではなく，早期離床や早期経口摂取再開を推進する，あるいは，妨げない鎮痛方法の選択が重要となる．術後回復能力強化プログラムでは，オピオイドの使用量が制限される．また，オピオイド関連副作用を回避するため，オピオイド節約効果をもつ鎮痛モダリティが注目される．

① 末梢神経ブロックを用いた術後疼痛管理

- 末梢神経ブロックは，超音波ガイド下での施行により安全性と確実性が向上したため，術後回復を意識した術後疼痛管理に果たす役割が期待される．侵襲が小さい術式が選択可能となったことも末梢神経ブロックが注目される背景の一つである．小さな術創で手術が可能な胸腔鏡下・腹腔鏡下手術では，開胸・開腹手術と比較して術後疼痛の強度が軽減し持続時間も短縮する．そのため，末梢神経ブロックとNSAIDsやアセトアミノフェンとの併用によるマルチモーダル鎮痛法で良好な管理が可能なケースが増えた．術式によってはオピオイドの全身投与や硬膜外鎮痛と比べて，早期離床や早期経口摂取再開の点から有利な場合もある．

> 術式に応じて適切な鎮痛モダリティを選択し，必要十分な鎮痛を図るべきである

★1 PROSPECT
procedure specific post-operative pain management の略．
詳細はホームページ (http://www.postoppain.org/) 参照．

▶ PCA：
patient-controlled analgesia
（患者自己調節鎮痛法）

- 順調な術後回復に必要な周術期管理は術式に応じて異なることが認識され，術後疼痛管理もその術式に応じて適切な鎮痛モダリティを選択し必要十分な鎮痛を図るという考え方（PROSPECT★1）が普及してきた．たとえば，術後回復能力強化プログラムが最初に導入された結腸手術など消化管手術では，術後機能性イレウスの原因となる抑制性交感神経反射を遮断するため，術中・術後を通して胸部の硬膜外鎮痛が強く推奨されている．一方，整形外科手術などでは，持続末梢神経ブロックが選択されるケースが増えている．また，消化管に術操作が直接及ばない手術では，オピオイドの静脈PCAでも悪心・嘔吐などが問題となりにくい印象をもつ．また，マルチモーダル鎮痛法として単回投与の末梢神経ブロックの併用は，オピオイド節約効果が期待できる．
- 術後疼痛管理への末梢神経ブロックの導入は，超音波ガイド下手技の紹介に

より大きく発展した．そのため本項では，可能な限り超音波ガイドによる論文を参考とした．

❷ 局所麻酔薬とその投与方法

- 末梢神経ブロックによる術後疼痛管理では，投与方法（単回投与あるいは持続投与），選択する局所麻酔薬の種類，局所麻酔薬濃度そして持続投与速度などが問題となる．しかし，最適な局所麻酔薬濃度や持続投与量に関しては，明確なものはない．局所麻酔薬濃度に関しては，濃度が高いほど鎮痛効果は期待できるが，局所麻酔薬中毒の危険性，知覚低下に伴う神経圧迫の不覚，運動神経遮断に伴う運動機能抑制のリスクが高くなる．
- ロピバカインでは0.1〜0.2％，ブピバカイン/レボブピバカインでは0.1〜0.125％が使用されることが多い．持続投与速度に関しても4〜12 mL/時と，報告によりさまざまである．ブロックの効果は年齢，体格，ブロックの種類やカテーテル先端位置などの影響を受けるため，最適な投与速度を決めるのは難しい．症例に応じて調整することが現実的である．
- PCAの有用性はオピオイドの全身投与や硬膜外鎮痛では広く知られている．しかし末梢神経ブロックでPCAを併用する利点については，まだ明確ではない．留置したカテーテルの先端位置によっては，持続注入単独では局所麻酔薬の広がりが不十分な場合がある．ボーラス投与の併用により薬液の広がりを改善するため2〜5 mL程度のボーラス投与を推奨するものもある．上肢では持続投与により突出痛や睡眠障害が減るとされる．一方，下肢ではPCAによるボーラス投与による鎮痛効果があるとされる．今後のさらなる研究の蓄積が待たれる[1]．
- 超長時間作用性の局所麻酔薬も開発が進められ，すでに海外では臨床使用されているものがある．そのうちの一つがDepoFoamとよばれるmultivesicular liposomal drug delivery technologyを使用した徐放性のブピバカインで，商品名がEXPARAL®である．安全性に関してもこれまでの報告をまとめたレビューでは大きな問題はなさそうである[2]．このような薬剤が普及していけば，カテーテル留置による持続投与は不要となるかもしれない．

❸ 手術別術後疼痛管理における末梢神経ブロックの有用性

a．肩の手術における術後鎮痛法

- 肩の手術に関しては，術後に強い痛みを伴うため，腕神経叢ブロック斜角筋間アプローチによる術後鎮痛法が有効である．その有効性は，侵襲度が少ないと思われる肩関節鏡手術においても示されている[3,4]．持続投与か単回投与かについては，術式ごとの侵襲度に応じて持続投与期間を含め調整するのがよい．関節鏡視下肩峰下除圧術などの比較的小さな肩の手術では，持続投

> 術後に強い痛みを伴う肩の手術では腕神経叢ブロック斜角筋間アプローチが有効

与のメリットはあまりなさそうである．一方，人工肩関節置換術では術翌日の関節可動域を向上させるのでリハビリの面からも持続ブロックが望ましい[5]．
- 持続投与の薬液濃度について，ロピバカインの0.1％と0.2％で比較した研究では，鎮痛効果は0.2％が優れるが副作用には差を認めない[6]．あえて，0.1％で投与をする必要性はないと考えられる．ただ，肩の手術の術後疼痛管理に選択される腕神経叢ブロックにおいて最適な単回投与量や持続投与速度，PCAボーラス量に関しては結論が出ていない[7]．標準的に使用されている量は単回投与では10〜20 mL，持続投与では4〜12 mL/時，ボーラスでは2〜5 mL/回である．

b. 上肢の手術における術後鎮痛法

> 上肢の手術では腕神経叢ブロック鎖骨下アプローチの優位性が示されている

- 上肢の手術に選択される腕神経叢ブロックとしては4つのアプローチ法（斜角筋間，鎖骨上，鎖骨下，腋窩）が知られていて，どの部位でのブロックが有効かを比較した研究も多い．それぞれの特徴をふまえて個別に対応すべきではあるが，最近の超音波ガイド下で比較した研究では，鎖骨下アプローチによるブロックの優位性を示したものが多い[8,9]．
- 斜角筋間アプローチと鎖骨上アプローチでは，横隔神経麻痺と尺骨神経領域が効きにくい点，腋窩アプローチでは筋皮神経領域の鎮痛の不確実さが問題となる．上肢の中でも前腕に限れば，鎖骨下アプローチによる腕神経叢ブロックが優れるとCochraneレビューでは結論されている．鎖骨下ブロックは安全で，筋皮神経領域もブロックでき，ターニケットペインをより確実に抑制することができる．また，効果発現が腋窩ブロックより速いことも神経ブロックのみで手術を施行することが多い海外では評価される点である．
- ただ，日本では全身麻酔を併用することが多いため，これらの優位点は必ずしも有用性が高いとはいえない．しかし鎖骨下アプローチでは横隔神経麻痺のリスクが低く，必要な鎮痛域確保の確実性が高い点は術後疼痛管理にも有利である．上肢の手術の多くは骨折の手術であるため持続投与までは必要ない場合が多い．人工肘関節置換術は疼痛が強いため持続投与が推奨される[10]．

c. 下肢の手術における術後鎮痛法

■ 人工股関節置換術（total hip arthroplasty：THA）

> 下肢の手術では全身麻酔に大腿神経ブロック/腰神経叢ブロック併用が標準的

- 人工股関節置換術（THA）においては，全身麻酔に大腿神経ブロックもしくは腰神経叢ブロックを併用することが推奨される．THA術後鎮痛に対するPROSPECTによる推奨を簡略化して図1に示す．まず患者の評価として呼吸・循環に高リスクがあるかどうかを評価する．高リスクがある場合は硬膜外麻酔による術後鎮痛をしたほうが周術期死亡率を低下させるという報告がある．高リスクがない場合は腰神経叢ブロックもしくは大腿神経ブロックが第一選択となる．他には創部への局所浸潤麻酔や脊髄くも膜下麻酔にモルヒネを投与する方法がある★2．術後にVAS ≧ 50 mmの疼痛があれば，静脈PCAを併用する．そしてNSAIDsやアセトアミノフェンはすべての患者において併用を考慮すべきである．

> ★2
> 実際には，硬膜外麻酔においては周術期抗凝固療法が，腰神経叢ブロックにおいては手技の難しさが，持続大腿神経ブロックと局所浸潤麻酔においては創部と近いため術者の了解が，脊髄くも膜下麻酔のモルヒネ添加においては遅発性呼吸抑制が問題となる可能性がある．それぞれの施設で術者や術後管理の病棟ともよく話し合い，麻酔法を決めることが重要である．

> ▶ VAS：
> visual analogue scale
> （視覚アナログスケール）

図1 人工股関節置換術後鎮痛の流れ

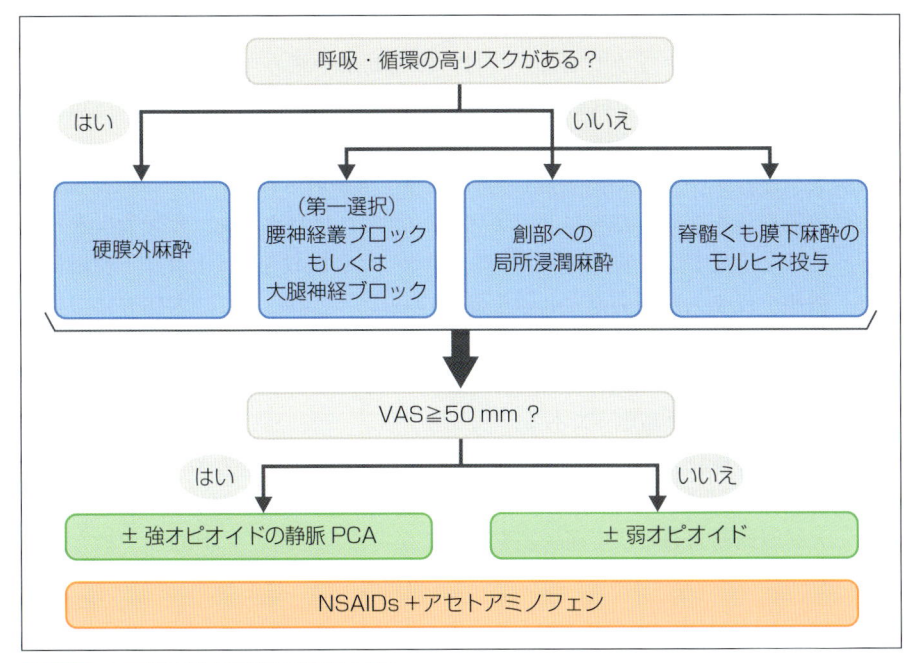

THA術後鎮痛に対するPROSPECTによる推奨を簡略化して示す．まず呼吸・循環に高リスクがあるかどうかを評価し，高リスクがある場合は硬膜外麻酔による術後鎮痛を選択する．高リスクがない場合は腰神経叢ブロックもしくは大腿神経ブロックが第一選択となる．術後にVAS≧50 mmの疼痛があれば，静脈PCAを併用する．NSAIDsやアセトアミノフェンはすべての患者で併用を考慮する．
VAS：視覚アナログスケール，PCA：患者自己調節鎮痛法，NSAIDs：非ステロイド性抗炎症薬．

- 大腿神経ブロックと腰神経叢ブロックを持続投与で比較した研究では，鎮痛に関しては同等だが，大腿神経ブロックで機能回復が少し遅れる[11]．一方で，腰神経叢ブロックは静脈PCAや大腿神経ブロックより鎮痛効果に優れ，オピオイド節約効果により悪心・嘔吐の副作用が減少するとする報告もある[12]．どちらを選択するかは，現時点では麻酔科医の裁量に任せられるところであるが，手技の容易さを考えると大腿神経ブロックで頻用性が高そうである．
- 持続ブロックでは運動機能低下の可能性が問題となるが，腰神経叢ブロックで0.1%と0.2%のロピバカインを用いた研究では，鎮痛効果や機能回復は同等であった[13]．あえて0.1%を使用するメリットはなさそうである．

人工膝関節置換術（total knee arthroplasty：TKA）

- 人工膝関節置換術（TKA）では，全身麻酔もしくは腰椎麻酔に大腿神経ブロックを併用することが推奨される．オピオイドの静脈PCAと単回もしくは持続の大腿神経ブロックを比較した研究では，持続大腿神経ブロック＞単回投与大腿神経ブロック＞静脈PCAの順に，術後24時間における体動時の痛みが少なく，麻薬消費量，悪心・嘔吐も少なかった[14]．一方，硬膜外麻酔と大腿神経ブロックや傍脊椎ブロックなどの末梢神経ブロックを比較し

たシステマティックレビューでは，鎮痛効果や悪心・嘔吐の副作用は同等で，硬膜外麻酔群で低血圧の発生頻度が高かった[15]．TKAの術後疼痛管理においては，末梢神経ブロックの有用性が確立しつつある．

- 大腿神経ブロックは単回投与と持続投与でも検討されている．単回投与後の持続投与を3群（0.2%ロピバカイン，0.1%ロピバカイン，生理食塩水）に分けた研究では，単回投与（生理食塩水）と持続投与でオピオイド使用量や機能予後や入院期間などに差を認めない[16]．その一方で，大腿神経ブロックは単回投与より持続投与のほうが痛みやオピオイド使用量が少ないとする研究もある[17]．結論は出ていないが，可能であるならば持続投与のほうが患者の満足度は高そうである．

- 持続大腿神経ブロックでは，運動機能障害が問題となるため，局所麻酔薬の濃度が検討されている．ロピバカイン0.1%，0.05%，0.025%の濃度では，大腿四頭筋力および疼痛に差を認めなかったが，満足度は0.1%で最も高かった[18]．一方，0.1%，0.2%，0.3%での検討では，運動機能は濃度による差はなく，0.1%では疼痛コントロールが不十分で，0.2%と0.3%では変わらなかった[19]．さらに単回投与ではあるが，ロピバカインの濃度を0.12〜0.5%までの7群に細かく分けた研究では，0.16%以下と0.18%以上で疼痛に差がみられ，運動機能は0.5%使用群で低下を認めたが，それ以外の濃度ではほとんど低下がなかった[20]．鎮痛効果と運動機能からはロピバカインでは0.18〜0.2%を選択するのがよいと考えられる．

- 一方，局所麻酔薬の濃度ではなくブロックする場所を変えることで，リハビリテーションへの影響を減らすことが可能である．内転筋管ブロックでは，大腿神経から分枝する伏在神経は感覚神経であるため運動麻痺をきたさない．鎮痛は大腿神経ブロックに劣るとされてきたが，持続カテーテル留置で鎮痛効果が変わらないとする報告もある[21]．

- 大腿神経ブロックに坐骨神経ブロックを追加すべきかについては，追加を支持する明確なエビデンスはない[22]．ただ，持続大腿神経ブロックと併用する坐骨神経ブロックでは，単回投与に比べて持続投与でPCAのオピオイド消費量が少なくなる[23]．

- 下肢手術（THAやTKA）について全身麻酔と区域麻酔を比較検討したメタ解析では，区域麻酔のほうが手術時間，輸血量，血栓塞栓症が少ない．しかし，周術期の抗凝固療法や全身麻酔法の進歩により，全身麻酔に大腿神経ブロックなどの末梢神経ブロックを併用することが標準的になってきている[24]．

d. 開胸手術における術後鎮痛法

- 開胸手術の術後疼痛管理では，長らく胸部硬膜外麻酔がゴールドスタンダードである．しかし近年は，周術期の抗凝固療法により硬膜外鎮痛が選択できないケースも増えている．PROSPECTでは，硬膜外麻酔ができない場合には末梢神経ブロックの傍脊椎ブロックを推奨している．開胸術後鎮痛に対するPROSPECTによる推奨を簡略化して図2に示す．胸部硬膜外麻酔もし

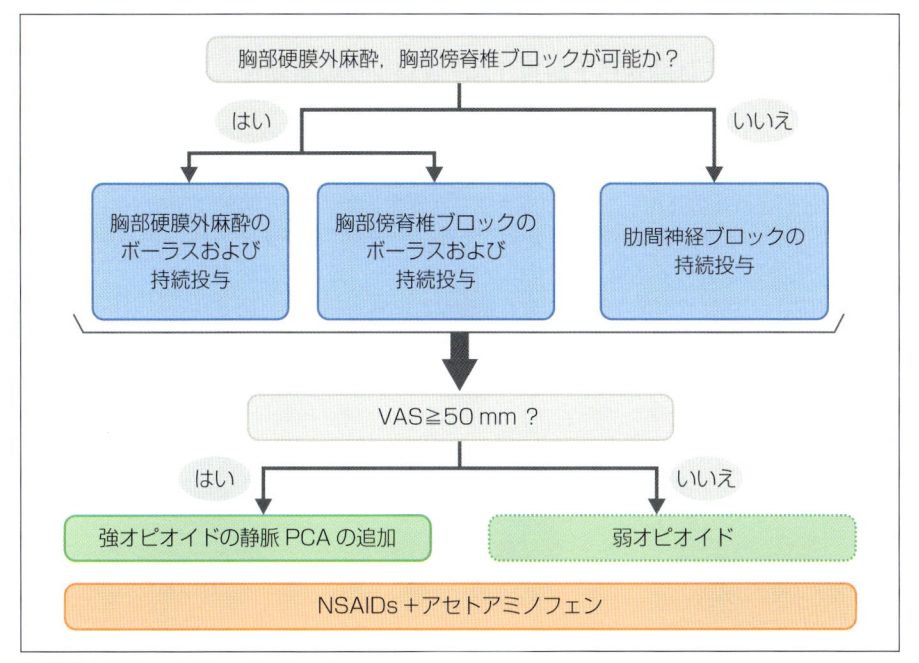

図2 開胸術後鎮痛の流れ

開胸術後鎮痛に対する PROSPECT による推奨を簡略化して示す．胸部硬膜外麻酔もしくは胸部傍脊椎ブロックが可能かどうかを考慮する．できない場合には肋間神経ブロックを選択する．VAS ≧ 50 mm では静脈 PCA を追加し，NSAIDs とアセトアミノフェンは常に併用を考慮する．VAS：視覚アナログスケール，PCA：患者自己調節鎮痛法，NSAIDs：非ステロイド性抗炎症薬．

くは胸部傍脊椎ブロックが推奨されているため，まずは可能かどうかを考慮する．できない場合には肋間神経ブロックを選択する[★3]．THA 術後鎮痛と同様に，VAS ≧ 50 mm では静脈 PCA を追加し，NSAIDs とアセトアミノフェンは常に併用を考慮すべきとされる．しかし開胸手術における傍脊椎ブロックの研究は少なく，投与量などに関してもコンセンサスはない[25]．肋間神経ブロックに関しては，単回投与は推奨されておらず，硬膜外麻酔や傍脊椎ブロックができない場合に持続カテーテルを留置して投与することが推奨されている．

- VATS 開胸術における術後鎮痛法にゴールドスタンダードな方法はない[26]．いくつかの研究で胸部硬膜外麻酔，傍脊椎ブロック，肋間神経ブロックなどの有効性が確認されているが，それぞれを比較したものはない．また，胸部硬膜外麻酔は必要ないとする意見もある．筆者の経験では，閉胸前に片肺換気の状態で術者に肋間神経ブロックをしてもらうだけで鎮痛が良好であった印象がある．リスクや手技の時間を考えると試してもよいと考えられる．

e. 開腹術における術後鎮痛法

- 横切開の下腹部開腹手術において単回投与の TAP ブロックは術後 48 時間でも鎮痛効果が認められ，オピオイドの消費量を減少させる[27]．開腹の虫垂切除術では TAP ブロックは術後 24 時間のオピオイド消費量や痛みを減

★3
実際には，硬膜外麻酔や傍脊椎ブロックが困難な場合に肋間神経ブロックを持続投与すべきであるが，持続肋間神経ブロックを施行している施設は少ないと思われる．単回投与の肋間神経ブロックに静脈 PCA を併用することが現実的と思われる．

▶ VATS：
video-assisted thoraco-scopic surgery
（胸腔鏡補助下手術）

▶ TAP：
transversus abdominis plane（腹横筋膜面）

> **Column** 肋骨弓下もしくは肋骨弓下斜角 TAP ブロックの有効性
>
> TAP ブロックはブロックする部位により，肋骨弓下 TAP ブロックと肋骨弓下斜角 TAP ブロック，そして後方 TAP ブロックに分けられる．通常，TAP ブロックといえば後方 TAP ブロックをさすことが多いが，後方 TAP ブロックは T10〜L1 の下腹部を中心に効くため，上腹部の鎮痛には不十分である．肋骨弓下もしくは肋骨弓下斜角 TAP ブロックでは T8〜10 の臍上部まで効かせられるため，上腹部や臍部が創部になる場合などに有効である（図 3）．
>
> 後方 TAP ブロック　　肋骨弓下 TAP ブロック　　肋骨弓下斜角 TAP ブロック
>
> 頭側
>
> 尾側
>
> **図 3** 各 TAP ブロックの知覚遮断領域
> （紫藤明美，佐倉伸一．TAP ブロックの実際．Anet 2012; 16: 27 を参考に作成）

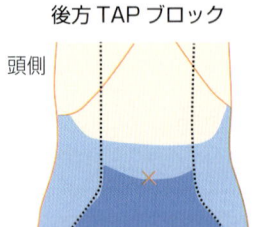

下腹部の開腹手術においては TAP ブロックの有用性は高い

▶ VAS：
visual analogue scale
（視覚アナログスケール）

少させた[28]．このように，下腹部の開腹手術においては TAP ブロックの有用性は高い．

- 一方，上腹部の開腹手術において肋骨弓下 TAP ブロックと硬膜外麻酔を比較した研究では，術後 3 日までの VAS スコアに差を認めない．ただし，この研究では 8 時間ごとに TAP を繰り返し施行している[29]．胸部硬膜外麻酔と単回投与の肋骨弓下 TAP ブロックとオピオイドの静脈 PCA を開腹胃切除術で比較した研究では，静脈 PCA より TAP ブロック，TAP ブロックより硬膜外麻酔で鎮痛効果が良好であり，鎮痛効果の点からは，硬膜外麻酔が優れている[30]．やはり第一選択は硬膜外麻酔となるが，硬膜外麻酔が困難な症例では肋骨弓下 TAP ブロックが有効と考えられる．
- 帝王切開の術後鎮痛では，TAP ブロック群は TAP ブロック群非施行群より術後 48 時間まで鎮痛効果に優れていた[31]．TAP ブロックとくも膜下モルヒネ投与での比較では，くも膜下モルヒネ投与群は鎮痛効果に優れるが，悪心・嘔吐や掻痒などのオピオイド関連合併症が増える[32]．総合的に考えると硬膜外麻酔が選択可能であれば硬膜外麻酔を施行し，選択できない症例には TAP ブロックを選択するのが有効と考えられる．オピオイドの副作用に対応できるのであれば，くも膜下モルヒネ投与も考慮してもよいと考えられる．
- 開腹の腹部大動脈瘤置換術では Cochrane レビューで静脈 PCA と硬膜外鎮痛を比較しているが，硬膜外鎮痛は術後 3 日目まで鎮痛に優れ，人工呼吸期

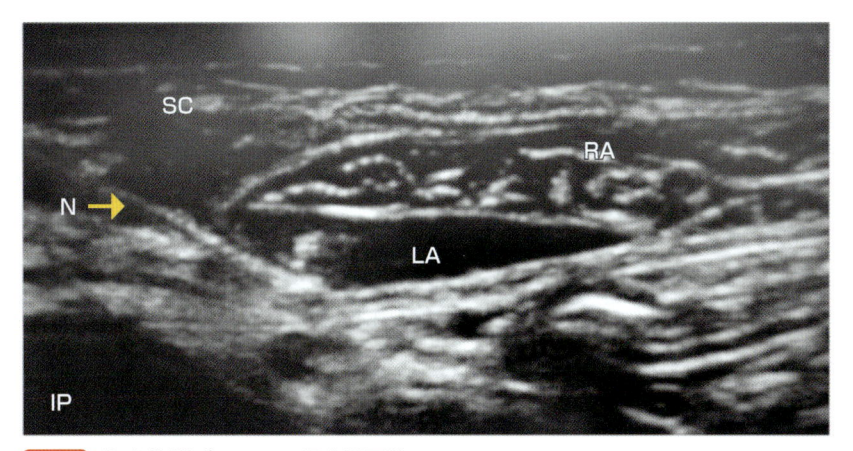

図4 腹直筋鞘ブロックの超音波画像
SC：皮下組織，RA：腹直筋，IP：腹腔，N：ブロック針，LA：局所麻酔薬．

間を短縮し，心筋梗塞や腎不全の発症も軽減する[33]．やはり硬膜外麻酔の有用性は高い．硬膜外麻酔の代わりにTAPブロックを使用した報告はあるが，硬膜外麻酔とTAPブロックを比較した研究はない．筆者の経験では，硬膜外麻酔が選択できない症例においてはTAPブロックにより良好な鎮痛が得られた印象があり，施行してみる価値はありそうである．

- 腹直筋鞘ブロックは腹直筋を貫通する肋間神経前皮枝をブロックするコンパートメントブロックである．皮膚切開が腹部正中に限局する手術すべてに適応がある．超音波ガイド下では腹腔内臓損傷の危険性が減少

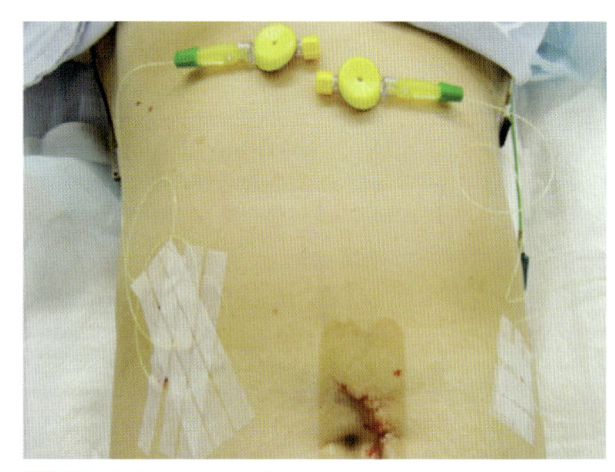

図5 両側持続腹直筋鞘ブロック

したため，安全で施行が比較的容易なブロックである．報告はまだTAPブロックに比べて少ないが，有効性を示すものもある[34, 35]．筆者らは，症例によっては婦人科の開腹術などを中心に持続カテーテルを留置する（図4, 図5）．印象としては，カテーテル留置による持続腹直筋鞘ブロックは手技的に容易で鎮痛効果が高い．

f. 腹腔鏡下手術における術後鎮痛法

- 腹腔鏡下手術には，胆囊摘出術などの上腹部手術と婦人科手術などの下腹部手術がある．腹腔鏡下胆囊摘出術の術後疼痛管理では，PROSPECTによると呼吸機能が悪い場合に硬膜外麻酔を施行し，そうでない場合は局所浸潤麻酔とNSAIDsなどの全身投与の薬剤を投与するとされ，末梢神経ブロックについては触れられていない．
- 腹腔鏡下手術に対してTAPブロックは有用であるとするものもある．腹腔鏡下手術におけるTAPブロックのRCTメタ解析では，体動時の疼痛は取

▶RCT：randomised controlled trial（ランダム化比較試験）

れなかったが術後24時間の疼痛や麻薬の消費量を減らす[36]．肋骨弓下TAPブロックが腹腔鏡下胆嚢摘出術で後方TAPブロックより有効という報告がある[37,38]．腹腔鏡下子宮全摘術でもTAPブロックの有用性が報告されている[39]．

- 一方，腹腔鏡補助下大腸切除術においては，TAPブロックは術後24時間のオピオイド消費量を減らすものの，痛みや入院期間に差がなく，予後に影響しない[40]．積極的に推奨する十分なエビデンスに乏しいとされる．

（荒川恭佑，佐藤健治）

文献

1) Ilfeld BM. Continuous peripheral nerve blocks: A review of the published evidence. Anesth Analg 2011; 113: 904–25.
2) Portillo J, et al. Safety of liposome extended-release bupivacaine for postoperative pain control. Front Pharmacol 2014; 5: 90.
3) Lehmann LJ, et al. Interscalene plexus block versus general anaesthesia for shoulder surgery: A randomized controlled study. Eur J Orthop Surg Traumatol 2015; 25: 255–61. [Epub ahead of print].
4) Mariano ER, et al. Continuous interscalene brachial plexus block via an ultrasound-guided posterior approach: A randomized, triple-masked, placebo-controlled study. Anesth Analg 2009; 108: 1688–94.
5) Ilfeld BM, et al. Joint range of motion after total shoulder arthroplasty with and without a continuous interscalene nerve block: A retrospective, case-control study. Reg Anesth Pain Med 2005; 30: 429–33.
6) Yang CW, et al. A randomized comparison of ropivacaine 0.1% and 0.2% for continuous interscalene block after shoulder surgery. Anesth Analg 2013; 116: 730–3.
7) Hughes MS, et al. Interscalene brachial plexus block for arthroscopic shoulder surgery: A systematic review. J Bone Joint Surg Am 2013; 95: 1318–24.
8) Koscielniak-Nielsen ZJ, et al. A comparison of ultrasound-guided supraclavicular and infraclavicular blocks for upper extremity surgery. Acta Anaesthesiol Scand 2009; 53: 620–6.
9) López-Morales S, et al. [Ultrasound-guided axillary block versus ultrasound-guided infraclavicular block for upper extremity surgery]. Rev Esp Anestesiol Reanim 2013; 60: 313–9.
10) Ilfeld BM, et al. Total elbow arthroplasty as an outpatient procedure using a continuous infraclavicular nerve block at home: A prospective case report. Reg Anesth Pain Med 2006; 31: 172–6.
11) Ilfeld BM, et al. Continuous femoral versus posterior lumbar plexus nerve blocks for analgesia after hip arthroplasty: A randomized, controlled study. Anesth Analg 2011; 113: 897–903.
12) Marino J, et al. Continuous lumbar plexus block for postoperative pain control after total hip arthroplasty. A randomized controlled trial. J Bone Joint Surg Am 2009; 91: 29–37.
13) Wilson SH, et al. Ropivacaine 0.1% versus 0.2% for continuous lumbar plexus nerve block infusions following total hip arthroplasty: A randomized, double blinded study. Pain Med 2014; 15: 465–72.
14) Chan EY, et al. Comparing the analgesia effects of single-injection and continuous femoral nerve blocks with patient controlled analgesia after total knee arthroplasty. J Arthroplasty 2013; 28: 608–13.
15) Fowler SJ. Epidural analgesia compared with peripheral nerve blockade after major knee surgery: A systematic review and meta-analysis of randomized trials. Br J

Anaesth 2008; 100: 154-64.
16) Soto Mesa D, et al. [Control of postoperative pain in knee arthroplasty: Single dose femoral nerve block versus continuous femoral block]. Rev Esp Anestesiol Reanim 2012; 59: 204-9.
17) Albrecht E, et al. Single-injection or continuous femoral nerve block for total knee arthroplasty? Clin Orthop Relat Res 2014; 472: 1384-93.
18) Paauwe JJ, et al. Femoral nerve block using ropivacaine 0.025%, 0.05% and 0.1%: Effects on the rehabilitation programme following total knee arthroplasty: A pilot study. Anaesthesia 2008; 63: 948-53.
19) Brodner G, et al. Postoperative analgesia after knee surgery: A comparison of three different concentrations of ropivacaine for continuous femoral nerve blockade. Anesth Analg 2007; 105: 256-62.
20) Yao J, et al. Optimal effective concentration of ropivacaine for postoperative analgesia by single-shot femoral-sciatic nerve block in outpatient knee arthroscopy. J Int Med Res 2013; 41: 395-403.
21) Jæger P, et al. Adductor canal block versus femoral nerve block for analgesia after total knee arthroplasty: A randomized, double-blind study. Reg Anesth Pain Med 2013; 38: 526-32.
22) Abdallah FW, Brull R. Is sciatic nerve block advantageous when combined with femoral nerve block for postoperative analgesia following total knee arthroplasty? A systematic review. Reg Anesth Pain Med 2011; 36: 493-8.
23) Sato K, et al. Continuous versus single-injection sciatic nerve block added to continuous femoral nerve block for analgesia after total knee arthroplasty: A prospective, randomized, double-blind study. Reg Anesth Pain Med 2014; 39: 225-9.
24) Hu S, et al. A comparison of regional and general anaesthesia for total replacement of the hip or knee: A meta-analysis. J Bone Joint Surg Br 2009; 91: 935-42.
25) Kotzé A, et al. Efficacy and safety of different techniques of paravertebral block for analgesia after thoracotomy: A systematic review and metaregression. Br J Anaesth 2009; 103: 626-36.
26) Steinthorsdottir KJ, et al. Regional analgesia for video-assisted thoracic surgery: A systematic review. Eur J Cardiothorac Surg 2014; 45: 959-66.
27) Abdallah FW, et al. Duration of analgesic effectiveness after the posterior and lateral transversus abdominis plane block techniques for transverse lower abdominal incisions: A meta-analysis. Br J Anaesth 2013; 111: 721-35.
28) Niraj G, et al. Analgesic efficacy of ultrasound-guided transversus abdominis plane block in patients undergoing open appendicectomy. Br J Anaesth 2009; 103: 601-5.
29) Niraj G, et al. Comparison of analgesic efficacy of subcostal transversus abdominis plane blocks with epidural analgesia following upper abdominal surgery. Anaesthesia 2011; 66: 465-71.
30) Wu Y, et al. The analgesic efficacy of subcostal transversus abdominis plane block compared with thoracic epidural analgesia and intravenous opioid analgesia after radical gastrectomy. Anesth Analg 2013; 117: 507-13.
31) McDonnell JG, et al. The analgesic efficacy of transversus abdominis plane block after cesarean delivery: A randomized controlled trial. Anesth Analg 2008; 106: 186-91.
32) Mishriky BM, et al. Transversus abdominis plane block for analgesia after Cesarean delivery: A systematic review and meta-analysis. Can J Anaesth 2012; 59: 766-78.
33) Nishimori M, et al. Epidural pain relief versus systemic opioid-based pain relief for abdominal aortic surgery. Cochrane Database Syst Rev 2012; 7: CD005059.
34) Cornish P, Deacon A. Rectus sheath catheters for continuous analgesia after upper abdominal surgery. ANZ J Surg 2007; 77: 84.
35) Shido A, et al. Continuous local anesthetic infusion through ultrasound-guided rectus sheath catheters. Can J Anesth 2010; 57: 1046-7.
36) Walter CJ, et al. A randomised controlled trial of the efficacy of ultrasound-guided

transversus abdominis plane (TAP) block in laparoscopic colorectal surgery. Surg Endosc 2013; 27: 2366-72.
37) De Oliveira GS Jr, et al. Transversus abdominis plane block to ameliorate postoperative pain outcomes after laparoscopic surgery: A meta-analysis of randomized controlled trials. Anesth Analg 2014; 118: 454-63.
38) Bhatia N, et al. Comparison of posterior and subcostal approaches to ultrasound-guided transverse abdominis plane block for postoperative analgesia in laparoscopic cholecystectomy. J Clin Anesth 2014; 26: 294-9.
39) Shin HJ, et al. Ultrasound-guided oblique subcostal transversus abdominis plane block for analgesia after laparoscopic cholecystectomy: A randomized, controlled, observer-blinded study. Minerva Anestesiol 2014; 80: 185-93.
40) Calle GA, et al. Transversus abdominis plane block after ambulatory total laparoscopic hysterectomy: Randomized controlled trial. Acta Obstet Gynecol Scand 2014; 93: 345-50.

4-7 日帰り手術における末梢神経ブロックの実際

- 日帰り手術では，術後数時間で患者を帰宅可能な状態に回復させなければならない．したがってその周術期管理には，必要十分な鎮痛が得られ，鎮静作用や術後悪心・嘔吐（postoperative nausea and vomiting：PONV）などの副作用がないことが求められる．
- 局所麻酔/末梢神経ブロック＋鎮静による管理（monitored anesthesia care：MAC）では，鎮静薬やオピオイド鎮痛薬に関連した副作用（呼吸・循環抑制，PONV，過鎮静，眩暈，疲労感など）が少なく，術後回復が速く，患者満足度が高いので，日帰り手術における推奨度が高い[1]．
- たとえ，全身麻酔で管理する場合であっても，できる限り局所麻酔/末梢神経ブロックを施行し，アセトアミノフェン，NSAIDsやデキサメサゾンなどの非オピオイド鎮痛薬を併用した多様式鎮痛法（multimodal analgesia）を励行し，全身麻酔薬やオピオイド鎮痛薬使用量を削減することが肝要である．
- 超音波ガイド下法によって，より末梢枝でのブロックや数か所に及ぶブロックも比較的容易にかつ短時間で施行できるようになった．しかし，末梢神経ブロックは効果発現に時間を要するので，手術件数が多く患者入れ替えの多い日帰り手術室においては，時間節約のために麻酔準備室を利用することが望ましい．
- 神経ブロック後は，感覚障害によって，不良肢位や圧迫に気づかず神経障害をきたす危険性がある．入院手術でも同様であるが，日帰り手術においては，患者にブロック肢を保護するように指導するとともに，帰宅後フォローがとくに重要である．
- 本項では，上肢，下肢，体幹，頭頸部の日帰り手術における代表的な各種末梢神経ブロックの適応や注意点，患者教育・帰宅後フォローについて解説する．

① 日帰り上肢手術における末梢神経ブロック

a．肩/上腕手術と腕神経叢ブロック（斜角筋間アプローチ）

- 肩関節鏡手術，上腕骨手術，凍結肩整復などが日帰り手術で行われる．
- 肩・上腕手術は比較的術後痛が強いため，末梢神経ブロックによる鎮痛が有用である．C5-7領域の神経遮断が得られる単回腕神経叢ブロック斜角筋間アプローチ＋鎮静（MAC）/全身麻酔で管理することが多い．
- 帰宅後，末梢神経ブロック効果が消退するころに術後痛が増強し，救急外来再受診の原因となることがあるので，帰宅後の術後痛対策を講じる必要があ

▶5章「5-1 腕神経叢ブロック」（p.158）参照

る．術後3日間は，アセトアミノフェン，NSAIDsなどの非オピオイド鎮痛薬を定期服用すること，突出痛に対しては，経口オピオイド鎮痛薬を頓用することなどを事前に十分説明しておくことが肝要である．

■ 斜角筋間アプローチ

- C5-7神経根/幹の周囲へ局所麻酔薬を投与する方法である．
- ランドマーク法（パレステジア法，電気刺激法）では，ブロック成功率が局所麻酔薬の容量に依存しており，約30～40 mLを必要とする．多量に注入した薬液は頚神経叢領域まで拡散し，横隔神経麻痺を併発するため，低肺機能患者には相対的禁忌である．たとえ呼吸機能障害がなくても，両側ブロックは施行すべきでない．
- ただし，超音波ガイド下法で薬液量を減じて（5～10 mL）斜角筋間ブロックを行えば，神経ブロックの成功率を損なうことなく横隔神経麻痺の頻度を減らせる可能性がある[2]．

> 斜角筋間アプローチでは，両側ブロックは禁忌である

b．肘/前腕/手手術と腕神経叢ブロック（鎖骨上/鎖骨下/腋窩アプローチ）

- 斜角筋間アプローチでは，C8-T1領域がブロック不十分となりやすいので，肘より遠位部の手術では，鎖骨上/鎖骨下/腋窩アプローチがよい．

■ 鎖骨上/鎖骨下アプローチ

- C6-8，T1神経幹枝/神経束の周囲に局所麻酔薬を投与する方法である．
- 腕神経叢の周囲には，総頚動脈，鎖骨下動脈，外頚静脈，甲状腺動脈，腋窩動脈，胸膜などの重要構造物が存在する．血腫や気胸などの合併症を生ずると術後回復が遷延し，帰宅不能となるため，周囲構造物の誤穿刺を避けなければならない．ランドマーク法鎖骨上/鎖骨下アプローチでは約30％の血管誤穿刺率がある[3]．
- これまで日帰り手術においては，合併症リスクの高い鎖骨上/鎖骨下アプローチはあまり好まれなかったが，超音波ガイド下法の登場により施行されることが増えた．

> 鎖骨上/鎖骨下アプローチでは，腕神経叢の周囲に動静脈や胸膜などの重要構造物がある．

■ 腋窩アプローチ

- 終末枝レベル（橈骨・正中・尺骨・筋皮神経）での神経ブロックである．
- 腋窩アプローチでは，気胸や横隔神経麻痺のリスクがないので，日帰り手術ではとくに好まれる．
- ランドマーク法では筋皮神経領域のブロック効果が抜けることがあるが，超音波ガイド下法での筋皮神経の同定は比較的容易である．

c．前腕手術と前腕ブロック

- ターニケットを使用しない前腕手術であれば，前腕での神経ブロック（橈骨/尺骨/正中神経ブロック）が有用である．これらは，腕神経叢ブロックの効

> 前腕ブロックは，腕神経叢ブロックのレスキューブロックとして有用

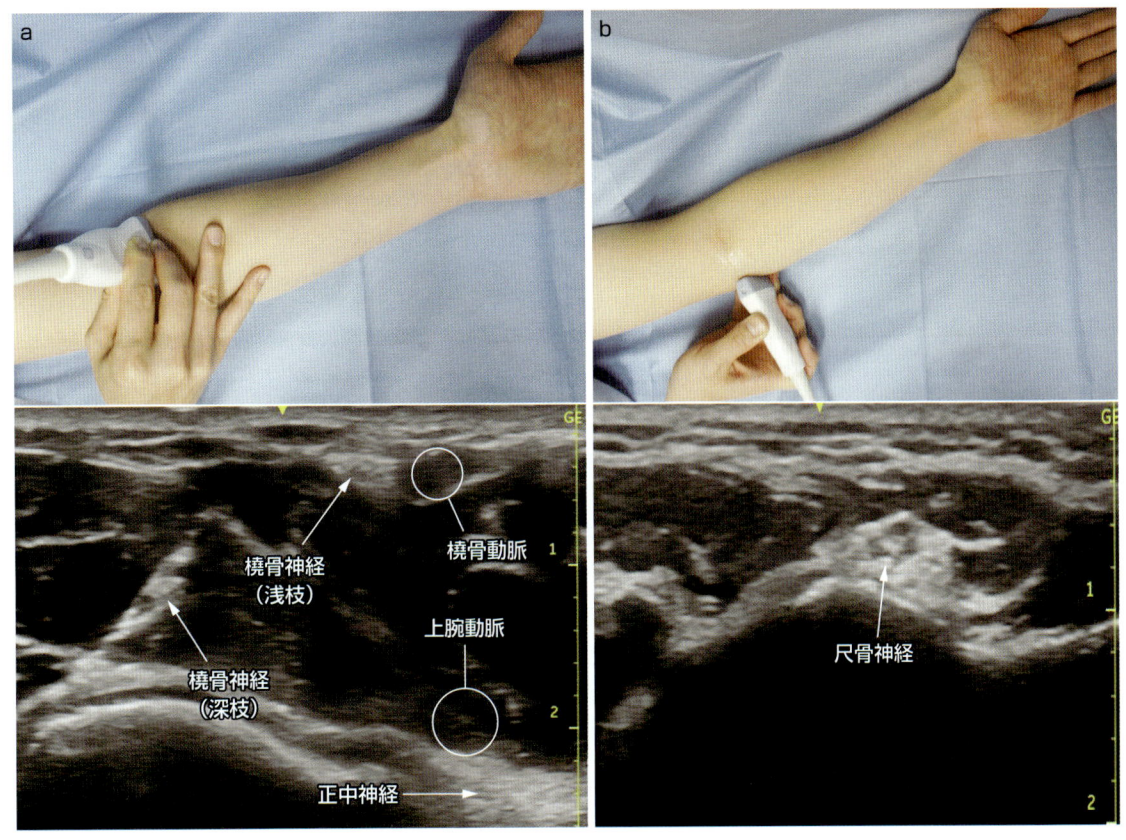

図1 前腕ブロック
肘関節部の超音波プローブの位置（上段）と超音波画像（下段）．
橈骨神経は橈骨動脈の外側を，正中神経は上腕動脈の内側を伴走している（a）．尺骨神経は肘関節内側の肘部管内を走行している（b）．

果が不十分であった際のレスキューブロックとしても有用である[4]．
- MACで管理中，神経ブロック効果が不十分で患者が痛がった際には，局所浸潤麻酔やレスキューブロック追加による鎮痛を行うべきである．不用意にオピオイド鎮痛薬や鎮静薬を投与すると急激な呼吸抑制が生じる危険性が高い．
- 肘関節部で，橈骨神経は橈骨動脈のすぐ外側を，尺骨神経は関節内側の肘部管内を，正中神経は上腕動脈の内側を走行しているので，超音波ガイド下法では末梢神経ブロックが容易に行える（図1）．

❷ 日帰り下肢手術における末梢神経ブロック

a．膝関節鏡手術と大腿神経ブロック

- 半月板切除術，膝関節鏡検査をはじめとする鏡視下手術が日帰り下肢手術の適応である．脊髄くも膜下麻酔や硬膜外麻酔などのneuroaxial blockでは，

▶5章「5-2 腰神経叢ブロック」（p.167）および「5-3 坐骨神経ブロック」（p.178）参照

> **Column　局所浸潤麻酔**
>
> 　局所浸潤麻酔は，簡便で成功率の高い鎮痛方法である．末梢神経ブロックの効果範囲外に手術操作が及んだ際のレスキュー鎮痛や，末梢神経ブロックが相対的禁忌（例：低肺機能患者における斜角筋間ブロック，抗凝固薬使用患者での深部ブロックなど）である場合に非常に有用である．
> 　執刀直前に皮切部位へ局所浸潤麻酔を行い，術中に適宜追加投与する．執刀前には作用発現の速いリドカインを，術中や術後には長時間作用性のロピバカインやレボブピバカインを投与する．術創部への薬液注入操作が困難な場合（悪性腫瘍の播種や感染巣拡大が懸念される場合など）には，周囲浸潤麻酔（field block）が有用である．

両足運動神経遮断や尿閉によって術後回復が遅延するため，大腿神経/伏在神経ブロックが推奨される．
- 末梢神経ブロックであっても，患肢の筋力低下が生じるため，松葉杖歩行や患肢保護などの患者教育を術前から十分に行っておくことが重要である．
- 伏在神経ブロック（内転筋管ブロック）であれば，大腿四頭筋筋力低下が少なく，術後の歩行障害を軽減できるので，大腿神経ブロックよりも有利かもしれない[5]．

b. 下腿・足手術と坐骨神経ブロック

- アキレス腱手術や下腿骨手術では坐骨神経ブロックがよい適応である．MACもしくは全身麻酔で管理する場合でも，末梢神経ブロックを用いることで麻酔後回復が促進される．
- 坐骨神経ブロックにより脛骨・腓骨から足の鎮痛が得られるが，下腿内側の皮膚知覚は伏在神経支配であるため，下腿手術においては，局所浸潤麻酔/伏在神経ブロックの追加を考慮する．
- 足関節より遠位で創部が限局的な手術であれば，より末梢枝（浅腓骨・深腓骨および脛骨神経）のブロックが有用である（ankle block）．手術部位に応じて，ブロック箇所を選択する．内果，足関節や足底皮膚の鎮痛には脛骨神経ブロックを，拇趾骨，第2趾骨では深腓骨神経ブロックを行う．足背皮膚領域の鎮痛には浅腓骨神経ブロックを用いる．
- 脛骨神経は内果後方で後脛骨動脈と伴走し，深腓骨神経は足背動脈と伴走しているため，動脈触診法または超音波ガイド下法で神経ブロックを行う．浅腓骨神経ブロックでは，足首の足背動脈外側の皮下に局所麻酔薬を浸潤させるだけでよい．それぞれ0.2〜0.5%ロピバカイン/レボブピバカインを2〜4 mL程度使用する．

> 足関節より遠位で創部が限局的であれば，ankle blockが有用

❸ 日帰り体幹手術における末梢神経ブロック

a. 乳房手術と傍脊椎ブロック

- 乳房手術の MAC または全身麻酔では，胸部傍脊椎ブロックの併用が有用である．傍脊椎ブロック（0.2～0.5％ロピバカイン/レボブピバカイン 20～30 mL）では，局所浸潤麻酔よりも優れた鎮痛効果・持続時間（12～15時間）が期待でき，慢性痛への移行も少なくなる．片側ブロックが可能なので，硬膜外麻酔よりも交感神経遮断による血圧低下が軽度である．
- 乳癌手術においては，胸部傍脊椎ブロックが，モルヒネ使用量削減による乳癌再発・転移率低下に寄与している可能性があり，予後改善目的からも推奨度が高い[6]．
- ランドマーク抵抗消失法では気胸の危険性があるが，超音波ガイド下法で内肋間膜（上肋横突靱帯）および壁側胸膜を描出し，リアルタイム穿刺を行えば，成功率・安全性ともに向上する可能性がある．

▶5章「5-4 体幹部末梢神経ブロック」(p.192) 参照

b. 鼠径ヘルニア手術と腸骨鼠径/腸骨下腹神経ブロック（II/IH ブロック）

- 鼠径ヘルニア手術をはじめとする腹壁手術に II/IH ブロックや腹横筋膜面ブロック（TAP ブロック）を用いることで，術後痛および周術期のオピオイド鎮痛薬の必要量が減少し，麻酔後回復が促進される[7]．
- 鼠径ヘルニア手術は慢性痛移行の多い手術の一つである．末梢神経ブロックの併用は，術後急性痛を抑えるのみならず，慢性痛発生も減少させるため，鼠径ヘルニア手術における推奨度が高い．
- II/IH ブロックは，ランドマーク法で誤って深部の腸骨筋膜下に局所麻酔薬を注入した場合に大腿神経ブロックを生ずるおそれがある[8]．超音波ガイド下法で外・内腹斜筋-腹横筋を描出し，リアルタイム穿刺を行うことで，TAP ブロックおよび II/IH ブロックの安全性・成功率が向上する．

▶II/IH：ilioinguinal-iliohypogastric nerve

▶TAP：transversus abdominis plane

末梢神経ブロックの併用は，術後急性痛，慢性痛ともに減少させる

❹ 日帰り頭頸部手術における末梢神経ブロック

a. 甲状腺切除術と浅頸神経叢ブロック

- 一般的に甲状腺手術は気管挿管全身麻酔下に施行される．全身麻酔であっても，できる限り，局所麻酔/末梢神経ブロックを併用する．甲状腺手術の鎮痛法として浅頸神経叢ブロックが有用である．
- 甲状腺手術における重大な合併症は，血腫による気道閉塞と反回神経/上喉頭神経麻痺である．回復室において，術後出血の有無を注意深く観察する必要がある．手術操作によって反回神経を損傷した可能性がある場合には，気管支ファイバースコープで声帯運動を確認しておく．
- 浅頸神経叢ブロック（通常，5 mL 程度でよい）施行時に，深頸筋膜を越え

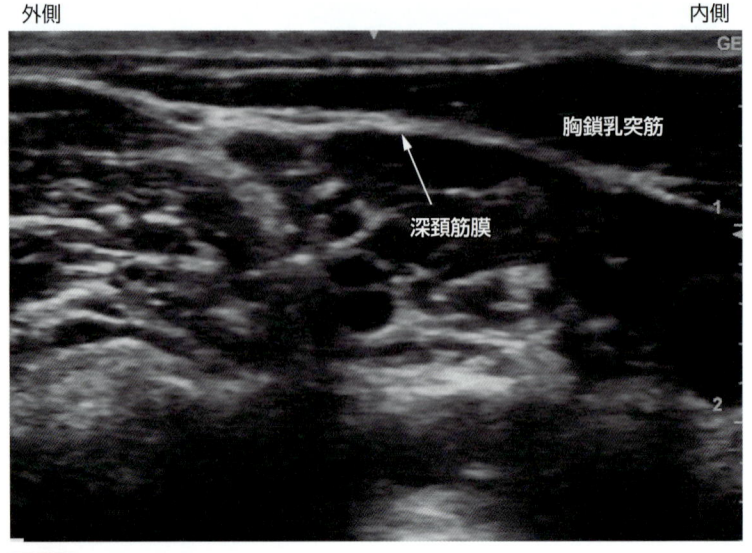

図2 浅頚神経叢ブロック
胸鎖乳突筋の後面と深頚筋膜のあいだに薬液を注入する．深頚筋膜を越えて薬液が広がらないよう，穿刺針の過挿入や大量の薬液注入は避ける．
胸鎖乳突筋の前面（皮下）に薬液を注入するだけでも胸鎖乳突筋の後面へ薬液が拡散し，浅頚神経叢ブロックが行える（subcutaneous approach）．

> 穿刺針の位置や薬液の広がりを超音波ガイド下にリアルタイムに確認する

て薬液を注入したり，多量の局所麻酔薬を使用すると，深頚神経叢ブロックとなることがある．深頚神経叢ブロックでは反回神経麻痺が生じるため，とくに両側浅頚神経叢ブロックを行う際には，両側"深"頚神経叢ブロックとならないよう，穿刺針の過挿入や多量の薬液注入を避ける．超音波ガイド下法によって，穿刺針の位置や薬液の広がりをリアルタイムに確認することが肝要である．

■ 浅頚神経叢ブロック（図2）

- 頚神経叢はC1-4の前枝から成り，深頚筋膜外を走行するものを浅頚神経叢，深頚筋膜内を走行するものを深頚神経叢とよぶ．
- 浅頚神経叢ブロックでは，胸鎖乳突筋の後面の筋膜と深頚筋膜のあいだに薬液を注入する方法が一般的であるが，前述のように穿刺針の位置や薬液の広がり方によっては，深頚筋膜を越えて深頚神経叢ブロックとなる危険性がある．これに対し，従来よりも浅い部位，胸鎖乳突筋前面（皮下）に薬液を注入する（subcutaneous approach）だけでも，浅頚神経叢ブロックが行えるという報告がある[9]．この方法であれば，深頚神経叢ブロックとなる可能性は低いので，両側ブロックを施行する際には有用と思われる．

b. 内視鏡下副鼻腔手術と眼窩下神経ブロック

- 内視鏡下副鼻腔手術（endoscopic sinus surgery：ESS）は，日帰り手術の適応であり，局所/区域麻酔＋鎮静（MAC）または全身麻酔で管理される．

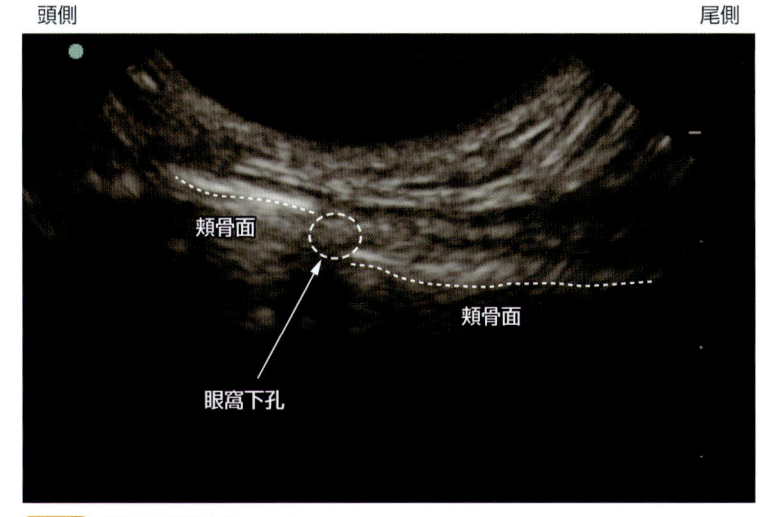

図3 眼窩下神経ブロック

眼窩下孔は，鼻翼外側5 mm付近の頬骨面に2～3 mmの窪みとして描出される．頬骨面の背側は描出できないので，穿刺針は眼窩下孔開口部付近にとどめ，深く刺入しすぎないよう運針する．細動脈が伴走していることがあるため，穿刺前にカラードプラで血管の有無を確認しておく．

MACで管理するほうが全身麻酔に比べて，麻酔後回復が速く，PONVや出血などの合併症が少ない．
- 全身麻酔で管理する場合であっても，できる限り局所/区域麻酔を併用することで，オピオイド関連副作用を低減でき，全身麻酔単独で管理するよりも回復が促進される．
- 上顎洞/篩骨洞手術においては，三叉神経第Ⅱ枝である眼窩下神経のブロックが有用である．

眼窩下神経ブロック
- 眼窩下孔（鼻翼外側5 mm付近に位置し，頬骨面上にわずかな窪みとして触れる）に局所麻酔薬を2～3 mL程度注入する．触診法で穿刺する場合には，指で眼窩付近を押さえ穿刺針が眼窩下縁を越えないよう注意深く穿刺する．
- 超音波スキャンを行うと，眼窩下孔は頬骨面上の2～3 mm程度の窪みとして描出される（図3）．超音波ガイド下リアルタイム穿刺によって，ブロックの成功率と安全性が向上する可能性がある．
- リニアプローブでも施行可能であるが，ホッケースティック型プローブやマイクロコンベックスプローブが操作しやすい．

❺ 患者教育と帰宅後フォロー
- 術前から術後痛の性質や程度，各種鎮痛方法，痛み治療の重要性について説明し，患者の心理的準備を促すことによって，不安に関連した術後痛や

PONVの程度が減弱する[1]．術後痛は予防/早期対応したほうが治療が奏効しやすい．
- 末梢神経ブロック効果消失時の突出痛を予防するために，術後鎮痛薬は頓用ではなく，定期服用とする（少なくとも3日間）．1週間以上，鎮痛薬が必要となる場合には，多剤の併用や鎮痛薬使用量の漸減方法についても指導する．
- 末梢神経ブロックを施行する場合には，ブロック肢の保護，良肢位や杖歩行の方法などについても事前に教育しておく．

患者教育と帰宅後フォローで不安に関連した術後痛を減らす

- 患者帰宅後にフォローできるような体制を整備し，電話による聴取で痛み強度，術後不快症状，鎮痛薬副作用の有無やブロック肢の状態を確認する．フォローによって，痛みや副作用に対する患者指導が行えるとともに，帰宅後の患者の不安が減少する．
- また，フォローによって患者満足度や術前教育成果も評価できるので，評価内容を医療従事者にフィードバックすることでケア改善に役立てられる．

6 日帰り手術における持続末梢神経ブロック

- ディスポーザブルの携帯持続注入器を使用すれば，帰宅後も持続神経ブロックが簡便に施行可能である．
- 持続神経ブロックは，24時間以上の強い術後痛が持続する肩や上腕骨の手術などにとくに有用である．持続神経ブロックによって，単回神経ブロック後に生ずる反跳痛★1を抑えられる，オピオイドを含めた鎮痛薬使用量を削減できる，などの利点がある．
- また，単回神経ブロックの場合，低濃度の局所麻酔薬では効果持続時間が短くなる，高濃度では運動神経遮断や神経障害のリスクが高まるというジレンマがある．持続神経ブロックであれば，感覚神経のみを遮断する低濃度局所麻酔薬（0.1〜0.15%ロピバカイン/レボブピバカイン）でよい．

★1
手術当日の夜中に急激に痛くなる"midnight syndrome"．

- 持続カテーテル留置の場合，カテーテル関連トラブルによる夜間再受診や電話対応が増える可能性がある．カテーテル刺入部の薬液漏れ，出血，感染徴候や自然抜去時の対応について，術前に患者に対し十分な説明と教育を行う必要がある．
- 持続末梢神経ブロックの適用は，患者状態，手術内容のみならず施設・医療スタッフの環境を考慮して慎重に決定すべきである．

7 おわりに

持続末梢神経ブロックはとても有用な鎮痛法であるが，日帰り手術での適用は慎重に決定すべき

- 日帰り手術の麻酔では，患者が手術後に迅速に日常生活に復帰できることが最も重要である．回復遅延の主な要因である術後痛，過鎮静およびPONVを減らすためには，局所浸潤麻酔/末梢神経ブロックを積極的に用いて，オピオイドを節減した多様式鎮痛法を励行することが肝要である．
- 入院手術でも同様であるが，日帰り手術の麻酔ではとくに合併症による回復

遅延を避けなければならない．超音波ガイド下法によって周囲構造体を確認し，より安全で確実な末梢神経ブロックを行うことが重要である．

（武田敏宏，白神豪太郎）

文献

1) 白神豪太郎．日帰り麻酔に欠かせないスキル．日臨麻会誌 2006; 26: 474-81.
2) Lee JH, et al. Ropivacaine for ultrasound-guided interscalene block: 5 mL provides similar analgesia but less phrenic nerve paralysis than 10 mL. Can J Anaesth 2011; 58: 1001-6.
3) Croll SM, et al. Regional anesthesia techniques: Alternative for specific procedures. In: Steel SM, et al (eds). Ambulatory Anesthesia & Perioperative Analgesia. New York: McGraw-Hill; 2005. p.371-91.
4) 白神豪太郎，武田敏宏．上肢の神経ブロック—オピオイドなしで完全無痛．日臨麻会誌 2014; 34: 769-79.
5) Ilfeld BM, Hadzic A. Walking the tightrope after knee surgery: Optimizing postoperative analgesia while minimizing quadriceps weakness. Anesthesiology 2013; 118: 248-50.
6) Exadaktylos AK, et al. Can anesthetic technique for primary breast cancer surgery affect recurrence or metastasis? Anesthesiology 2006; 105: 660-4.
7) Moore JG, et al. Regional anesthesia and ambulatory surgery. Curr Opin Anaesthesiol 2013; 26: 652-60.
8) Aveline C, et al. Comparison between ultrasound-guided transversus abdominis plane and conventional ilioinguinal/iliohypogastric nerve blocks for day-case open inguinal hernia repair. Br J Anaesth 2011; 106: 380-6.
9) Ramachandran SK, et al. Comparison of intermediate vs subcutaneous cervical plexus block for carotid endarterectomy. Br J Anaesth 2011; 107: 157-63.

4章 周術期末梢神経ブロックの実際

4-8 高齢者・ハイリスク患者での末梢神経ブロックの適応とコツ

- 末梢神経ブロックは，高齢者やハイリスク患者に対する周術期鎮痛法として有用である．とくに，全身麻酔の施行を躊躇するような患者に良い適応となる．
- 末梢神経ブロックのみで施行予定の手術でも，高齢者やハイリスク患者では，術前評価を詳細に行う必要がある．なかでも高齢者の場合は，認知機能と運動機能の評価を綿密に行っておく．
- 中枢神経管近傍にある神経叢ブロック（例，腕神経叢ブロック斜角筋間アプローチ）や深部の末梢神経ブロックは，出血傾向のある患者では避けるべきであり，深い鎮静や全身麻酔下での施行は，重大な合併症の早期発見を難しくする危険性がある．
- monitored anesthesia care（MAC）は低侵襲手術を局所麻酔下に施行する際の全身管理法として優れた方法であるが，高齢者やハイリスク患者では，呼吸循環系の反射が容易に抑制される可能性があることを忘れてはならない．当然のことながら，全身麻酔と同様の術中モニタリングや，全身麻酔へ直ちに移行できる体制を整えておくことが重要である．
- 高齢者やハイリスク患者の術後疼痛管理に多様式鎮痛法（multimodal analgesia）は有用である．ただし，重要臓器の機能低下による血中薬物濃度の上昇や，薬物相互作用に注意を払う必要がある．

表1 高齢者における生理的変化と鎮痛療法への影響

神経系	・神経伝達物質の産生減少：βエンドルフィン，GABA など ・受容体数の減少：GABA 受容体，セロトニン受容体など ・末梢神経伝導速度低下：C 線維，Aδ 線維の機能低下 ・認知機能障害 ・痛みの評価困難
心血管系	・心拍出量減少，体血管抵抗増加
呼吸器系	・肺活量の減少 ・低酸素症に対する換気応答低下：低酸素血症の危険性増加 ・高二酸化炭素症に対する換気応答低下：周期性呼吸や無呼吸の危険性増加
肝臓，腎臓	・肝血流量減少，肝組織減少：薬物代謝遅延 ・糸球体濾過率減少，腎血流量減少，尿細管における再吸収減少：腎排泄性薬物や活性代謝産物のクリアランス低下
薬物相互作用	・鎮痛効果増強，効果持続時間延長 ・副作用の出現

GABA：γアミノ酪酸．

❶ 高齢者・ハイリスク患者の問題点

- 最近の外科手技や麻酔管理法の進歩に伴い，高齢者やハイリスク患者であっても，手術療法を選択する割合が増加している．
- 高齢者やハイリスク患者はさまざまな共存症を有していることが多く，加齢や共存症に伴う身体的変化により，生体機能やその予備能が低下している[1]（表1）．
- 高齢者では，神経線維数の減少，神経伝達物質の減少，痛み耐性の低下，外傷後の痛覚過敏からの回復遅延，などが起こることが知られている[2]．また，痛みの評価が難しくなる反面，積極的に評価を行わないと

- 過小評価をしてしまい，痛みが遷延して神経障害性疼痛に移行することがある[3]．
- 高齢者の術後疼痛管理が不十分になると，術後せん妄の増加，交感神経活動亢進による高血圧や心筋虚血，不整脈の発生，呼吸器合併症の増加などが起こり，離床やリハビリ開始の遅れ，認知機能低下に繋がる[4]．
- 高齢者やハイリスク患者に対し下肢に及ぶ術後硬膜外鎮痛を施行すると，早期離床の妨げとなるうえ，血圧低下の頻度も高いため，使用を控えることが望ましい．
- 末梢神経ブロックは低血圧発生の頻度が低く，患側のみブロックを行うことで健側の機能を維持できるなど，高齢者やハイリスク患者の周術期管理に有用と考えられている[5-7]．

> 末梢神経ブロックは，高齢者やハイリスク患者の周術期管理に有用

❷ 末梢神経ブロック時の注意点

a. 術前評価

- 高齢者やハイリスク患者に対し安全な術中・術後管理を行うには，患者の術前状態を詳細に評価する必要がある．末梢神経ブロックのみで行う手術だからと，術前診察と評価をおろそかにしてはいけない．高齢者の場合，とくに認知機能と運動機能の評価を綿密に行う．
- 術前の認知機能評価により，意識下で末梢神経ブロックが可能か否か，術中に必要な鎮静度などを判断する．意識下にブロックをできない場合，どのようにしてブロックを行うかを検討する．
- 術前に運動機能の評価が不十分であった場合，末梢神経ブロックによる合併症を術前からの機能低下と誤ってしまう危険性がある．術前から運動機能リハビリテーションに介入してもらうことで正確な運動機能の評価を行い，末梢神経ブロックによる合併症の早期発見と対処に努める．

> 高齢者ではとくに，認知機能と運動機能の評価を綿密に行う

b. 末梢神経ブロックの選択

- どのような患者であっても，末梢神経ブロックを成功させるポイントは，正確な術式の把握と施行する末梢神経ブロックの選択とにある．
- 術前，執刀医に術式と皮膚切開の部位とを確認し，支配神経から，適応となる末梢神経ブロックを選択する．手術部位によっては，複数の末梢神経ブロックを組み合わせる必要がある場合も存在する．手術部位と適応になる末梢神経ブロックの主な組み合わせを**表2**に示す[8]．
- ハイリスク患者のなかでも，抗凝固療法施行中の患者や術直後から抗凝固療法を施行予定の患者，出血傾向のある患者，透析中の患者などでは，末梢神経ブロック施行に際して特別な注意が必要となる．
- 浅部の末梢神経ブロックでは，ブロック後に出血しても圧迫止血などで対処しやすいが，中枢神経管近傍の神経叢ブロックや深部の神経ブロックでは，圧迫止血が困難なため，その適応は中枢神経管ブロックに準じる．

表2 手術部位と適応となる末梢神経ブロックの組み合わせ

手術部位	適応となる末梢神経ブロック
肩，上腕骨近位	腕神経叢ブロック（斜角筋間アプローチ）
上腕骨遠位，肘部	腕神経叢ブロック（鎖骨上または鎖骨下アプローチ）
前腕，手関節，手	腕神経叢ブロック（鎖骨上または腋窩アプローチ）
股関節，大腿骨近位	腰神経叢ブロック＋坐骨神経ブロック（傍仙骨アプローチ）
大腿骨遠位，膝	腰神経叢ブロックまたは大腿神経ブロック＋坐骨神経ブロック（殿下部または膝窩部アプローチ〈選択的脛骨神経ブロック〉）
足関節，足	大腿神経ブロックまたは伏在神経ブロック＋坐骨神経ブロック（膝窩部アプローチ〈選択的脛骨神経ブロック〉）
胸部	胸部傍脊椎ブロック
上腹部	肋骨弓下腹横筋膜面ブロック 肋骨弓下腹横筋膜面ブロック＋腹直筋鞘ブロック
下腹部，鼠径部	後方腹横筋膜面ブロック 後方腹横筋膜面ブロック＋腹直筋鞘ブロック

（北山眞任，ほか．麻酔科医のための周術期の疼痛管理．中山書店；2014．p.234-46[8]）を参考にして作成）

c. 局所麻酔薬

- 末梢神経ブロックを施行する際，とくに複数の末梢神経ブロックが必要な場合には，使用する局所麻酔薬の量に注意が必要である．すみやかで確実な効果の発現を求めて高濃度の局所麻酔薬を複数のブロックで使用すると，局所麻酔薬の血中濃度が上昇し，局所麻酔薬中毒に陥る危険がある．
- 高齢者やハイリスク患者の場合，細胞外液量の減少と肝臓による薬物代謝能の低下から，若年成人と同量の局所麻酔薬を投与すると血中濃度が中毒域まで上昇するおそれがある．また，局所麻酔薬中毒による症状を，いわゆる「不穏状態」と誤って判断し，治療開始が遅れてしまう危険性もある．
- 長時間作用性の局所麻酔薬は，単回投与でも長時間の鎮痛効果が得られるという利点があるが，長時間にわたって運動機能をブロックする危険性もある．
- 高齢者では神経線維の数が減少しているため，若年成人と同じ濃度の局所麻酔薬を使用しても，ブロックの効果が増強される（運動神経麻痺が起こる）可能性がある．
- 高齢者やハイリスク患者では，局所麻酔薬の投与量や投与濃度を抑え，術後早期からの離床やリハビリに努めることが，認知機能を低下させないうえでも重要である．

<mark>局所麻酔薬の投与量や投与濃度を抑えて投与する</mark>

d. ブロック施行時の鎮静

- 末梢神経ブロックによる神経系合併症は，中枢神経管ブロックのように重篤なものは少ないものの，中枢神経管ブロックよりも発生頻度は高い[9]．

- 高齢者に神経系合併症が起きると，回復に時間がかかるため，退院を遅らせる要因となる．
- 高齢者やハイリスク患者では，術前認知機能や耐忍性の評価およびブロックによる合併症の重大性から，末梢神経ブロックを覚醒下，鎮静下，全身麻酔下のいずれで行うかを検討する．
- 神経系合併症の発生を考慮すれば，末梢神経ブロックも中枢神経管ブロックと同様，覚醒下あるいは軽い鎮静下で，かつエコーガイド下に行うことが推奨される[10]．とくに，中枢神経管近傍の神経叢ブロック（例，腕神経叢ブロック斜角筋間アプローチ）や深部の神経ブロックでは，深鎮静下あるいは全身麻酔下での施行を避けるか，より安全性の高い末梢神経ブロックへの切り替えを考慮する．

> 神経系合併症の発生を考慮して，覚醒下/軽い鎮静下で，エコーガイド下に行う

e．ブロックの施行時期

- 末梢神経ブロックを術前にすると，①先制鎮痛，②局所麻酔薬中毒の早期発見，といった利点がある一方で，①注入薬液の漏れ，②術後短期間で鎮痛効果が消失，という欠点があげられる．
- 術後に末梢神経ブロックをすると，術後鎮痛期間が術前施行時より長くなるという利点があるが，①ランドマークとなる層構造が判別しにくくなる，②局所麻酔薬中毒の危険性が増加する，という欠点がある．
- 神経周囲に局所麻酔薬を直接投与する上下肢の末梢神経ブロックでは，もともと効果時間が長く，追加投与の必要性は少ない．
- 体壁の末梢神経ブロックでは，手術時間に応じて追加ブロックを施行するか，持続末梢神経ブロックを併用したほうが，術後疼痛管理には有用である．
- 術後に末梢神経ブロックをする場合，血中濃度がピークに達する施行後30分間は観察が必要である．脂溶性の高い局所麻酔薬を使用する場合，局所麻酔薬中毒の治療に有用な脂肪乳剤を常備しておくことも重要である．

❸ 末梢神経ブロックで手術を行う際のコツ

a．末梢神経ブロックのみの麻酔

- 低侵襲手術を末梢神経ブロックのみで行うと，循環変動が起こりにくく，安定した術中・術後経過を送ることができる．
- 末梢神経ブロック施行後，鎮痛効果が十分にあることを確認してから手術を開始する．長時間作用性の局所麻酔薬は効果発現までに時間がかかるが，術前に主治医と麻酔法について話をしておき，急がないことが重要である．
- 高齢者やハイリスク患者に対して不用意に鎮静薬や鎮痛薬を投与すると，不穏を増悪させたり呼吸抑制や覚醒遅延を起こしたりすることがある．以下のような場合，末梢神経ブロックのみに固執せず，すみやかに全身麻酔の併用を考慮するのがよい．

> 急がず，そしてブロックに固執せず

①高齢者の場合は鎮痛効果の評価があいまいになりやすく，ブロック効果を過大に評価し，不十分な鎮痛状態のまま手術を開始することがある．この際，誤って痛みに対する反応を不穏状態と判定する危険性もある．
②術中に術式が変更または追加となり，手術部位が拡大する．
③四肢の手術の場合にはターニケットを使用することがあり，手術開始後しばらくしてから，ターニケットペインが起こる．

b. monitored anesthesia care（MAC）

- 低侵襲手術に対し，末梢神経ブロック（局所麻酔）と鎮静薬とを用いて全身管理する MAC（図1）[11, 12]は，高齢者やハイリスク患者に対しても適応できる．
- MAC によく用いられる薬剤を表3に示す．$α_2$アゴニストであるデクスメデトミジンは，「局所麻酔下における非挿管下での手術および処置時の鎮静」にも適応が拡大され，MAC 時の鎮静に使用できるようになった．
- 鎮静・鎮痛薬に対する反応性は個人差が大きく，局所麻酔＋鎮静という管理法は決して安全な麻酔法ではない[11]．呼吸循環抑制などの重大合併症を避けるためには，注意深い投与量の調節，全身麻酔と同様のモニタリング，絶え間のない監視が不可欠である．
- 高齢者やハイリスク患者は鎮静・鎮痛薬に対する反応性や感受性が高いことから，投与量の減量が必須となる．同様に，これらの患者では肝機能や腎機能が低下していることが多いため，作用が遷延する危険性もある．
- あらかじめ，いつでも全身麻酔へ移行できるような体制を整えておく．

> MAC 時の鎮静にデクスメデトミジンが使用できる

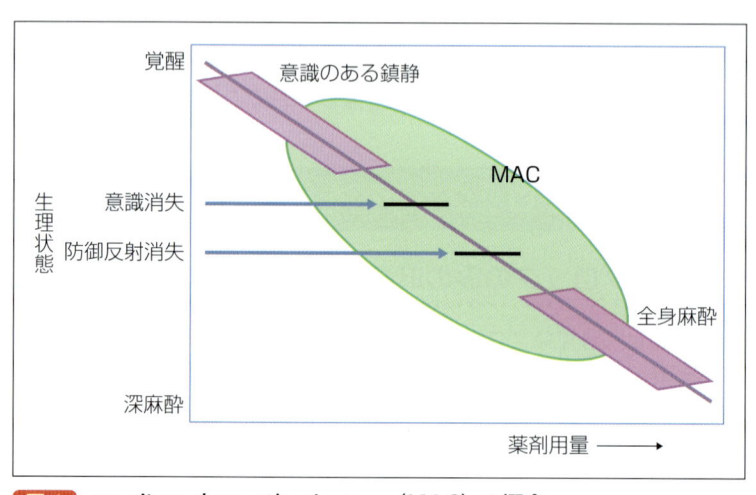

図1 monitored anesthesia care（MAC）の概念

意識のある鎮静から全身麻酔まで，鎮静レベルは連続している．鎮静・鎮痛薬に対する反応性は個人差が大きく，患者は「浅い」鎮静レベルから急速に「深い」鎮静レベルへと移行し，上気道閉塞や低酸素血症，誤嚥が起こりうることに注意する．

（Ghisi D, et al. Minerva Anestesiol 2005; 71: 533–8[12]より）

表3 MACで使用される薬剤

	薬物名	健常成人患者への投与法	高齢者やハイリスク患者への投与法
鎮静薬	ミダゾラム	• 1〜2 mgの間欠的投与 • 1〜2 mgの静注，その後 0.05〜0.2 mg/kg/時で持続投与	• 1〜2 mgの間欠的投与
	プロポフォール	• 1 mg/kgの静注，その後に 0.5〜2 mg/kg/時で持続投与	• 0.5 mg/kgの静注，その後に 0.5〜1 mg/kg/時で持続投与
	デクスメデトミジン	• 6〜10分間で 1 μg/kgを投与，その後に 0.2〜0.7 μg/kg/時で持続投与	• 10〜15分間で 1 μg/kgを投与，その後に 0.2〜0.5 μg/kg/時で持続投与
鎮痛薬	フェンタニル	• 0.5〜1 μg/kgの間欠的静注 • 0.5〜1 μg/kgの静注，その後に 0.5〜2 μg/kg/時で持続投与	• 0.5 μg/kgの間欠的静注 • 0.5 μg/kgの静注，その後に 0.5〜1 μg/kg/時で持続投与
	ケタミン	• 10〜20 mgの静注（その後に 0.25〜0.5 mg/kg/時で持続投与）	• 10 mgまたは 0.1〜0.2 mg/kgの静注
昇圧薬	エフェドリン	• 4〜8 mgの静注	• 4〜8 mgの静注 • 4〜8 mgの静注後，2〜4 μg/kg/分で持続投与
	フェニレフリン	• 0.1〜0.2 mgの静注	• 0.1〜0.2 mgの静注 • 0.1〜0.2 mgの静注後，0.1〜0.3 μg/kg/分で持続投与

c. 多様式鎮痛法（multimodal analgesia）

- 上肢や下腿の手術の場合，術中・術後の鎮痛を末梢神経ブロックのみで得ることが可能である．しかし，それ以外の部位の手術に対して，末梢神経ブロックのみで術中・術後に完璧な除痛を得ることは難しいことが多い．
- 術後疼痛管理の原則は，作用機序の異なる複数の鎮痛方法を組み合わせる多様式鎮痛法である．末梢神経ブロックを施行した場合でも，ブロックによる鎮痛に固執するべきではない．オピオイドによる患者管理鎮痛法（patient-controlled analgesia：PCA）に加え，アセトアミノフェンもしくは NSAIDs を併用することで，それぞれを単独で用いる際の使用量や副作用を少なくし，鎮痛効果を高めることが可能となる．
- 一方，多数の薬物を併用するときは，薬物相互作用に対する配慮も必要となる．高齢者やハイリスク患者では，重要臓器の予備能低下による影響にも注意を払わなければならない．
- 術後鎮痛に末梢神経ブロックを併用すると，麻薬性および非麻薬性鎮痛薬の使用量を減らすことが可能となり，それらの薬剤による合併症が減少する．
- 高齢者やハイリスク患者では，術前から腎機能が低下していたり，術後に腎機能が悪化したりする可能性が高いので，NSAIDs はできるだけ使用しない．
- 腹部手術の場合，体壁の末梢神経ブロックのみでは内臓痛を抑えることがで

多数の薬物を併用するときは，重要臓器の予備能低下による影響にも注意が必要

きないので，術後にオピオイドのPCAが必要となることが多い．オピオイドとしてはモルヒネやフェンタニルがよく用いられる．どちらを選択するかは，その患者の年齢や共存症，重要臓器の予備能による．
- フェンタニルは作用時間が短いので持続投与も併用する必要があり，モルヒネは効果持続時間が長いので，持続投与は行わず単回投与のみとするほうがよい．
- 術後疼痛対策にオピオイドを使用する場合，とくに高齢者やハイリスク患者では，呼吸抑制の早期発見のため，パルスオキシメータや呼吸数の連続モニターが推奨される．

（白石美治，土田英昭）

文献

1) Aubrun F, Marmion F. The elderly patient and postoperative pain treatment. Best Pract Res Clin Anaesthesiol 2007; 21: 109–27.
2) Gibson SJ, Farrell M. A review of age differences in the neurophysiology of nociception and the perceptual experience of pain. Clin J Pain 2004; 20: 227–39.
3) Coldrey JC, et al. Advances in analgesia in the older patient. Best Pract Res Clin Anaesthesiol 2011; 25: 367–78.
4) 田島圭子，光畑裕正．高齢者の術後疼痛管理．ペインクリニック 2012; 33: 15–22.
5) 高橋英督，ほか．慢性心不全を合併した大腿部下肢切断術に対して超音波ガイド下末梢神経ブロックのみで術中管理した1例．臨床麻酔 2010; 34: 605–6.
6) 森本康裕，ほか．末梢神経ブロックで行った超高齢者の大腿骨骨幹部骨折に対する骨接合術の麻酔経験．臨床麻酔 2012; 36: 235–6.
7) 木戸浩司，ほか．抗血栓療法中の閉塞性動脈硬化症患者に対する下肢手術の麻酔を超音波ガイド下末梢神経ブロックで管理した9症例．麻酔 2012; 61: 1117–20.
8) 北山眞任，廣田知美．末梢神経ブロック．川真田樹人，編．新戦略に基づく麻酔・周術期医学．麻酔科医のための周術期の疼痛管理．東京：中山書店；2014. p.234–46.
9) Brull R, et al. Neurological complications after regional anesthesia: Contemporary estimates of risk. Anesth Analg 2007; 104: 965–74.
10) Bernard CM, et al. Regional anesthesia in anesthetized or heavily sedated patients. Reg Anesth Pain Med 2008; 33: 449–60.
11) 白神豪太郎．Monitored Anesthesia Care．臨床麻酔 2009; 33: 1569–77.
12) Ghisi D, et al. Monitored anesthesia care. Minerva Anestesiol 2005; 71: 533–8.

4-9 末梢神経ブロックと硬膜外ブロックとの比較

- 末梢神経ブロックの普及に伴い，麻酔法の選択時に硬膜外ブロックとの使い分けに頭を悩ませる機会が多くなっている．
- 末梢神経ブロックの選択にはそれぞれの利点・欠点を熟知したうえで，エビデンスに基づく判断が必要である．
- 本項では，とくに硬膜外ブロックと比較した際の，周術期末梢神経ブロックの利点と欠点を概説し，手術部位別にエビデンスを紹介する．

> 末梢神経ブロックは，その利点と欠点を熟知し，エビデンスに基づいて選択する

1 末梢神経ブロックの利点・欠点

a. 末梢神経ブロックの利点（表1）

- 末梢神経ブロックの最大の利点として，片側のみの神経遮断が可能で，必要な部位に限局した区域麻酔が可能となる．一方，硬膜外ブロックは両側の広範囲な神経遮断をもたらし，しばしば血圧低下や膀胱直腸障害などの副作用を引き起こす．
- 硬膜外ブロックに起因する対麻痺などの広範囲に及ぶ神経損傷に比べると，末梢神経ブロックによる神経損傷が広範囲に及ぶ危険性は低い．
- 高度肥満患者など，硬膜外ブロックが技術的に困難な患者においても，超音波ガイド下に比較的容易に実施することができる[★1]．
- 末梢神経ブロックは，術後抗凝固療法予定患者や血液凝固障害を合併する患者に対しても，適用することが可能である．

★1 体動，褥瘡などにより困難な場合もある．また，神経走行に個人差が大きい場合もある．

b. 末梢神経ブロックの欠点（表1）

- 広範囲の鎮痛を得るためには複数箇所の穿刺が必要となり，時間がかかる．
- 超音波ガイド下でも技術的に困難な末梢神経ブロックも存在する．
- 脊椎神経ブロックのような交感神経幹を遮断できる神経ブロック法を除き，内臓痛遮断は困難である．

表1 末梢神経ブロックと硬膜外ブロックの比較

	末梢神経ブロック	硬膜外ブロック
神経遮断範囲	片側	両側
抗凝固療法による制限	制約少ない	制約多い
内臓痛	効果的ではない	有効
穿刺回数	1か所～複数箇所	1か所
合併症		
血圧低下	少ない	多い
尿閉	少ない	多い
悪心・嘔吐	少ない	多い
神経損傷	軽微	脊髄損傷の可能性

❷ 手術部位別の比較

a. 上腹部手術

- 上腹部手術においては腹直筋鞘ブロック（rectus sheath block：RSブロック），後方腹横筋膜面ブロック（posterior transversus abdominis plane block：後方TAPブロック），肋骨弓下腹横筋膜面ブロック（subcostal transversus abdominis plane block：肋骨弓下TAPブロック）などが行われる（図1）．
- 末梢神経ブロック単独で内臓痛を除去することは難しい（Column参照）．また数日に及ぶ強い術後痛に対応するため持続ブロックが必要となるが，上腹部領域の有効な持続末梢神経ブロック法はいまだ確立されていない．上腹部手術においては硬膜外ブロックが第一選択となることが多い．
- Wahbaら[1]は，虚血性心疾患の既往のある上腹部開腹手術患者において，TAPブロック群よりも胸部硬膜外ブロック群でより良好な鎮痛を得ている．また，Nirajら[2]は，上腹部手術後における肋骨弓下持続TAPブロック群と硬膜外ブロック群の咳嗽時visual analogue scale（VAS）pain scoreに有意差を認めなかったものの，経口鎮痛薬使用量は肋骨弓下TAPブロック群で有意に多いことを示した．
- 肝機能低下による血液凝固障害患者など，硬膜外ブロックが絶対的あるいは相対的禁忌となる患者では，オピオイド使用に加えて上記の末梢神経ブロックを積極的に併用するべきである．
- 開腹手術における創部への局所麻酔薬持続注入★2と硬膜外ブロックを比較した報告が散見され[3,4]，持続注入群は，硬膜外ブロック群と比べて良好な鎮痛が得られ，術後合併症が少ない．今後，より簡便で，より合併症の少ない鎮痛法の開発が期待される．

b. 下腹部手術

- 下腹部手術においては後方腹横筋膜面（TAP）ブロックや腸骨鼠径・腸骨下腹神経ブロック（ilioinguinal/iliohypogastric nerve block），腹直筋鞘（RS）ブロックなどが行われる（図2）．
- 上腹部手術とは異なり，末梢神経ブロック

★2
局所投与量は報告によると，それぞれ0.5％ブピバカイン2mL/時，0.2％ロピバカイン10mL/時であり，硬膜外腔への投与量と同じである．

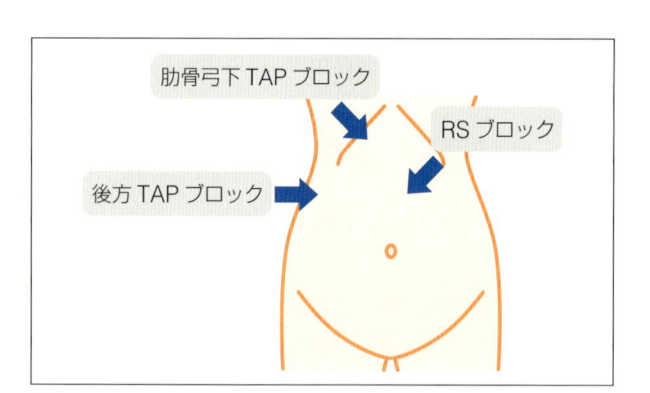

図1　上腹部手術に用いられる末梢神経ブロック
TAP：腹横筋膜面，RS：腹直筋鞘．

Column　内臓痛

内臓痛は，体性痛と異なり，局在や質が十分解明できていない．一般的に，内臓痛を含む内臓感覚は交感神経あるいは副交感神経と並行する求心性線維を通じて脊髄に伝えられる．末梢神経ブロックでは，硬膜外ブロックのように内臓痛を抑えることができないため，周術期末梢神経ブロックを用いた術中管理にはオピオイドなどの全身投与を併用して内臓痛に対処する必要がある．つまり，内臓痛と体性痛を分けて術中鎮痛管理を行う必要がある．

により良好な術後鎮痛効果が得られるとの報告が多い．全身麻酔下に開腹大腸癌手術を行い，術後両側 TAP ブロックをロピバカインまたは生理食塩水で比較検討した報告[5]では，ロピバカイン群において有意に良好な術後鎮痛が得られている．生食群との比較であり，当然の結果ともいえるが，硬膜外ブロックとの比較検討はされていない．

- 腹腔鏡併用大腸癌根治術において硬膜外ブロック群と術中 TAP ブロック＋両側持続 TAP ブロック群を比較した報告[6]では，手術 24 時間後の咳嗽時 VAS pain score と術後 24 時間の鎮痛薬使用量において有意差を認めていない．現段階において，本報告以外には硬膜外ブロックと周術期末梢神経ブロックの鎮痛効果を比較検討した研究は見当たらず，今後の大規模多施設臨床試験が待たれる．

c. 胸部手術

- 胸部手術では，肋間神経ブロックや胸部傍脊椎ブロック（thoracic paravertebral block）が施行可能である．
- 肋間神経ブロックは基本的に 1 回投与法であり，胸腔鏡下手術や乳癌手術などで用いられる．一方，胸部傍脊椎ブロックは片側多分節の脊髄神経と交感神経の遮断が可能で，カテーテル留置により長期間の鎮痛を得ることもできるため，侵襲の大きい外科手術でも有用である．
- 開胸術において硬膜外ブロックと胸部傍脊椎ブロックを比較した 10 試験，520 例を対象としたメタ解析[7]では，術後 VAS pain score と鎮痛薬使用量において有意差を認めていない．一方，術後肺合併症，尿閉，悪心・嘔吐，低血圧などの副作用の頻度は胸部傍脊椎ブロック施行群で有意に低く，ブロック不成功例も有意に少なかった．
- 2014 年に発表されたメタ解析（18 試験，777 名）[8]においても，術後 VAS pain score と鎮痛薬使用量について両群間に有意差を認めなかった．肺合併症の頻度については両群に有意差を認めないものの，尿閉，悪心・嘔吐，低血圧などの副作用の頻度は胸部傍脊椎ブロックにおいて有意に低く，ブロック不成功例も有意に少なかった（表2）．
- 超音波ガイド下胸部傍脊椎ブロックは難しい手技と考えられているが，少なくとも開胸術においては硬膜外ブロックよりも優れた鎮痛法であるとの指摘もある．★3

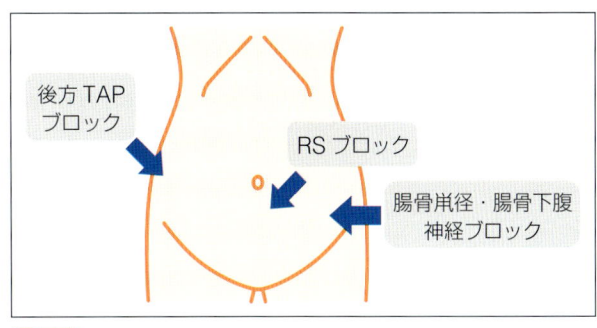

図2 下腹部手術に用いられる末梢神経ブロック
TAP：腹横筋膜面，RS：腹直筋鞘．

表2 胸部傍脊椎ブロックと硬膜外ブロックの比較

	有意差
術後 48 時間の VAS pain score	差なし
術後 24 時間のモルヒネ使用量	差なし
合併症	
尿閉	胸部傍脊椎ブロックで少ない
悪心・嘔吐	胸部傍脊椎ブロックで少ない
低血圧	胸部傍脊椎ブロックで少ない
ブロック不成功率	胸部傍脊椎ブロックで少ない
肺合併症	差なし

VAS：visual analogue scale.
(Ding X, et al. PLoS One 2014; 9: e96233[8]より)

★3
超音波ガイド下胸部傍脊椎ブロックは神経損傷の危険が少なく，全身麻酔下に実施できるという利点がある．

d. 下肢手術

- 下肢手術では大腿神経ブロック（femoral nerve block），大腿外側皮神経ブロック（lateral femoral cutaneous nerve block），3-in-1ブロック，坐骨神経ブロック（sciatic nerve block），閉鎖神経ブロック（obturator nerve block），腰神経叢ブロック（lumbar plexus block）などの，さまざまなブロックが行われている（図3）．
- 下肢手術のうち，人工膝関節置換術，股関節全置換術，股関節骨折手術においては周術期肺血栓塞栓症予防のため，フォンダパリヌクスやエノキサパリン，エドキサバンなどの抗凝固薬が用いられることが多い．たとえば，フォンダパリヌクスの薬剤添付文書には，硬膜外カテーテル留置について「治験薬投与期間中のカテーテル抜去の実施は治験薬投与の少なくとも2時間以上前とし，前回投与から少なくとも20時間あけること，および初回治験薬の投与開始2時間前から処置期間終了まで脊椎麻酔針，硬膜外麻酔針の新たな刺入，カテーテルの挿入は行わない」と明記され，遵守する必要がある．
- 膝手術において腰部硬膜外ブロックと末梢神経ブロックを比較したメタ解析（8試験，510例）[9]においては，硬膜外ブロックと末梢神経ブロックによる術後鎮痛に差を

> **Column　フォンダパリヌクスと硬膜外ブロック**
>
> フォンダパリヌクス（正式名：フォンダパリヌクスナトリウム）はアンチトロンビンIII（ATIII）と高親和性で結合し，ATIIIの抗第Xa因子活性を顕著に増強させ，トロンビン産生を阻害する．下肢手術では10～14日連続で，1日1回1.5～2.5 mgを皮下注する．海外のガイドラインでは硬膜外カテーテル抜去のタイミングは最終投与後20～36時間，再投与のタイミングはカテーテル抜去後2～12時間が推奨されている．

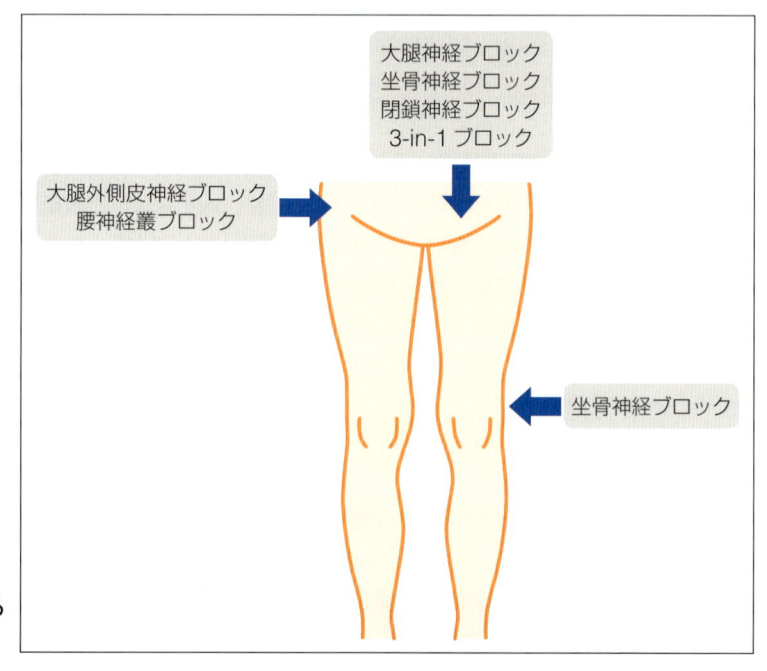

図3 下肢手術に用いられる末梢神経ブロック

> **Column 硬膜外ブロックの手術部位感染抑制効果：リポカリン2を介した機序**
>
> われわれの研究室では硬膜外ブロックの手術部位感染抑制効果について研究を行っている．好中球や上皮細胞中に存在するタンパク質リポカリン2は，一部の細菌増殖を抑える静菌効果を発揮する．これまでのところ，内毒素血症ラットにおいて硬膜外ブロックがリポカリン2の全身・局所での発現を増強し，創部の大腸菌増殖を抑制することを見いだした．今後の研究によりヒトでも同様の知見が得られるかもしれない．

認めていない．

- 股関節手術において硬膜外ブロックと末梢神経ブロックを比較した大規模試験結果は現段階においてはなく，今後の研究成果が待たれる[★4]．

❸ 鎮痛以外の効果の比較

- 硬膜外ブロックには単なる周術期鎮痛の効果だけでなく，さまざまな利点あるいはその可能性が示唆されている（**表3**）．
- 術後感染症の中で尿路感染に次いで多いのが手術部位感染（surgical site infection：SSI）[★5]であるが，硬膜外ブロックがSSIを抑制する可能性が指摘されている．たとえば，帝王切開後の術後創部感染リスクが，全身酔麻酔単独群に比べ硬膜外ブロック単独群において有意に低くなったという報告がある[10]．その機序についてはいまだ解明されていないのが現状である．
- 動物実験において硬膜外ブロックが腸管粘膜微小循環を改善することが明らかになっている[11,12]．敗血症患者の予後改善には，腸管粘膜血流などを代表とする微小循環の維持が重要であるとされており，硬膜外ブロックの作用が注目されている．
- これらの効果が周術期末梢神経ブロックにもあるか否かは，現段階では不明である．

（森﨑　浩，五十嵐　達）

[★4] 股関節周囲の鎮痛には持続/単回大腿神経ブロック，腰神経叢ブロックなどが効果的である．

硬膜外ブロックには，周術期鎮痛以外にも利点や可能性がある

表3 胸部硬膜外ブロックの鎮痛効果以外の利点と可能性

利点
・腸管粘膜微小循環の改善
・組織酸素分圧の改善

可能性
・手術部位感染の抑制
・創傷治癒を促進
・担癌患者の術後の転移抑制・予後の改善

[★5] 手術後30日以内に発症し，感染が切開部の皮膚または皮下組織に限定され，さらにその他の条件を満たした感染のことを，手術部位感染と定義する．

文献

1) Wahba SS, Kamal SM. Analgesic efficacy and outcome of transversus-abdominis plane block versus low thoracic-epidural analgesia after laparotomy in ischemic heart disease patients. J Anesth 2014; 28: 517-23.
2) Niraj G, et al. Comparison of analgesic efficacy of subcostal transversus abdominis plane blocks with epidural analgesia following upper abdominal surgery. Anaesthesia 2011; 66: 465-71.
3) Gross ME, et al. A comparison of postoperative outcomes utilizing a continuous preperitoneal infusion versus epidural for midline laparotomy. Am J Surg 2011; 202:

765-9.
4) Bertoglio S, et al. The postoperative analgesic efficacy of preperitoneal continuous wound infusion compared to epidural continuous infusion with local anesthetics after colorectal cancer surgery: A randomized controlled multicenter study. Anesth Analg 2012; 115: 1442-50.
5) Bharti N, et al. The efficacy of a novel approach to transversus abdominis plane block for postoperative analgesia after colorectal surgery. Anesth Analg 2011; 112: 1504-8.
6) Niraj G, et al. Comparison of analgesic efficacy of four-quadrant transversus abdominis plane (TAP) block and continuous posterior TAP analgesia with epidural analgesia in patients undergoing laparoscopic colorectal surgery: An open-label, randomised, non-inferiority trial. Anaesthesia 2014; 69: 348-55.
7) Davies RG, et al. A comparison of the analgesic efficacy and side-effects of paravertebral vs epidural blockade for thoracotomy--A systematic review and meta-analysis of randomized trials. Br J Anaesth 2006; 96: 418-26.
8) Ding X, et al. A comparison of the analgesia efficacy and side effects of paravertebral compared with epidural blockade for thoracotomy: An updated meta-analysis. PLoS One 2014; 9: e96233.
9) Fowler SJ, et al. Epidural analgesia compared with peripheral nerve blockade after major knee surgery: A systematic review and meta-analysis of randomized trials. Br J Anaesth 2008; 100: 154-64.
10) Tsai PS, et al. General anaesthesia is associated with increased risk of surgical site infection after Caesarean delivery compared with neuraxial anaesthesia: A population-based study. Br J Anaesth 2011; 107: 757-61.
11) Ai K, et al. Epidural anesthesia retards intestinal acidosis and reduces portal vein endotoxin concentrations during progressive hypoxia in rabbits. Anesthesiology 2001; 94: 263-9.
12) Kosugi S, et al. Epidural analgesia prevents endotoxin-induced gut mucosal injury in rabbits. Anesth Analg 2005; 101: 265-72.

5

超音波ガイド下末梢神経ブロック各論

5-1 腕神経叢ブロック

- 上肢の神経支配は，ほとんどの部位が腕神経叢に由来する．そのため，腕神経叢ブロックは上肢手術の麻酔法として単独で，あるいは全身麻酔と併用して用いられる．
- 腕神経叢は体表から比較的浅い部位を走行しており，超音波画像の描出は比較的容易である．超音波ガイド下に行う腕神経叢ブロックは，成功率が高く，手技に要する時間が短く，局所麻酔薬の量を少なくできることが報告されている[1-3]．

腕神経叢の超音波画像の描出は比較的容易である

① 解剖

- 腕神経叢は主に第 5 頸神経から第 1 胸神経に由来する．これらの神経は，頸部から腋窩において神経叢を形成する（図 1）．
- 脊髄神経前枝は脊椎横突起から離れると，前斜角筋と中斜角筋の筋膜間を末梢に向かって走行する．腕神経叢は 3 本の神経幹（上神経幹，中神経幹，下神経幹）を形成したのちに，それぞれが神経幹枝（前枝および後枝）となり，鎖骨下動脈とともに鎖骨と第一肋骨のあいだを通過する．その後，神経幹枝が合流して 3 本の神経束（内側神経束，外側神経束，後神経束）を形成し，腋窩動脈と並走して腋窩から上腕へ向かう．
- 終末枝のうち正中神経，尺骨神経，橈骨神経，筋皮神経は上肢を支配する主要な神経である（図 2）．肩甲上神経や腋窩神経は，肩関節の知覚に関与する．また，外側胸筋神経，内側胸筋神経，長胸神経，胸背神経は胸壁の知覚に関与する．

> **Advice　手技に関する一般的な注意事項**
>
> 神経ブロックの手技は清潔操作で行う必要がある．したがって，超音波プローブには，滅菌プローブカバーを装着して用いる．
> 腕神経叢ブロックはブロック針を神経に近接させるので，鈍針を用いたほうが神経損傷のリスクが低い．また，神経刺激装置の併用は，針先と神経の位置に関する付加的な情報が得られて有用である．
> 鎮静を行う場合は，呼吸・循環モニター（心電図，血圧計，パルスオキシメトリなど）を装着し，患者の状態を観察する．薬剤としては，少量のベンゾジアゼピンやオピオイドなどが用いられる．

② 代表的なアプローチ

- 腕神経叢ブロックの代表的なアプローチには，斜角筋間アプローチ，鎖骨上アプローチ，鎖骨下アプローチ，腋窩アプローチがある．
- 斜角筋間アプローチは主に上神経幹をブロックし，肩関節や上腕近位の手術に適している．一方，尺骨神経領域の鎮痛は確実性が低く，上肢末梢の手術には適さない．鎖骨上アプローチは，腕神経叢が鎖骨と第 1 肋骨のあいだでコンパクトにまとまっているので効果の確実性が高く，上腕以遠の手

5-1 腕神経叢ブロック

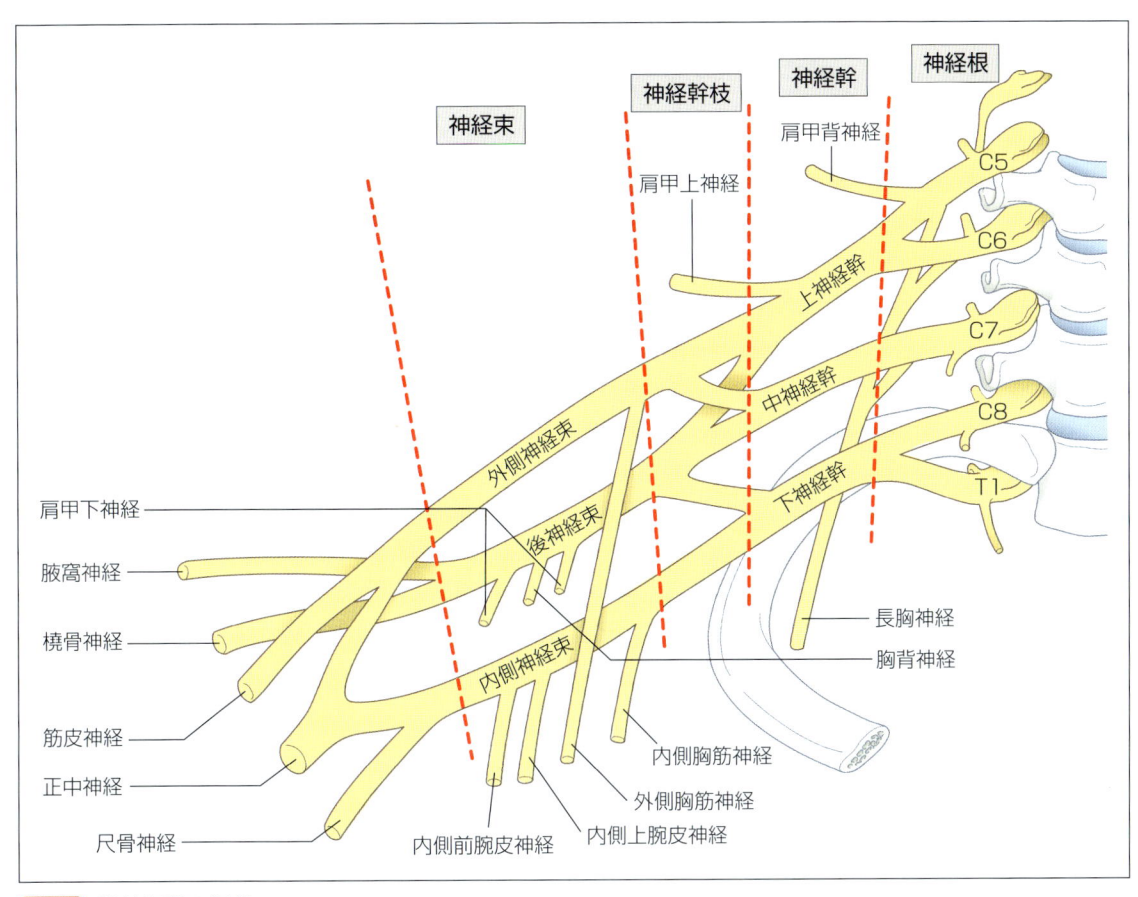

図1 腕神経叢の解剖
腕神経叢は主に第5頸神経から第1胸神経に由来する．

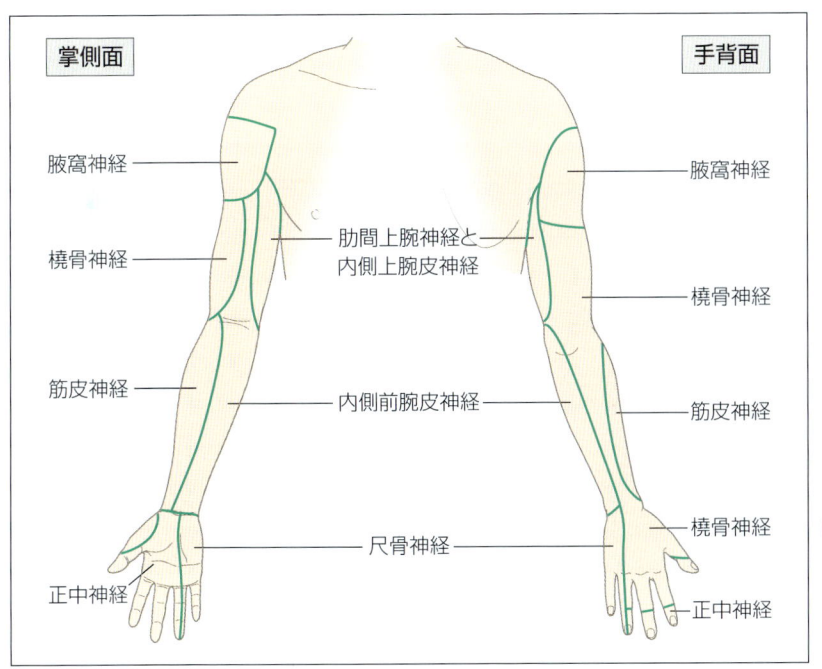

図2 上肢の体表の神経支配
上肢のほとんどは腕神経叢の神経支配を受けている．例外は肋間上腕神経（第2胸神経由来）である．

159

術に適している．また，鎖骨下アプローチおよび腋窩アプローチは，肘，前腕，手の手術に適している．

❸ 斜角筋間アプローチ

a. 体位

- 患者の体位は仰臥位，側臥位または半側臥位で行う★1．

b. 超音波画像の描出★2

- 輪状軟骨の少し尾側のレベルで，ブロック側の前頸部にリニアプローブを当てる．胸鎖乳突筋の深部に総頸動脈と内頸静脈を同定すると，その深部に頸椎横突起の高エコー像を確認できる（図3）．第7頸椎の横突起には前結節がなく，後結節のみ存在することから，脊椎のレベルを同定できる．
- 脊髄神経根は頸椎横突起から離れ，前斜角筋と中斜角筋の筋膜間を末梢に向かって走行する．神経根の短軸像は周囲が円形の高エコーで，内部が均一な低エコーとなる★3．神経根を描出したら，その走行に沿ってプローブを末梢側に移動させ，前斜角筋と中斜角筋の筋膜間を走行する第5～7頸神経を同定する（図4a）．

c. 穿刺手技

- 皮膚消毒を行い，清潔な施術野を準備する．必要に応じて鎮静を行い，ブロック針の刺入部位に局所浸潤麻酔を行う．
- ブロック針の長さは，成人では50～70 mmが一般的なサイズである．
- 超音波プローブの外縁付近を刺入点として，内側に向けて平行法でブロック

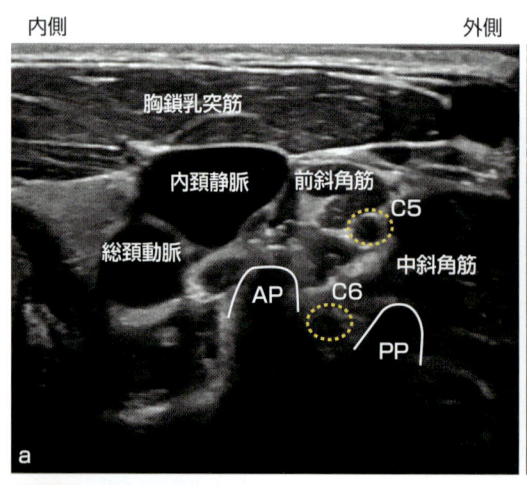

★1
側臥位または半側臥位だと，プローブ外側からの刺入操作を行いやすい．

★2 超音波画像の描出のコツ
神経の超音波画像は，短軸像の描出が基本である．組織に対して，超音波を垂直に当てると，視認性のよい画像が得られる．

★3
一般的な末梢神経の超音波画像は，内部に多数の神経束を含み，蜂の巣状の高エコー像となる．

図3 頸部の超音波画像
a：第6頸椎レベル，b：第7頸椎レベル．
AP：横突起の前結節，PP：横突起の後結節，◌：神経．

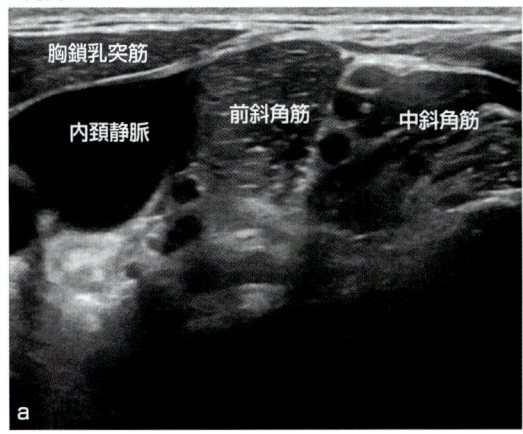

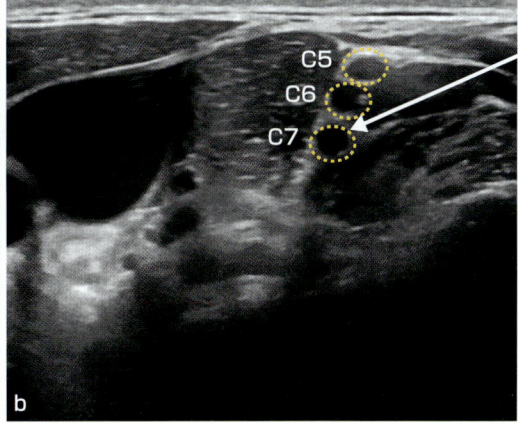

図4 超音波画像——斜角筋間アプローチ
bの矢印はブロック針の刺入方向を示している．◯：神経．

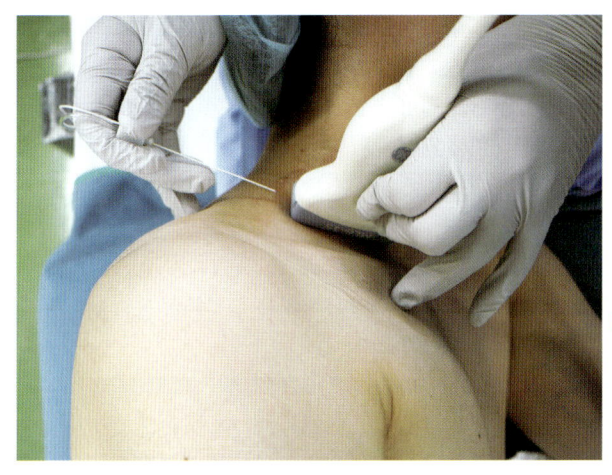

図5 斜角筋間アプローチの穿刺手技
半側臥位で，リニアプローブの外側から，平行法でブロック針を刺入する．

針を刺入する（図5）．ブロック針の全長が描出されるように位置の調整を行い，針先を中斜角筋内に進める．次いで，C5/6 または C6/7 の脊髄神経のあいだを目標としてブロック針を進める（図4b）．

- 中斜角筋の筋膜を貫いたところで少量の薬液を投与し，斜角筋間の神経周囲に低エコー像が広がるのを確認する．適正な薬液の広がりを確認できたら，残りの薬液を分割投与する★4．

★4
放散痛を認める場合や注入圧が高い場合は，神経内注入の可能性を考えて，針を少し引き抜くとよい．

★5 鎖骨上アプローチ手技のコツ

鎖骨上窩における腕神経叢の描出が困難な場合，超音波プローブを頭側へ移動させて斜角筋間で神経を描出してみる．前斜角筋と中斜角筋のあいだの神経を観察しながら，鎖骨上部へプローブを移動させるとわかりやすいことがある．

❹ 鎖骨上アプローチ

a. 体位

- 患者の体位は仰臥位または半座位とし，顔を非ブロック側へ軽く向ける．ブロック側の上腕は体幹に沿わせる★5．

b. 超音波画像の描出

- 鎖骨上窩において，リニアプローブを鎖骨に対してほぼ平行になるように当てる（図6）．体表面に対する超音波プローブの角度を調整し（tilting操作），鎖骨下動脈の短軸像を描出する．鎖骨下動脈は拍動性で円形の無エコー像となり，カラードプラで血流を確認できる．
- 鎖骨下動脈を指標として，その外側を走行する腕神経叢を同定する．個々の神経は円形または楕円形の低エコー像で，神経幹の前後枝が集まると，腕神経叢全体では"ブドウの房状"になる（図7）．
- 鎖骨下動脈と腕神経叢の深部には，第1肋骨と胸膜の高エコー像が描出される．肋骨表面の高エコーは胸膜よりも体表に近く，音響陰影を伴うことから鑑別可能である．
- 鎖骨下動脈から分岐する血管（頸横動脈や肩甲上動脈）が，腕神経叢の近傍を走行しているので，穿刺時に注意する（図8）★6．

c. 穿刺手技★7

- 皮膚消毒を行い，清潔な施術野を準備する．必要に応じて鎮静を行い，ブロック針の刺入部位に局所浸潤麻酔を行う．
- ブロック針の長さは，成人では50～70 mmが一般的なサイズである．
- 超音波プローブの外縁付近を刺入点として，内側に向けて平行法でブロック針を刺入する．ブロック針の全長が描出されるように位置の調整を行い，短軸で描出した神経叢の深い部位に針先を進める★8（図7b）．

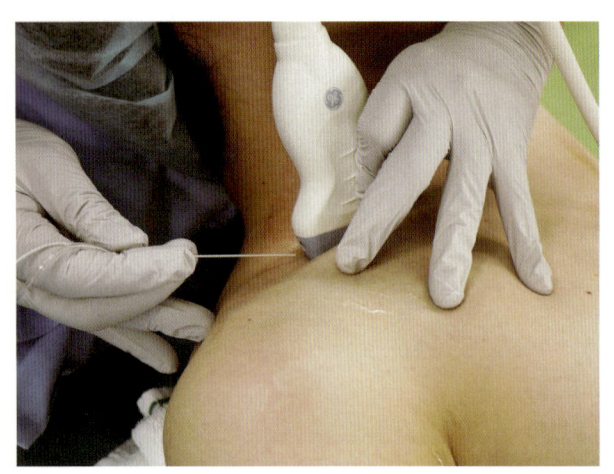

図6 鎖骨上アプローチ──プローブの当て方と穿刺手技
リニアプローブを鎖骨上窩で鎖骨と平行に当てる．リニアプローブの外側から，平行法でブロック針を刺入する．

★6 これらの血管の分岐パターンは個人差が大きい．

★7 鎖骨上アプローチは，腕神経叢が胸膜と近く，気胸のリスクがある．針先を描出して，丁寧な刺入操作を行う．

★8 腕神経叢，鎖骨下動脈，第1肋骨で囲まれる部位が目安となる[4]．

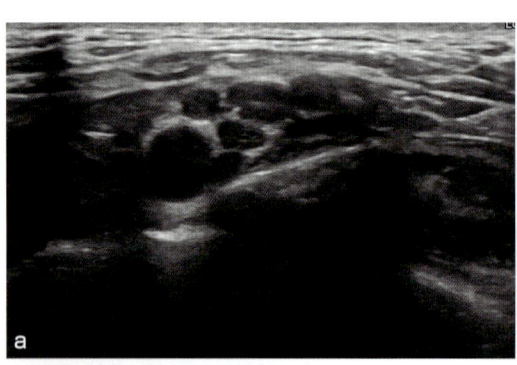

図7 超音波画像──鎖骨上アプローチ
a：腕神経叢は鎖骨下動脈の外側でコンパクトにまとまっている．
b：　で囲まれるのは腕神経叢で，矢印はブロック針の刺入方向を示している．
SA：鎖骨下動脈．

5-1 腕神経叢ブロック

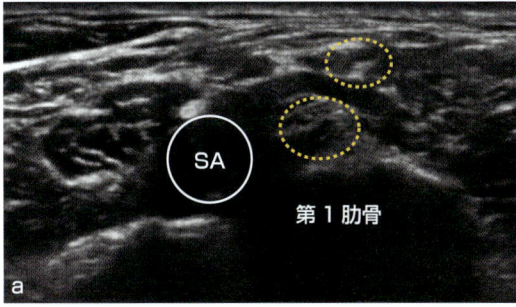

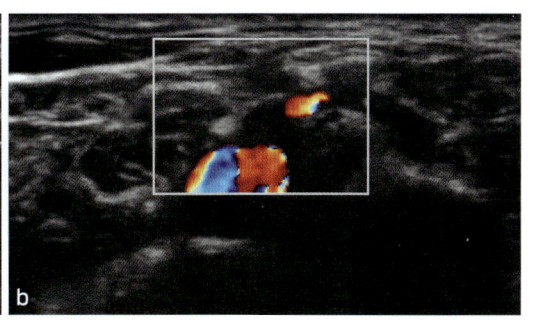

図8 鎖骨下動脈から分岐する血管
a：血管が腕神経叢を横切るように走行している．
b：カラードプラ．SA：鎖骨下動脈．◯：神経．

- 針先を神経鞘内部の神経に近接させたところで，局所麻酔薬を注入する．少量の薬液を注入し，低エコー性の薬液像の広がりを確認したら，残りの薬液を分割投与する．
- 薬液が神経鞘内部の神経周囲全体に広がるのを目標とする．薬液の広がりに明らかな偏りがみられる場合は，針先の位置を調整する★9．

★9
針先の位置を調整する際には，神経や血管を誤穿刺しないように注意する．

★10
腕神経叢ブロックとしては最も深い部位でのアプローチとなり，後神経束や内側神経束の描出が困難なこともある．

★11
胸膜の高エコーを確認し，ブロック針の先端が深く進みすぎないように注意する．

❺ 鎖骨下アプローチ

a．体位

- 患者の体位は仰臥位とする．

b．超音波画像の描出

- 烏口突起の内側にリニアプローブを当て（図9），傍矢状断面を描出する．大胸筋と小胸筋の深部に，腋窩動脈の短軸像（円形の無エコー）を同定する（図10a）．腕神経叢は3本の神経束が腋窩動脈の周囲を走行しており，動脈周囲の高エコー像を確認する★10．

c．穿刺手技★11

- 皮膚消毒を行い，清潔な施術野を準備する．必要に応じて鎮静を行い，ブロック針の刺入部位に局所浸潤麻酔を行う．
- ブロック針の長さは，成人では70〜100 mmが一般的なサイズである．
- プローブの頭側で，鎖骨の下縁を刺入部位とする．ブロック針は平行法で尾側に向け

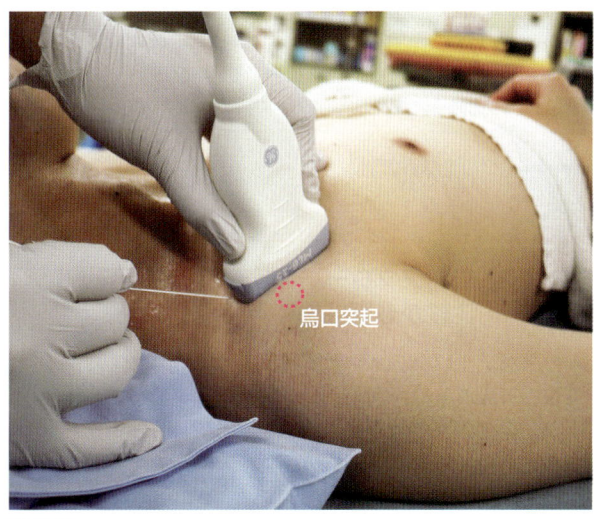

図9 鎖骨下アプローチ──プローブの当て方と穿刺手技
烏口突起の内側にリニアプローブを当てる．ブロック針は，鎖骨とプローブのあいだから刺入し，尾側に向けて進める．

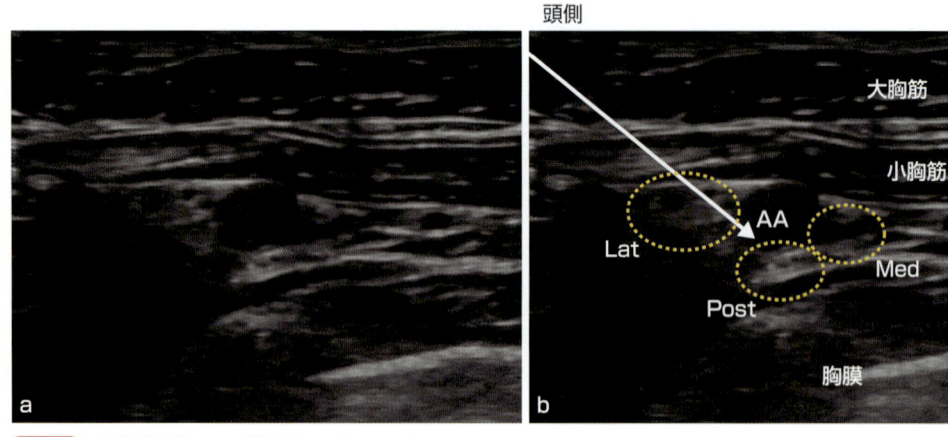

図 10　超音波画像──鎖骨下アプローチ
a：腋窩動脈（AA）の周囲を3本の神経束（外側神経束〈Lat〉，後神経束〈Post〉，内側神経束〈Med〉）が走行している．
b：矢印はブロック針の刺入方向を示している．

て進める．鎖骨の存在により，刺入角度はあまり調整できない．腋窩動脈の頭側に位置する外側神経束にブロック針を近接させたら，神経周囲に薬液を投与する（図10b）．その後，腋窩動脈の背側にブロック針を進め，後神経束および内側神経束の周囲に薬液を投与する．

6 腋窩アプローチ

a. 体位

- 患者の体位は仰臥位として，上肢を外転させる．

b. 超音波画像の描出

- 大胸筋外縁付近の上腕中枢において，腋窩動脈の拍動を触知する．この部位にリニアプローブを当て（図11），上腕の短軸像を描出する．皮下組織の浅い部位に，腋窩動脈および腋窩静脈を同定する．これらは円形の無エコー像で，カラードプラで血流を確認できる．体表からプローブを押しつけると，静脈の内腔は容易に虚脱する．
- 腋窩動脈を取り囲むように，正中神経，尺骨神経，橈骨神経が走行している[★12]（図

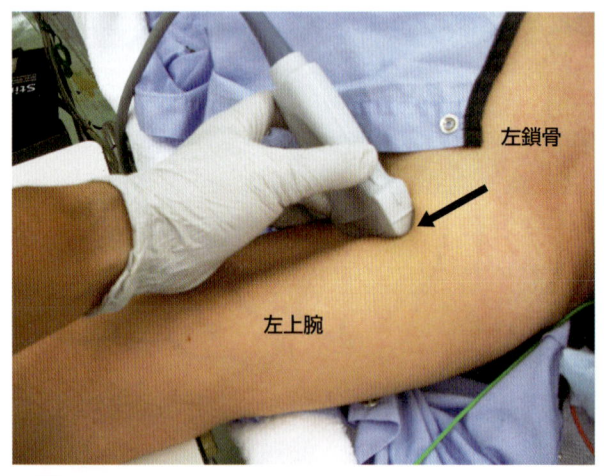

図 11　腋窩アプローチ──プローブの当て方
腋窩動脈の拍動を触知し，上腕の中枢にリニアプローブを当てる．
←：ブロック針の刺入方向．

> **Advice　腋窩アプローチでは血管への誤穿刺に注意が必要**
>
> 　腋窩アプローチは神経周囲に血管が豊富であり，血管への誤穿刺に注意が必要である．薬液投与時に低エコー像の広がりがみられない場合は，超音波走査面が投与部位から離れているか，血管内投与の可能性がある．

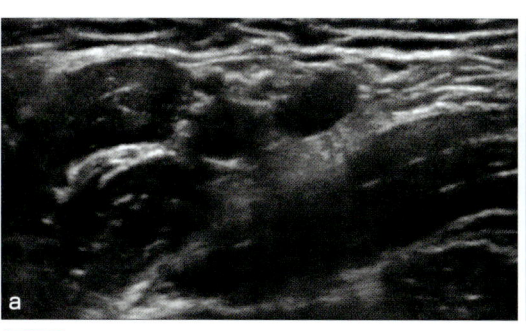

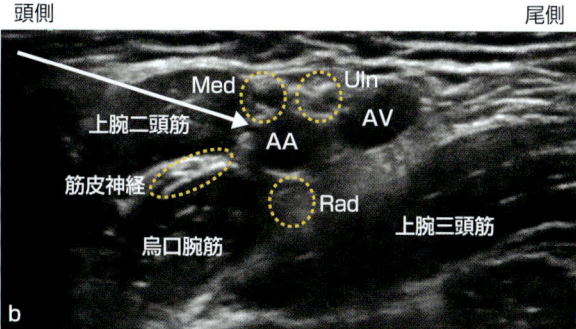

図12 超音波画像──腋窩アプローチ
a：腋窩動脈（AA）の周囲を3本の神経（正中神経〈Med〉，尺骨神経〈Uln〉，橈骨神経〈Rad〉）が走行している．
b：矢印はブロック針の刺入方向を示している．
AV：腋窩静脈．

12）．神経は円形の高エコー像で，内部に低エコー成分を含む．筋皮神経は腋窩動脈から少し離れ，烏口腕筋と上腕二頭筋の筋膜間付近を走行する紡錘形の高エコーである．

c. 穿刺手技

- 皮膚消毒を行い，清潔な施術野を準備する．必要に応じて鎮静を行い，ブロック針の刺入部位に局所浸潤麻酔を行う．
- ブロック針の長さは，成人では50 mm程度が一般的なサイズである．
- プローブの外縁付近から平行法で穿刺する．針先を神経に近接させたら，少量の薬液を投与し，適切な広がりが得られることを確認する．
- 正中神経，尺骨神経，橈骨神経の周囲に薬液が広がるように，針先の位置を調整しながら，腋窩動脈に対して全周性に広がるように薬液を投与する．
- 筋皮神経が腋窩動脈から離れている場合は，ブロック針の刺入部位を変えてもよい．

❼ 薬剤

- 短時間の手術であれば，作用発現の早いリドカイン（キシロカイン®）やメピバカイン（カルボカイン®）が適している．
- 長時間の手術や全身麻酔と併用する場合は，長時間作用型のロピバカイン（アナペイン®）やレボブピバカイン（ポプスカイン®）が適している．
- 局所麻酔薬の容量として20〜30 mL投与する．

❽ 副作用・合併症

- 一般的な局所麻酔薬による副作用（アレルギー反応，局所麻酔薬中毒）や，末梢神経ブロックによる合併症（神経障害，出血，血管穿刺，感染）のほか

★12
腋窩動脈と神経には大まかな位置関係が存在するものの，個人差が大きい[5]．

に，腕神経叢ブロックで生じうる合併症には，脊髄レベルの神経遮断や神経障害，横隔神経麻痺，気胸などがある．

a. 脊髄レベルの神経遮断・神経障害

- 最も脊柱管に近い斜角筋間アプローチは，ブロック針やカテーテルが椎間孔を通じて脊柱管の内部にまで到達し，硬膜外ブロックや脊髄くも膜下ブロック，脊髄レベルの神経障害を生じうる[6,7]．

b. 横隔神経麻痺

- 横隔神経は前斜角筋の前面を走行しているため，斜角筋間アプローチでは横隔神経が同時にブロックされることが多い[8]．呼吸予備力の低下した患者や，対側の横隔神経麻痺がある場合には，斜角筋間アプローチは避けるか，局所麻酔薬の量を少量にとどめるべきである[9]．

c. 気胸

- 鎖骨上アプローチや鎖骨下アプローチでは，腕神経叢と胸膜が近接しているため，気胸のリスクがある[10]．超音波ガイド法の利点を活かすには，針先の位置を常に認識した状態で針を進めることが重要である．

（堀田訓久）

文献

1) Kapral S, et al. Ultrasonographic guidance improves the success rate of interscalene brachial plexus blockade. Reg Anesth Pain Med 2008; 33: 253–8.
2) Williams SR, et al. Ultrasound guidance speeds execution and improves the quality of supraclavicular block. Anesth Analg 2003; 97: 1518–23.
3) McNaught A, et al. Ultrasound reduces the minimum effective local anaesthetic volume compared with peripheral nerve stimulation for interscalene block. Br J Anaesth 2011; 106: 124–30.
4) Soares LG, et al. Eight ball, corner pocket: The optimal needle position for ultrasound-guided supraclavicular block. Reg Anesth Pain Med 2007; 32: 94–5.
5) Retzl G, et al. Ultrasonographic findings of the axillary part of the brachial plexus. Anesth Analg 2001; 92: 1271–5.
6) Voermans NC, et al. Permanent loss of cervical spinal cord function associated with the posterior approach. Anesth Analg 2006; 102: 330–1.
7) 小林康夫，吉川修身．全身麻酔下に神経刺激法で行った斜角筋間ブロック後に生じた頸髄損傷．日臨麻会誌 2009; 29: 294–9.
8) Urmey WF, et al. One hundred percent incidence of hemidiaphragmatic paresis associated with interscalene brachial plexus anesthesia as diagnosed by ultrasonography. Anesth Analg 1991; 72: 498–503.
9) Riazi S, et al. Effect of local anaesthetic volume (20 vs 5 ml) on the efficacy and respiratory consequences of ultrasound-guided interscalene brachial plexus block. Br J Anaesth 2008; 101: 549–56.
10) Singh H. Pneumothorax following ultrasound guided supraclavicular brachial plexus block. J Anesthesiol Clin Pharmacol 2013; 29: 411–2.

5-2 腰神経叢ブロック

- 術後の抗血栓療法や超音波ガイド下法の普及に伴い，下肢手術の術後鎮痛法は腰部硬膜外ブロックを中心とした流れから，大腿神経ブロックなどの末梢神経ブロックを併用した方法が選択される機会[★1]が多くなってきた[1-3].
- 下肢の神経支配は，腰神経叢と仙骨神経叢による二元的な支配であり（図1），一般的な下肢手術ではどちらか単独の神経ブロックだけでは十分な鎮痛効果が得られないので，オピオイド持続投与，NSAIDs の併用が必要である．
- 股関節手術および膝関節手術では腰神経叢ブロックを中心とした管理が行われる．一方で膝関節周辺の手術では，仙骨神経叢領域に対して単回注入による坐骨神経ブロックや局所麻酔薬浸潤の併用が行われる[4]．
- 本項では，大腿神経ブロックを中心とした下肢手術における術後鎮痛法の実際と各腰神経叢ブロック（大腿神経ブロック，閉鎖神経ブロック，腸骨筋膜

[★1]
この10年間に日本では急速に普及した．この背景には，抗凝固薬使用による硬膜外ブロック適応の制限のほかに，超音波画像診断機器の画像解像度の向上および心毒性の少ない長時間作用性局所麻酔薬の開発などがあると示唆される．

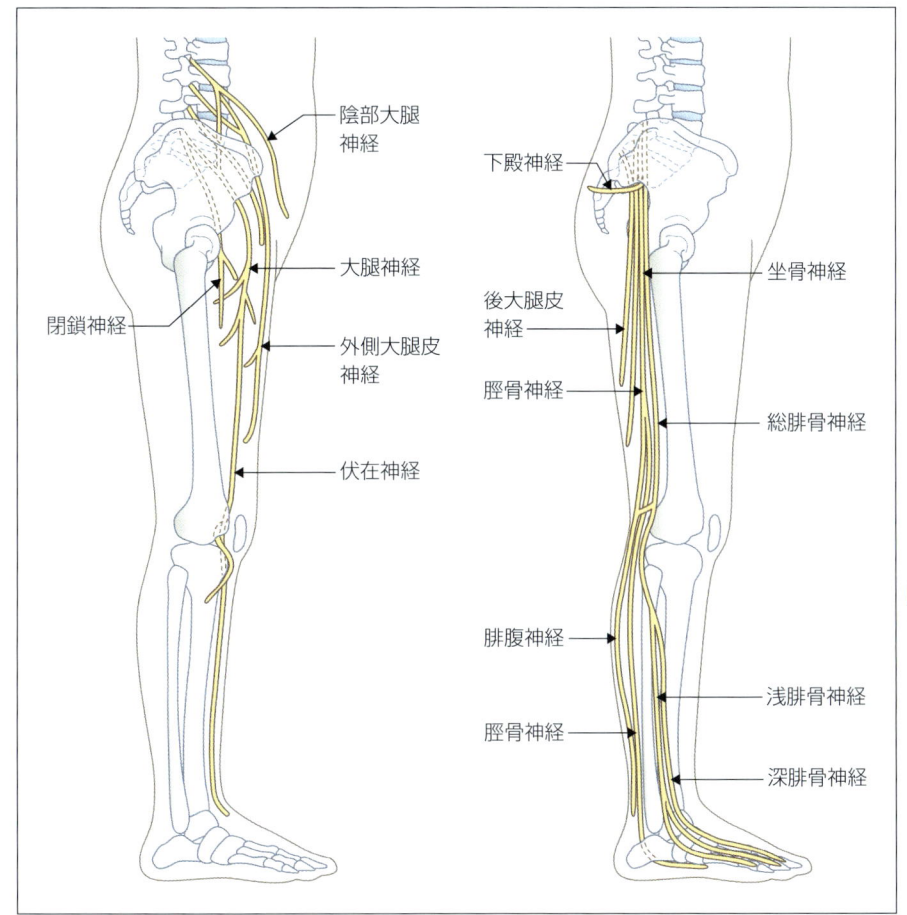

図1 下肢の神経支配の特性

下肢の知覚と運動支配は，前方を腰神経叢，後方を仙骨神経叢由来の神経が分布する．骨知覚も皮膚知覚に準じて分布し，たとえば大腿骨頭の前方2/3以上は腰神経叢由来の神経線維が分布する．

下ブロック，腰神経叢ブロック後方アプローチ〈大腰筋溝アプローチ〉）の施行のポイントについて解説する．

① 腰神経叢の解剖 [5-7]

a. 腰神経叢

- 腰神経叢は第1～4腰神経前枝により構成され（腸骨鼠径神経では約半数で第12胸神経が合流），腰椎横突起の前方で大腰筋起始部内にネットワークを形成する．
- 大腿神経，外側大腿皮神経，閉鎖神経のほかに腸骨鼠径神経，腸骨下腹神経，陰部大腿神経を分岐する．
- 第4腰神経の一部は，第5腰神経と合流し腰仙骨神経幹を形成し，骨盤内を下行して仙骨神経叢に連絡する．
- 太い枝の神経（大腿神経，閉鎖神経，腰仙骨神経幹）は所定の場所に恒常的に存在するが，細い腰神経叢の枝の位置はよく変異する．

b. 大腿神経

- 第2～4腰神経に由来し，大腰筋の外側縁から腸腰筋に沿って鼠径靱帯，腸脛靱帯の奥を通過し大腿前面に到達する．
- 大腿神経前皮枝と後枝（伏在神経）はそれぞれ大腿前面と内側面の皮膚および股関節と膝関節前面～下腿内側面に分布し知覚を支配する．
- 大腿神経の運動枝は股関節の屈筋群と膝関節の伸筋群に分布する．

c. 閉鎖神経

- 第2～4腰神経に由来し大腰筋の内側を出て小骨盤に入り，内腸骨動脈の後方，尿管の外側を通過して閉鎖孔から下肢に到達する．
- 皮枝は不定の終枝であり，閉鎖神経前枝を経由して長内転筋と短内転筋のあいだを下行し，大腿筋膜を貫き内側大腿の中間部の皮膚に分布する．
- 前枝と後枝は長内転筋，短内転筋，大内転筋など大腿内転筋群に分布する．

d. 外側大腿皮神経

- 第2～3腰神経に由来する純粋な知覚枝である．腸骨筋の下方外側を走行し，鼠径靱帯と腸骨恥骨靱帯の背側を通り腸骨筋膜，大腿筋膜を貫いて大腿前面および外側面の皮膚に分布する．

- 主な腰神経叢由来の末梢神経の知覚支配，運動機能のまとめを図2および表1に示す．[★2]

★2
このほかに腰神経叢由来の末梢神経は，腸骨下腹神経，腸骨鼠径神経，陰部大腿神経，副閉鎖神経がある．

> **Topics　Hiltonの法則**
>
> "関節を支配している神経幹からは，その関節を覆う皮膚および関節を動かす筋肉を支配する神経が発生する"．すなわち，皮膚表面に分布する皮膚知覚や筋肉の運動支配に対応して，深部の骨知覚も存在する．この解剖学の原理からすると，股関節に比べて膝関節では，腰神経叢に加えて仙骨神経叢の支配が多くなることが理解できる．

5-2 腰神経叢ブロック

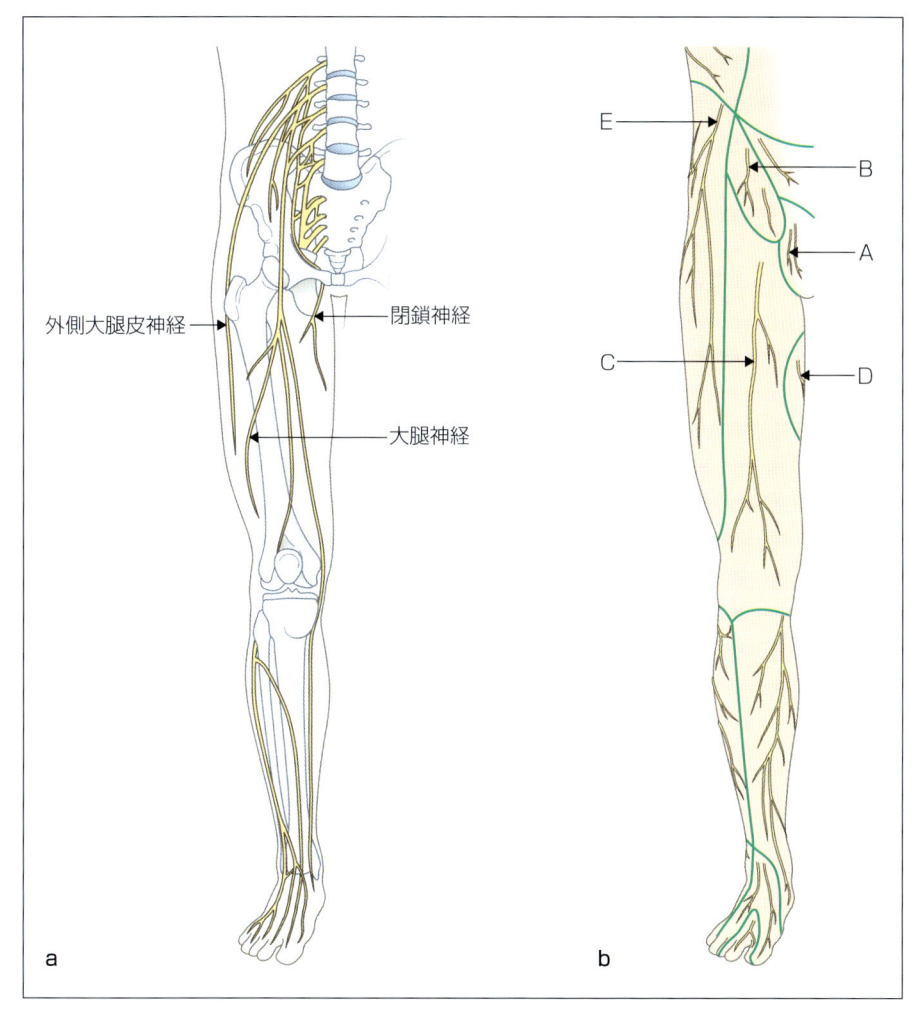

図2 主な腰神経叢由来の末梢神経の走行（a）と皮膚知覚（b）
A：腸骨鼠径神経大腿枝，B：陰部大腿神経大腿枝，C：大腿神経，D：閉鎖神経，E：外側大腿皮神経.

表1 腰神経叢由来の神経分布と運動機能

神経 （起始分節）	皮膚分布	筋支配	下肢運動
腸骨下腹神経 （L1, T12）	外側皮枝は殿部の上外側1/4	腹壁の一部	（−）
腸骨鼠径神経 （L1, T12）	大腿枝は大腿三角の内側 (A)	腹壁の一部	（−）
陰部大腿神経 （L1, 2）	大腿枝は外側大腿三角 (B)		
大腿神経 （L2, 3, 4）	大腿の前面および内側 (C)	大腿四頭筋，腸腰筋，大腰筋，縫工筋など	股：屈曲・安定化 膝：伸展
閉鎖神経 （L2, 3, 4）	内側大腿の中間部 (D)	内転筋群，恥骨筋など	大腿の内転と屈曲
外側大腿皮神経 （L2, 3）	大腿の前面および外側面 (E)	（−）	

(A)〜(E) は図2b を参照.

❷ 下肢手術における腰神経叢領域の神経ブロックの適応

- 腰神経領域の神経ブロックは前方からの末梢側の神経を遮断するアプローチ（大腿神経ブロック，閉鎖神経ブロック，腸骨筋膜下ブロック）と，後方から神経叢に到達するアプローチ（腰神経叢ブロック）とに大別される．
- 主要な手術および処置に適応となる腰神経叢領域の末梢神経ブロックと他の神経ブロックの組み合わせを表2にまとめた．

a. 大腿神経ブロック

- 単回ブロックは大腿部前面および下腿内側面の手術，たとえば大腿四頭筋腱の修復，大腿四頭筋生検術，大伏在静脈ストリッピング術の麻酔管理に利用される．さらに，長時間作用性の局所麻酔薬を使用することにより良好な術後鎮痛が得られる．また，持続ブロックは大侵襲の大腿・膝関節手術で施行される[8]．
- 手術部位に応じたレベルでの坐骨神経ブロックとの併用により下腿全体の鎮痛が得られる．股関節・膝関節・足関節手術において，末梢神経ブロックを主体とした麻酔管理が可能となり，全身麻酔に必要な薬物の使用量の減量と安定した循環動態が得られる．
- 大腿神経の持続ブロックでは大腿骨骨幹部や股関節の骨折などに優れた術後鎮痛効果を示す．とくに膝関節術後鎮痛では，持続硬膜外ブロックや持続腰神経叢ブロックと同等の鎮痛効果を示すだけでなく，リハビリテーションの効果がIV-PCAなどに比べ副作用の影響が少ないので，選択すべき鎮痛法と考えられる[9]．

▶IV-PCA：intravenous patient-controlled analgesia（経静脈的患者管理鎮痛法〈患者自己調節鎮痛〉）

b. 閉鎖神経ブロック

- 脳血管障害，小児脳性麻痺，延髄障害，多発性硬化症などを原因とする大腿

表2 腰神経叢領域ブロックを中心とした下肢手術・術後鎮痛の適応

手術	腰神経叢ブロック	坐骨神経ブロックの併用	術後鎮痛法
股部 　股関節手術（minor） 　股関節置換術など（major）	LPB，FICB，FNB LPB≧FICB，FNB	＞＞	PaSNB SGSNB 持続LPB 持続FNB
大腿骨骨幹部 　大腿四頭筋生検 　ストリッピング術 　膝上大腿切断	FNB，FICB FNB，FICB	（−） ＞　SGSNB	 持続FNB
膝部 　ACL再建手術 　膝関節置換術など	FNB，FICB ＞LPB	≧	SGSNB PoSNB　　持続FNB

腰神経叢領域ブロック
LPB：腰神経叢ブロック後方アプローチ，FICB：腸骨筋膜下ブロック，FNB：大腿神経ブロック．

坐骨神経ブロック
PaSNB：傍仙骨アプローチ，SGSNB：殿下部アプローチ，PoSNB：膝窩アプローチ．
ACL：前十字靱帯．
※手術領域での腰神経叢と仙骨神経叢のバランスを不等号で示した．

- 内転筋群の痙性麻痺による疼痛や不随意運動の改善に用いる[10].
- 原因不明の股関節周囲痛に対する鑑別のために，大腿神経，坐骨神経，外側大腿皮神経と組み合わせて行われる．
- 大腿部近位1/3から遠位領域の手術麻酔に大腿神経ブロック，坐骨神経ブロックと組み合わせて施行され，駆血帯の使用や術野拡大に伴う患者の訴えに対して，選択的に行う追加ブロックが有効である．
- 経尿道的膀胱腫瘍切除術の際に，閉鎖神経への膀胱内壁からの通電刺激による大腿内転筋群の突発的な収縮を抑えて膀胱穿破や血管損傷を予防する[11].

c. 腸骨筋膜下ブロック

- 単回のブロックで大腿神経，外側大腿皮神経の遮断が可能であり（閉鎖神経は否定的），大腿前面〜内側面の軟部組織の手術（皮膚，筋生検など），膝蓋骨手術などに適応となる．
- 大腿神経ブロックと同様に，坐骨神経ブロックとの併用により下腿全体の神経の遮断が得られるが，外側大腿皮神経の走行は解剖学的な変異が多く認められ，また腸骨筋膜下における局所麻酔薬の広がりの調節が難しいことから，腰神経叢ブロック後方アプローチや超音波ガイド下大腿神経ブロックに比べて不確実となりうる．
- 大腿動脈周辺の術後（バイパス手術など）により通常の大腿神経アプローチが困難な患者，抗凝固療法の継続や臨時手術で休薬期間が確保できない症例などでは，深部を穿刺するリスクを避けて腰神経叢ブロック後方アプローチの代替として相対的に安全に施行できる[12].

d. 腰神経叢ブロック後方アプローチ（大腰筋溝ブロック）

- 大腿骨骨幹部・頚部，膝関節手術および大腿前面を含むすべての仙骨神経叢領域のブロックと併用し，大腿骨頚部骨折，股関節全置換術など下肢手術すべてが適応になる[13].
- 坐骨神経ブロックを併用した傍仙骨アプローチの選択により後大腿皮神経領域の遮断が可能であり，股関節手術の侵襲領域を確実にカバーしうる[14].

❸ 腰神経叢ブロック：各アプローチの実際の穿刺法

- 近年，超音波ガイド下末梢神経ブロック法（US-PNB）が広く浸透し，大腿神経ブロックを代表とする腰神経叢領域の神経ブロックにおいても従来のランドマーク法や神経刺激法に比べ確実性や安全性の向上が示唆されている．
- ただし神経刺激法は，超音波画像の神経境界が不鮮明な場合や腰神経叢ブロック後方アプローチのような深部への穿刺（皮膚から4cm以上）を行う際に，針先の位置の妥当性を判断する所見の一つとなり，その結果，薬液の注入ポイントを決める補助手段として併用される[15,16].

▶US-PNB：ultrasound-guided peripheral nerve block

神経刺激法は薬液の注入ポイントを決める補助手段として併用する

a. 超音波ガイド下大腿神経ブロック・腸骨筋膜下ブロック

■ 体位とプレスキャン

- 仰臥位で下肢を10〜20°伸展位とした鼠径溝の高さで大腿動静脈に直交する水平超音波画像を描出する.
- 通常,大腿神経ブロックに必要な超音波画像の目標構造は体表から4cm以内であり高周波（10〜15MHz）リニア型プローブを用い,プレスキャン,実際の穿刺を行う.
- プレスキャンでは,大腿動静脈,大腿神経のほか大腿筋膜,腸骨筋膜,腸腰筋を鑑別する（図3a）.大腿神経の描出が最適となるように超音波機器の条件を設定する.超音波画像上で神経へのブロック針経路をシミュレーションし,微小血管の有無や到達距離を検討する.

■ 実際の穿刺,局所麻酔薬注入

- プローブ外側から穿刺針（20〜22G Tuohy針など）を平行法で大腿神経の外側に進め,針先が腸骨筋膜下（腸腰筋との間隙）に到達したら局所麻酔薬を注入する.
- 神経の境界が不鮮明な場合は,外側の腸骨筋膜と腸腰筋のあいだに少しずつ薬液を注入する.神経外膜（とくに神経の上方）に液体が浸潤することで神経の描出が鮮明になる.
- 針を神経近傍で慎重にコントロールして局所麻酔薬を分割注入する.超音波画像上の液性剥離を確認し,神経周囲が低エコー性の薬液で囲まれていることを確認する（図3b）.
- 腸骨筋膜下ブロックは,鼠径靱帯上の外側1/3の位置,尾側1cmを穿刺点

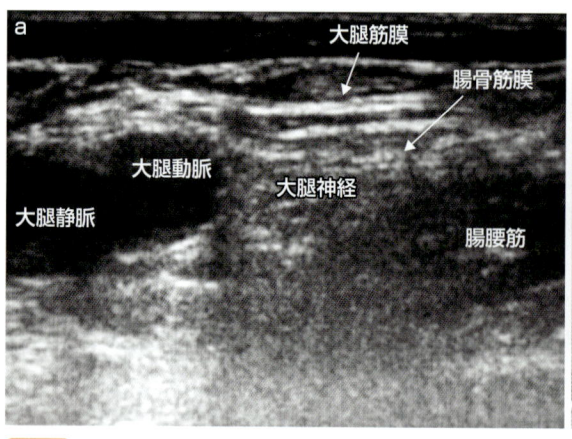

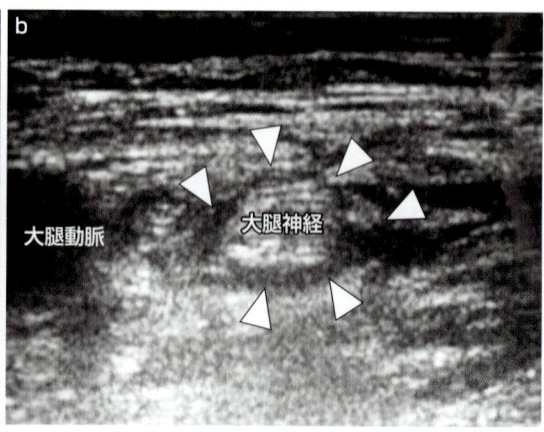

> **図3** 大腿神経周辺の超音波解剖
> a：プレスキャン像.大腿溝レベルで内側から大腿静脈,大腿動脈,大腿神経を描出し大腿神経短軸像の周辺との境界が良好な状態に機器の調整を行う.また大腿筋膜,腸骨筋膜および腸腰筋の同定を行う.
> b：局所麻酔薬注入後.大腿神経を取り囲むように周辺組織に局所麻酔薬が浸潤する（▷）.

表3 大腿神経ブロック，腸骨筋膜下ブロックの実際

	大腿神経ブロック	腸骨筋膜下ブロック
神経の描出	短軸	短軸
針のアプローチ	平行法*	平行法または交差法
注入時薬液の広がり画像	神経周囲への浸潤	腸骨筋膜下への浸潤
使用局所麻酔薬		
・単回投与	0.375〜0.5％ロピバカイン (短時間手術では1〜2％リドカインまたはメピバカイン)	
投与量（mL）	20	30〜40
・持続投与	0.1〜0.2％ロピバカイン	
投与速度（mL/時）	5	4〜8 または20 mL×2/日

*持続カテーテル挿入時は，交差法も使用．

とし，大腿神経ブロックと同様に腸骨筋膜下に比較的多量の局所麻酔薬（約30 mL：小児では0.5〜1.0 mL/kg）を注入する．腸腰筋と腸骨筋膜の間隙に局所麻酔薬を浸潤させることが重要であり，腸腰筋内への浸潤とならないように針先を微調整する．

- 持続ブロックのカテーテル挿入の際は，交差法によりTuohy針を40〜60°頭側に向け留置する方法，単回ブロックと同様に平行法で神経周囲を液性剥離した後に神経の下縁にカテーテルを留置する方法，がある．低濃度の長時間作用性の局所麻酔薬を4〜8 mL/時で投与するが，腸骨筋膜下ブロックでは，持続ブロックも高用量を必要とする★3．
- 大腿神経ブロック，腸骨筋膜下ブロックにおける神経描出法，穿刺アプローチ，局所麻酔薬の投与量，濃度などを表3に示す．

b. 超音波ガイド下閉鎖神経ブロック

体位とプレスキャン

- 患者の下肢を軽く外転し，上前腸骨棘，恥骨結節，恥骨下枝に付着する長内転筋腱部を確認する．
- 長内転筋腱付着部の下縁に沿って約2 cm遠位の点をA点とする．さらに鼠径靱帯上の大腿動脈内側の点をBとして，A-Bを結ぶ線上で内転筋群を描出する（図4）．
- 高周波（7〜12 MHz）リニア型プローブを用いてプレスキャンおよび実際の穿刺を行う．肥満者では2〜5 MHzコンベックス型プローブが有効な場合もある．
- プレスキャンでは表層から長内転筋，短内転筋，および大内転筋の順に扁平な内転筋群が描出される（図5）．
- 各筋膜の境界と恥骨筋でY字型に仕切られた輝度の高い肥厚部分が閉鎖神経の走行部分であり，上層（長内転筋，短内転筋，恥骨筋）を前枝が，下層（短内転筋，大内転筋，恥骨筋）を後枝が走行する（図5）．

★3
理論的に，浸潤すべき領域が広いので持続投与法により広範囲の遮断効果を維持するのは難しい．

図4 閉鎖神経ブロックの超音波画像スキャン位置

A点：長内転筋腱が恥骨下枝に付着する下縁の約2 cm遠位の位置.
B点：鼠径靱帯線上の大腿動脈内側の位置.
A–Bを結ぶ線上で内転筋群を描出する．穿刺位置は末梢側から閉鎖管方向に針を進める．

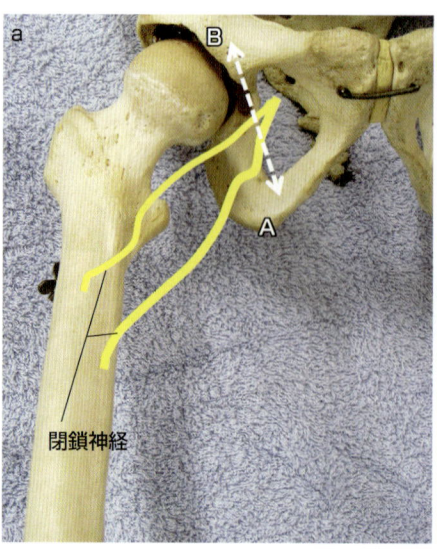

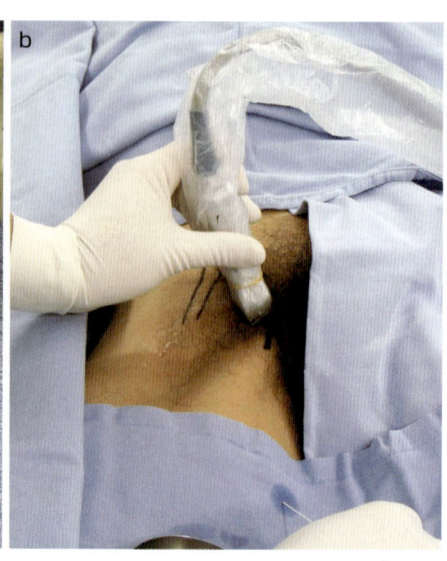

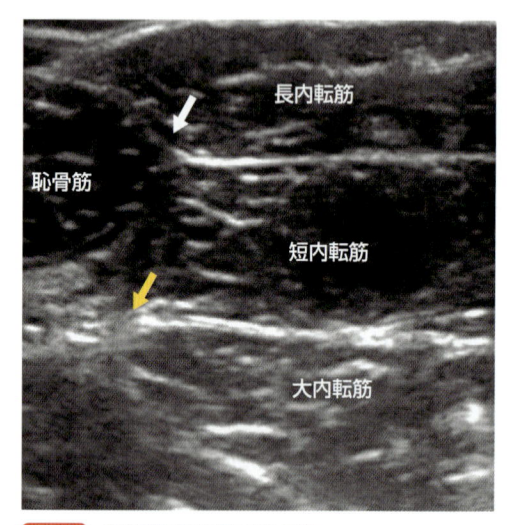

図5 内転筋群の超音波画像

表層から長内転筋，短内転筋，および大内転筋の順に扁平な内転筋群が描出される．
長・短内転筋と恥骨筋に囲まれた境部分を前枝（⇨）が，短・大内転筋と恥骨筋に囲まれた境を後枝（➡）が走行する．

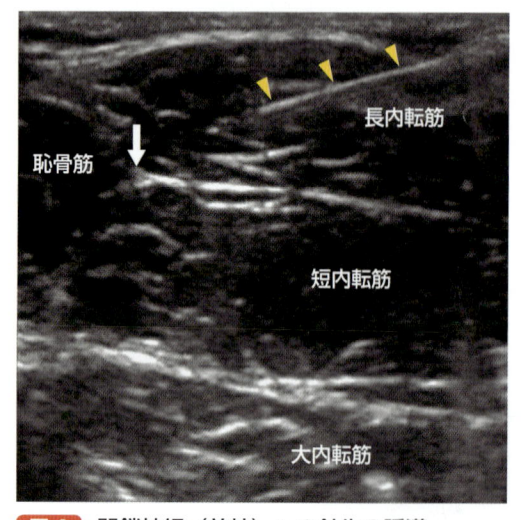

図6 閉鎖神経（前枝）への針先の誘導

閉鎖神経前枝（⇨）に向け平行法で通電刺激針（▶）を誘導する．長・短内転筋の収縮が得られたら薬液の注入を開始する．後枝も同様に行う．

- プローブを神経の中枢側にある閉鎖管寄りに平行移動すると，長短内転筋膜（前枝走行路）と短大内転筋膜（後枝走行路）が接近し，効率的に前枝と後枝をブロックする位置になるように体表上のプローブの位置を定める．
- 閉鎖神経自体を描出することは難しいので，各筋層の境界や微小動静脈を確認し，適切な描出が得られるように超音波機器の条件を設定する．

■ 実際の穿刺，局所麻酔薬の注入

- 図4のA–Bラインの尾側から閉鎖孔の方向に向けて5または10 cmの通電

刺激針を用いて前枝および後枝に針先を誘導する（図6）．
- 目標に近づいたら神経刺激装置による通電を開始する．1〜2 mA，2 Hz，0.1 ms で刺激を開始し，内転筋の収縮が得られたら 0.5 mA まで刺激強度を下げ，収縮が減弱〜消失するのを確認して局所麻酔薬を分割注入する．
- 前枝側のブロックで局所麻酔薬が恥骨筋の下縁を経て後枝まで到達するが，後枝への通電刺激により内転筋の収縮が生じうるので，前枝と後枝双方に同様の操作を行う★4．
- 局所麻酔薬は，膀胱手術への使用では，短時間作用性の 1％リドカインまたはメピバカインを 10〜20 mL 使用する．
- 手術麻酔では，長時間作用性の 0.375〜0.5％ロピバカインまたはレボブピバカインを使用する．痙性麻痺の適応ではアルコールなど神経破壊薬の使用も行われる．

★4
前枝のブロック施行後，後枝での刺激による筋の収縮が得られるので，2回のブロックは必要と思われる．

c. 超音波ガイド下腰神経叢ブロック後方アプローチ

◼︎ 体位とプレスキャン

- 穿刺針の目標距離は比較的深い（>4 cm）のでコンベックス型プローブを用い，穿刺の際は神経刺激法を併用する．
- 患側を上方にした側臥位として，第4腰椎棘突起中央を通る体幹に垂直な線上を中心に横突起，椎体表面，腰方形筋，大腰筋を描出し，距離，周辺の血管，腎臓などを確認する．ただし痩せている患者では，さらに外側方向から走査することで深部の描出が容易になることもある．
- 超音波画像上では，まず横突起表面を確認し（図7a），その高輝度の横断面が消失するようにプローブを頭側に微調整すると，上下の横突起の間隙から深部に超音波が到達し，目標とする大腰筋横断面が描出される（図7b）．

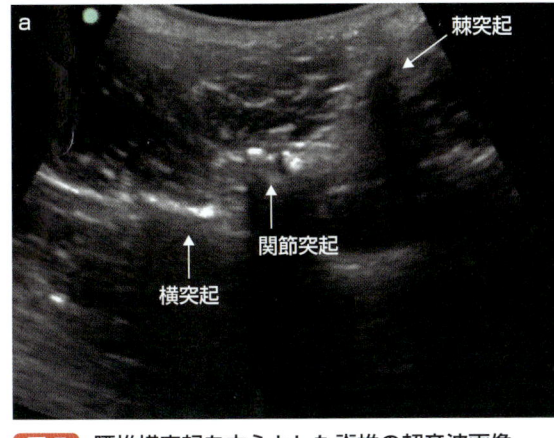

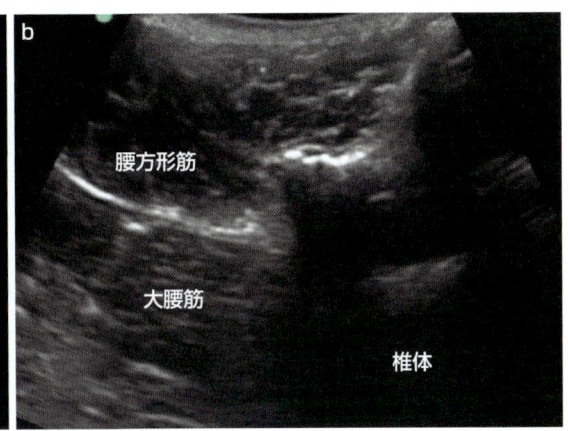

図7 腰椎横突起を中心とした脊椎の超音波画像
a：後方から脊椎の方向に直交する位置で超音波画像を描出する．横突起と関節突起，棘突起の表面が輝度の高い線状に描出される．
b：横突起間の隙間（ウインドウ）から，短軸像で前方の大腰筋を描出する．周辺の腰方形筋，椎体の側面像，さらに深部の腹膜や腎臓を観察して，目標の大腰筋に焦点を当てて機器の調節を行う．

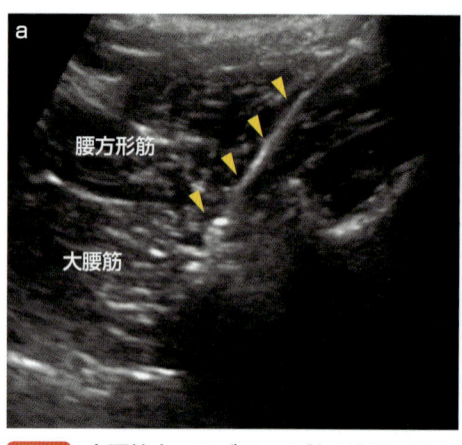

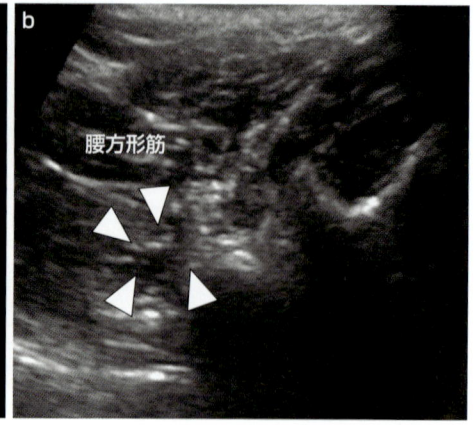

図8 大腰筋内へのブロック針の穿刺画像と薬液の注入

a：大腰筋の短軸像に対してプローブ正中寄りから平行法でブロック針（▼部分）を進める．大腰筋膜を貫く前に刺激装置による収縮の確認を開始する．
b：局所麻酔薬の注入により大腰筋内に低エコー性の薬液像（▷で囲まれた低エコー性部分）が広がり，筋断面像が膨化する．

- 大腰筋の走行に沿って直交方向に描出されるようにプローブの傾きを調整し（短軸像），大腰筋の境界が鮮明になるように画像を最適化して穿刺アプローチを決める．

■ 実際の穿刺，局所麻酔薬の注入

- 第4腰椎棘突起から外側約3.5 cmの位置を刺入点に，L4横突起から頭側の位置で大腰筋背側1/3の位置を目標に穿刺する[★5]（図8a）．
- 通電刺激は1.0〜2.0 mA程度の電気刺激を設定し，大腿四頭筋の収縮を確認したら0.5 mAまで出力を下げて収縮がないことを確認する．
- 血液の逆流がないことを確認し，目的に応じた種類，濃度の局所麻酔薬20〜30 mLを分割注入する（図8b）．
- 持続ブロックは，通電刺激針のベベルを外側に向けカテーテル先端がくも膜下腔に迷入しないよう留置（<2〜3 cm）して，0.2％ロピバカイン4〜8 mL/時で持続投与する．
- 局所麻酔薬は，単回投与では0.375〜0.5％ロピバカインを20〜30 mL使用し，持続投与では0.1〜0.2％ロピバカインを10 mL/時使用する．

④ 合併症と対策

- 大腿神経ブロックおよび腸骨筋膜下ブロックは比較的に合併症が少ないが，血管穿刺，血腫形成による神経圧迫，神経損傷および異常知覚の出現などがみられる．しかし，超音波ガイド下で浅い層（<2 cm）にある神経，血管の解像度は比較的良好であり，今後，合併症の発生頻度はさらに減少すると予想される．

★5
穿刺は正中から外側に向けて行い，硬膜外穿刺，くも膜下穿刺を避ける．

- 腸骨筋膜下ブロックは，大腿神経ブロックに比べ大量の局所麻酔薬を要するので局所麻酔薬中毒の出現に注意を要する[14]．
- 腰神経叢ブロック後方アプローチは，確実な効果を期待できる手技であるが，重篤な合併症である硬膜外腔や脊髄くも膜下腔の穿刺と局所麻酔薬注入，低血圧，腸腰筋や腎周囲の血腫などが，合併症として知られている．
- 閉鎖神経ブロック自体による合併症の報告は少ないが，手技の安全性によるものではなく施行頻度の少なさに依存すると考えられる．閉鎖孔内へ過剰に針を進め膀胱，精索，直腸への誤穿刺の可能性があり，末梢側で超音波ガイド下法による手技を行うほうが安全と考えられる．

（北山眞任，廣田和美）

文献

1) Rawal N. Epidural technique for postoperative pain: Gold standard no more? Reg Anesth Pain Med 2012; 37: 310-7.
2) Paul JE, et al. Femoral nerve block improves analgesia outcomes after total knee arthroplasty: A meta-analysis of randomized controlled trials. Anesthesiology 2010; 113: 1144-62.
3) Danninger T, et al. Perioperative pain control after total knee arthroplasty: An evidence based review of the role of peripheral nerve blocks. World J Orthop 2014; 5: 225-32.
4) Kehlet H, Andersen LØ. Local infiltration analgesia in joint replacement: The evidence and recommendations for clinical practice. Acta Anaesthesiol Scand 2011; 55: 778-84.
5) Moore KL, Dalley AF. Clinically Oriented Anatomy. 5th ed. Baltimore: Lippincott Williams & Wilkins; 2006. 佐藤達夫，坂井建雄，監訳．臨床のための解剖学．東京：メディカル・サイエンス・インターナショナル；2008. p.325.
6) 佐藤達夫，秋田恵一，編．日本人のからだ—解剖学的変異の考察．東京：東京大学出版会；2000. p.559-67.
7) Clemente CD. Anatomy: A Regional Atlas of the Human Body. 5th ed. USA: Lippincott Williams & Wilkins; 2006.
8) Singelyn FJ. Femoral nerve block. In: Hadzic A, ed. Textbook of Regional Anesthesia and Acute Pain Management. 1st ed. New York: McGraw Hill; 2007.
9) Capdevilla X, et al. Effects of perioperative analgesic technique on the surgical outcome and duration of rehabilitation after major knee surgery. Anesthesiology 1999; 91: 8-15.
10) Bouaziz H. Obturator nerve block. In: Hadzic A, ed. Textbook of Regional Anesthesia and Acute Pain Management. 1st ed. New York: McGraw Hill; 2007.
11) Chelly JE, ed. Peripheral Nerve Blocks: A Color Atlas. 2nd ed. Philadelphia: Lippincott Williams & Wilkins; 2004. p.77-8.
12) 柴田康之．腸骨筋膜下ブロック．小松 徹，ほか編．新・超音波ガイド下区域麻酔法．東京：克誠堂出版；2012. p.88-91.
13) Capdevila X, et al. Continuous psoas compartment block for postoperative analgesia after total hip arthroplasty: New landmarks, technical guidelines, and clinical evaluation. Anesth Analg 2002; 94: 1606-13.
14) 柴田康之．腰神経叢ブロック（大腰筋筋溝ブロック）．小松 徹，ほか編．新・超音波ガイド下区域麻酔法．東京：克誠堂出版；2012. p.92-7.
15) 栗田昭英，山本 健．神経刺激併用法．小松 徹，ほか編．新・超音波ガイド下区域麻酔法．東京：克誠堂出版；2012. p.29-35.
16) Manassero A, et al. Ultrasound-guided obturator nerve block: Interfascial injection versus a neurostimulation-assisted technique. Reg Anesth Pain Med 2012; 37: 67-71.

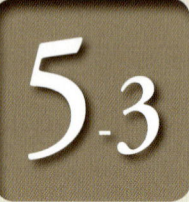

5-3 坐骨神経ブロック

- 坐骨神経は，仙骨神経叢最大の神経であるだけでなく，人体で最長の神経である．坐骨神経は股関節から大腿，膝関節，下腿，足へ，運動・知覚・関節枝が分布している．
- 坐骨神経のほぼ全走行経路において超音波による描出が可能であり，手術や要求される鎮痛領域に応じて，経路上のさまざまな場所で神経ブロックのアプローチが可能である[1,2]．
- また，坐骨神経は近位部では比較的深部を走行しているが，遠位になるにつれ浅層を走行する．近年の神経ブロックは超音波ガイド下法が主流となりつつあるが，深部のブロックでは神経刺激法との併用が推奨される．
- ペインクリニックなどで特定の領域への鎮痛を実施する際は，神経刺激による再現痛は有用である場合もある[3]．
- 本項では，坐骨神経の走行経路を考慮した各種アプローチについて解説し，それぞれに必要な局所解剖や超音波解剖，実際のブロック手技について取り扱う．

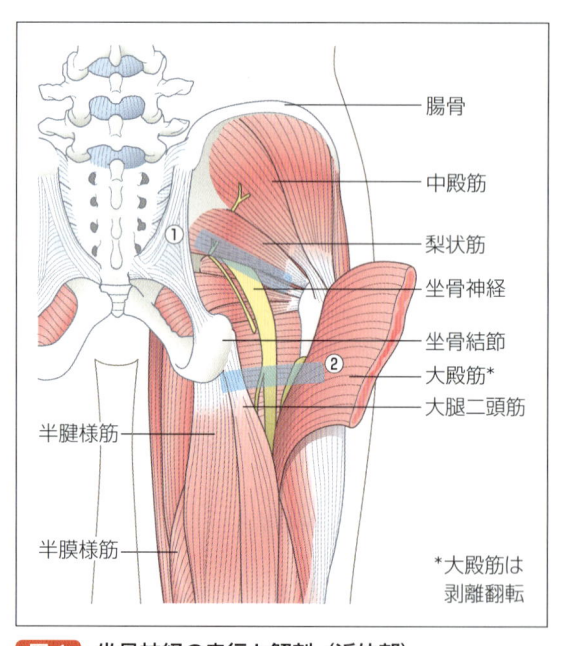

図1 坐骨神経の走行と解剖（近位部）
坐骨神経は，大坐骨孔を横断する梨状筋の下方（梨状筋下孔）から骨盤外へ出て，大腿骨大転子と坐骨結節のあいだを大腿二頭筋長頭に沿って下行する．
①傍仙骨アプローチでのプローブ位置，②殿下部アプローチでのプローブ位置．

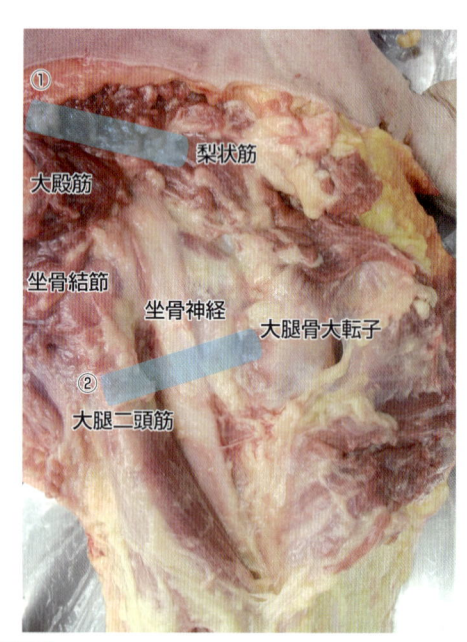

図2 坐骨神経の走行と解剖（近位部）——解剖体
坐骨神経は，梨状筋下部から骨盤外に出た時点ですでに傍神経鞘に覆われ，その内部は形態的に総腓骨神経成分（外側）と脛骨神経成分（内側）に分かれていることが観察できる．
①傍仙骨アプローチでのプローブ位置，②殿下部アプローチでのプローブ位置．

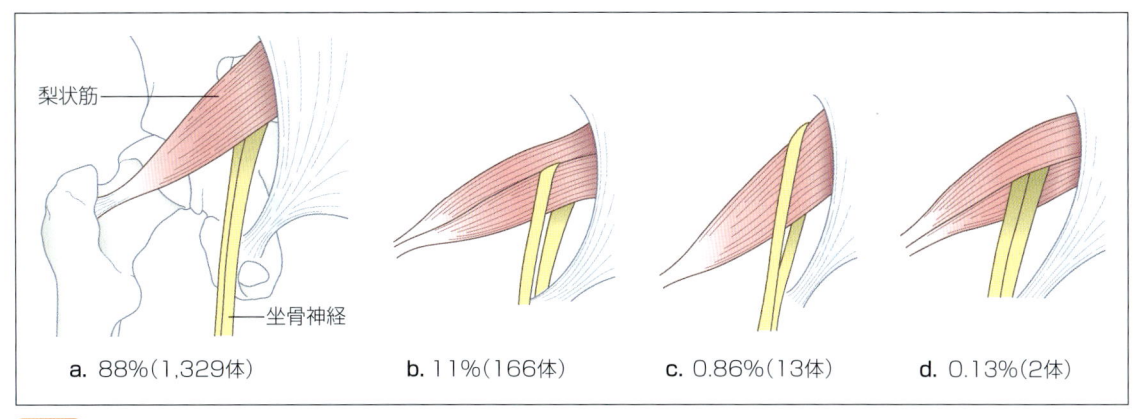

a. 88%(1,329体)　　b. 11%(166体)　　c. 0.86%(13体)　　d. 0.13%(2体)

図3 梨状筋と坐骨神経の走行における破格
一般には，坐骨神経は梨状筋下孔を通過するが，十数パーセントにおいて破格が存在し，とりわけ総腓骨神経が梨状筋内を通過することがある．

(Beaton LE, et al. Anat Rec 1937; 70: 1-5[4]より)

❶ 坐骨神経の解剖と走行・神経分布と超音波解剖

- 坐骨神経は仙骨神経叢の主要な神経で，第4，5腰神経および第1～3仙骨神経から構成される．仙骨外縁でこれらの神経が合流して坐骨神経となり，坐骨のすぐ内側で大坐骨孔を横切る梨状筋の下方（梨状筋下孔）から，後大腿皮神経や下殿動脈とともに骨盤外へと出ていく（図1，図2）．
- この部での梨状筋と坐骨神経の関係については，十数パーセントの頻度で，主に総腓骨神経（CPN）の走行について破格が存在することが知られており[4]，梨状筋症候群との関連が示唆されている（図3）．
- 坐骨神経は，骨盤外へ出たあと，大腿骨大転子と坐骨結節のあいだを大殿筋と大腿方形筋のあいだを通過し，坐骨結節を起始とする大腿二頭筋長頭に沿って下行していく（図1，図2）．
- 膝窩部で脛骨神経（TN）と総腓骨神経（CPN）に分岐し下腿へと分布し，TNは後脛骨神経および腓腹神経へ，CPNは浅腓骨神経，深腓骨神経，そして腓腹神経へとさらに分枝して足趾へと分布する（図4，図5）．

▶CPN：
common peroneal nerve

▶TN：
tibial nerve

❷ 坐骨神経ブロックの適応

- 一般的には，坐骨神経領域の麻酔や術後鎮痛に用いられるが，実際に坐骨神経ブロック（SNB）単独で用いられるのは足趾の手術などに限られ，多くは腰神経叢やその枝である大腿神経や伏在神経との組み合わせによって使用される．
- 術後鎮痛やペインクリニックでの使用においては，膝関節よりも末梢であれば膝窩アプローチや前方アプローチを選択し，大腿骨や股関節の場合は近位の各種アプローチを選択する．
- 手術麻酔目的でSNBを用いる場合，ターニケットが多くの手術で併用され

▶SNB：
sciatic nerve block

5章　超音波ガイド下末梢神経ブロック各論

図4 坐骨神経の走行と解剖（遠位部）
坐骨神経は，膝窩部で脛骨神経と総腓骨神経に分岐し，後脛骨神経・腓腹神経・浅腓骨神経・深腓骨神経へと移行する．
　：膝窩アプローチでのプローブ位置．

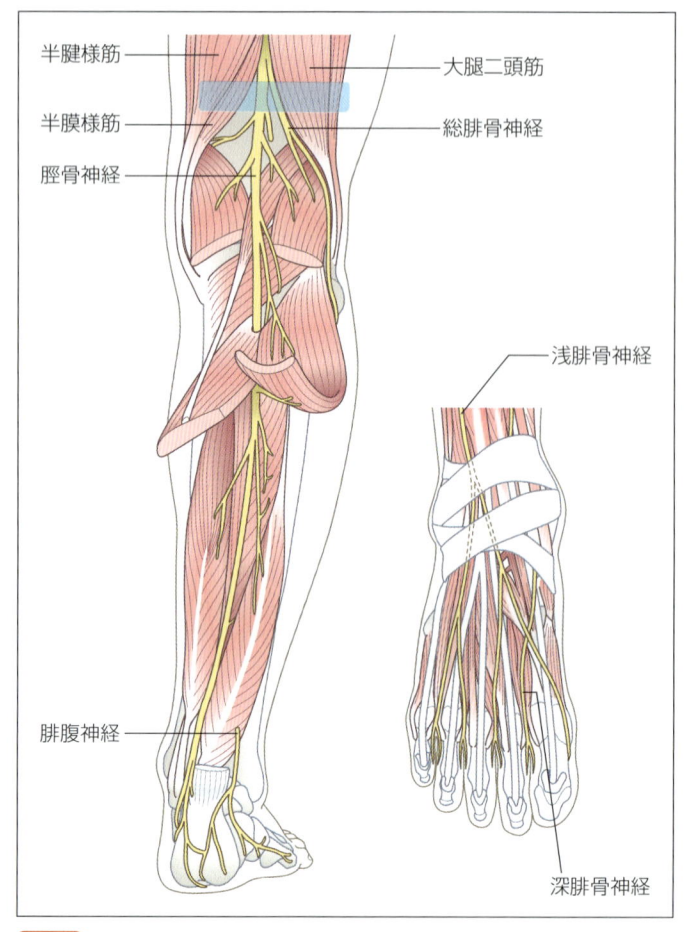

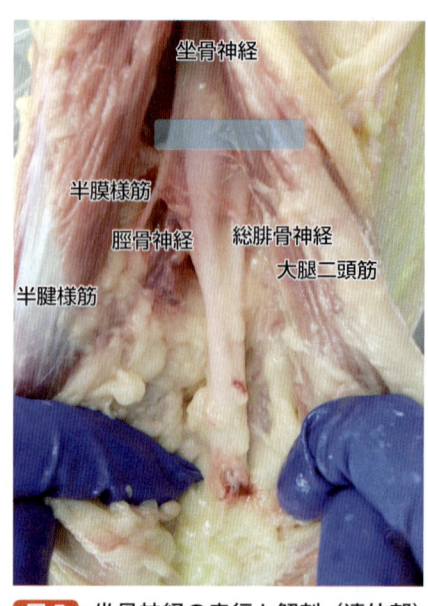

図5 坐骨神経の走行と解剖（遠位部）——解剖体
大腿二頭筋とハムストリングに囲まれた空間を傍神経鞘に覆われた坐骨神経が脛骨神経および総腓骨神経へと分岐していく．
　：膝窩アプローチでのプローブ位置．

表1 坐骨神経ブロックの各種アプローチと特徴

アプローチ	実施体位	使用プローブ	描出法–穿刺法
傍仙骨アプローチ	側臥位 腹臥位	コンベクス	SAX-IP
殿下部アプローチ	側臥位 腹臥位	コンベクス リニア	SAX-IP LAX-IP
前方アプローチ	仰臥位	コンベクス	SAX-IP LAX-IP
膝窩アプローチ	仰臥位 側臥位 腹臥位	リニア	SAX-IP SAX-OOP

SAX：短軸像，LAX：長軸像，IP：平行法，OOP：交差法．

るため，傍仙骨アプローチに代表される近位アプローチが一般的である．

❸ 代表的な坐骨神経ブロックのアプローチと特徴

- SNBで用いられる代表的なアプローチの体位や使用プローブなどについて，**表1**に示す．
- 実際には単回ブロックでは交差法（OOP）でも実施可能であるが，安全面と技術習得のしやすさから短軸像-平行法（SAX-IP）での実施が推奨される．
- 持続ブロックの際には，Tuohy針の穿刺時は交差法でもよいが，カテーテル挿入時には長軸像（LAX）を描出してカテーテル先端位置の確認を行うことが望ましい．

▶SAX-IP：
short axis view/in-plane approach

▶LAX：
long axis view

❹ 使用局所麻酔薬と用量

- 使用目的やアプローチに応じて，局所麻酔薬の種類や濃度・添加薬剤の選択を行う．
- 2時間を超える手術麻酔には長時間作用性局所麻酔薬（0.375〜0.75％ロピバカイン〈アナペイン®〉，0.25〜0.75％レボブピバカイン〈ポプスカイン®〉）が用いられる．
- ペインクリニックや短時間手術では，短時間作用性のリドカイン（キシロカイン®）やメピバカイン（カルボカイン®）も用いられる．
- 効果時間延長のために20〜40万倍希釈アドレナリンや3.3〜6.6 mgデキサメタゾン（デカドロン®）の添加の報告もある[5]．
- SNB単独での局所麻酔薬使用量はアプローチによって異なるものの，10〜25 mL程度であるが，SNB以外に併用する末梢神経ブロック全体で，局所麻酔薬の極量を超えないように用量の調整を行うことが重要である．

他のブロックと併用する場合は，全体で局所麻酔薬の極量を超えないようにする

❺ 坐骨神経ブロックの実際

- 代表的なアプローチでの神経描出法，ブロック針刺入法，実施時の注意点について解説する．

a．傍仙骨アプローチ

- 仙骨神経が坐骨神経を形成し，梨状筋下孔から骨盤外へ出ていく手前でのアプローチ法である．このレベルでは，股関節枝を含む坐骨神経基部でのブロックが可能であり，並走する後大腿皮神経もブロックされるほか，薬液の広がりによってはS2〜4から成る陰部神経もブロックされる．したがって，このアプローチは広義の仙骨神経叢ブロックと考えてもよい．
- 腰神経叢ブロックとの組み合わせで，腰・仙骨神経叢ブロックとなり，ほとんどの下肢手術に対応可能である．

5章 超音波ガイド下末梢神経ブロック各論

■ 超音波解剖と描出法[6]

- 傍仙骨アプローチでの神経描出では，①大坐骨孔の同定，②梨状筋および筋膜の同定，③殿部各動脈の確認，が重要である．
- 体位：側臥位（シムス体位，図6）または腹臥位．
- 使用超音波プローブ：コンベクスプローブを患側の腸骨稜下部で仙腸関節内側に体軸に垂直に当て，大殿筋・中殿筋・腸骨を描出する（図7）．
- プローブを尾側へスライドさせ，大坐骨孔の直上までくると，大坐骨孔を通じて腸骨の奥に梨状筋や坐骨神経をはじめとする骨盤内の構造が描出される．梨状筋は大殿筋の奥に描出され，大殿筋に比べて低エコー性に見えることから判別は容易である．股関節を内外旋することで梨状筋が伸縮するのを超音波画像上で確認することで，梨状筋の筋膜も同定しやすい．坐骨神経は，大坐骨孔の外縁で梨状筋直下に高エコー性の構造として確認でき，ブロックの際には，大坐骨孔外縁での梨状筋腹側筋膜を目標とする（図8）．
- 坐骨神経の腹側および内側に上・下殿動脈などの脈管が走行しており，これらをカラードプラでブロック前に確認しておくことは，血管損傷を予防するうえで重要である．

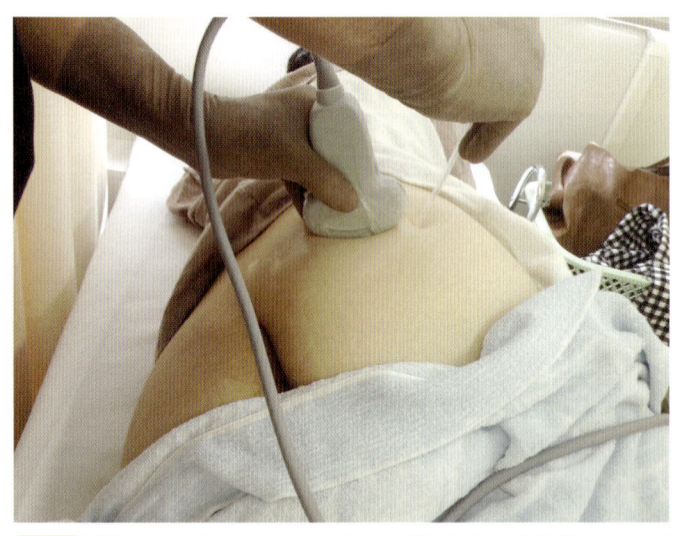

図6 傍仙骨アプローチでのプローブ位置および穿刺イメージ（シムス体位）
プローブを仙腸関節外縁に当て，尾側にスライドさせて大坐骨孔を確認し，坐骨側（外側）から穿刺する．

■ ブロック法

- 上記の方法によって，梨状筋腹側の坐骨神経および周囲の血管の同定を

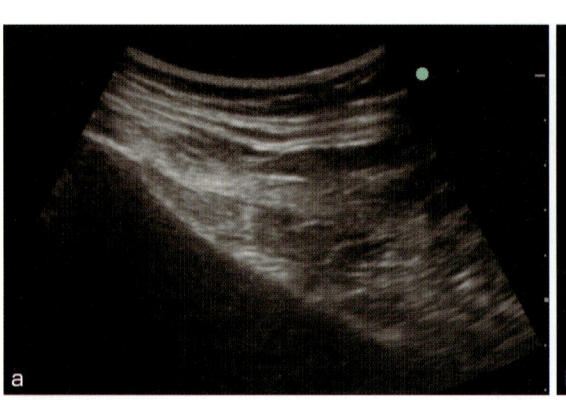

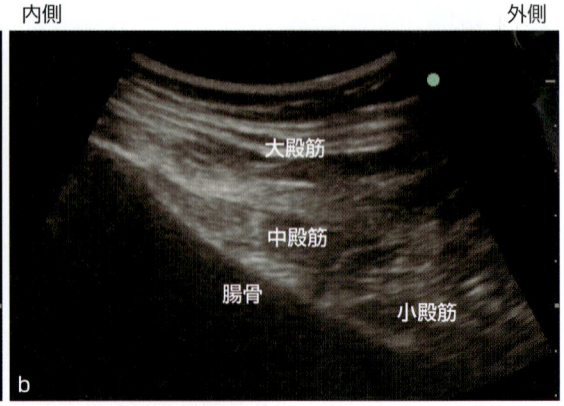

図7 傍仙骨アプローチ走査時の仙腸関節外縁での超音波画像（a）と超音波解剖（b）
音響陰影を伴う高エコー性の線状構造として描出される腸骨の手前には，大殿筋・中殿筋・小殿筋が確認できる．

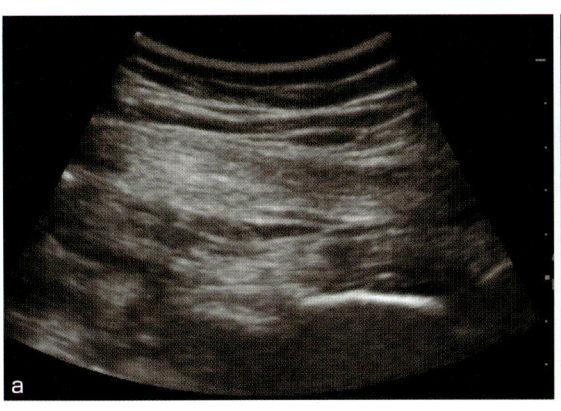

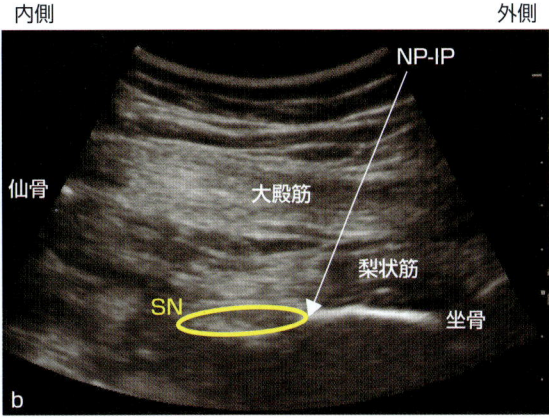

図8　傍仙骨アプローチでの超音波画像（a）と超音波解剖および穿刺イメージ（b）
プローブが大坐骨孔にかかると，内側には仙骨外縁，外側には坐骨が高エコー性の構造として確認できる．表層から大殿筋，低エコー性に描出される梨状筋が確認でき，坐骨神経は梨状筋直下で坐骨の内側に高エコー性の構造として確認できる．
NP-IP：平行法での穿刺経路，SN：坐骨神経．

行う．コンベックスプローブ外縁から刺入部をクロルヘキシジン含有エタノールで消毒のうえ，ブロック針またはTouhy針を刺入し，大坐骨孔外縁へと針先を進める．針先が梨状筋腹側の筋膜を通過したところで局所麻酔薬を注入し，坐骨神経周囲に薬液による無エコー域が広がる像を確認する．

- 神経刺激法を併用する場合は，針先が梨状筋に到達したところで2 Hz，1 mAの刺激を開始する．
- 針先が梨状筋を越えたところで，足関節の底背屈あるいは大腿二頭筋の収縮が確認されるため，0.5 mA以下に出力を下げても動きがあることを確認したうえで薬液を注入し，注入に伴って動きが消失することを超音波画像での広がりとともに確認する．
- 使用薬液量：10〜20 mL．

b．殿下部アプローチ

- 坐骨神経が骨盤外へと出て股関節背側を通り，大腿骨大転子と坐骨結節のあいだを下行するレベルでのブロック法である．
- 大殿筋の前で大腿二頭筋長頭に接して走行することから比較的描出しやすく，直線的に神経が走行していることから，持続ブロックを行う際のアプローチとしても用いやすい．
- 後大腿皮神経は坐骨神経と並走しており，おおむね併せてブロックされる．腰神経叢の各種ブロックと併用することで大腿以下の手術に用いられる．

■ 超音波解剖と描出法[7]

- 殿下部アプローチでの神経描出では，①大腿骨大転子・坐骨結節・大殿筋の同定，②坐骨結節を起始とする大腿二頭筋の同定，が重要である．
- 体位：側臥位（シムス体位，図9）または腹臥位．
- 使用超音波プローブ：コンベックスプローブ（腹臥位の場合にはリニアプロー

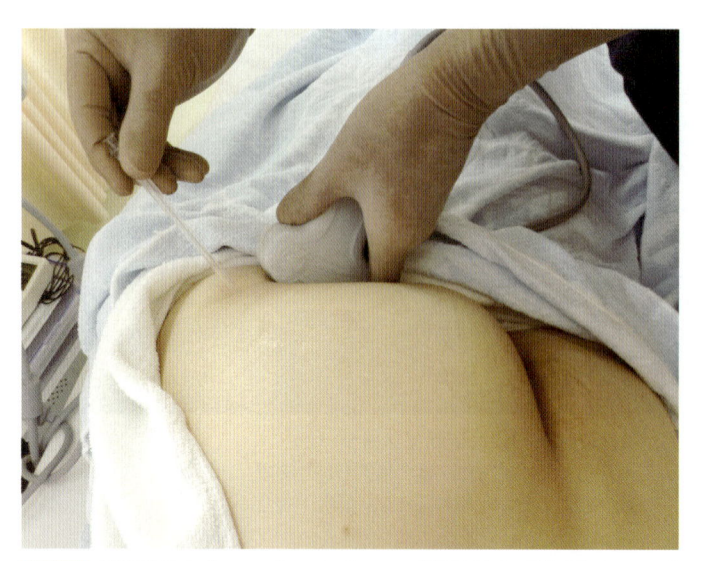

図9 殿下部アプローチでのプローブ位置および穿刺イメージ（シムス体位）
体表から大腿骨大転子および坐骨結節を確認し，これらを結ぶ線上にプローブをおく．そこから数センチメートル尾側にスライドさせる．

- ブでも可能な場合がある）．
- 体表から大腿骨大転子と坐骨結節を触知して，そのあいだに体軸に垂直にプローブを当てると，これらは大殿筋の下に高エコー性の線状構造として音響陰影を深部に伴って描出される．
- プローブを数センチメートル尾側にスライドさせると内側の坐骨結節は消失し，楕円形の高エコー性の筋膜に覆われた大腿二頭筋長頭が描出される．
- 坐骨神経は大腿二頭筋長頭の外側縁と連続して大殿筋の下に，高エコー性の構造として描出される（図10）．

ブロック法

- 上記の方法で神経の同定を行った後に，SAX-IP での穿刺を行う．
- 超音波プローブの外縁または内縁からブロック針またはTouhy針を刺入する．側臥位では外側からの穿刺が容易である．
- この場合，大殿筋を経て坐骨神経の外縁に針先を誘導し，坐骨神経の裏側に薬液の注入を行った後，針先を大殿筋筋膜と坐骨神経のあいだに微調整を行い，表側にも分割注入を行う．
- 坐骨神経の最外層である傍神経鞘（paraneural sheath：PS）の中に薬液を

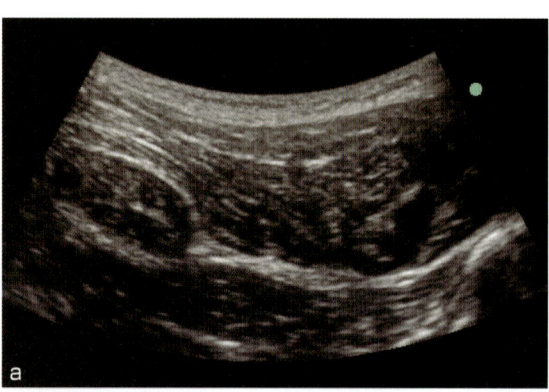

図10 殿下部アプローチでの超音波画像（a）と超音波解剖および穿刺イメージ（b）
坐骨結節から少し尾側にプローブをスライドさせると，楕円形の大腿二頭筋長頭が描出され，坐骨神経はこの外側に接して大殿筋腹側に高エコー性の構造として確認できる．
NP-IP：平行法での穿刺経路，SN：坐骨神経．
（初出：中本達夫．ペインクリニック 2013; 34〈Suppl〉：S417-27[2]）に一部説明を追加）

注入すると，薬液が局所的に広がることからブロックの発現が速く，効果持続時間も長くなる．
- 使用薬液量：15～25 mL．

C. 前方アプローチ

- 大腿骨小転子付近（大腿骨骨幹部近位 1/4～1/3）では，坐骨神経は大腿二頭筋の外側で大内転筋の背側を走行している．さらに尾側になると大腿骨の音響陰影によって前方からの走査が困難となるが，上記の部位では股関節の外旋により，コンベックスプローブを用いた仰臥位でのアプローチが可能である．
- 同一術野で，大腿神経や閉鎖神経のブロックも同時施行可能であることから，坐骨神経の走行部位は深部ではあるが，仰臥位でのブロックの施行が求められる症例には適している．

■ 超音波解剖と描出法[1]

- 前方アプローチでの神経描出の際には，超音波画像上，①大腿骨，②大内転筋，③大腿二頭筋の同定が重要であり，穿刺経路が長いことから④大腿動静脈の同定も血管損傷を避けるうえで重要である．
- 体位：仰臥位（股関節を外旋，膝関節を軽度屈曲）（図 11）．
- 使用超音波プローブ：コンベックスプローブ．
- 体表から大腿骨大転子を触知して，それよりも少し尾側で大腿内側に大腿骨に垂直にプローブを当てる．描出深度を 10 cm 程度まで深くし，上記の大腿骨の周囲に，大腿四頭筋，内転筋群が確認できる．
- 坐骨神経は大腿骨より内側の大きな楔状の層構造として描出される筋群の 2 層目（大内転筋）の深部で楕円形の構造として認められる大腿二頭筋長頭のすぐ外側に，高エコー性の楕円形～葉状の構造として描出される（図 12）．

■ ブロック法

- 上記の方法で坐骨神経を同定し，カラードプラで大腿動静脈や大腿深動脈・筋枝が穿刺経路にないかを再確認する．
- 血管障害が起きないよう走査面を修正したのちに，プローブの内側または外側から坐骨神経の辺縁に向かってブロック針または Touhy 針を穿刺する．神経の走行が深部であるた

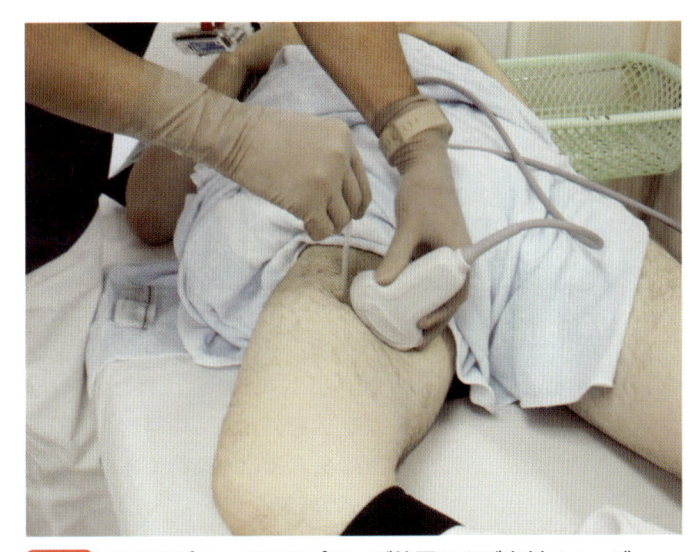

図 11 前方アプローチでのプローブ位置および穿刺イメージ
膝をやや屈曲・股関節をやや外旋させて，大腿骨骨幹部 1/4～1/3 近位部にコンベックスプローブを大腿前面よりやや内側に当てる．

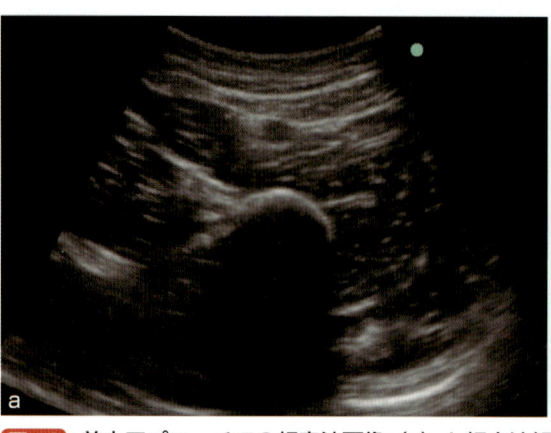

図12 前方アプローチでの超音波画像（a）と超音波解剖および穿刺イメージ（b）

音響陰影を伴う大腿骨を中心に，大腿四頭筋・内転筋群が観察できる．坐骨神経は大腿骨の内側で大内転筋の奥に高エコー性の構造として確認される．大腿前面にプローブをおくと，大腿骨の音響陰影によって描出できないため，確認が困難な際には，プローブを大腿内側方向へスライドさせるとよい．
FA：大腿動脈，NP-IP：平行法での穿刺経路，SN：坐骨神経．

▶PS：
paraneural sheath（傍神経鞘）

め，100〜150 mm の針が必要なことも珍しくはない．
- 針先を坐骨神経の辺縁に誘導できたら，放散痛の出現に注意しつつ，坐骨神経周囲に（可能なら PS 内に）薬液を注入し，可能な限り神経周囲を取り囲むように薬液を分割注入する．針先位置の微調整やベベルの向きの調整が注入範囲の調節に有効であることがある．
- 神経が深部に存在するため，神経刺激法の併用を行うことは有用で，とりわけ交差法などで穿刺せざるをえない場合にはより推奨される．
- 使用薬液量：15〜25 mL．

d. 膝窩アプローチ

- 坐骨神経は膝窩部で TN と CPN に分岐する．
- 分岐するレベルは個人間で大きなばらつきがあることから，超音波ガイド下末梢神経ブロック登場以前の神経刺激法では，分岐前の坐骨神経の部位で神経の同定ができるよう，膝窩溝よりも 6〜10 cm 頭側に針の刺入点を定めていた．
- 超音波ガイド下法では，神経の分岐部が直接確認できることから，むしろ分岐部または分岐直後の部位でブロックを行うことが多い．
- 他のアプローチと比較して神経の走行が浅く，大腿径が細くなっているため，大腿外側からの穿刺も容易で，リニアプローブによる神経描出とより鮮明な針の描出が期待できる[3]．
- PS の同定もしやすいため，より速いブロック効果発現と長時間の効果持続が期待できる．
- 膝関節の屈曲と股関節の内旋や下腿挙上により膝窩部に空間を確保し，超音波プローブを下から当てることで，仰臥位での実施も可能である．

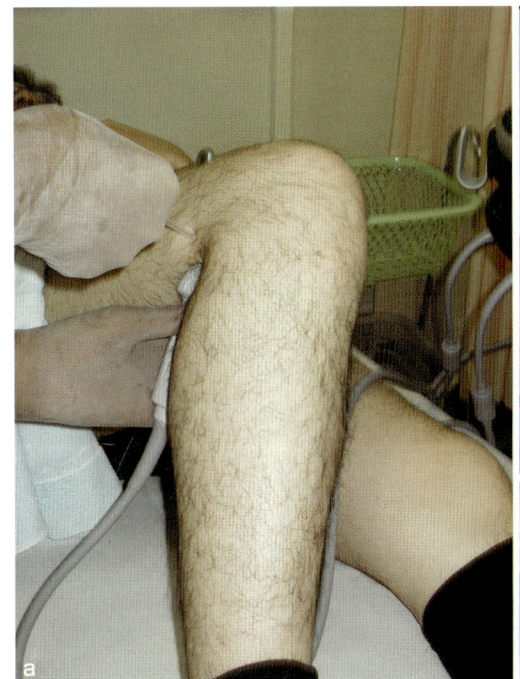

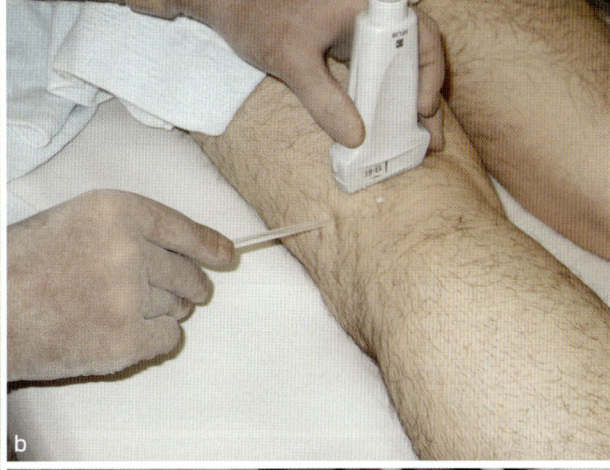

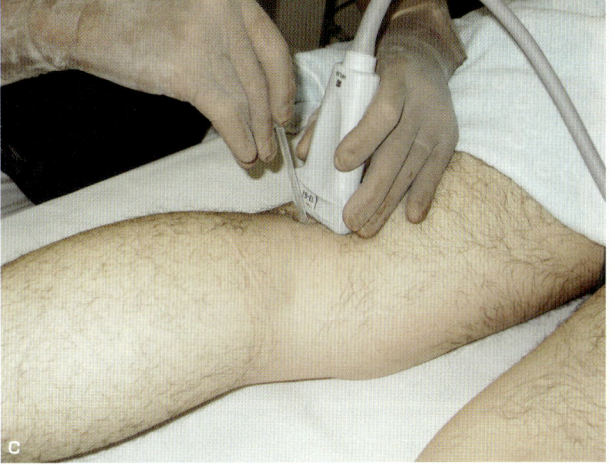

図13 膝窩アプローチでのプローブ位置および穿刺イメージ
a：仰臥位・平行法，b：腹臥位・平行法，c：腹臥位・交差法．

■ 超音波解剖と描出法
- 膝窩アプローチでの神経描出の際には，超音波画像上，①膝窩動静脈，②大腿二頭筋の同定，が重要である．
- 神経の分岐を伴うことと神経の走行が深部から浅部へと移行することから，プローブの神経走行に沿った頭尾側方向へのスライドと皮膚に対するプローブの傾き（tilting）が重要である．
- 体位：仰臥位（股関節を内旋・膝関節を屈曲，または下腿挙上によって膝後部にプローブを当てる空間の確保が必要），腹臥位（**図13**），側臥位．
- 使用超音波プローブ：リニアプローブ．
- 超音波プローブを膝窩溝の直上におき，膝窩動静脈を確認する．
- この部位では，坐骨神経はすでに TN および CPN に分岐しており，膝窩動脈の手前（背側）に TN の走行が確認できる．神経に対して垂直に超音波を当て，明瞭な神経の描出を得るためには，やや頭側にプローブを傾けて，やや尾側に超音波を当てるとよい．
- 高エコー性で円形の脛骨神経を同定したら，神経の外縁が明瞭に描出される

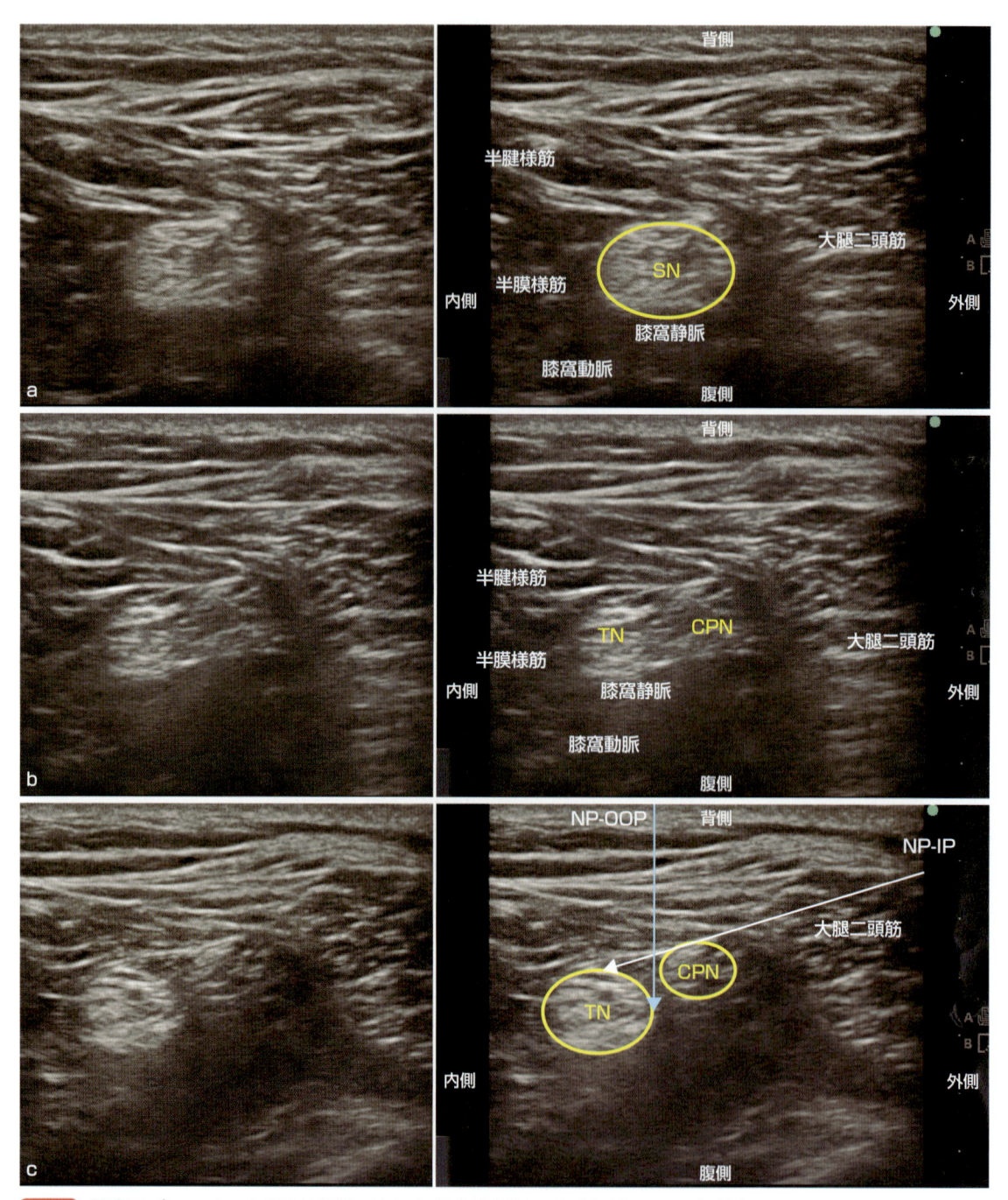

5章 超音波ガイド下末梢神経ブロック各論

図14 膝窩アプローチでの超音波画像（左）と超音波解剖および穿刺イメージ（右）
a：坐骨神経分岐前，b：坐骨神経分岐部，c：坐骨神経分岐直後．
実際の穿刺時には，傍神経鞘（PS）を意識して鞘内に薬液が広がるように針先を微調整する．交差法では，TNとCPNのあいだで傍神経鞘を貫いて薬液注入を行う．
CPN：総腓骨神経，NP-IP：平行法での穿刺経路，NP-OOP：交差法での穿刺経路，TN：脛骨神経，SN：坐骨神経．

- ように傾きを微調整しながら頭側へとスライドさせていく．
- 高エコー性で脛骨神経の約半分の径の円形構造として描出されるCPNが外側からTNに合流するように，近づいてくるのが確認でき，2つの神経は合流して坐骨神経となるのが確認できる（図14a）．
- これらの変化が確認しづらい際には，プローブを頭尾側に繰り返してスライドさせると神経の合流・分岐が視覚的に理解しやすい．
- ブロックの際には，坐骨神経からTN・CPNに分岐直後で，2つの神経を共通のPSが覆っている部位を選択するとよい（図14b）．

ブロック法

- 上記の方法で神経の同定およびブロックの実施部位を決定する．さまざまな体位で実施可能であるが，プローブを下から当てる仰臥位での実施時には，超音波診断装置の画面を上下反転させて，画面と患部の上下を合わせておくとよい．
- プローブの外側からブロック針またはTouhy針を刺入し，外側のCPN背側に針先を誘導する（図13a, b）．
- 針先をPSの内側へと進めた後に，CPNの腹側に薬液を注入しながら液性剥離を進め，TNとCPNのあいだにも薬液を注入する．
- 針のシャフト部分でCPNを押し上げるようにしながらTNの背側（プローブ側），さらに針先を腹側へと修正し，それぞれ液性剥離を行う．
- 交差法を用いる場合には，CPNとTNのちょうど真ん中に針先を誘導して共通のPSの背側の膜を貫き，ベベルの向きと針先位置を微調整することで，CPN，TNの腹背側にそれぞれ薬液を注入すれば，最小限の針先移動で坐骨神経ブロックを実施できる（図13c）．
- 術後の足関節の動きを確認する必要がある整形外科手術などで，CPNの運動機能を温存したい際には，分岐部より少しだけ尾側でブロックを実施する．TNとCPNが独立したPSで覆われるところで，TNのPSと筋外膜

> **Column paraneural sheath と epimysium**
>
> 　近年の超音波診断装置の描出能力の向上と[8]，神経ブロックに対する関心の高さから，いわゆる"神経内注入（intraneural injection）"に対する考え方が変化しつつある．坐骨神経に関していえば，脛骨神経および総腓骨神経は共通のparaneural sheath（傍神経鞘：PS）によって覆われており，従来からいわれている神経内膜・神経周膜・神経上膜の3層構造のさらに外層があることになる[9]．神経内注入は神経ブロックにおいては避けるべき事項として知られているが，神経上膜の外でPS内に注入することは，いわゆる神経内注入にはあたらず，むしろブロック効果の発現が速く，効果持続が長い．
>
> 　ただし，膝窩アプローチに関していえば，PSの外側には，ハムストリングのepimysium（筋外膜）が存在し，PSと混同しやすい．少量の薬液を注入し，薬液が神経周囲に限局して広がる層を探すことが重要である．

表2 代表的な手術部位における坐骨神経ブロックと各種末梢神経ブロックの組み合わせ例とその特徴

手術部位	組み合わせ	体位	使用プローブ	穿刺部位	評価
股関節，大腿骨	傍仙骨アプローチ+LPB	側臥位 側臥位	コンベックス コンベックス	別	◎
大腿骨	殿下部アプローチ+FNB+ONB+LFCNB	側臥位 仰臥位	コンベックス リニア	別	△
膝関節，下腿	前方アプローチ+FNB or ACB	仰臥位 仰臥位	コンベックス リニア	同	○
膝関節，下腿	膝窩アプローチ+FNB or ACB	仰臥位 仰臥位	リニア リニア	別	◎
足趾	膝窩アプローチ(+ACB)	仰臥位 仰臥位	リニア リニア	別	◎

ACB：内転筋管（伏在神経）ブロック，FNB：大腿神経ブロック，LFCNB：外側大腿皮神経ブロック，LPB：腰神経叢ブロック，ONB：閉鎖神経ブロック．

（epimysium）が楔状の低エコー性のスペースを形成している部分から TN の PS 内に針先を進め，TN の内側に限局して三日月状に薬液を注入するとよい（図14c）．

- 使用薬液量：10〜25 mL．

6 代表的な下肢手術における坐骨神経と各種末梢神経ブロックの組み合わせ

- 坐骨神経は，その長い走行経路からさまざまなアプローチ法があるが，単独で手術麻酔として使用できるのは足趾くらいで，基本的には腰神経叢から成る各種神経ブロックとの組み合わせが必要である．
- ①手術部位や患者体位，②併用するブロックの種類と使用プローブなどを勘案して，使用するブロックの組み合わせと坐骨神経ブロックのアプローチを選択する（表2）．
- 基本的には，できる限り同一体位，同一プローブでの実施が円滑なブロック手技につながる．

（中本達夫）

他のブロックと組み合わせる場合は，できる限り同一体位，同一プローブで行う

文献

1) Chan VW, et al. Ultrasound examination and localization of the sciatic nerve: A volunteer study. Anesthesiology 2006; 104: 309-14.
2) 中本達夫．坐骨神経ブロックと梨状筋ブロック．ペインクリニック 2013; 34 (Suppl): S417-27.
3) 中本達夫．こだわりのオーダーメイド神経ブロック—ペインクリニック症例を中心に．ペインクリニック 2014; 35: 905-12.
4) Beaton LE, Anson BJ. The relation of the sciatic nerve and of its subdivisions to the piriformis muscle. Anat Rec 1937; 70: 1-5.
5) Fredrickson MJ, et al. Adjuvant dexamethasone for bupivacaine sciatic and ankle blocks: Results from 2 randomized placebo-controlled trials. Reg Anesth Pain Med

2013; 38: 300-7.
6) Taha AM. A simple and successful sonographic technique to identify the sciatic nerve in the parasacral area. Can J Anaesth 2012; 59: 263-7.
7) Bruhn J, et al. Soft tissue landmark for ultrasound identification of the sciatic nerve in the infragluteal region: The tendon of the long head of the biceps femoris muscle. Acta Anaesthesiol Scand 2009; 53: 921-5.
8) Karmakar MK, et al. High-definition ultrasound imaging defines the paraneural sheath and the fascial compartments surrounding the sciatic nerve at the popliteal fossa. Reg Anesth Pain Med 2013; 38: 447-51.
9) Andersen HL, et al. Injection inside the paraneural sheath of the sciatic nerve: Direct comparison among ultrasound imaging, macroscopic anatomy, and histologic analysis. Reg Anesth Pain Med 2012; 37: 410-4.

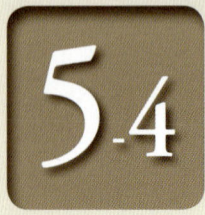

5.4 体幹部末梢神経ブロック

1 体幹部神経ブロックの種類と特徴

- 超音波ガイド下体幹部末梢神経ブロックには，①腹直筋鞘ブロック，②腹横筋膜面（TAP）ブロック，③傍脊椎ブロック，④肋間神経ブロック，などがある．

▶TAP：
transversus abdominis plane

2 胸壁・腹壁の解剖と支配神経

- 体幹での神経の走行と筋層構造との関係は，胸部も腹部もほぼ同様である．
- 脊髄神経前枝は，脊柱管を出たのち体幹を正中方向に向かって走行するが，まず体幹側面で外側皮枝を分岐する．その後，胸部では最内肋間筋と内肋間筋のあいだを，腹部では腹横筋と内腹斜筋とのあいだの神経血管面を走行し，体幹正中部で前皮枝となる．前皮枝は胸部では胸骨外縁で体表に現れるが，腹部では腹直筋外縁で腹直筋鞘内に入り，腹直筋を体腔側から体表側に貫いて体幹前壁に分布する（図1，図2）．
- 体幹部末梢神経ブロックは，これらの体壁を走行する脊髄神経前枝を対象としている．
- 傍脊椎ブロックと一部のブロックを除いて，外側皮枝領域の遮断は困難なことが多い．その結果，外側皮枝領域の体壁では，深層の知覚は遮断できるが表層の知覚が残存するという不完全鎮痛部位が生じる可能性がある（図2）．

一部のブロックでは外側皮枝領域で表層の知覚が残存する可能性がある

- 図3に各ブロックの知覚遮断予想範囲を示す．

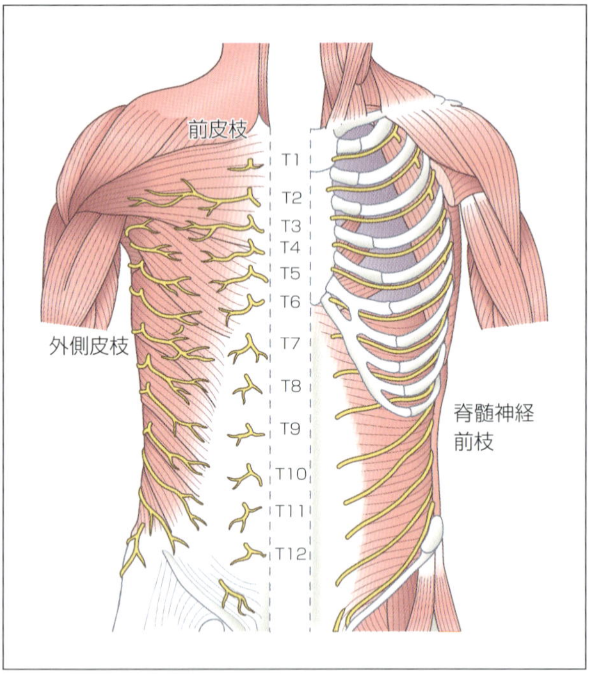

図1 腹壁の支配神経
図の向かって左半側に，体表に現れる胸神経の外側皮枝および前皮枝を，右半側に腹横筋上を走向する脊髄神経前枝を示す．
T1〜12：第1〜12胸神経．

3 超音波ガイド下体幹部末梢神経ブロックを行う前に

a. 使用する探触子および穿刺針

- 基本的に高周波リニア型探触子を使用するが，体格のよい症例などでは低周波コンベックス型探触子を使用する．

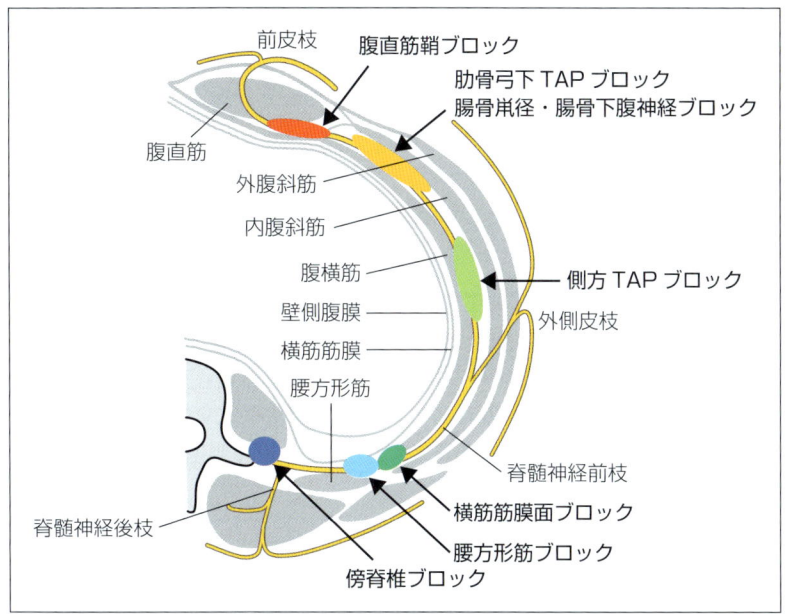

図2 腹壁の筋層と脊髄神経の走行および各ブロックの薬液注入予想部位

側方 TAP ブロックでは外側皮枝領域はブロックされにくい．
TAP：腹横筋膜面．
(紫藤明美．周術期超音波ガイド下神経ブロック．改訂第2版．真興交易医書出版部；2014. p.509-34[1]より)

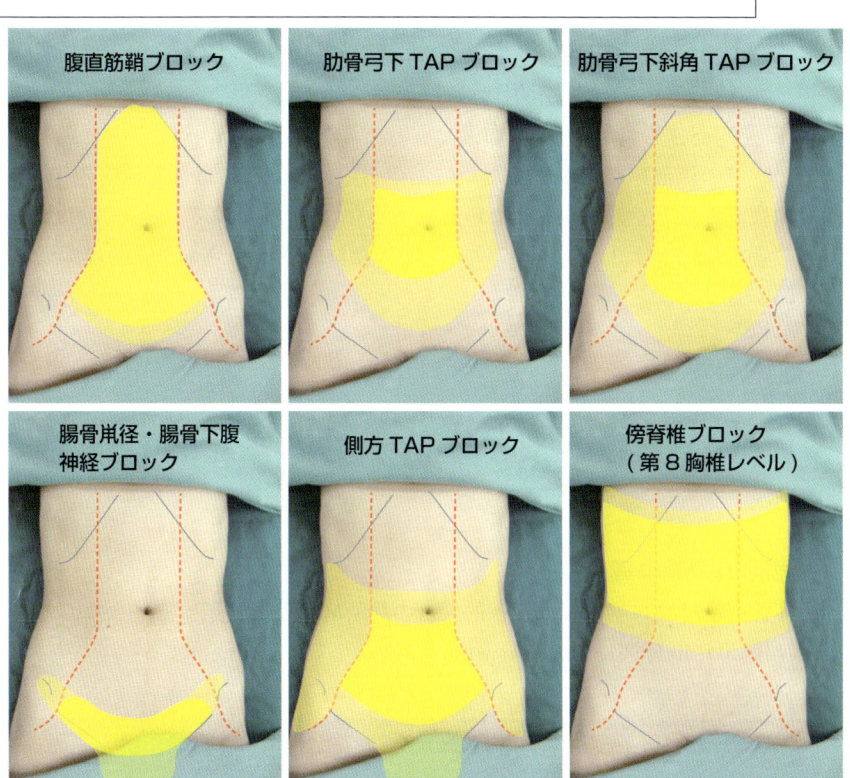

図3 各ブロックにより予想される知覚遮断範囲

両側にブロックを行った場合に，ほぼ確実に鎮痛される範囲を濃い黄色で，鎮痛が不完全の可能性がある範囲を薄い黄色で示す（局所麻酔薬は片側に約 20 mL 程度使用）．傍脊椎ブロックは第8胸椎レベルで行った場合を示す．赤の破線は皮膚知覚の前皮枝と外側皮枝の支配境界を示す．
TAP：腹横筋膜面．
(紫藤明美．周術期超音波ガイド下神経ブロック．改訂第2版．真興交易医書出版部；2014. p.509-34[1]；紫藤明美．周術期超音波ガイド下神経ブロック．改訂第2版．真興交易医書出版部；2014. p.497-508[2]；紫藤明美，ほか．Anet 2012; 16: 25-9[3]；紫藤明美．周術期超音波ガイド下神経ブロック．改訂第2版．真興交易医書出版部；2014. p.486-96[4]より)

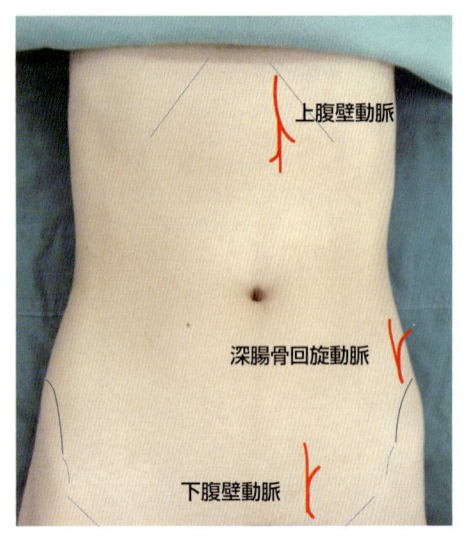

図4 体幹部末梢神経ブロック時に注意すべき血管

- 穿刺針は21〜23Gのショートベベル針を使用するが，傍脊椎ブロックおよびカテーテル挿入時には18〜19GのTuohy針を使用する．
- すべての針の内腔は，穿刺前に生理食塩水または局所麻酔薬を満たして使用する．
- Tuohy針など内筒がある針では，内筒を抜いて延長チューブを接続して用いる．

b. 局所麻酔薬

- 0.2〜0.5％のロピバカイン（アナペイン®）またはレボブピバカイン（ポプスカイン®）が片側15〜30 mL程度使用されることが多い．
- 局所麻酔薬の濃度と量，鎮痛効果の詳細に関してはいまだ明らかにされていない．極量を超えないよう，成人であれば3 mg/kgまでにとどめる．

c. 合併症および注意点

■ 胸腔内および腹腔内臓器損傷

- 想定外の深部穿刺を避けるために，穿刺法は初心者では平行法を原則とし，超音波画像上で先端が見えない針は進めないようにする．
- 超音波画像の下1/2〜1/3には胸腔内または腹腔内が見えるように深度を調節する．

■ 血管穿刺

- 腹壁では上下腹壁動脈および深腸骨回旋動脈がある（図4）．
- 局所麻酔薬投与時には，血液の逆流がないことを確認しながら少量ずつ投与する．

■ 局所麻酔薬中毒

- 体幹部神経ブロックでは比較的大量の局所麻酔薬を使用する．少なくとも投与後30〜40分間は局所麻酔薬中毒に注意して十分に観察する[5]．

4 腹直筋鞘ブロック（rectus sheath block）の実際

■ 遮断範囲と適応

- 片側10〜15 mLの局所麻酔薬注入により，上腹部または下腹部正中の腹壁の鎮痛が得られる（図3）．
- 腹部正中に限局した手術創に有効である．

■ ブロックの手技

- 探触子を体軸に垂直に当て，腹直筋外縁部が超音波画像の中央になるように

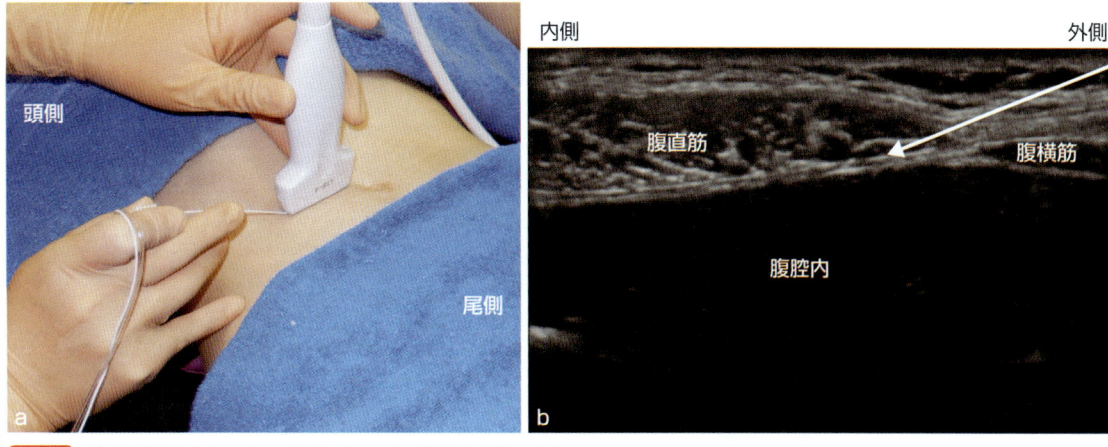

図5 腹直筋鞘ブロックの様子（a）と超音波画像（b）
b：矢印はブロック針の刺入方向．

おく．
- 皮膚切開部位または切開予定部位の頭尾方向中央レベルを穿刺部位とし，平行法または交差法で穿刺する．平行法の場合，ブロック針は探触子の外側端から刺入する★1（図5a）．
- 腹直筋鞘の前葉をポップ感（プツンという感じ）とともに貫く．腹直筋内で針をゆっくり進め，後葉に接触したら少量ずつ局所麻酔薬を注入する（図5b）．薬液が腹直筋と後葉のあいだにレンズ状に広がるように針先端の位置を微調整し，広がりに応じて追加投与を行う．

注意点
- 腹直筋鞘後葉は，臍よりも尾側の弓状線以下では欠如している．腹膜穿刺の可能性が高くなるため，このレベルでの穿刺は勧められない．
- 臍下部では，腹直筋の腹側に下腹壁動静脈があるため注意が必要である（図4）．

★1
脊髄神経前枝が腹直筋を貫いて前皮枝になるまでの走行には多様性がある[6]．腹直筋のできるだけ外側で，筋鞘を貫いた直後の神経をとらえるとよい．

❺ 腹横筋膜面ブロック（transversus abdominis plane〈TAP〉block）の実際

- TAPブロックは，内腹斜筋と腹横筋のあいだのTAP上に局所麻酔薬を注入し，脊髄神経前枝を遮断する手技である．
- 目的とする遮断域に応じて，側方TAPブロック，肋骨弓下（斜角）TAPブロック，腸骨鼡径・腸骨下腹神経ブロックがある．

a. 側方TAPブロック（lateral TAP block）★2

遮断範囲と適応
- 片側20 mL前後の局所麻酔薬注入で臍下部の前腹壁の鎮痛が得られる（図3）．

★2
中腋窩（mid axillary）TAPブロックとよばれることもある．

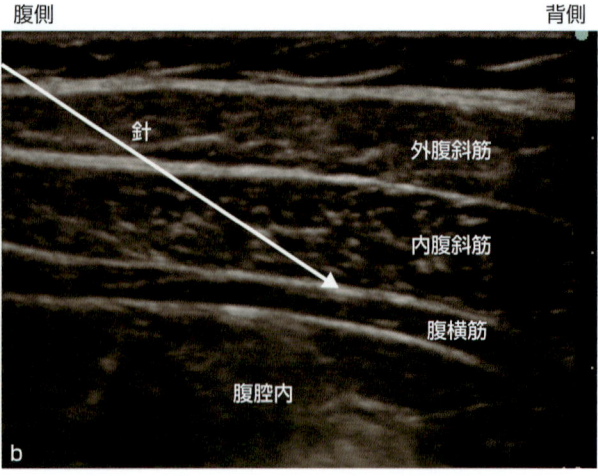

図6 側方TAPブロックの様子（a）と超音波画像（b）

ブロックの手技
- 側腹部中腋窩線上で，腸骨稜と肋骨弓最下点との中間に探触子を体軸に垂直に当て，側腹筋群3層の水平断面像を描出する（図6a）．
- 探触子の内側端を刺入点とし，平行法で穿刺する（図6b）．外腹斜筋と内腹斜筋間の筋膜，内腹斜筋と腹横筋間の筋膜を貫くとポップ感を感じる．2つ目のポップ感を感じたら，少量ずつ局所麻酔薬を注入する．内腹斜筋と腹横筋間をレンズ状に薬液が広がるように針先を微調整する．

注意点
- 針が深く進み，腹横筋を貫いて横筋筋膜上に局所麻酔薬が注入されると，大腿神経麻痺が起こることがある[7]．

b. 肋骨弓下（斜角）TAPブロック (subcostal〈oblique〉TAP block)

- 肋骨弓下で腹直筋外縁のTAP上に局所麻酔薬を単回投与する方法を肋骨弓下TAPブロックという．注入部位を変えながら肋骨弓に平行に薬剤を分割投与し，さらに広い範囲の鎮痛を得る方法を肋骨弓下斜角TAPブロックという．

遮断範囲と適応
- 肋骨弓下TAPブロックでは，片側約20 mLの局所麻酔薬の投与で，臍部を中心とした前腹壁の鎮痛が得られる（図3）．
- 肋骨弓下斜角TAPブロックでは，片側約20〜40 mLの局所麻酔薬の分割投与で，上下腹部にわたる前腹壁の鎮痛が得られる（図3）．

ブロックの手技
- 肋骨弓に沿って腹壁に探触子を当て，季肋部から平行法で刺入する（図

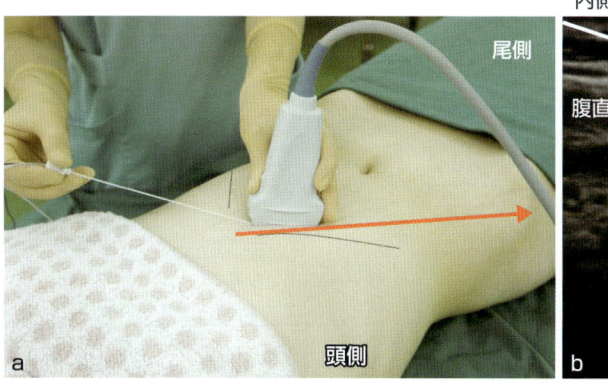

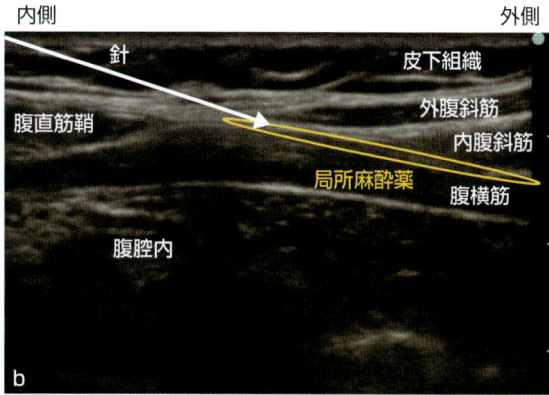

図7 肋骨弓下 TAP ブロックの様子（a）と超音波画像（b）
a：➡のように，剣状突起と腸骨稜を結ぶ線上で針を進めながら広範囲に局所麻酔薬を投与する．
b：局所麻酔薬の注入予想部位を◯で示す．
(a：紫藤明美．周術期超音波ガイド下神経ブロック．改訂第2版．真興交易医書出版部；2014．p.509-34[1]より)

7a)．
- 腹壁の筋肉の構成が，腹直筋から3層の筋群に移行し始める部位を薬液注入の目標部位とする．針が腹横筋膜面上に到達したら，少量ずつ局所麻酔薬を注入し，内腹斜筋と腹横筋間を薬液がレンズ状に広がるように針先端の位置を微調整する（図7b）．
- 肋骨弓下斜角 TAP ブロックでは，剣状突起と腸骨稜を結ぶ線上に沿って刺入点を変えながら局所麻酔薬を分割投与する．薬液によってできたスペース内で針を進めながら局所麻酔薬を注入し，広く内腹斜筋と腹横筋間を剥離させるようにする（図7a）．

注意点
- 剣状突起に近い部分では上腹壁動脈に，腸骨稜の頭側では深腸骨回旋動脈に注意する（図4）．
- 腹直筋外縁から注入し始めた薬液が，TAP上ではなく外腹斜筋と内腹斜筋間に広がることがある．薬液が広がる部位を確認しながら針先の調整を行う．

c. 腸骨鼡径・腸骨下腹神経ブロック
(ilioinguinal iliohypogastric nerve block)

遮断範囲と適応
- 片側約 15〜20 mL の局所麻酔薬の投与で，鼡径部と外陰部の一部および大腿上内側部の鎮痛が得られる（図3）．

ブロックの手技
- 探触子を臍と上前腸骨棘を結ぶ線上に当て，腸骨の一部が超音波画像上で見えるような位置におく（図8a）．TAP上で神経が確認できることがある．

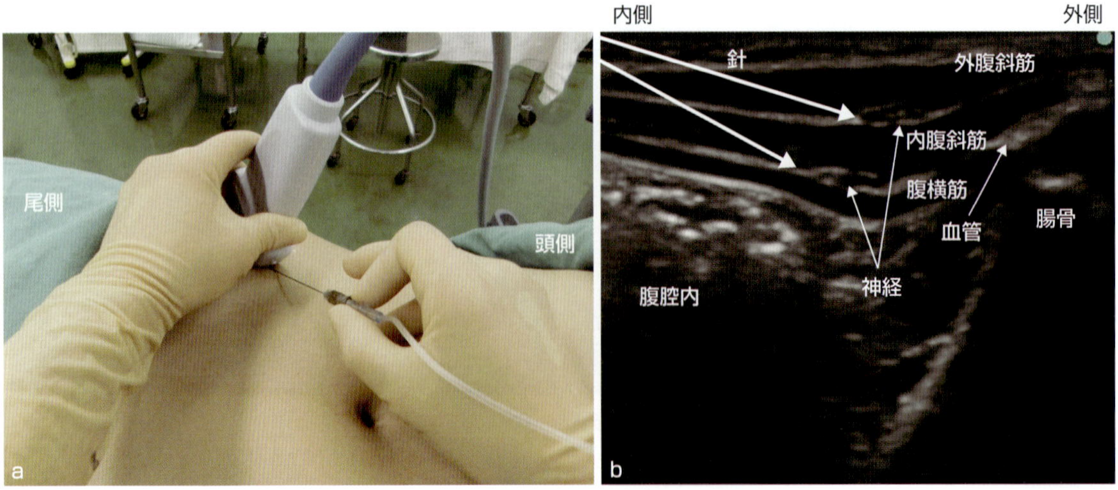

図8 腸骨鼠径・腸骨下腹神経ブロックの様子（a）と超音波画像（b）
a：成人におけるブロックの様子.
b：3歳児の超音波画像を示す．神経が外腹斜筋・内腹斜筋間と内腹斜筋・腹横筋間に確認できる.

★3
この部位では外腹斜筋がわかりにくいことがある．腹壁の3層の筋層がはっきりとわかる部位から探触子をずらしながら確認するとよい．

- 平行法で探触子の内側から穿刺し，TAP上に神経が2本確認できる場合はTAP上に局所麻酔薬を投与する．TAP上に2本の神経が確認できない場合は，TAP上に加えて内・外腹斜筋間にも薬液を投与する★3（図8b）．

注意点
- 深腸骨回旋動脈に注意する（図4）．
- 針が深く進み，腸骨筋上に薬液が注入されると大腿神経麻痺が起こることがある[8]．

6 傍脊椎ブロック（paravertebral block）の実際

遮断範囲と適応
- 片側20 mL前後の局所麻酔薬投与で3〜5分節の胸腹壁の鎮痛が得られる（図3）．

ブロックの手技
平行法
- 目的とする穿刺レベルの肋間隙に，肋骨と平行に探触子を当てる（図9a）．
- 横突起とその外側の傍脊椎腔と肋間神経間隙を描出する．肋間神経間隙の背側には，上肋横突靭帯に連続する内肋間膜がある．
- 探触子の外側から平行法で穿刺する．針先が内肋間膜を貫いたら局所麻酔薬を少量投与し，壁側胸膜が臓側へ押される様子を観察する（図9b）．

交差法
- 目標とする棘突起の外側（成人の場合2.5 cm程度）で，探触子を脊柱と平

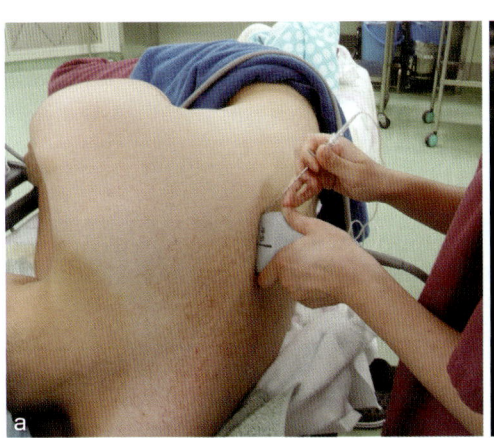

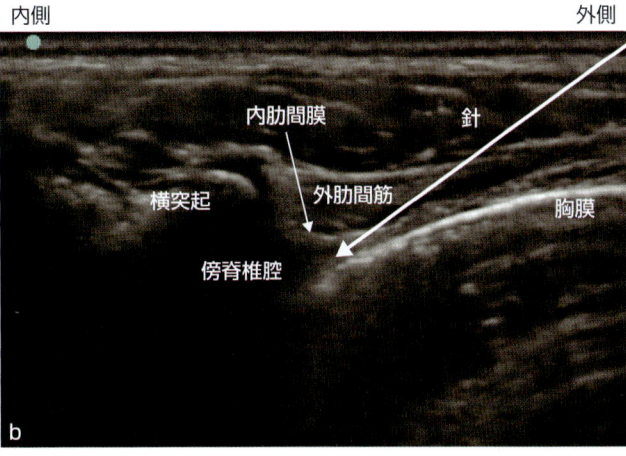

図 9 傍脊椎ブロック（平行法）の様子（a）と超音波画像（b）
a：成人におけるブロックの様子.
b：3歳児の超音波画像を示す. 傍脊椎腔は超音波画像上では横突起の影に隠れて確認しにくい.
　　同部位には血管も走行していることに注意する.

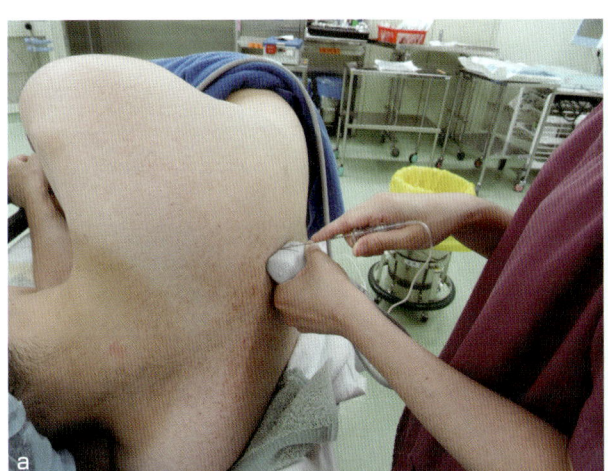

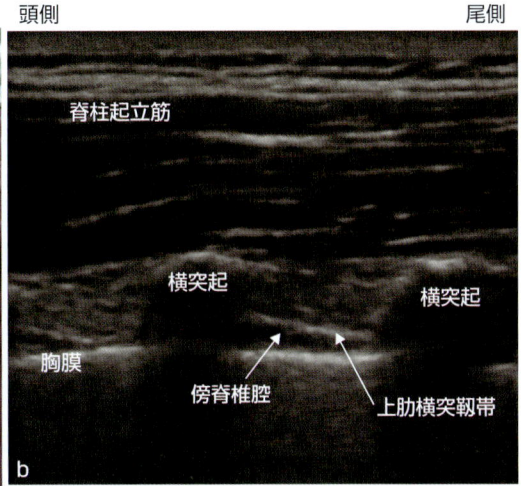

図 10 傍脊椎ブロック（交差法）の様子（a）と超音波画像（b）

行に横突起上に当てる*4. 超音波ビームが体軸に対して少し外側に向くようにく探触子を傾けると胸膜が描出されやすい（図10）．

- まず皮膚から横突起と胸膜までの距離をそれぞれ測っておく．探触子の正中側または外側のほぼ中央から皮膚と垂直に穿刺し，皮膚から胸膜までの距離を指標に進める．目標部位に近づいたら，少量の生理食塩水を注入して針先の位置を確認する．
- 本アプローチ法では，針先を画像上でとらえることは難しい．針先が見えない場合は，予想距離以上に針を進めず，横突起直上から穿刺し直す．まず横突起に接触させ，針を頭側に傾けて横突起の上縁を通過するように抵抗消失法で針を進める．通常，横突起から1～1.5 cm程度で傍脊椎腔に至る．

★4
中部胸椎では棘突起の傾斜が急であるため，目標とする棘突起の外側に見えるのは一椎体尾側の横突起であることに注意する．

注意点

- 深い部位でのブロックであり，肋間動静脈穿刺や脊髄損傷[9]を生じた症例も報告されている．胸膜穿刺や気胸のほかに，硬膜外麻酔や脊髄くも膜下麻酔と同様に，血腫形成や神経障害に注意が必要である★5．

★5 傍脊椎腔の解剖
傍脊椎腔は，脊椎の左右にある楔型のスペースである．腹側は壁側胸膜，背側は上肋横突靭帯，内側は椎体または椎間板で囲まれ，椎間孔から出た脊髄神経と交感神経，肋間動脈が走行している．
傍脊椎腔は胸内筋膜という疎な膜によって分けられている．脊髄（肋間）神経と血管は胸内筋膜の背側，交感神経幹は腹側に位置している．

7 肋間神経ブロック（intercostal nerve block）の実際

遮断範囲と適応

- 1肋間に2～3mL程度の局所麻酔薬の投与で，該当する肋間神経支配域の鎮痛が得られる．
- 胸壁や上腹部腹壁の疼痛に有効である．ドレーン挿入部や，他のブロックで遮断できない領域に対するレスキューとして有用である．必要に応じて複数肋間に行う．

ブロックの手技

- 薬液注入部位は，肋間神経が走行する肋骨下縁の最内肋間筋と内肋間筋のあいだ（神経血管束）である（図11）．外側皮枝が分岐する中腋窩線より中枢側（肋骨角外側あたり）でブロックを行う．
- 従来法ばかりでなく，超音波ガイド下の手技も紹介されている[10]．

注意点

- 肋間動静脈穿刺や気胸の可能性がある．とくに施行中に咳が出た場合は，気胸発生の徴候とみて十分観察する．

▶TFP：
transversalis fascia plane

▶QL：
quadratus lumborum

Column　その他の体幹部末梢神経ブロック

①前胸壁ブロック（Pecsブロック）

　10～30mL程度の局所麻酔薬の投与で，大・小胸筋神経と第2～4胸神経（薬液の広がりによっては第6胸神経まで）の外側皮枝領域の鎮痛が得られる．

　乳腺手術など前胸壁手術における新しい術後鎮痛法として注目され始めているが，本ブロックに関する研究報告はまだほとんどない．

　PecsⅠブロックは，大胸筋と小胸筋の筋間に局所麻酔薬を投与し，ここを通過する外側・内側胸筋神経を遮断する．大・小胸筋間に補填物を挿入する手術などに適応である[11]．

　PecsⅡブロックは，大胸筋と第4肋骨レベルの前鋸筋のあいだに局所麻酔薬を投与し，ここを通る長胸神経と肋間神経外側皮枝が遮断される．腋窩に手術が及ぶ場合に適応となる[12]．

　PecsⅠ・Ⅱブロックともに遮断範囲が狭いため，他の鎮痛法の併用が必要である．

②横筋筋膜面（TFP）ブロックと腰方形筋（QL）ブロック

　側方TAPブロックより近位で脊髄神経を遮断する方法で（図2），外側皮枝領域の知覚遮断をより確実に得られる．虫垂切除術などの下腹部手術と腸骨稜からの骨髄採取時などの麻酔や鎮痛に有用である．局所麻酔薬が傍脊椎腔まで広がることもあるとされ，腰三角から穿刺するランドマーク法によるTAPブロックに似た広がりを示すことが報告されている[13]．

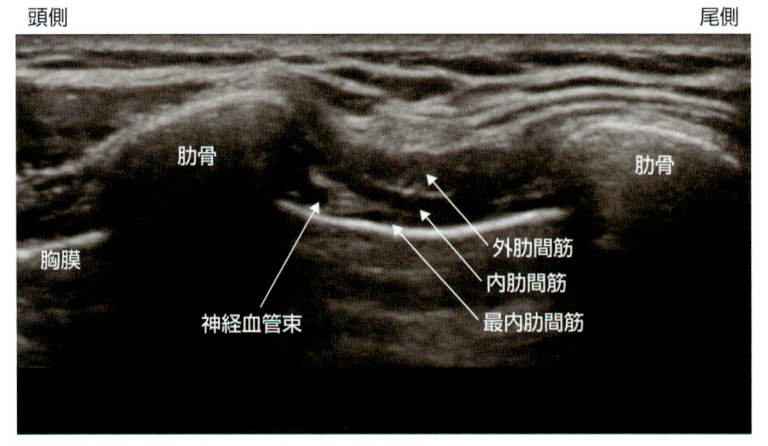

図11 肋間神経ブロック時の超音波画像

⑧ 体幹部末梢神経ブロックを用いた周術期鎮痛法のコツ

- 知覚遮断域が創部に最も適したブロックを選ぶ．必要があれば，体幹の左右で異なるブロックを組み合わせて行う．
- 傍脊椎ブロック以外のブロックは，交感神経を遮断しないため内臓痛に対する効果はない．内臓痛を伴う手術では，多くの場合，全身麻酔の併用が必要であり，術後にはオピオイドや非ステロイド性抗炎症薬（NSAIDs）などの他の鎮痛薬の併用が必要である★6．

（青山由紀，紫藤明美，佐倉伸一）

★6
神経ブロック，麻薬，NSAIDsなど作用機序が異なる鎮痛方法を組み合わせ，最小の副作用で最大の鎮痛効果を得ることを目的とした鎮痛法を多様式鎮痛法（multimodal analgesia）という．

文献

1) 紫藤明美．腹横筋膜面ブロック．佐倉伸一，編．周術期超音波ガイド下神経ブロック．改訂第2版．東京：真興交易医書出版部；2014. p.509-34.
2) 紫藤明美．腹直筋鞘ブロック．佐倉伸一，編．周術期超音波ガイド下神経ブロック．改訂第2版．東京：真興交易医書出版部；2014. p.497-508.
3) 紫藤明美，佐倉伸一．TAPブロックの実際．Anet 2012; 16: 25-9.
4) 紫藤明美．腸骨鼠径・腸骨下腹神経ブロック．佐倉伸一，編．周術期超音波ガイド下神経ブロック．改訂第2版．東京：真興交易医書出版部；2014. p.486-96.
5) Wada M, et al. Brief reports: Plasma ropivacaine concentration after ultrasound-guided rectus sheath block in patients undergoing lower abdominal surgery. Anesth Analg 2012; 114: 230-2.
6) Rozen WM, et al. Refining the course of thoracolumbar nerves: A new understanding of the innervations of the anterior abdominal wall. Clin Anat 2008; 21: 325-33.
7) Walker G. Transversus abdominis plane block: A note of caution! Br J Anaesth 2010; 104: 265.
8) Lipp AK, et al. Leg weakness is a complication of ilio-inguinal nerve block in children. Br J Anaesth 2004; 92: 273-4.
9) Molitch M, Wilson G. Brown-Séquard paralysis following a paravertebral alcohol injection for angina pectoris. JAMA 1931; 97: 247.
10) 原かおる，佐倉伸一．肋間神経ブロック．佐倉伸一，編．周術期超音波ガイド下神経ブロック．改訂第2版．東京：真興交易医書出版部；2014. p.469-75.

11) Blanco R. The 'pecs block': A novel technique for providing analgesia after breast surgery. Anaesthesia 2011; 66: 847-8.
12) Blanco R, et al. Ultrasound description of Pecs II (modified Pecs I): A novel approach to breast surgery. Rev Esp Anestesiol Reanim 2012; 59: 470-5.
13) Børglum J, et al. Bilateral-dual transversus abdominus (BD-TAP) block or thoracic paravertebral block (TPVB) ? Distribution patterns, dermatomal anaesthesia and LA pharmacokinetics. Reg Anesth Pain Med 2012; 37: E136-9.

6

硬膜外ブロック Up-To-Date

6-1 硬膜外ブロック
成功するためのコツとポイント

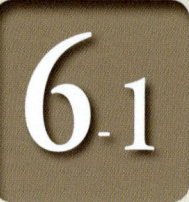

- 硬膜外麻酔は，周術期の抗凝固療法に伴い適応が限定的になっているが，優れた鎮痛効果をもたらし，麻酔科医にとって重要な手技の一つである．
- 統計的な硬膜外麻酔の不成功例は多く，30％程度あるという報告もある[1]．原因は穿刺困難や誤穿刺，カテーテルの自己抜去，不十分な薬液の投与などである．
- 硬膜外穿刺はさまざまなアプローチがあり各々"コツ"はあるが，最も大切なことは，解剖を理解することである．
- 肥満患者や脊椎変形患者などの穿刺困難例に対しては，超音波診断装置やX線透視下での穿刺が有効である．

解剖をよく理解することが硬膜外穿刺では最も大切

1 解剖

a. 硬膜外腔への道のり

- 脊柱管は最外側を脊椎が囲んで，脊髄を守っている（図1）．

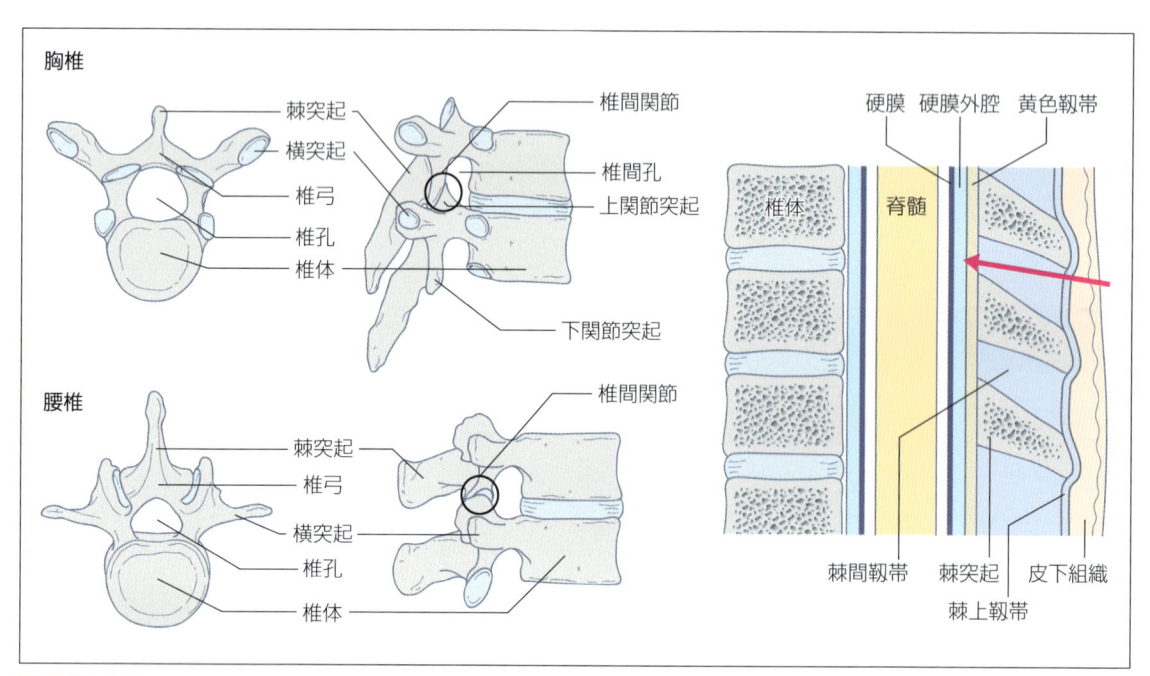

図1 胸椎と腰椎の模式図および硬膜外針の穿刺経路
胸椎と腰椎では棘突起の傾き，椎間関節の形状が異なる．硬膜外腔へは皮下組織→棘上靱帯→棘間靱帯→黄色靱帯を貫く（➡）．

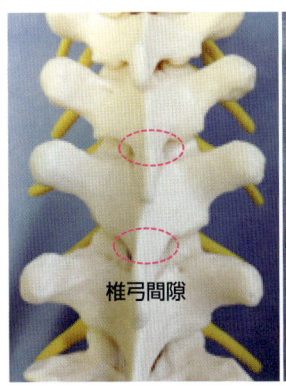

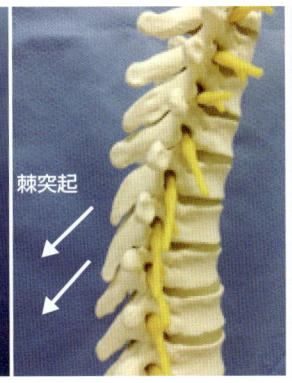

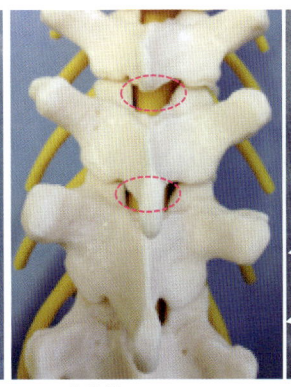

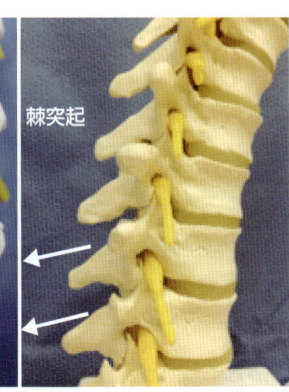

6-1 硬膜外ブロック：成功するためのコツとポイント

a. 上位胸椎　　　　　　　　　　　b. 下位胸椎

図2 胸椎模型
上位胸椎では棘突起が尾側へ伸びるため（⇨），正面から椎弓間隙は観察できない．

- 硬膜外ブロックは，棘突起間または椎弓間隙から針を進め，硬膜外腔へ到達させる．
- 硬膜外腔は，脊髄を包む硬膜の外側にあり，脂肪組織や静脈叢などの"粗"な組織で満たされている．

b. 脊椎の形状

- 上～中位胸椎と下位胸椎，さらに腰椎では脊椎の形が大きく異なる．
- 上～中位胸椎（図2a）では，棘突起が尾側へ急勾配に伸びるため，正面から椎弓間隙と，その奥にある脊髄をのぞくことはできない．また，椎間関節が上下で重なり合い，椎弓間隙は狭くなる．
- 下位胸椎（図2b）や，腰椎では棘突起が後方へ水平に伸びるため，正面から椎弓間隙を確認できる．
- 椎弓間隙へのアプローチには，後述する「正中法」と「傍正中法」の2種類がある．

② 穿刺手順

a. 体位と穿刺位置（図3）

- 一般には，患側を上にした側臥位である．
- 介助者に支えてもらいながら膝を抱え，頭はお腹をみるように，背中をエビのように丸くしてもらい，ベッドと垂直にする[★1]．
- 一般的な指標は，頸椎で最も突出しているのがC7，肩甲骨下縁がT7で，両腸骨稜を結んだJacoby線がL4，さらに後上腸骨棘を結ぶ線を頭側にたどってまず触れるのがL5である．

★1
患者の姿勢は前に倒れがちになるため，しっかりと保持することと，時折，傾きを確認する．穿刺角度が少し変わるだけで，到達部位が大きく変わる．

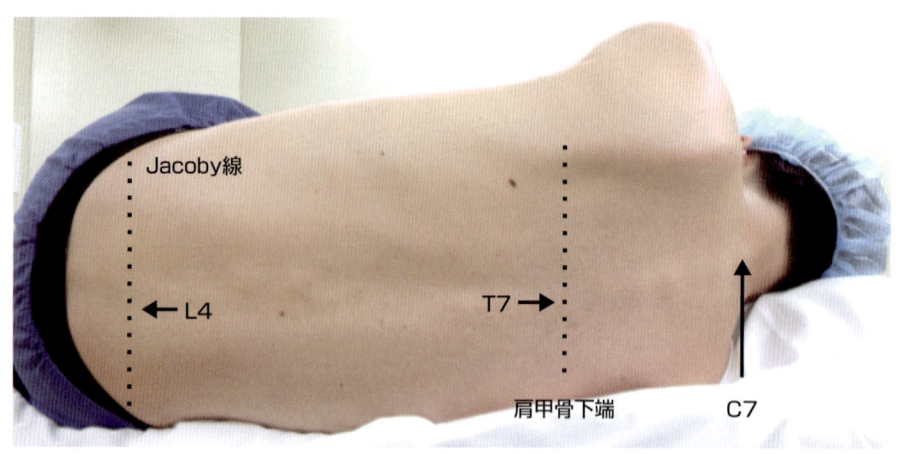

図3 穿刺時の体位
背中をエビのように丸くしてもらう．Jacoby線上にはL4棘突起，肩甲骨下端はT7であり，頭尾側から棘突起を数えるとよい．

b. 穿刺方法

- 上～中位胸椎と，下位胸椎および腰椎では穿刺方法が異なる．
- 正中法は，硬膜外腔へダイレクトに針を進めていく方法であるが，傍正中法は硬膜外針を椎弓に当て，穿針角度を変えながら椎弓間隙を探す．
- 体表で触診した棘突起から，椎弓間隙の位置を正確に推測することが，硬膜外穿刺の難しい点である．

■ 正中法

- 穿刺する棘突起間を2本の指でとらえ，その中点に局所浸潤麻酔を行う．
- 針は皮膚に垂直に刺入し，棘間靱帯では注入抵抗が高くなる．
- 局所麻酔針刺入経路と同様に硬膜外針を皮膚に垂直に進め，やや硬い棘上靱帯を越えて棘間靱帯へ入ると，手を離しても針が固定される（成人では約2～3cm程度）．
- 棘間靱帯を進み，椎弓間隙を越えると，黄色靱帯へたどり着く．
- 黄色靱帯を針が進むときの感触を覚えることがポイントである[★2]．
- 黄色靱帯を貫く感触が得られる．場合によっては「プツン」と手に音が響くこともある．
- 硬膜外腔到達への確認は，抵抗消失法（生理食塩液もしくは空気）や，懸滴法で行う[★3]．
- 上位胸椎での針の刺入点は，尾側の棘突起から，棘突起の傾きに合わせて進めていく（図2a）．
- 棘間靱帯を越えて骨に当たる場合，針が正中からずれて，椎弓に当たっている可能性がある．いったん手を離して，患者の姿勢が前に倒れていないか，背面に対し針が垂直であるかを確認する．

■ 傍正中法

- 高齢者のように棘上靱帯が骨化している場合や，上～中位胸椎のように棘突

針が黄色靱帯を進むときの感触を覚える

★2
黄色靱帯を進む感触は，消しゴムに針を刺しているような感触にたとえられる．また，靱帯を越えたときは障子紙を針で突いた感触に似ている．

★3
硬膜外腔が陰圧であるとする定義には諸説ある．いずれも，針が黄色靱帯を越え抵抗が変わる感触が大切である．

6-1 硬膜外ブロック：成功するためのコツとポイント

起間隙が狭い場合は，傍正中法が有効．
- 硬膜外針が筋肉組織を貫くため，正中法より痛みを訴え，出血のリスクがある点を考慮する．
- 体表で触れる棘突起と，穿刺目標の椎弓間隙の位置関係をイメージすることがポイントである（図4a）．
- 中位胸椎では，体表で触れる棘間より椎弓間隙の位置は頭側へずれ，下位胸椎では棘間のほぼ真下に椎弓間隙は位置する（図4b）．
- 皮膚にマーキングする際は，椎弓間隙の予測位置も書いておくと，穿刺目標がわかりやすい（図4c）．
- 下位胸椎および腰椎では目標棘間から1〜1.5 cm側方を刺入点とする（図5a）．これに対し，上位胸椎では，棘突起が長く尾側へ伸びているため，目標椎間から1〜1.5 cm側方でかつ頭側へずらした点から刺入すると穿刺距離が短くわかりやすい（図5b）．
- 硬膜外針をまず皮膚と垂直に刺入し，椎弓に当てる．
- 椎弓間隙の方向をイメージしながら，椎弓の上を滑らせるように針を傾けていく．
- まず針先を正中に向けると棘突起根元に当たり（いったん浅くなる），そこから頭側へ向けていくと椎弓間隙→黄色靱帯→硬膜外腔へ達する．
- 傍正中法で針先を頭側に向けても椎弓間隙が見つからないときは，針が表層で1椎体以上頭側へ向かっている可能性がある★4．もう一度，穿刺位置

棘突起と椎弓間隙の位置関係をイメージする

★4
いちばん深くなるのは椎間関節の上関節突起であり，さらに頭側へ傾けると頭側の椎体の下関節突起に当たり，急に浅くなり，1つ上の椎体に針が進んでいることがわかる．

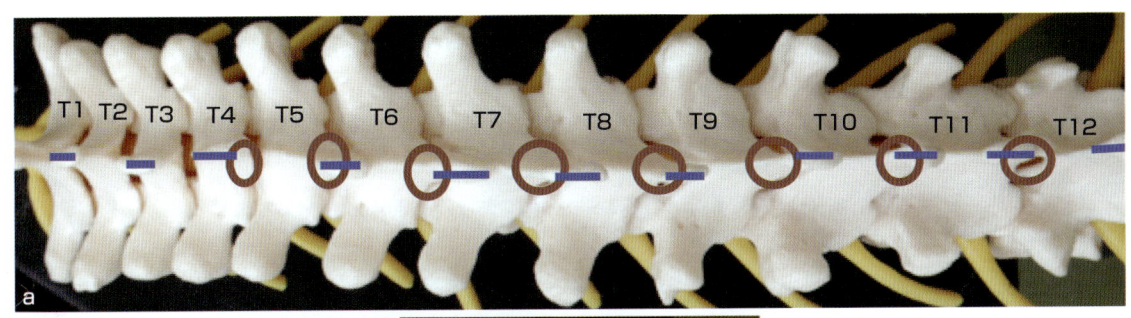

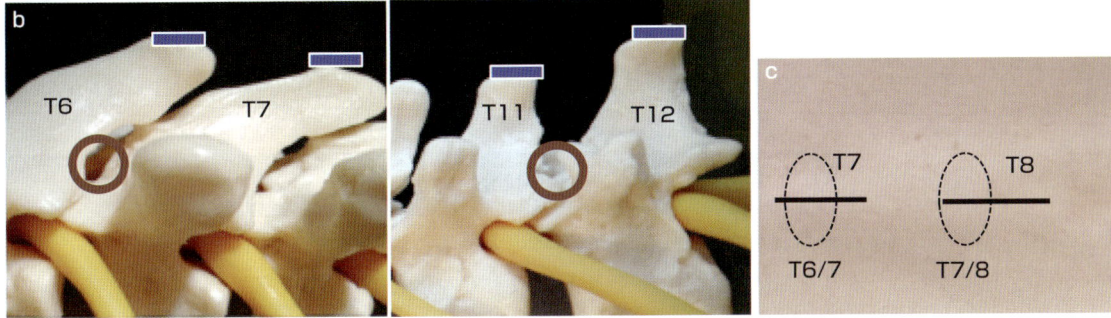

図4 胸椎棘突起と椎弓間隙の位置関係
棘突起が尾側に伸びる中位胸椎では下位胸椎と比べ，体表から触知する棘突起より頭側に椎弓間隙は位置する．
〇：椎弓間隙，▬：体表で触れる棘突起．

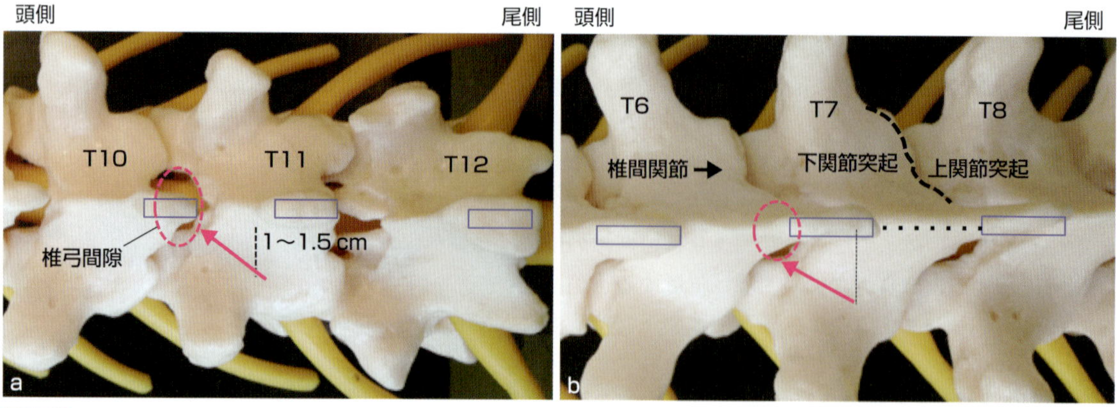

図5 傍正中法の刺入点

体表で触知する棘突起と椎弓間隙の位置をイメージしながら穿刺点を決める。
下位胸椎では棘突起間（やや尾側より）から，中位胸椎では頭側の椎体の棘突起から1〜1.5 cm
外側の点より穿刺する。
▭：体表で触れる棘突起, ⬅：硬膜外針．

（上位胸椎であればやや頭側へ，下位胸椎であればやや尾側へなど）と，穿刺角度を見直したほうがよい．

c. カテーテル挿入

- カテーテルには先端の柔らかいものと硬めのものがある．
- カテーテル挿入の際はゆっくり丁寧に進め，血液や髄液が引けていないか，1 mL シリンジで吸引するかカテーテルの先端を下げて確認する．
- 留置長は4〜5 cmが望ましい．それ以上は迷入や結び目ができる原因となる．
- 留置したカテーテルは側臥位などの体位変換で0.5 cm，肥満患者では1 cmは容易に抜ける．
- 硬めのカテーテルは深く入れすぎると椎間孔から逸脱する場合がある（図6d 参照）．
- 小児の場合，超音波画像で硬膜外腔を観察しやすいのでカテーテル挿入に伴う硬膜の動きでカテーテルの位置をおおむね把握することが可能である[2]．
- 最近の報告では，電気刺激が可能なカテーテルで筋収縮部位を観察して先端位置を確認する方法もあるが，想定どおりに進んでいくとは限らない[3]．

3 穿刺困難例での硬膜外穿刺

- 肥満患者，妊婦，脊椎変形患者への硬膜外穿刺は難しい．
- 超音波診断装置[4]やX線透視下での穿刺は有用である．
- 肥満患者や妊婦では，厚い脂肪組織のため棘突起が触れにくく，位置が確認できない．脊椎変形患者は，脊椎の弯曲とねじれがあるため，穿刺方向を考える必要がある．
- 術前のX線写真から，椎体の弯曲の向きや椎弓間隙の広い場所を確認する．

穿刺困難例では，超音波診断装置やX線透視下での穿刺は有用

Advice 硬膜外造影

硬膜外カテーテルの位置を確認するには，ミエログラフィ用の造影剤を用いた硬膜外造影が適している．脳槽・脊髄造影用の造影剤 1 mL 以下で十分にカテーテルの位置を確認できる（図6）．可能であれば側面像でも確認し，カテーテルの腹側への迷入がないかも確認する．5 mL 前後投与すると実際の局所麻酔薬の広がりも推測できるが，造影剤は比重が大きいため，投与量に応じて 2 倍程度までの生理食塩液による希釈投与も考慮する．

再穿刺などで造影剤の反復投与を行うと，最終的な造影剤の広がりが判別できなくなる．このような場合，血管造影室で行っているとサブトラクションしてもらうことで造影剤だけの広がりを観察することが可能である．

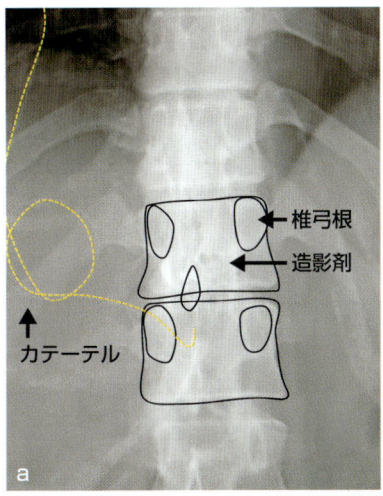

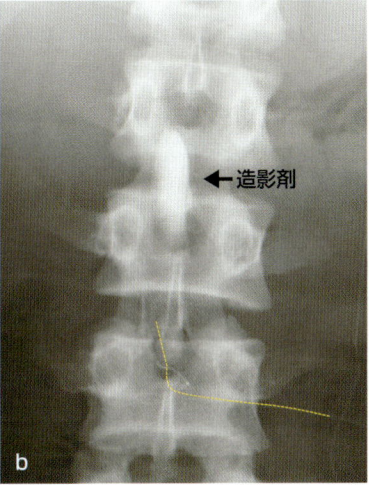

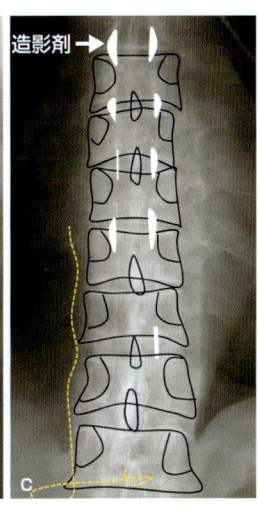

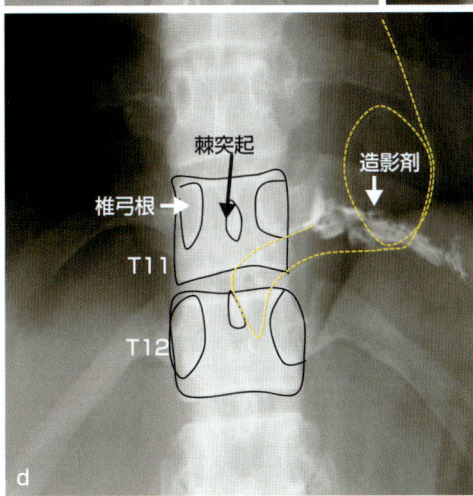

図6 硬膜外カテーテル造影

a：カテーテルが正しい位置にある場合は，椎弓根の内側に造影剤が淡く写る．
b：くも膜下腔内へ迷入した場合は，造影剤が一塊となり，カテーテル先端より離れた位置に存在する．
c：硬膜下腔内*に迷入した場合は，造影剤が椎間孔の位置に半月状に位置した像が頭側へ広がる．カテーテルを 1～2 cm 抜くことで硬膜外腔へ戻る．
d：カテーテルが椎間孔より逸脱した場合は，造影剤は肋間神経の走行に沿って写る．

* 硬膜下腔は硬膜とくも膜のあいだの空間で，カテーテルが迷入した場合は局所麻酔薬投与で railroad sign といわれる広範囲な広がり，長時間作用が特徴となる．造影所見にて初めて判明する．

（仙台赤十字病院麻酔科 石井 仁先生より提供）

また，コンピュータ断層（CT）画像があれば，硬膜外腔までの距離を推定できる．
- 穿刺困難症例以外でもX線や超音波診断装置は有用である．
- 下肢の手術など手術野に左右差がある場合は，正中ではなく棘突起の患側外縁に相当する硬膜外腔に向かって穿刺をすると，健側機能を保ち患側により強く効果を出すことができる．X線や超音波診断装置で観察しながら行うとより確実である[5]．

a. 超音波診断装置の利用

- 超音波診断装置を用いることで，目的椎間の同定，硬膜外腔の観察や皮膚からの距離の計測を穿刺前に把握することができる[6]．
- 棘突起の触れにくい肥満患者，妊婦，浮腫のある患者，小児などで有効．
- 通常，コンベックスプローブを棘突起に当てると骨の凹凸でフィットせず画像をうまく描出できないが，肥満患者では強く押しつけると皮下組織に密着して良好な画像が得られる．
- L5/Sを描出し，頭側へたどりながら棘突起を数えると，正確な椎間を把握できる．
- 骨組織より深層は音響陰影を生じ，低エコー領域となる．逆に深部に構造物が観察されるときは，その真上に骨組織はなく，隙き間があることになる．

■ 腰椎レベル（図7）

- 2～5 MHzの低周波コンベックスプローブを棘突起から1～1.5 cm外側で長軸方向に当てる．
- 関節突起がこぶ状に連続する画像が得られる（camel sign）（図7a）．
- プローブをわずかに正中に傾けると（傍正中長軸斜位像），椎弓が鋸歯状に描出され，その間隙に硬膜が見えてくる（horse sign）（図7b）．さらに深層には椎体の白い陰影も薄く観察され，音響陰影を伴わないことから骨組織の切れ目（椎弓間隙）があると考えられる．
- 短軸像の観察では，棘間靱帯が正中に暗く観察され，椎間関節が突起状に観察される．左右関節突起が，ネコの耳のように見えることからcat face signともよばれる（図7c）．
- 実際の穿刺では，穿刺予定の棘間に短軸像で当て，硬膜が確認できる位置でプローブの頭尾側・左右にマーキングする．そのマーキングの交点から穿刺する（図7c）．
- 肥満患者でコンベックスプローブがフィットし，棘突起を描出できる場合は，長軸像で穿刺予定の棘間の真上にプローブをおき，マーキングするとよい．

■ 中位胸椎レベル（図8）

- 腰椎と比べ，関節突起はなだらかに連続する（図8a）．
- 上下椎弓同士がしっかり重なるため椎弓間隙は狭い（図8b）．傍正中長軸

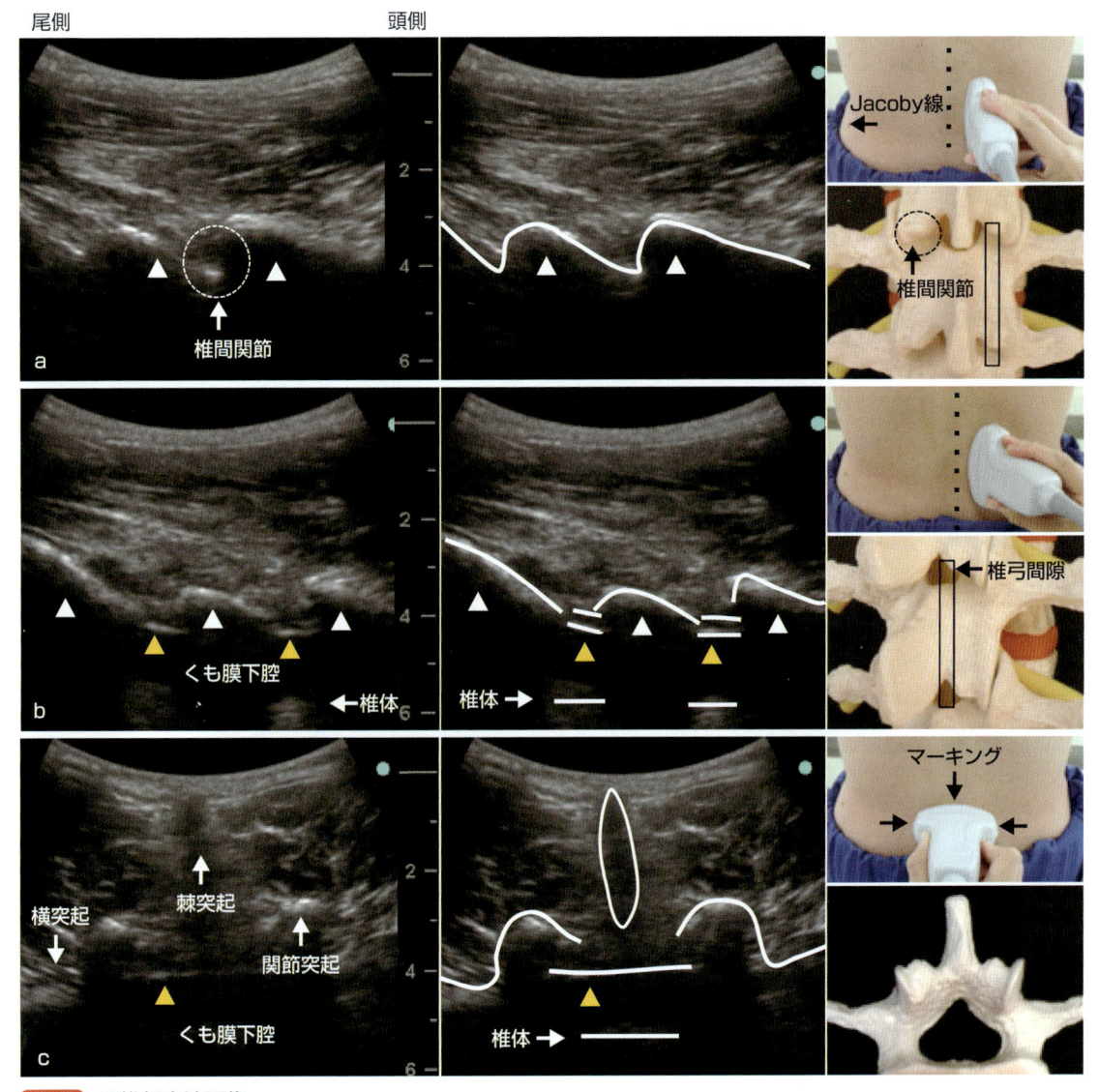

6-1 硬膜外ブロック：成功するためのコツとポイント

図7 腰椎超音波画像
a：棘突起より 1～1.5 cm 外側でプローブを長軸に向け，皮膚に垂直に当てると，関節突起がこぶのように連なり，深層は音響陰影のため低エコー領域となる（camel sign）．
b：プローブを正中に傾けると傍正中長軸斜位像が得られる．椎弓のあいだに硬膜が観察され，その深層には薄く椎体の白い陰影も描出されている（horse sign）．
c：短軸像では棘間靱帯が正中に暗く観察される．左右関節突起をつなぐラインよりやや深層に硬膜が描出される（cat face sign）．
△：椎弓，▲：硬膜．

斜位像は有効である[6]．
- プレスキャンで刺入距離や穿刺経路を確認することは有効で，安全で的確な穿刺に貢献できる手段である．
- 棘突起の位置にマーキングを行い，さらに傍正中長軸斜位像で目的の椎弓間隙を確認し刺入距離を計測し，マーキングすると穿刺目標がわかりやすい

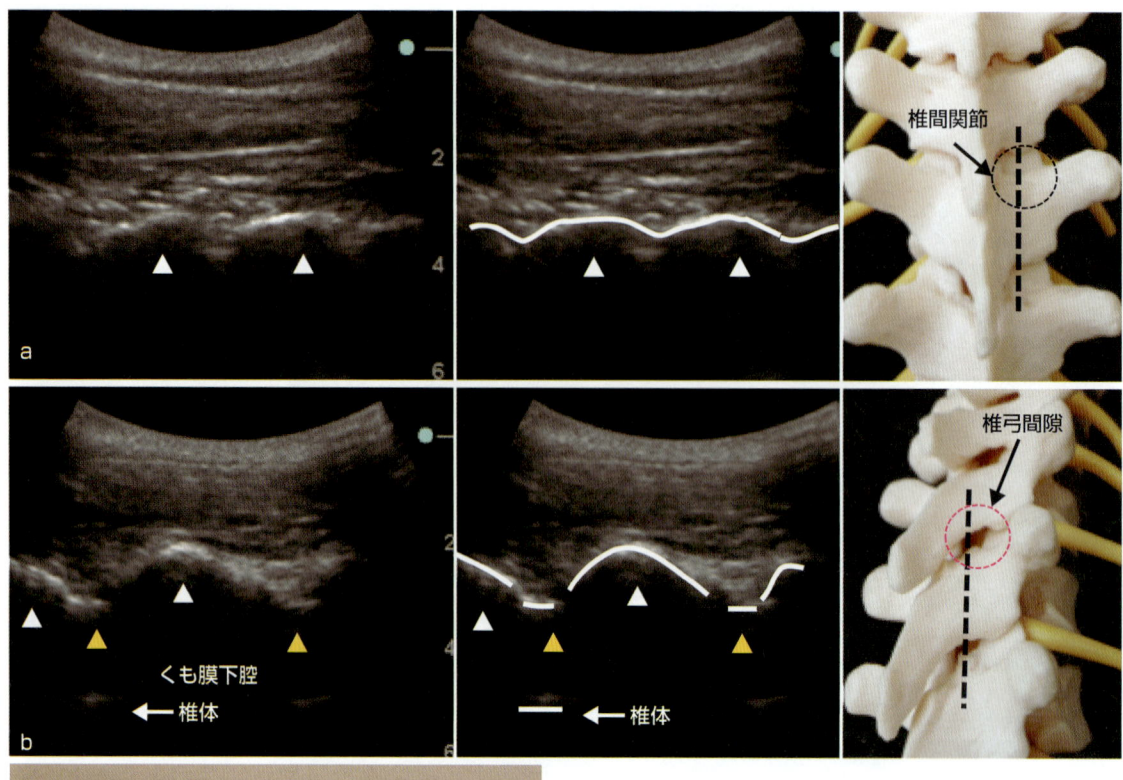

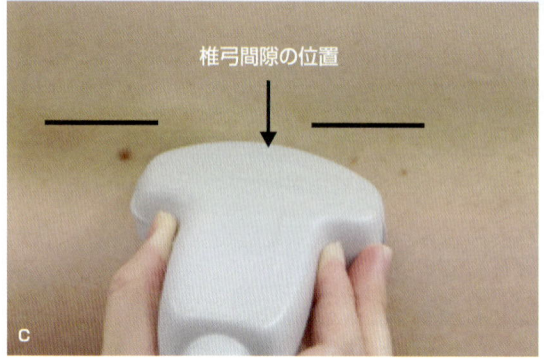

図8 胸椎超音波画像

a：腰椎と比べなだらかに関節突起が連なり，隙き間なく重なるため深層には音響陰影を生じる．
b：傍正中長軸斜位像では椎弓の切れ目に硬膜が観察され，その深層に薄く椎体の白い陰影が観察される．
△：椎弓，▲：硬膜．
c：棘突起にマーキングし，傍正中長軸斜位像で描出された硬膜の位置を記すと，棘突起と椎弓間隙の位置がイメージしやすい．

（図8c）．

- 超音波画像は「見慣れる」ことが大切である．日々の診療で，プレスキャンをすることで，次第に的確な画像を描出できるようになる．

b．X線透視下硬膜外カテーテル[7]

- 体位は側臥位と腹臥位がある．
- 側臥位の場合は，患者の姿勢が傾かないように注意する必要がある．腹臥位は刺入部付近の腹側に枕を入れる．体位の保持が容易であるが，妊婦には利用できない．
- 側臥位では，患者の姿勢が傾かないように調整する．背中は軽度丸くする程

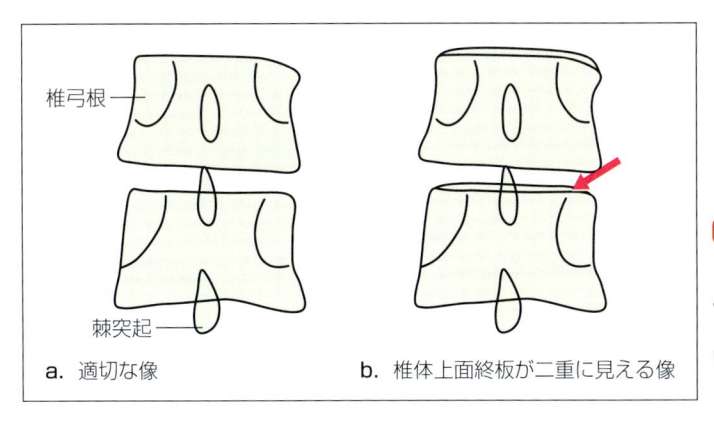

図9 透視下硬膜外穿刺時のX線画像のシェーマ
a：適切な像では，椎弓根が左右対称に位置し，椎体の輪郭も二重に見えない．
b：椎体終板が二重に見えるため（→），頭尾側方向へX線管球の傾きを調節する．

度でよい．
- 穿刺部の上面および下面の椎体終板が1本の線になり，椎弓根が左右対称となるように（図9），X線管球を傾ける．
- 透視画面を見ながら針を刺入し，抵抗消失法で椎弓間隙を目指していく．
- カテーテルが挿入されたら，X線造影剤として脳槽・脊髄造影用の造影剤などを1 mL程度注入すると正しく留置されているかを確認できる．

（大西詠子，山内正憲）

文献

1) Hermanides J, et al. Failed epidural: Causes and management. Br J Anaesth 2012; 109: 144-54.
2) Tachibana N, et al. Utility of longitudinal paramedian view of ultrasound imaging for middle thoracic epidural anesthesia in the older children. J Anesth 2012; 26: 242-5.
3) Tsui BC, et al. Estimation of equivalent threshold currents using different pulse widths for the epidural stimulation test in a porcine model. Can J Anaesth 2014; 61: 249-53.
4) Yamauchi M. Ultrasound-guided neuraxial block. Trends in Anaesthesia and Critical Care 2012; 2: 234-43.
5) Kawaguchi R, et al. Effects of ultrasound-aided ipsilateral-dominant epidural block for total hip arthroplasty: A randomized controlled single-blind study. Eur J Anaesthesiol 2011; 28: 137-40.
6) Chin KJ, et al. Ultrasonography of the adult thoracic and lumbar spine for central neuraxial blockade. Anesthesiology 2011; 114: 1459-85.
7) 枝長充隆，ほか．手術麻酔におけるX線透視下硬膜外カテーテル留置術．麻酔 2013; 62: 488-94.

6-2 硬膜外ブロックの合併症とその対策

- 硬膜外麻酔は麻酔管理や疼痛対策で重要な手技の一つである．
- 体動時痛に有効，術後呼吸器合併症のリスク軽減，術後消化管機能の早期回復，神経内分泌系ストレス反応を抑制，免疫能維持，凝固能改善など優れた効果も期待できる．
- 安全に施行するためには，さまざまな合併症とその対処法を知っておくことは重要である．

① 硬膜穿刺後頭痛（PDPH）

a. 概説

- 硬膜外針による硬膜穿刺[1]の頻度は，成人で0.3〜2.7％，小児では0.5〜5.6％と報告されている．
- 硬膜外針による硬膜穿刺では，52〜88％と高率に硬膜穿刺後頭痛（post-dural puncture headache：PDPH）を発症する．
- 低髄液圧症候群と同様で，起立時に脳組織と硬膜や脳表の血管，静脈洞などの痛覚感受性のある組織が下方偏位したり，代償的に頭蓋内血管拡張が起こり，脳神経症状や頭痛を生じる．

（起立性頭痛が PDPH の特徴的な症状）

- 危険因子は，太い針の使用，20〜30 歳代，女性，PDPH の既往や慢性頭痛の患者である[2]．

b. 症状

- 起立性頭痛が特徴的である．通常は穿刺後数時間〜数日後に発症し，1〜2週間で9割は回復する．痛みは後頭部から前頭部へ，さらに首から肩へ放散する．
- 悪心・嘔吐，視覚・聴覚異常（複視，めまい，耳鳴，聴力低下など），硬膜下血腫を伴うこともある．
- 診断基準（表1）では項目Dが必須であるので，確定診断は頭痛消失後となる．腫瘍，出血，炎症などとの鑑別も必要である．
- 日本頭痛学会から2014年秋にICDH-3β版日本語訳が公表された[★1]．硬膜穿刺後頭

> **Column　脳脊髄液漏出症に対する硬膜外自家血注入療法**
>
> 硬膜外自家血注入療法は，厚生労働省先進医療専門家会議における科学的評価結果を受けて，2012年（平成24年），先進医療として認定された．
> 手技は以下のとおりである．
> ①側臥位または腹臥位で行う．
> ②17G程度の硬膜外穿刺専用の針を用いて，抵抗消失法にて硬膜外穿刺を行う．
> ③自家血は15〜40 mL程度静脈採血し，注入範囲を確認するため造影剤を4〜10 mL血液に加え，X線透視下で注入する．
> ④治療後，1〜7日間の臥床安静ののち，退院．
> ⑤評価は，visual analog scale（VAS）を用いて，症状が何％改善したかを数値化する．また，本治療による有害事象の種類，発生率も評価する．

表1 国際頭痛分類第2版（ICHD-2）による硬膜（腰椎）穿刺後頭痛の診断基準

A. 座位または立位をとると15分以内に増悪し，臥位をとると15分以内に改善する頭痛で，以下のうち少なくとも1項目以上を有し，かつCおよびDを満たす
　1. 項部硬直
　2. 耳鳴
　3. 聴力低下
　4. 光過敏
　5. 悪心
B. 硬膜穿刺が過去に施行された
C. 頭痛は硬膜穿刺後，5日以内に発現
D. 以下のいずれかにより頭痛が消失する（注1）
　1. 1週間以内に自然消失する
　2. 髄液漏出に対する治療による改善（通常，硬膜外血液パッチ）後，48時間以内に消失する

注1．95％の症例が該当する．頭痛が持続する場合，因果関係は疑わしい．

表2 国際頭痛分類第3版 beta版（ICHD-3β）による硬膜穿刺後頭痛の診断基準

■解説
腰椎穿刺後，5日以内に発現し，硬膜穿刺による髄液漏出に起因する頭痛．通常，項部硬直や自覚的な聴覚症状を伴う．2週以内に自然軽快する．また硬膜外腰椎パッチによる漏出の閉鎖により軽快する
■診断基準
A. いずれの頭痛もCを満たす
B. 硬膜穿刺が施行された
C. 頭痛は硬膜穿刺後，5日以内に発現した
D. ほかに最適なICDH-3の診断がない
■コメント
「硬膜穿刺後頭痛」の独立した危険因子として，女性，31～50歳，「硬膜穿刺後頭痛」の既往，そして硬膜穿刺時の穿刺針の脊柱長軸に対する垂直方向の角度が最近報告された

痛の診断基準を表2に示す．

c. 治療

- 安静臥床が基本となる．
- カフェイン製剤（安息香酸ナトリウムカフェイン）は特異的にPDPHに効果的である．
- 五苓散は体内水利作用により効果がある．
- 難治性で長期化した場合，早急に行動範囲の拡大を希望すれば硬膜外自家血注入療法を行う．
- 水分摂取や輸液，生理食塩液の硬膜外持続投与，予防的硬膜外自家血注入療法の効果には明らかなエビデンスがない．

d. 硬膜外自家血注入療法（ブラッドパッチ）

- 70～98％に有効で，施行直後から症状の改善がみられる．
- 背部痛，神経根症状，髄膜刺激症状，感染，脳神経麻痺などの合併症がありえることを説明し，同意を得てから行う．
- ブラッドパッチは硬膜穿刺部位近傍の椎間で硬膜外穿刺を行う（Column参照）．助手に清潔操作で患者本人の血液を10～20 mL採血してもらい，無菌的に硬膜外腔に投与する．
- 硬膜圧迫症状により投与中に神経症状が出現する場合があれば中断する．
- くも膜下投与とならないように細心の注意を払い，施行後は1～2時間安静とする．

▶ICHD：
The International Classification of Headache Disorders

★1
この診断基準では，低髄液圧症状は診断基準としては信頼性に欠けるとして診断基準の項目から外され，除外診断の項が追加された（日本頭痛学会HP参照）．

▶日本頭痛学会HP：
https://www.jhsnet.org/kokusai.html

② 出血に関する合併症

a. 硬膜外血腫

- 硬膜外血腫は穿刺やカテーテル抜去時の硬膜外腔の動静脈，脊髄栄養血管である根動静脈からの出血であり，早急に対応する必要がある．
- 症状は，進行性で重篤な背部痛と知覚・運動麻痺である．硬膜外麻酔の作用か疑わしい場合，投与を中止して観察する．
- 鑑別診断は前脊髄動脈症候群，脊髄硬膜外膿瘍，腫瘍，椎間板ヘルニア，術前から存在した神経疾患の増悪などがある．MRIで血腫と脊髄圧迫所見を認めれば，診断がつく．
- 治療は早期の椎弓切除術による減圧で，発症から8時間以内の手術は神経学的予後が良いが，24時間を超えると予後は悪い．
- 危険因子は，高齢者，女性，硬膜外穿刺困難，脊柱管変形や狭窄，頻回穿刺，腎不全，凝固系異常，抗血小板薬・抗凝固薬や血栓溶解薬の使用である．

> 硬膜外血腫に対しては，疑いがあれば直ちにMRIで診断し，早急に減圧術を行う

b. 検査値と硬膜外穿刺

- 血小板数10万/mm^{3}以上，PT-INR<1.5，APTT正常範囲であることが穿刺の条件である[1]．出血時間はばらつきが大きく，スクリーニングテストとしては推奨されない．

c. 抗凝固療法[3-5]

- 抗凝固薬未使用で穿刺時の血管損傷がなければ，硬膜外血腫の発生率は22万例に1例である．
- 4日間以上のヘパリン製剤投与で，ヘパリン起因性血小板減少症になる可能性がある．
- 未分画ヘパリンは静脈内投与後4時間以上あけて硬膜外穿刺やカテーテル抜去を行う．穿刺やカテーテル抜去から再投与までは2時間以上あける．
- 高濃度ヘパリン皮下注では10時間以上あけて硬膜外穿刺およびカテーテル抜去を行う．
- 低分子ヘパリン製剤は，皮下注後12時間以上あけて硬膜外穿刺やカテーテル抜去を行う．穿刺やカテーテル抜去から再投与までは2時間以上あける．
- 低分子ヘパリンの効果は血漿抗第Xa因子活性で測定するが，プロタミン硫酸塩による中和は最大60％までである（表3）．
- フォンダパリヌクスナトリウムは硬膜外穿刺までの休薬期間は36～48時間とする．硬膜外カテーテル抜去は，前回投与から20時間以上あけ，次回投与の2時間以上前に行う．初回投与の2時間前から投与終了まで新たな硬膜外穿刺は行わない．

▶PT-INR：
prothrombin time-international normalized ratio（プロトロンビン時間国際標準比）

▶APTT：
activated partial thromboplastin time（活性化部分トロンボプラスチン時間）

表3 プロタミン硫酸塩によるエノキサパリンナトリウム（クレキサン®）の中和法

クレキサン® 投与後の時間	プロタミン硫酸塩/クレキサン® の投与割合
8 時間以内	1 mg/100 IU
8～12 時間	0.5 mg/100 IU
12 時間以上	プロタミン硫酸塩の投与は必要ないと考えられる
初回投与から 2～4 時間後のAPTT が延長している場合	0.5 mg/100 IU を一度だけ追加

なお，本剤の抗第 Xa 因子活性は，高用量のプロタミン硫酸塩を投与しても，完全に中和されるわけではない（最大約 60％）．
APTT：活性化部分トロンボプラスチン時間．
（クレキサン®のインタビューフォームより）

d. ワルファリン

- 手術 3～5 日前に投与を中止する．抗凝固療法の継続が必要であれば未分画ヘパリン 10,000～15,000 単位/日に変更し，ブロック施行 2～4 時間前に中止する．ブロックの直前に PT-INR＜1.5 あるいは ACT＜180 秒であることを確認する．
- 手術直前にワルファリン療法が開始された患者では，ブロック直前の PT-INR を確認する．
- 硬膜外カテーテル留置中のワルファリン投与は，PT-INR が 3 以下となるように調節する．
- カテーテルの抜去は PT-INR＜1.5 で行う．

▶ACT：
activated clotting time
（活性凝固時間）

e. 抗血小板薬の休薬期間[6]（表4）

- 休薬期間は，効果が不可逆な場合には血小板寿命に依存し，可逆的な場合には薬剤の半減期に依存すると考えられる．

f. その他の抗凝固薬

- アルガトロバンは，硬膜外ブロックの併用は推奨されていない．
- 抗トロンビン薬・第 Xa 因子阻害薬などの新規抗凝固薬での硬膜外カテーテルとの併用については，不明か，あるいは推奨されていない．

❸ 神経合併症[7]

- 広範な脊髄損傷（1/78,000 症例），脊髄分節に沿った神経根損傷（1/55,000 症例），馬尾神経損傷（1/110,000 症例），もしくは末梢神経領域の症状（1/25,000 症例）かを判断する．
- 脊髄に痛覚受容器は存在しないが，神経根への直接刺激症状は電撃痛や放散

表 4 硬膜外穿刺施行時の抗血小板薬および抗血小板作用のある薬剤の休薬期間

一般名 （商品名）	作用	術前休薬期間
アスピリン （バイアスピリン®，バファリン®81 mg）	COX 阻害（不可逆的）	7〜10 日間，単独では休薬の必要なし*
NSAIDs	COX 阻害（可逆的）	必要なし
チクロピジン塩酸塩 （パナルジン®）		10〜14 日間
クロピドグレル硫酸塩 （プラビックス®）	チエノピリジン誘導体 P2Y$_{12}$ 受容体阻害（不可逆的）	7〜14 日間
プラスグレル （エフィエント®）		7〜14 日間
シロスタゾール （プレタール®）	PDE3A 阻害（可逆的）	2 日間
ジピリダモール （ペルサンチン®，アンギナール®）	PDE5 阻害（可逆的）	1〜2 日間
イコサペント酸エチル （エパデール®，エパデール S®，ソルミラン®）	アラキドン酸競合拮抗（不可逆的）	7 日間
ベラプロストナトリウム （ドルナー®，プロサイリン®）	PGI$_2$ 誘導体（可逆的）	1 日間
サルポグレラート塩酸塩 （アンプラーグ®）	5-HT$_{2A}$ 受容体阻害（可逆的）	1〜2 日間
リマプロストアルファデクス （プロレナール®，オパルモン®）	PGE$_1$ 誘導体（可逆的）	1 日間
オザグレルナトリウム （カタクロット®，キサンボン®）	TXA$_2$ 合成酵素阻害（可逆的）	1 日間
トラピジル （ロコルナール®）	TXA$_2$ 合成酵素阻害（可逆的）	1 日間
ジラゼプ塩酸塩水和物 （コメリアン®）	アデノシン作用増強（可逆的）	1 日間
イフェンプロジル酒石酸塩 （セロクラール®）	血小板膜安定化作用，TXA$_2$ 合成阻害（可逆的）	1 日間

COX：cyclooxygenase（シクロオキシゲナーゼ），PDE：phosphodiesterase（ホスホジエステラーゼ），PGI：prostaglandin I（プロスタグランジン I），5-HT：セロトニン，PGE：prostaglandin E（プロスタグランジン E），TXA：thromboxane A（トロンボキサン A）．
*心脳血管疾患に対する二次予防として投与の場合，休薬しなくてよい．
(Horlocker TT, et al. Reg Anesth Pain Med 2010; 35: 64-101[4]；Gogarten W, et al. Eur J Anaesthesiol 2010; 27: 999-1015[5]；日本麻酔科学会．麻酔薬および麻酔関連薬使用医薬品ガイドライン第 3 版　XII その他 5. 血液凝固に関する薬物[6]を参考に作成）

痛である．
- 症状は一過性のしびれ・麻痺が多く，長期的に症状が継続する確率は 1 万人に 1 例以下である．
- 脊椎疾患増悪との鑑別には MRI 撮影が必要だが，手術治療の適応とならない症状の場合は必須ではない．
- 確証のある治療法はなく，不快感を生じさせずにリハビリテーションを行い，しびれが強ければメコバラミン，ガバペンチン，メキシレチン，附子などを投与する．

❹ 感染：硬膜外膿瘍

- 危険因子は免疫抑制状態，脊柱管の障害，感染源の存在であり，感染経路には血行感染と直接感染がある．頻度は 1 千〜1 万例に 1 例といわれ，カテーテル留置期間との相関も指摘されている．
- 初発症状は発熱，背部痛，カテーテル刺入部の発赤・圧痛であり，膿瘍が脊髄を圧迫すると神経根症状，筋力低下や失禁がみられる．進行すると運動麻痺が急速に進行する．
- 起炎菌は，黄色ブドウ球菌（Staphylococcus aureus）が最多（70％），次にコアグラーゼ陰性ブドウ球菌（coagulase-negative staphylococci）（10％），表皮ブドウ球菌（Staphylococcus epidermidis），肺炎球菌（Streptococcus pneumoniae），大腸菌（Escherichia coli）である．
- 検査はカテーテルを抜去して先端を培養し，血液検査（白血球数，炎症反応）を行う．診断はガドリニウム造影 MRI で行う．
- 治療は，抗生物質，経皮的ドレナージ，椎弓切除術を行う．
- 早期発見が重要で，症状は急激に進行し，神経学的後遺症を残す．
- 予防のため穿刺時は，①装飾品（指輪や腕時計など）を外し，手指衛生，サージカルキャップやサージカルマスク・滅菌手袋を着用，②皮膚消毒剤は症例ごとに個別のパックを使用，③消毒剤はグルコン酸クロルヘキシジン含有エタノールを使用し，適切な殺菌時間をおく，④滅菌ドレープを使用，⑤密閉できる滅菌済みのドレッシング材の使用，が提案されている[8]．

❺ カテーテルに起因する問題

- 硬膜外腔正中部の脂肪が硬い患者は，薬液が片側にしか広がらないことがある．
- 持続ブロック用カテーテルを 5 cm 以上硬膜外腔に挿入すると，神経根に沿った逸脱，結紮形成のリスクが高まる．
- カテーテルの体内遺残を防ぐために，硬膜外針が刺入された状態では針と一緒に抜去することが原則である．いったん留置された後に抜去抵抗がある場合は，脊椎を前後左右に屈曲して抵抗のない体位で抜去する．

（戸田法子，山内正憲）

文献

1) 高崎眞弓. 硬膜外鎮痛と麻酔―理論から手技の実際まで. 東京：文光堂；2009. p.359-446.
2) Bezov D, et al. Post-dural puncture headache: Part I diagnosis, epidemiology, etiology, and pathophysiology. Headache 2010; 50: 1144-52.
3) 肺血栓塞栓症/深部静脈血栓症（静脈血栓塞栓症）予防ガイドライン作成委員会. 肺血栓塞栓症/深部静脈血栓症（静脈血栓塞栓症）予防ガイドライン ダイジェスト版. 第2版. 東京：Medical Front International Limited；2004. http://ja-sper.org/guideline2/
4) Horlocker TT, et al. Regional anesthesia in the patient receiving antithrombotic or thrombolytic therapy: American Society of Regional Anesthesia and Pain Medicine Evidence-Based Guidelines (Third Edition). Reg Anesth Pain Med 2010; 35: 64-101.
5) Gogarten W, et al. Regional anaesthesia and antithrombotic agents: Recommendations of the European Society of Anaesthesiology. Eur J Anaesthesiol 2010; 27: 999-1015.
6) 日本麻酔科学会. 麻酔薬および麻酔関連薬使用医薬品ガイドライン第3版　XII その他 5. 血液凝固に関する薬物. http://www.anesth.or.jp/guide/pdf/publication4-12_20150313.pdf（2015年8月19日）
7) 入田和男, ほか. 硬膜外麻酔ならびに脊髄くも膜下麻酔に伴う神経損傷：麻酔関連偶発症例調査2004の集計結果より―(社) 日本麻酔科学会安全委員会偶発症例調査ワーキンググループ報告. 麻酔 2007; 56: 469-80.
8) American Society of Anesthesiologists Task Forse on infectious complications associated with neuraxial techniques. Practice advisory for the prevention, diagnosis, and management of infectious complications associated with neuraxial techniques: A report by the American Society of Anesthesiologists Task Force on infectious complications associated with neuraxial techniques. Anesthesiology 2010; 112: 530-45.

6-3 硬膜外ブロックに関する最近の話題

❶ 抗凝固・抗血小板療法と硬膜外麻酔

- 硬膜外麻酔にとって順風満帆という時代ではなくなった．
- 周術期の肺血栓予防治療を含め，さまざまな分野で抗凝固・抗血小板療法が行われている．ASRA（American Society of Regional Anesthesia and Pain Medicine）から抗凝固・抗血小板療法を受けている患者への区域麻酔に関するガイドラインの第3版が2010年に出されている[1]が，その後も抗凝固・抗血小板療法の分野は目覚ましいスピードで発展している．
- 表1に代表的な薬剤の中止基準などをあげる．多くの薬剤については臨床経験が蓄積したことにより，休止期間を設けることで安全な硬膜外麻酔の管理が可能となっている．一方で，フォンダパリヌクスやリバーロキサバンといった新しい薬剤には十分なデータがなく，処置やカテーテル抜去に関しては慎重に対応するとしか示されていない．
- フォンダパリヌクスは初回投与について，添付文書に「硬膜外カテーテル抜去あるいは腰椎穿刺から少なくとも2時間を経過してから行う」べきと記載されている．しかし一方で，初回投与後に硬膜外カテーテル抜去などの処置を行う必要がある場合，「前回投与から十分な時間をあけ」「次回の投与の少なくとも2時間以上前に実施する」と曖昧な表現となっている．
- アメリカ麻酔科学会（American Society of Anesthesiologists）においても，フォンダパリヌクスを使用する患者に対しては，硬膜外カテーテル管理は推奨されていない．リバーロキサバンも同様であり，慎重に対応すべきとしか示されていない．
- 抗凝固・抗血小板療法を施行中の患者に硬膜外麻酔を導入する際には，これまで以上に慎重な判断が求められる．近年は経静脈的鎮痛法も向上しており，必ずしも硬膜外麻酔に固執する時代ではないようである．

> 抗凝固・抗血小板療法を施行中の患者へは慎重に対応

❷ 硬膜外鎮痛の施行方法

- 近年まで，術後硬膜外鎮痛の主流は持続投与であった．ごく最近になってPCA（patient-controlled analgesia：患者管理鎮痛法）の概念が登場し，持続投与に加えて，痛みに応じて薬液を追加する硬膜外PCAを可能とするデバイスが数多く登場している．
- 薬液の硬膜外持続投与は鎮痛の効率が悪い可能性がある．ここ数年，薬液注入デバイスの中には間欠的ボーラス投与が可能なものが出始めている．設定が多少煩雑ではあるが，間欠的ボーラス投与は持続投与に比べて鎮痛効果が高いとの報告が数多くあげられている．結果的に，既存の方法に比べて硬膜

> 間欠的ボーラス投与は，硬膜外持続投与に比べて鎮痛効果が高い

表1 抗凝固・抗血小板療法を受けている患者に区域麻酔を行う際の薬物使用

ワルファリン	・処置前4～5日に中止してINRを評価し，基準内にあることを確認する ・カテーテル抜去はINR＜1.5を確認して行う
アスピリンを含むNSAIDs	・禁忌はない
チエノピリジン誘導体	・処置前はクロピドグレル，プラスグレルは7日間の休薬 ・チクロピジンは14日の休薬
GP IIb/IIIa阻害薬	・血小板機能の回復を待ってから処置を行う ・tirofiban，eptifibatideでは8時間以上，abciximabでは24～48時間以上休薬
血栓溶解療法	・中止・再開の安全性について十分なデータがない ・行う必要がある場合は，フィブリノゲン値が基準内にあることを確認し，神経圧迫症状に注意して行う
低分子ヘパリン	・血栓予防量の場合は12時間以上，治療量の場合は24時間以上あけてから処置を行う ・処置後24時間以内に低分子ヘパリンを投与しない ・硬膜外カテーテルを留置した場合，低分子ヘパリン投与は1日1回とし，ketorolacを含め凝固系に干渉するその他の薬剤を用いない
未分画ヘパリン（皮下）	・10,000単位/日以下の場合には禁忌はない ・10,000単位/日以上の投与を行う場合，神経学的所見に注意し，抗血小板療法の併用は慎重に行う
未分画ヘパリン（静脈内）	・処置は最終投与から2～4時間あけ，APTTが基準内にあることを確認して行う ・処置後の再投与は1時間あける ・硬膜外カテーテルが留置された状態でのヘパリン投与継続はリスクを高めるため，神経学的所見に注意する
凝固因子Xa阻害薬	・フォンダパリヌクス，リバーロキサバンはいずれの凝固系検査もその効果を正確に反映しないため，慎重な対応が必要である
ダビガトラン	・処置前は7日間の休薬 ・それ以下の休薬期間の場合には，TTが基準内にあることを確認する ・処置後の再投与は24時間以上あける ・カテーテル抜去後は2時間以上あける

INR：国際標準比，GP：グリコプロテイン，APTT：活性化部分トロンボプラスチン時間，TT：トロンボテスト．

外への局所麻酔薬・オピオイドの総投与量を減量できる可能性が高い．減量により，悪心・嘔吐を代表とするオピオイドの副作用，また局所麻酔薬による運動麻痺をさらに減らすことが可能となるかもしれない．
- 間欠的ボーラス投与の課題としては，ディスポーザブルではなく経静脈的PCAと同様に精密機器が必要である点があげられる．今後は手軽かつ安価に管理できるデバイスの登場が望まれる．

❸ 硬膜外鎮痛による短期的・長期的予後の改善

a. 悪性腫瘍再発率の低下

- 2008年，全身麻酔単独に比較して硬膜外併用全身麻酔で根治的前立腺全摘術を受けた群で，癌の再発率が低いという論文が発表された[2]．全身麻酔単独に比べてハザード比 0.43（95% CI 0.22–0.83），$p=0.012$ と十分に有用性が証明された結果であった．
- 全身麻酔単独群（＝オピオイドによる術後鎮痛群）において腫瘍の再発が起こりやすくなる機序としては，侵襲に伴う免疫抑制，またオピオイドによる腫瘍免疫の低下が考えられた．硬膜外麻酔は侵襲による全身への影響を抑え，消費するオピオイドも減量できるので，癌の再発率が低くなるという理屈である．
- その後，さまざまな悪性腫瘍において後ろ向きまたは前向き研究が行われている．硬膜外麻酔を併用した群において，同様に前立腺癌の再発率が低下したという報告[3]，直腸癌においても再発が有意に延長したという報告[4]，卵巣癌の初回減量手術においても再発率が低下したという報告[5]などがある．また，再発率のみならず長期生存率にも影響がみられたとする報告も卵巣腫瘍[6]や大腸癌[7]などでみられている．その一方，硬膜外麻酔の有無は癌の再発や生存率に影響しないという報告も多い[8-11]．
- 現時点では，前向き研究で明らかな腫瘍再発率の低下や長期生存率の改善を報告したものはない．硬膜外麻酔により悪性腫瘍の再発を抑える潜在的な可能性はあるが，たった一度の手術における硬膜外麻酔の有無が患者の予後を大きく左右するとまではいえないようである．

b. 短期的予後の改善

- 一方，硬膜外麻酔を併用することにより周術期合併症の減少や在院期間の短縮は見込めるとの報告はみられる．
- 帝王切開術において全身麻酔と硬膜外麻酔または脊髄くも膜下麻酔を比較した検討で，全身麻酔では術後30日以内の創部感染症のリスクが高くなったとの報告がある[12]．この報告ではオッズ比 3.73 であった．同じく帝王切開術において，全身麻酔を避けて硬膜外麻酔または脊髄くも膜下麻酔を選択することにより，術後在院日数が短縮したという報告がある[13]．
- 帝王切開術以外では大腸手術患者でも，全身麻酔に創部局所浸潤ブロックを併用した群に比べて硬膜外鎮痛併用群において，腸管機能の回復までの時間や在院日数が短縮したという報告がみられている[14]．
- 消化器手術を中心とした ERAS®（Enhanced Recovery After Surgery）プロトコルにおいても，硬膜外麻酔の積極的な導入が推奨されている．婦人科領域や整形外科領域[15]においても ERAS® の有効性が謳われるようになっており，全身麻酔に区域麻酔を併用することで周術期のオピオイド消費を減量することが推奨されている．

- 硬膜外麻酔を用いて効率的な鎮痛を行うことで，結果的にオピオイドの消費量を減らし，腸管機能の回復を促進するだけでなく創傷治癒や感染予防にも寄与できる可能性がある．施行が可能な症例では積極的に行うべきであろう．

❹ 硬膜外穿刺への超音波スキャンの応用

- 区域麻酔の中で，硬膜外麻酔と脊髄くも膜下麻酔だけが盲目的に行われ続けてきた．X線透視はこの分野における可視化方法として長く用いられているが，被曝が問題となるうえに準備が煩雑である．X線透視はすべての施設において行えるものではなく，また万人に対して行えるわけではない．
- では，画像診断による硬膜外穿刺の補助は，穿刺困難な症例だけに限定されるべきものだろうか．脊髄くも膜下麻酔を予定した椎間に行う際，麻酔科医の触診のみを頼りに行うと，予定とは異なる椎間に施行した頻度が高かったという報告がある[16,17]．確実な硬膜外穿刺を行ううえでは，われわれの感覚だけでは残念ながら，あまり頼りにならないようである．
- 末梢神経ブロックの有効性と安全性は，この四半世紀にわたり超音波機器の補助を得て飛躍的に向上した．硬膜外麻酔と脊髄くも膜下麻酔においても，画像診断として非侵襲的な超音波ガイドの応用が近年進められている．一方で，硬膜外麻酔や脊髄くも膜下麻酔において，超音波ガイドの発展が進みづらい理由は明らかである．一つには，触診を頼りにした穿刺でなんとかなってしまうことがある．またもう一つには，脊椎により超音波のビームが阻まれてしまうことがある．超音波ガイドを始めてみたものの，後者の理由でやめてしまった向きも多いものと思われる．胸椎・腰椎レベルにおける超音波ガイドに関し，系統的レビューも発表されており[18]，一読を勧めたい．
- 腰部硬膜外麻酔においては穿刺前に超音波による評価を行うことにより，正中法の刺入で皮膚から硬膜までの距離を予測することが可能である．肥満妊婦において，傍正中から超音波プローブを当てると硬膜外腔の描出がよく，また正中から穿刺した際の距離とよく相関するとの報告がある[19]．
- また胸部硬膜外麻酔においても，傍正中法の角度で穿刺前に超音波による評価を行うことにより，皮膚から硬膜外腔までの推定距離を決定することができる．超音波を用いて傍正中から測定した硬膜外腔までの距離＋0.7 cmが実際の穿刺距離になる，という報告がある[20]．

> 穿刺困難例に対する超音波スキャンは有用

- 穿刺前，刺入すべき方向と距離の見当をつけられるとしたら，とくに穿刺困難症例には有用であろう．
- 臨床においては体格と無関係に，皮膚から硬膜外腔までが予想外に浅い，または予想外に深いことを経験することはしばしばある．超音波ガイドは，穿刺時にリアルタイムでの描出ができない点が問題ではあるが，針の刺入距離や角度などの情報を事前に得ることは可能である．より安全な穿刺を行うために役立つものと考えられる．
- X線透視には，リアルタイムで穿刺を描出できるメリットがあるが，被曝

は大きなデメリットである．超音波ガイドはX線透視に取って代わるものではないが，今後，超音波によるプレスキャンがますます一般的になる可能性がある．

❺ 硬膜外麻酔の合併症：アップデート

a．硬膜外血腫

- 硬膜外麻酔で避けたい危機的な合併症は，硬膜外血腫による両麻痺である．危機的な硬膜外血腫の頻度は10〜15万人に1人と，非常に低いとされている．1人の麻酔科医が一生に一度も遭遇しない程度の頻度だが，本当にそうであろうか．
- 整形外科の下肢関節置換手術において，脊髄くも膜下麻酔または硬膜外麻酔で管理した症例の硬膜外血腫を調査したという報告がある[21]．この検討では計100,027人のうち，硬膜外麻酔を受けた97例に血腫を疑う症状を認め画像診断が施行された．脊髄くも膜下麻酔単独では血腫の発生を認めなかった一方で，なんらかの抗凝固・抗血小板療法を受けていた8例に硬膜外血腫の発生を認めている．幸いにして恒久的障害の残存した症例はなかったが，1万人に約1人で有症状の硬膜外血腫が発生したことになる．
- また単独施設から出された別の報告[22]では，43,200人のうち102例が硬膜外血腫の疑いで画像診断を施行され，うち6例に硬膜外血腫を認めている．430人に1人は硬膜外血腫の疑いで画像診断を受け，1万人に1.38人に硬膜外血腫を認めたということになる．
- 硬膜外血腫の頻度が10〜15万人に1人という値の根拠は，産科領域における調査によるものである．産科患者は背景として凝固能亢進があるため，一般集団における硬膜外血腫のリスクはわれわれが思っているより高い可能性がある．

> 硬膜外血腫の頻度は思っているより高い可能性がある

b．偶発的硬膜穿刺への対応

- 硬膜外穿刺で頭を悩ませる，決して頻度の低くない合併症は，偶発的硬膜穿刺であろう．これが致命的な結果をもたらすことはないが，meningeal puncture headache（MPH）[★1]はしばしば長期間の苦痛を伴う．
- 硬膜外穿刺の際，髄液の流出を認めたらどうすればよいだろうか？ MPHについては系統的なレビューも出ており[23]，さまざまな治療法があるため一読を勧めたい．しかし残念ながら，どの治療法も有効性を小規模な研究でしか評価されていないため，確定的ではない．
- 髄液流出を認めた時点で，くも膜下にカテーテルを留置して生理食塩液を持続投与する方法は以前から行われている．比較的治療効果は高いといわれるが，くも膜下カテーテルによる合併症の報告もある．
- 脊髄くも膜下麻酔を施行する際にも，くも膜下に生理食塩液を投与しておくことでMPHを軽減できるとの報告がある[24]．MPHの発症率は変わらな

★1
日本では硬膜穿刺後頭痛（postdural puncture headache：PDPH）の語が知られている．MPHは医学用語集に収載されていないが，こちらのほうが世界的に一般的であるため，この表記を採用した．

ったが，生理食塩液投与群では3日後以降の頭痛持続率が有意に低かったという．硬膜外麻酔の際に起きた偶発的な穿刺の際，カテーテルを留置するのがはばかられる場合にも試してみる価値はあるかもしれない．
- ブラッドパッチは，MPHに対する最も効果的な治療である．しかし人工的に硬膜外血腫をつくるものであり，絶対に安全なものではない．ブラッドパッチ施行直後に急性の馬尾症候群を発症したという報告もある[25]．緊急で椎弓切除術が行われたが，残念ながら下腿の感覚障害が残存したということである．
- また，ブラッドパッチ施行後の血腫が石灰化をきたしたことにより，背部の慢性痛を生じた報告もある[26]．
- いずれも非常にまれな合併症であり，このような合併症をおそれるあまりにブラッドパッチの施行をためらうものではないだろう．しかしMPH自体に，経過観察のみで改善する症例もあれば，薬物療法で十分な効果が得られる症例もある．髄液の流出を認めたすべての症例にブラッドパッチが必要かどうか，再考の余地があるようである．

❻ おわりに

- 本項の冒頭でも述べたように，硬膜外麻酔にとっては逆風が強い時代になってきている．抗凝固・抗血小板療法を行っている場合には導入できず，術後に抗凝固・抗血小板療法を開始する場合にはカテーテル抜去の手順が煩雑になる．また硬膜外血腫のリスクも，どうやらわれわれが思っていたよりはずいぶんと高いようである．
- 一方で，硬膜外麻酔の安全性と有効性にも進歩があった．
- オピオイドのPCAから派生した，硬膜外鎮痛の間欠的ボーラス投与はたいへん有用性が高い可能性がある．管理機器が高価なため，どの施設でもすぐに取り組めるものではないが，薬液の総投与量を減らしつつ，鎮痛効果がより高い状態を維持できるのは魅力である．より安価な機器の登場に期待したい．
- 穿刺の安全性を高める方法として，超音波ガイドが登場した．リアルタイム性ではX線透視には劣るものの，徐々に進歩している分野であり，今後に期待がもてる領域である．
- 硬膜外麻酔を行うことにより，術後早期の経過に改善をもたらすエビデンスが蓄積してきている．腫瘍の再発を抑制する効果については議論が残るが，少なくとも硬膜外麻酔が悪影響を及ぼすわけではない．早期離床，早期の消化管機能改善，創部感染頻度の低下，在院日数の短縮を達成できていることは評価すべきであろう．
- 新しい区域麻酔法の登場により，下肢手術や呼吸器手術など，硬膜外麻酔の必要性が以前より薄れた領域もある．しかし腹部手術においては，硬膜外麻酔は現在でも，体性痛と内臓痛を同時に抑える有効なゴールドスタンダードとしての地位を譲っていない．

● 麻酔科医だけに可能なこの手技が，今後も進歩することに期待したい．

（室内健志，山蔭道明）

文献

1) Horlocker TT, et al. Regional anesthesia in the patient receiving antithrombotic or thrombolytic therapy: American Society of Regional Anesthesia and Pain Medicine Evidence-Based Guidelines (Third Edition). Reg Anesth Pain Med 2010; 35: 64-101.
2) Biki B, et al. Anesthetic technique for radical prostatectomy surgery affects cancer recurrence: A retrospective analysis. Anesthesiology 2008; 109: 180-7.
3) Wuethrich PY, et al. Potential influence of the anesthetic technique used during open radical prostatectomy on prostate cancer-related outcome: A retrospective study. Anesthesiology 2010; 113: 570-6.
4) Gupta A, et al. Reduction in mortality after epidural anaesthesia and analgesia in patients undergoing rectal but not colonic cancer surgery: A retrospective analysis of data from 655 patients in central Sweden. Br J Anaesth 2011; 107: 164-70.
5) de Oliveira GS Jr, et al. Intraoperative neuraxial anesthesia but not postoperative neuraxial analgesia is associated with increased relapse-free survival in ovarian cancer patients after primary cytoreductive surgery. Reg Anesth Pain Med 2011; 36: 271-7.
6) Lin L, et al. Anaesthetic technique may affect prognosis for ovarian serous adenocarcinoma: A retrospective analysis. Br J Anaesth 2011; 106: 814-22.
7) Cummings KC 3rd, et al. A comparison of epidural analgesia and traditional pain management effects on survival and cancer recurrence after colectomy: A population-based study. Anesthesiology 2012; 116: 797-806.
8) Tsui BC, et al. Epidural anesthesia and cancer recurrence rates after radical prostatectomy. Can J Anaesth 2010; 57: 107-12.
9) Gottschalk A, et al. Association between epidural analgesia and cancer recurrence after colorectal cancer surgery. Anesthesiology 2010; 113: 27-34.
10) Myles PS, et al; ANZCA Trials Group Investigators. Perioperative epidural analgesia for major abdominal surgery for cancer and recurrence-free survival: Randomised trial. BMJ 2011; 342: d1491.
11) Day A, et al. Retrospective analysis of the effect of postoperative analgesia on survival in patients after laparoscopic resection of colorectal cancer. Br J Anaesth 2012; 109: 185-90.
12) Tsai PS, et al. General anaesthesia is associated with increased risk of surgical site infection after Caesarean delivery compared with neuraxial anaesthesia: A population-based study. Br J Anaesth 2011; 107: 757-61.
13) Fassoulaki A, et al. General versus neuraxial anaesthesia for caesarean section: Impact on the duration of hospital stay. J Obstet Gynaecol 2009; 29: 25-30.
14) Jouve P, et al. Epidural versus continuous preperitoneal analgesia during fast-track open colorectal surgery: A randomized controlled trial. Anesthesiology 2013; 118: 622-30.
15) Scott NB, et al. The use of enhanced recovery after surgery (ERAS) principles in Scottish orthopaedic units--An implementation and follow-up at 1 year, 2010-2011: A report from the Musculoskeletal Audit, Scotland. Arch Orthop Trauma Surg 2013; 133: 117-24.
16) Duniec L, et al. Anatomical landmarks based assessment of intravertebral space level for lumbar puncture is misleading in more than 30%. Anaesthesiol Intensive Ther 2013; 45: 1-6.
17) Rasoulian A, et al. Utility of prepuncture ultrasound for localization of the thoracic epidural space. Can J Anaesth 2011; 58: 815-23.
18) Chin KJ, et al. Ultrasonography of the adult thoracic and lumbar spine for central neuraxial blockade. Anesthesiology 2011; 114: 1459-85.

19) Tran D, et al. Preinsertion paramedian ultrasound guidance for epidural anesthesia. Anesth Analg 2009; 109: 661-7.
20) Salman A, et al. Ultrasound imaging of the thoracic spine in paramedian sagittal oblique plane: The correlation between estimated and actual depth to the epidural space. Reg Anesth Pain Med 2011; 36: 542-7.
21) Pumberger M, et al. An analysis of the safety of epidural and spinal neuraxial anesthesia in more than 100,000 consecutive major lower extremity joint replacements. Reg Anesth Pain Med 2013; 38: 515-9.
22) Ehrenfeld JM, et al. Estimating the incidence of suspected epidural hematoma and the hidden imaging cost of epidural catheterization: A retrospective review of 43,200 cases. Reg Anesth Pain Med 2013; 38: 409-14.
23) Apfel CC, et al. Prevention of postdural puncture headache after accidental dural puncture: A quantitative systematic review. Br J Anaesth 2010; 105: 255-63.
24) Faridi Tazeh-Kand N, et al. Injection of intrathecal normal saline in decreasing postdural puncture headache. J Anesth 2014; 28: 206-9.
25) Mehta SP, et al. An epidural blood patch causing acute neurologic dysfunction necessitating a decompressive laminectomy. Reg Anesth Pain Med 2014; 39: 78-80.
26) Willner D, et al. Chronic back pain secondary to a calcified epidural blood patch. Anesthesiology 2008; 108: 535-7.

7

脊髄くも膜下ブロック Up-To-Date

7-1 脊髄くも膜下ブロック
成功するためのコツとポイント

① 脊髄くも膜下ブロックの利点と欠点

- 1898年にドイツの外科医 August Bier が世界で初めて臨床的に脊髄くも膜下ブロックを用いてから1世紀あまりが過ぎた．
- 脊髄くも膜下ブロックは臍以下の外科手術，子宮や会陰部などの産婦人科手術，泌尿器科手術，大腿骨以下の整形外科手術などに対して非常に優れた麻酔効果を得ることができるため，現在でも麻酔科医が最初に習得するべき必須の手技である．
- 数々の末梢神経ブロックが開発されている現在においても，少量の局所麻酔薬で感覚・運動神経ともに完全ブロックできるということが，このブロックの最大の魅力であることに変わりはない．

a. 利点

- コストが安く全身麻酔に比べ手技が比較的簡単である．
- 完全な鎮痛と筋弛緩が得られる．
- 全身麻酔に比べて消化器機能の改善が早い．
- 呼吸管理が不要である．
- 全身麻酔に比べて呼吸器合併症が少ない．
- 全身麻酔に比べて深部静脈血栓や肺塞栓が少ない．

b. 欠点

- 高度の肥満のある患者や脊椎の変形をきたした高齢者では，時に熟練した麻酔科医でもくも膜下腔への穿刺が困難で，時には不可能である．
- まれに適切な穿刺が行われたと思われた場合でも麻酔効果が不十分である場合があり，確実性という面では全身麻酔に劣る．
- 作用時間に限りがあり，長時間の手術や手術が延長した場合は全身麻酔などへの変更が必要となる．

② 脊髄くも膜下ブロックに必要な解剖

a. 脊椎の構成（図1）

- 脊椎は頸椎7，胸椎12，腰椎5，仙骨（仙椎5），尾骨（尾椎4）で構成されている．
- 脊椎には頸部，胸部，腰部に3つの弯曲があり，頸部と腰部は前方に，胸部は後方に突出している．

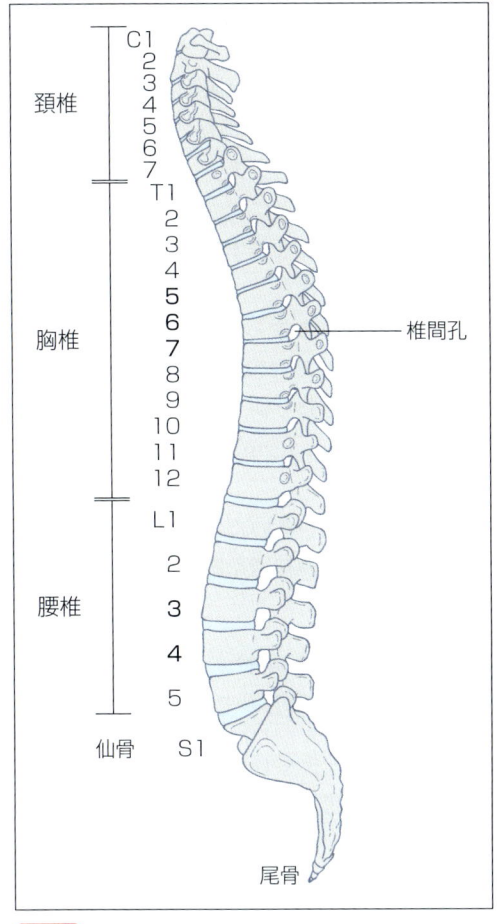

図1 脊椎の側面像
胸椎の後弯（T5-7）と腰椎の前弯（L3-4）が重要である．

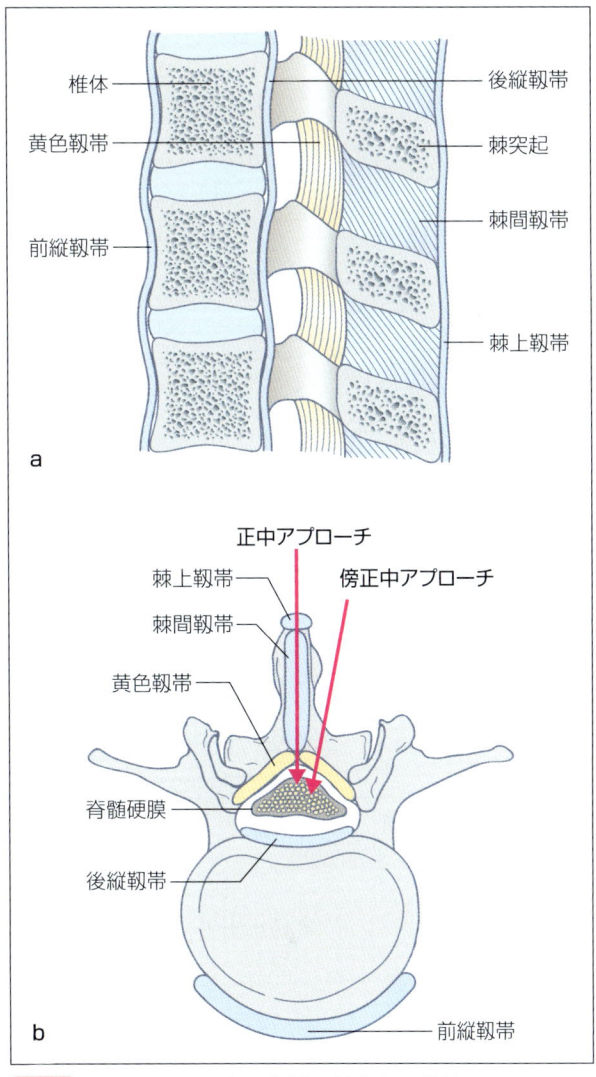

図2 腰椎を支える主な靱帯と棘突起，椎体

- この弯曲と重力，局所麻酔薬の比重，患者の体位が相まって，くも膜下腔における局所麻酔薬の広がりに大きく影響する．

b. 脊椎を固定する靱帯（図2）

- 5つの靱帯が脊椎を固定している．
- 棘上靱帯は第7頸椎から仙椎までの棘突起の先端を結合している．第7頸椎より上位の棘上靱帯は項靱帯（ligamentum nuchae）とよばれる．棘間靱帯は棘突起を結合している．黄色靱帯は上位椎弓板下縁から隣接下位の椎弓板上縁とを結合している非常に弾性に富む靱帯である．そして，後縦靱帯と前縦靱帯が椎体を強固に結合している．

c. 脊髄の保護

- 硬膜（dura mater），くも膜（arachnoid mater），軟膜（pia mater）の3膜

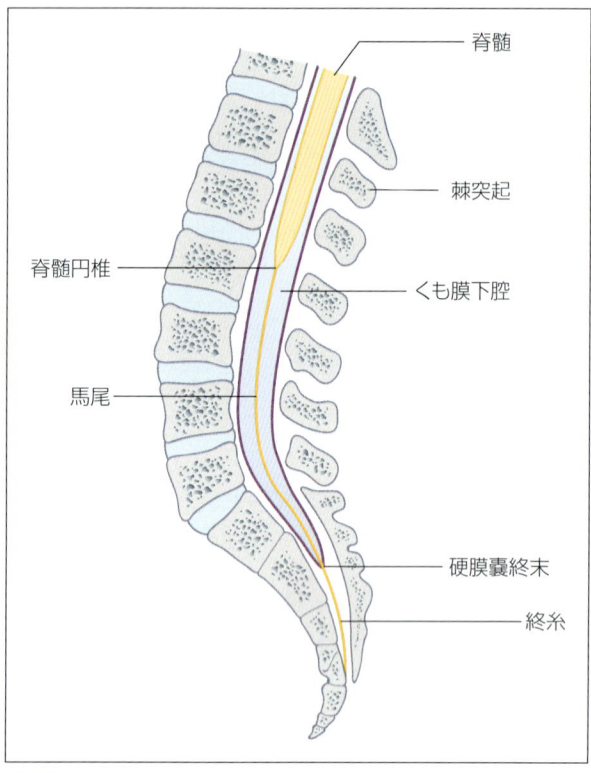

図3 腰仙椎の解剖

が脊髄を包み保護している．
- 硬膜は最も外側の膜であり，硬膜嚢（dural sac）は第2仙椎まで伸びている．
- くも膜は中間の膜であり，硬膜下腔が硬膜とくも膜のあいだに存在する．くも膜は硬膜と同様に第2仙椎まで伸びている．
- 軟膜は脊髄に密着しており，両外側の軟膜は膜状の組織となってくも膜を突き破り，硬膜に付着して脊髄をつなぎとめている．また下端は脊髄を仙骨に固定している硬膜嚢終枝（filum terminale）に終わる（図3）．
- くも膜と軟膜のあいだにあるのがくも膜下腔であり，脊髄神経や脳脊髄液がここに存在する．

d. 正中アプローチと傍正中アプローチ

- 正中アプローチで行う場合，穿刺針は，皮膚，皮下脂肪，棘上靱帯，棘間靱帯，黄色靱帯，硬膜，くも膜を通過し，最終的にくも膜下腔に到達する．
- 傍正中アプローチの場合は，皮膚，皮下脂肪，黄色靱帯，硬膜，くも膜を通過し，くも膜下腔に到達する（図2）．

e. 脊髄の長さ（図3）

- 脊髄の長さは年齢により変化する．妊娠初期では脊髄は脊柱管の末端まで伸びているが，胎児の発育につれて脊柱管が脊髄よりも長くなっていく．出生時には脊髄はL3くらいまでになり，成人になると多くの人でL1からL2で終わっている．
- 脊髄の穿刺や薬液注入は麻痺などの重大な合併症の原因となるので，脊髄末端の位置には常に注意する必要がある．

表1 くも膜下腔における局所麻酔薬の吸収と排泄に影響する因子

- 脳脊髄液中における局所麻酔薬の濃度
- 脳脊髄液にさらされている神経組織の表面積
- 神経組織の脂質量
- 神経組織の血流

③ くも膜下腔における局所麻酔薬の吸収と排泄に影響する因子

- 局所麻酔薬の吸収と排泄に影響する因子を表1に示す．
- 局所麻酔薬の濃度は，注入直後は注入された部位で最も高い．局所麻酔薬は，注入された部位から移動するにつれて神経組織への吸収や脊髄液中への拡散により，次第に濃度が低下する．脊髄神経根は神経上膜（epineurium）を欠くため容易にブロックされる．局所麻酔薬はさらされた神経表面から吸

収される．脊髄組織は，軟膜やくも膜下腔の延長である Virchow-Robin 腔を通して局所麻酔薬を吸収する（図4）．
- 局所麻酔薬の作用部位は脊髄ではなく，脊髄神経根（spinal nerve）と後根神経節（dorsal root ganglion）である．
- 局所麻酔薬の排泄は，くも膜下腔と硬膜外腔の血管への吸収を通して行われる．最初の吸収は軟膜と脊髄内の血管を通して行われる．吸収速度は局所麻酔薬が接する血管表面積の大きさに関係している．局所麻酔薬の脂溶性が高いと組織への吸収が早まり，濃度の低下が早い．また局所麻酔薬は濃度勾配に従って硬膜外腔へも拡散し，硬膜外腔の血管から吸収される．

図4 Virchow-Robin 腔
脳脊髄皮質に入った小血管の周囲には間隙，すなわち血管周囲腔があり，くも膜下腔と通じている．この脳脊髄実質内に分布する動静脈と脳脊髄組織のあいだに生じる「血管周囲腔」は，発見者の名前にちなんで "Virchow-Robin 腔" とよばれる．
(Tsai T, et al. Textbook of Regional Anesthesia and Acute Pain Management. MacGraw-Hill; 2007. p.193-227[1]より)

4 脊髄くも膜下腔における局所麻酔薬の拡散に影響する因子

- くも膜下腔における局所麻酔薬の拡散と麻酔域には多くの因子が影響している．これらの因子の影響は大小さまざまであるが，ここでは4つのカテゴリーに分けて説明する．

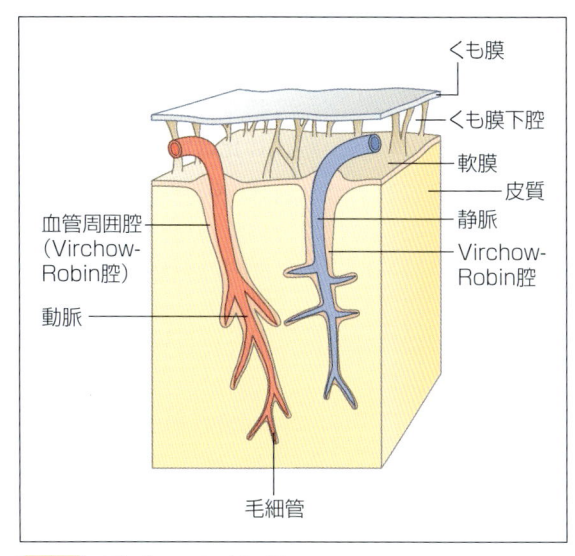

a. 局所麻酔薬の性質に関連する因子

- 局所麻酔薬の多くの性質が，くも膜下腔でのその拡散に影響する．局所麻酔薬の密度（density），用量（dose），濃度，温度，容量（volume）などがこれに含まれる．

■ 密度，比重，そして baricity

- 局所麻酔薬のくも膜下腔での拡散を理解するうえで，この3つの用語を理解しておく必要がある．
- 密度（density）：体積（mL）あたりの質量（g）であり，質量/体積（g/mL）で表される．臨床的には正常体温である37℃における密度が重要な意義をもつ．
- 比重（specific gravity）：ある薬液の密度と基準となる標準物質（通常は水）の密度の比である．
- baricity[★1]：37℃における薬液密度/脳脊髄液密度で定義される．薬液が脳脊髄液に対して重いか軽いかを表し，臨床的に最も重要である．

★1
baricity に対しては適当な日本語訳がない．脳脊髄液に対する密度という意味をもち，臨床的には非常に重要である．hyperbaric solution は高比重液と訳されるが，正確には，脳脊髄液に対して密度が高い液と理解しなければならない．hypobaric solution は低比重液, iosobaric solution は等比重液と訳されるが，これらも同様に脳脊髄液に対する密度が低いか等しいかという意味である．

■ 局所麻酔薬の密度/baricity

- 局所麻酔薬の密度あるいはbaricityは，ブロックの高さに最も影響を与える因子の一つである．脳脊髄液中の局所麻酔薬の移動は，その比重と脳脊髄液の比重（37℃で1.003～1.008）の大小で決まる．
- hyperbaric：脳脊髄液よりも薬液が重い（密度が高い）ということを意味し，hyperbaricとするためにブドウ糖が加えられている．hyperbaricな薬液は，脳脊髄液に対し密度が高く，重力に従って下降する．通常は，脳脊髄液に対して大きくhyperbaricであるため，重力に従ってすみやかに流れて最下部に移動するため，効果の発現は早いが吸収も早く，持続時間は短くなる．注入直後の血圧低下もきたしやすい．
- hypobaric：脳脊髄液よりも薬液が軽いことを意味し，くも膜下腔で重力に対して上昇する．
- isobaric：密度が脳脊髄液と同じであることを意味し，薬液は重力の影響を受けないため，体位にかかわらず注入された部位にとどまり，ゆっくりと拡散していく．そのため，急激な血圧の低下をきたしにくく，最終的なブロック域も広く深度も深い．
- 脊髄くも膜下ブロックに用いられる主な薬液の密度，比重，baricityを**表2**に示した．

b. 脳脊髄液の性質に関する因子

■ 腰椎槽（lumbar cistern）の容量

- 脳脊髄液は毎分0.35 mLつくられ，成人で約150 mLが頭蓋内および脊椎腔内のくも膜下腔を満たしている．脳脊髄液の量は非常に個人差が大きく，肥満や妊娠など多くの原因による腹腔内圧の上昇によりその量が減少する．
- HoganらによるMRIを用いた研究によると，腰仙椎内の脊髄液量は28～81 mLの範囲にわたり，肥満の人（平均BMI 33.1）では平均して約10 mL少なかった．これは脊椎間孔の軟部組織の圧迫により脳脊髄液が置き換わることによって起こり，静脈腔の減少の影響は少なかった[3]．
- Carpenterらは高比重リドカインを用いて，腰椎槽の脳脊髄液量と最高痛覚遮断レベルとが相関することを示した（**図5**[4]）．また，Higuchiらは高比重マーカイン®，等比重マーカイン®★2の両者ともに脳脊髄液量と最高痛覚遮断レベルに有意な相関関係があることを示している（**図6**，**図7**[5,6]）．
- 残念ながら，術前の患者の体重やBMIから脳脊髄液の容量，ひいては麻酔域を予測することは困難である．

■ 脊髄液の密度

- 脊髄液の密度は個人差が大きいが，とくにisobaricあるいはhypobaricな局所麻酔薬の広がりに影響を与える．
- たとえば，脳脊髄液が濃縮して高い密度をもつ場合は，薬液の相対的な密度が低くなることでよりhypobaricとなり，通常ほど麻酔域が広がらないかもしれない．逆に脊髄液の密度が低い場合には，脊髄液との密度差が少なくな

7-1 脊髄くも膜下ブロック：成功するためのコツとポイント

表2 各種局所麻酔薬の密度，比重，baricity

	濃度（%）/溶媒	密度	比重	baricity
蒸留水		0.9933	1.0000	0.9930
脳脊髄液		1.0003	1.0069	1.0000
Hypobaric				
テトラカイン	0.1%/蒸留水	N/A	0.9984 (25℃)	N/A
	0.2%/蒸留水	0.99251	0.99917	0.99221
	0.5%/蒸留水	0.9945	1.0006	0.9943
リドカイン	0.5%/蒸留水	N/A	1.0038	0.9985
Isobaric				
テトラカイン	0.5%/生食	1.0006	1.0070	1.0003
リドカイン	2.0%/蒸留水	1.0003	1.0066	1.0003
ブピバカイン	0.5%/蒸留水	0.9993	1.0059	0.9990
	0.5%/生食	0.99862	1.0053	0.99832
Hyperbaric				
テトラカイン	0.5%/5%ブドウ糖液	1.0131	1.0195	1.0127
	0.5%/10%ブドウ糖液	1.0318	1.0382	1.0315
ブピバカイン	0.5%/8%ブドウ糖液	1.0210	1.0278	1.0207

(Tsai T, et al. Textbook of Regional Anesthesia and Acute Pain Management. MacGraw-Hill; 2007. p.193-227[1]；公益社団法人日本麻酔科学会．麻酔薬および麻酔関連薬使用ガイドライン．第3版．p.122-38[2]を参考に作成)

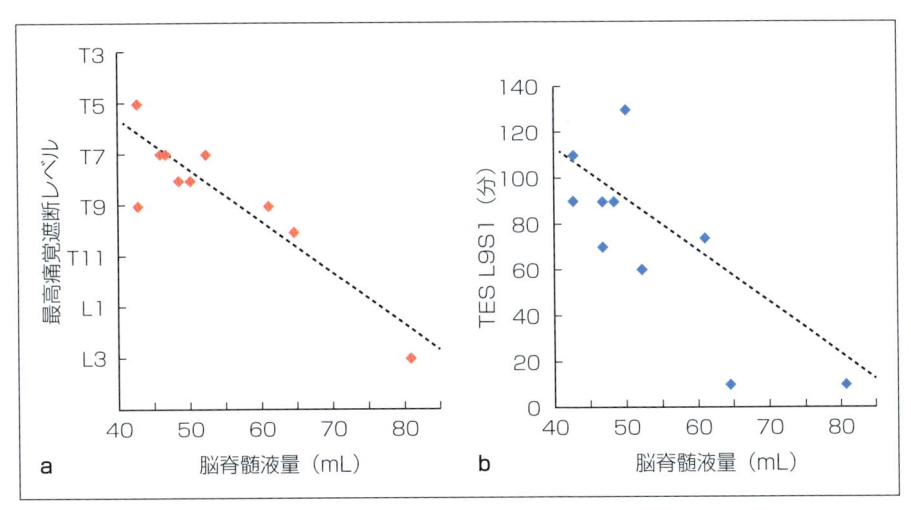

図5 高比重液（5% lidocaine in 7.5% dextrose）を用いた場合
a：腰椎槽の脳脊髄液量と最高痛覚遮断レベルとの相関（$r=0.91$，$p<0.05$）．
b：腰椎槽の脳脊髄液量と麻酔作用時間との相関（$r=0.83$，$p<0.05$）．

(Carpenter RL, et al. Anesthesiology 1998; 89: 24-9[4]より)

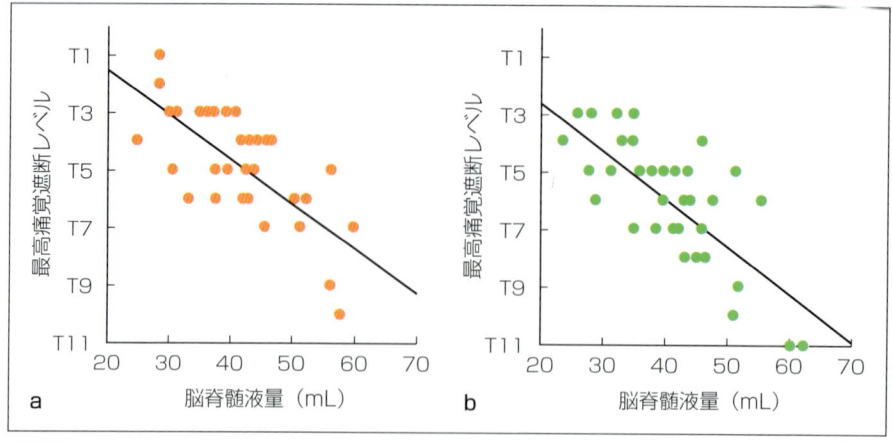

図6 高比重液（0.5％高比重マーカイン®）を用いた場合の腰椎槽の脳脊髄液量と最高痛覚遮断レベルとの相関
a：側臥位の場合（$\rho=-0.69$, $p<0.0001$）．
b：座位の場合（$\rho=-0.68$, $p<0.0001$）．

(Higuchi H, et al. Anesth Analg 2005; 101: 555-60[5]より)

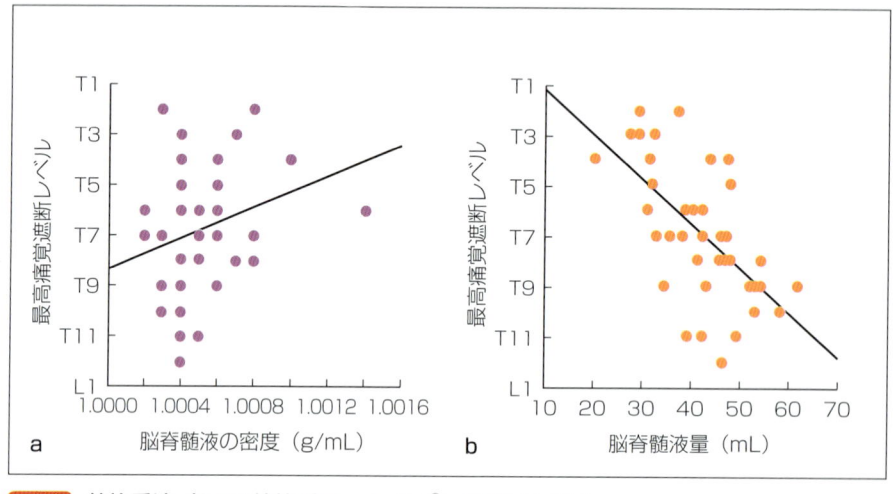

図7 等比重液（0.5％等比重マーカイン®）を用いた場合
a：脳脊髄液の密度と最高痛覚遮断レベルとの相関（$\rho=0.33$, $p=0.034$）．
b：腰椎槽の脊髄液量と最高痛覚遮断レベルとの相関（$\rho=-0.65$, $p<0.0001$）．

(Higuchi H, et al. Anesthesiology 2004; 100: 106-14[6]より)

り麻酔域が広がる可能性がある（図7[6]）．
- 通常，高比重液は脳脊髄液に対して大きくhyperbaricであるため，脳脊髄液の密度の影響は受けにくい．

c．患者の性質に関連する因子

■ 年齢
- 成長期にある若年者に，高比重液を用いた脊髄くも膜下ブロックを施行した場合に，予期した以上に麻酔高が上昇することがある．その原因としては，

成人に比べて脳脊髄液量が少ないこと，あるいは脊髄神経根の表面積に対して脳脊髄液量が少ないこと，また仰臥位になったときに胸椎の後弯が少なく薬液が頸部まで流れることがあること，などが推測されている[7]．
- 高齢者では，麻酔域が高くなるくも膜下腔の解剖学的な変化は起こりうるが，個人差が大きく予測はし難い．

腹腔内圧
- 妊娠，高度肥満，腹水，巨大腹部腫瘍などにより腹腔内圧が上昇すると，硬膜外腔の静脈の怒張や椎間孔の軟部組織（主に脂肪組織）の圧迫により，くも膜下腔の体積が減少する．これに伴う脳脊髄液量の減少により麻酔高が上昇しやすくなる．

脊椎の形状
- 脊椎の自然な前弯や後弯は注入された局所麻酔薬の広がりに影響する．高比重液を注入後に仰臥位をとると，前弯のピークであるL3を越えた薬液はすみやかに頭側へ移動し，胸椎の後弯を越えてT4まで到達する．脊椎に高度の後弯や側弯がある場合には，予想外に麻酔高の上昇をきたすことがある．

患者の体位
- ブロック中の患者の体位は，局所麻酔薬のbaricity，用量とともに局所麻酔薬の広がりとその後の麻酔高に最も影響する因子の一つである．

> 患者の体位は局所麻酔薬の広がりとその後の麻酔高に最も影響する

- たとえば，座位で注入されたhyperbaricな薬液は，下位腰椎や仙椎領域に高濃度にとどまる．側臥位で注入されたhyperbaricな薬液は，患者の下になった側に高濃度にとどまる．また，腹臥位あるいはジャックナイフ位でhypobaricな薬液を注入すると，下位腰椎や仙椎領域のブロックができる．
- 患者の体位の影響はとくにhyperbaricな薬液を用いたときに顕著に現れる．注入後に患者を座位のまま維持すれば，下位腰椎や仙椎領域の深いブロックができる．患者を仰臥位に戻してTrendelenburg位にすれば，hyperbaricな薬液はより上位の胸椎レベルに達することができる．

d. 穿刺手技に関連する因子

穿刺部位
- 等比重液★3を用いた場合には，L2-3あるいはL3-4での注入は，L4-5での注入に比べ麻酔域がより上位に及び，最終的な麻酔域のばらつきがL4-5に比べて大きい．高齢者に等比重液を用いる場合は，L4-5での穿刺がより安全である[8]．
- 一方，高比重液を用いた場合は，穿刺部位や体位による麻酔域の差は少ないとされている．

注入方向
- 局所麻酔薬を尾側に向けて注入したほうが，頭側に向けた場合に比べて麻酔

★3
等比重局所麻酔薬は予測できない麻酔薬といわれる．重力の影響を受けず脊髄液中に拡散するので，最終的な麻酔域は注入された局所麻酔薬の用量と患者の脳脊髄液量とに大きく依存するものと思われる．患者の身体所見から脳脊髄液量を予測するのが難しい以上，これは仕方ないといえる．

> **Column** 局所麻酔薬の特性
>
> 局所麻酔薬の脂溶性がその力価（potency）に影響する．脂溶性が高いほど作用は強くなり，脂溶性の低い局所麻酔薬ほど神経をブロックするのに高濃度を要する．タンパク結合は局所麻酔薬の持続時間に影響する．すなわち，タンパク結合の高い薬物はより長い作用時間をもつ．局所麻酔薬のpKaはイオン化体と非イオン化体が等量になるpHであり，これは局所麻酔薬の作用発現に影響する．pKaが低いほど非イオン化体の割合が増え，脂質に富む神経鞘を通過しやすくなり，作用発現が早くなる．

域は制限されやすい．ペンシルポイント針を用いた場合は，その側孔の方向に広がりやすいので，より高位の麻酔域を要する場合は頭側に，下位にとどめたい場合は尾側に向けて注入する．
- Quincke針を用いた場合はベベルの向きはほとんど影響しない．

注入速度
- 局所麻酔薬の注入速度は，hyperbaricでもhypobaricでも麻酔域に影響しないという報告が多い．

❺ おわりに

- 以上をまとめると，脊髄くも膜下ブロックでの麻酔域に最も影響するのは，局所麻酔薬のbaricity，ブロック中の体位とブロック直後にいかなる体位をとるか，そして麻酔薬の用量である．実際の臨床で合併症をきたさずに目的の麻酔域を得るためには，これらをよく理解したうえで上手に使いこなす必要がある．
- 麻酔域が足りないときや，思いがけず高位となった場合にも直ちに全身麻酔への移行ができる準備を整えておくことは言うまでもない．

（大橋一郎，中塚秀輝）

文献

1) Tsai T, Greengras R. Spinal anesthesia. In: Hadzic A, ed. Textbook of Regional Anesthesia and Acute Pain Management. MacGraw-Hill; 2007. p.193-227.
2) 公益社団法人日本麻酔科学会．麻酔薬および麻酔関連薬使用ガイドライン．第3版．p.122-38. http://www.anesth.or.jp/guide/pdf/publication4-5_20121106.pdf
3) Hogan QH, et al. Magnetic resonance imaging of cerebrospinal fluid volume and the influence of body habitus and abdominal pressure. Anesthesiology 1996; 84: 1341-9.
4) Carpenter RL, et al. Lumbosacral cerebrospinal fluid volume is the primary determinant of sensory block extent and duration during spinal anesthesia. Anesthesiology 1998; 89: 24-9.
5) Higuchi H, et al. The influence of lumbosacral cerebrospinal fluid volume on extent and duration of hyperbaric bupivacaine spinal anesthesia: A comparison between seated and lateral decubitus injection positions. Anesth Analg 2005; 101: 555-60.
6) Higuchi H, et al. Influence of lumbosacral cerebrospinal fluid density, velocity, and volume on extent and duration of plain bupivacaine and spinal anesthesia. Anesthesiology 2004; 100: 106-14.
7) 松木明知．日本における脊椎麻酔死―安全な脊椎麻酔と事故の予防のために．改訂第2版．東京：克誠堂出版；2001. p.161-76.
8) 樋口秀行．脊髄くも膜下麻酔 Brush up．日臨麻会誌 2009; 29: 749-57.

7-2 脊髄くも膜下ブロックの合併症とその対策

- 脊髄くも膜下麻酔は，古くから「下半身麻酔」ともよばれてきたように，手術中の患者の意識は清明で，呼吸への影響が少ないのが利点と考えられるが，循環動態への影響は大きく，その合併症は決して「下半身」にとどまらない．
- 本項では，脊髄くも膜下麻酔による合併症を，術中に起こるものと術後に起こるものとに分けて，それぞれ解説していく．

1 術中の合併症

a. 血圧低下

> 低血圧は知覚・運動神経の麻痺に先行する

■ 機序

- 血管に分布する交感神経節前線維は，脊髄のT1～L2の側角から出る（図1）．局所麻酔薬によりこれらがブロックされると，ノルアドレナリンの分泌が低下し，末梢血管が拡張する．とくに静脈系の拡張により大量の血液が末梢血管内に貯留するため，静脈還流量が減少することが血圧低下の主因である．
- 交感神経節前線維はB線維（小径の有髄線維）であり，ナトリウムチャネルを多く含むRanvier絞輪が密に配列しているため，局所麻酔への感受性が高く，結果として低血圧は知覚・運動神経（A・C線維）の麻痺に先行する．

■ 対処

- 輸液の負荷，昇圧薬の投与，下肢の挙上（またはTrendelenburg位）など．
- 麻酔施行直後から30分後くらいまでのあいだに急速な血管拡張が起こるため，500～1,000 mL程度の輸液が必要である．
- 収縮期圧の急激な低下に対しては，エフェドリンやフェニレフリンなどの昇圧薬の使用で対応する．

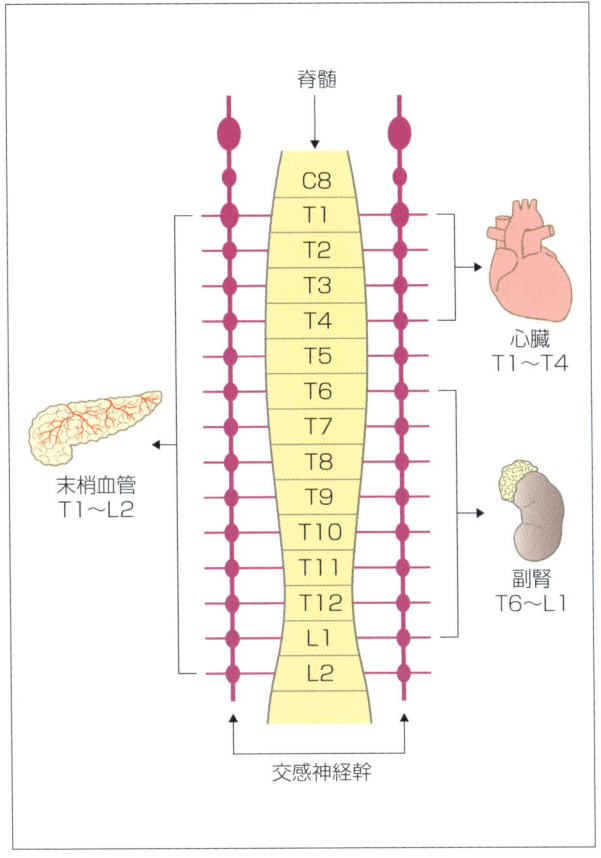

図1　交感神経の心血管系への分布
交感神経の神経線維は，脊髄T1～L2から発生し，脊髄の両側にある交感神経幹を経由して各臓器に分布する．

239

図2 仰臥位での脊椎のMRI像

31歳男性（身長178 cm，体重76 kg）．腰椎の最高部はL4，胸椎の最低部はT8となっている．

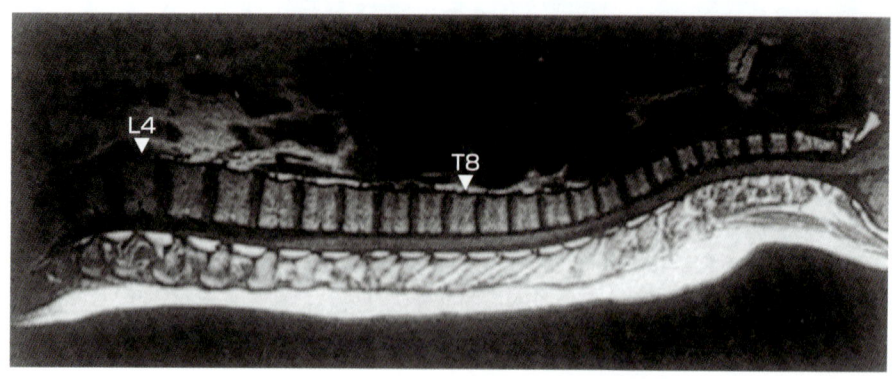

(Hirabayashi Y, et al. Br J Anaesth 1995; 75: 3-5[1]より)

- Trendelenburg位は静脈還流を増やすが，高比重液を使用している場合には麻酔範囲の拡大が起こるため，麻酔の範囲が確定していない状況では安易に行うべきではない．

予防法

遮断範囲の広がりが急速であれば，低血圧も急速に起こる

- 交感神経系の遮断範囲の広がりが急速であれば，低血圧も急速に起こる．麻酔レベルの判定を早めに行い，必要範囲内にコントロールすることが最も重要である．
- 脊椎の解剖学的特徴も麻酔範囲に大きく影響する．仰臥位で撮影されたMRI所見によると，胸部ではT7～9レベルが最も低く，腰部ではL4またはL3/4レベルが最も高い位置にくる（**図2**）[1]．
- 高比重液を使用する場合，穿刺部位をL4/5とすると麻酔範囲が低位にとどまりやすく，L2/3またはL3/4では薬液が頭側に流れやすい．
- 麻酔レベルに影響を与えるとされる患者の特性を**表1**にまとめた．

表1 麻酔レベルが上昇しやすい患者の特性

- 高齢者
- 若年者（思春期以下）
- 低身長
- 肥満
- 妊娠後期

- 麻酔施行前の晶質液の負荷に関しては効果がないという報告が多く，麻酔後の急速輸液が推奨される[2,3]．ただし，術前の絶飲食などにより脱水傾向の患者も多く，このような患者に対して，施行前の輸液により過度の脱水の改善を図ることは好ましいと考えられる．
- 予定の帝王切開手術において，膠質液の予防的投与は妊産婦の低血圧予防に有効であると報告されている[2,4]．

b. 徐脈

★1 Bezold-Jarisch反射

左心室後壁に存在する圧および化学受容器が伸展される，または心筋梗塞からの化学物質に反応することにより突然の徐脈と血圧の低下をきたす．脊髄くも膜下麻酔時には心室の虚脱により圧受容器が圧迫されることで，伸展されたと同様の反応が起き，血圧が低下しているにもかかわらず，突然の徐脈と低血圧が起こることがある．これをparadoxical reflexという．

機序

- 麻酔域が高位に及ぶと，交感神経心臓枝（T1～4）の遮断により，相対的に副交感神経の支配が優位になり，徐脈となる．逆に麻酔域が低位であるときは，低血圧の代償機構としての頻脈が起こりやすい．
- そのほかの機序として，心房圧受容器の反応による徐脈，Bezold-Jarisch反射★1による徐脈などが考えられる．

■ 対処
- 急激な血圧の低下や，患者の気分不良などの訴えがなければ，とくに処置を必要としない．40/分未満の高度の徐脈に対しては，アトロピン 0.25～0.5 mg の静注を行う．少なすぎる投与は中枢性の迷走神経刺激で一過性の徐脈を引き起こすことがあるので，頻脈を避けたい場合でも 1 回投与量は 4～6 µg/kg 以上とする[5]．
- 同時に低血圧をきたしている場合が多いので，エフェドリンなどの β 受容体刺激薬の静注も効果的である．

■ 予防法
- 麻酔高をコントロールし，高位麻酔を避ける．グリコピロニウム臭化物の予防的投与が有効であるとの報告がある[6]．

c. 不整脈

■ 機序
- 交感神経心臓枝のブロックや，急激な血圧低下による冠血流減少，冠動脈スパズムなどによる．房室ブロックなどの徐脈性不整脈が最も多い．
- そのほかの機序として，腹部手術での内臓牽引による迷走神経反射，徐脈や低血圧に対する心血管作動薬の使用などがある．
- 術前の患者の不安が内因性カテコラミンを上昇させ，不整脈を誘発することもある．

■ 対処
- 高度の徐脈を伴う不整脈や，Ⅱ度，Ⅲ度の房室ブロックに対しては，アトロピン（0.25～0.5 mg）やエフェドリン（4～10 mg）の投与で対処する．
- 心筋虚血などが疑われる場合は，冠血管拡張薬や，カテコラミンによる昇圧が必要となる場合もある．

■ 予防法
- 麻酔高に十分注意し，過度の高位麻酔やそれによる急激な循環動態の変化を避ける．また，入室時の患者の不安を可能な限り取り除くことも重要である．

d. 心停止

- 脊髄くも膜下麻酔中の心停止は 1 万件につき 1.3～18 件の頻度で起こる，と報告されている[7]．

■ 機序
- 低血圧による呼吸中枢への血流低下から呼吸停止に至り，その後に心停止をきたす．その他の機序として，交感神経心臓枝の遮断と Bezold-Jarisch 反射を介する心停止，急激な循環血液量低下による心筋虚血や，不整脈による心

停止などがある．

🔲 予防法・対処
- 心電図やパルスオキシメータの装着は必須であるが，モニターの数値だけでなく，手術中を通して患者の呼吸や意識状態の観察を行うことが最も重要である．
- 心停止が起こったときは通常の心肺蘇生処置を行う．

e. 呼吸抑制

🔲 機序
- 麻酔の呼吸筋への影響と呼吸中枢への影響を分けて考える必要がある．

呼吸筋への影響
- 呼吸は横隔膜と呼吸補助筋群（内・外肋間筋，内・外腹斜筋，腹直筋，胸鎖乳突筋，斜角筋など）の運動によって行われている．
- 安静時呼吸については，吸気は横隔膜の運動によって行われ，呼気は伸展された肺の収縮により受動的に行われる．よって，横隔膜（C3〜5）運動が障害されない限り，安静時の呼吸は維持される．
- 図3に努力呼吸に関与する主要な呼吸補助筋群とその神経支配を示す．吸気は主に頚部〜胸部の筋群が補助し，呼気は主に胸部〜腹部の筋群が補助する．したがって，麻酔範囲の拡大に伴い，努力吸気は障害されにくいが，努力呼気は障害されやすく，発声・咳嗽などの機能は低下する．肥満患者や慢性閉塞性肺疾患患者など，呼吸予備能が低下した患者では注意が必要である．

呼吸中枢への影響
- 過度の低血圧により延髄呼吸中枢への血流が低下すると，呼吸停止を起こす

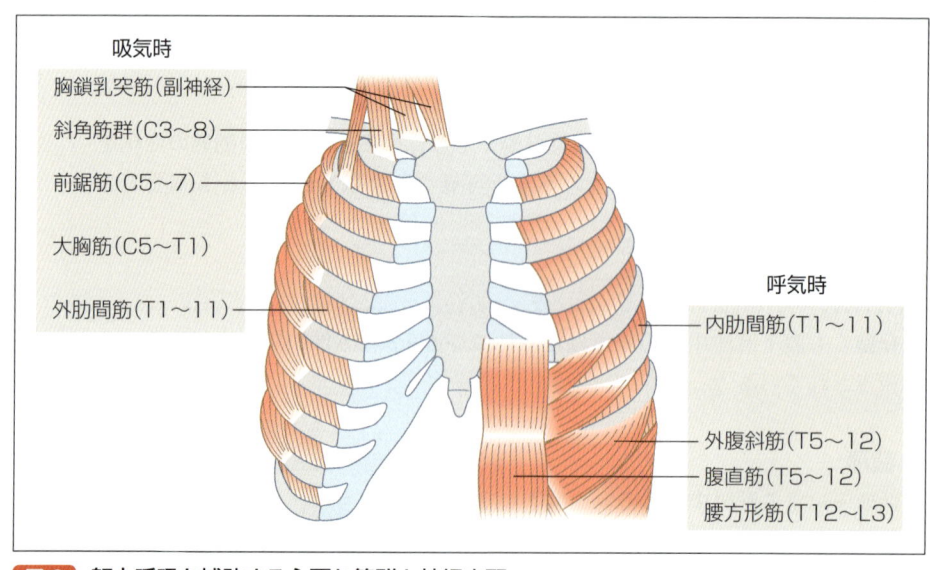

吸気時
- 胸鎖乳突筋（副神経）
- 斜角筋群（C3〜8）
- 前鋸筋（C5〜7）
- 大胸筋（C5〜T1）
- 外肋間筋（T1〜11）

呼気時
- 内肋間筋（T1〜11）
- 外腹斜筋（T5〜12）
- 腹直筋（T5〜12）
- 腰方形筋（T12〜L3）

図3 努力呼吸を補助する主要な筋群と神経支配

ことがある．また，鎮静薬を併用する場合は，通常使用量でも呼吸停止を生じることがあり[8]，投与量に注意するとともに，患者の呼吸状態を把握し，いつでも補助換気ができる準備をしておく．

f. 悪心・嘔吐

■ 機序
- 最も多い原因は低血圧である．血圧低下による脳血流減少から，第四脳床の化学受容器引き金帯（chemoreceptor trigger zone：CTZ）が刺激されて起こるとされる．
- そのほかの原因としては，胃の交感神経（T6～9）ブロックによる胃液分泌亢進，胃蠕動亢進，幽門の弛緩，腹腔内手術操作による迷走神経刺激などがある．

■ 対処
- 多くの場合，輸液や昇圧薬の投与による循環動態の改善ですみやかに改善する．アトロピンによる副交感神経の抑制や，メトクロプラミドの静注が有効な場合もある．

■ 予防法
- 麻酔高に注意を払い，急激な血圧低下を避ける．事前に胃液の貯留が考えられる症例で，とくに手術操作が腹部に及ぶ場合，胃管の挿入により内容物を除去しておくことは有効である．
- 酸素の投与は嘔吐の頻度を有意に低下させる[9]．
- 予防的投与の有効性が報告されている制吐薬に，オンダンセトロン，メトクロプラミド，ドロペリドールなどがある．

g. 高位脊髄くも膜下麻酔，全脊髄くも膜下麻酔

- 麻酔域がT4以上に及んだ場合を高位脊髄くも膜下麻酔とよぶ．局所麻酔薬がさらに頭側に拡散し，交感神経心臓枝をブロックすると心拍数は減少し，心収縮力は抑制される．患者は血圧の低下による気分不良を訴えることが多い．
- 麻酔域がC4に達すると横隔神経麻痺により，呼吸困難となる．さらに，脳幹部まで達すると意識を消失する（全脊髄くも膜下麻酔）が，通常の麻酔で起こることは非常にまれである．

■ 予防法・対処
- 予防は麻酔域のコントロールに尽きる．循環動態の変化に気をつけていれば，高位脊髄くも膜下麻酔は大きな問題にならないことが多いが，高度の血圧低下や徐脈を放置すれば，延髄の血流低下から呼吸停止を起こすこともあるため，注意が必要である．
- 全脊髄くも膜下麻酔は，硬膜外麻酔時の麻酔薬のくも膜下腔への誤投与によ

り起こることが多い．発生した場合には人工呼吸が必要となる．血圧の低下は中等度であることが多い．これは交感神経に加え副交感神経もブロックされるためである．しかし，各種神経反射や血管収縮が強く抑制されているため，昇圧困難な低血圧を呈することもあるため，注意が必要である．

h. 脊髄穿刺・神経根穿刺

- 通常，成人では脊髄円錐はL1～L2の上端にあるとされる．そのため，穿刺はL2/3以下で行われる．穿刺部位が高位である場合は脊髄穿刺を起こす可能性がある．
- 穿刺時に下肢への放散痛などがあった場合も通常は一過性の症状で，その後に永続的な神経障害が残る頻度は少ない．しかし，局所麻酔薬の注入中に痛みがあった場合は，高確率に神経障害を生じる[10]．

■ 予防法

- 物理的な損傷を避けるためには，穿刺部位と穿刺時の体位が重要である．成人では脊髄円錐はL1もしくはL2の上縁付近にあるとされる．脊髄損傷を避けるためには，穿刺はL2/3より尾側で行うべきである（Column「脊椎のレベル判定をどのように行うか？」参照）．

> 穿刺はL2/3より尾側で行うべき

- しかし，神経根や馬尾神経の穿刺を完全に回避することは不可能である．穿刺時に放散痛などの異常感覚があった場合，神経根穿刺と考え，薬液の注入はしない．いったん針を抜去し，穿刺し直すか，場合によっては全身麻酔への変更も考慮する．
- 脊椎の変形がある症例や穿刺困難な症例では，再穿刺でも同様の症状が起こる可能性がある．
- 穿刺時の体位に注意を払うことも重要である．股関節を十分に屈曲させることで脊髄円錐と馬尾神経はくも膜下腔内で腹側に移動するため，穿刺針が馬尾に接触する確率は減る（図4）[11]．

Column　脊椎のレベル判定をどのように行うか？

多くの麻酔科医は，Jacoby線（両側の腸骨稜を結んだ線）を参考に穿刺部位を決定しているであろう．通常，Jacoby線はL4～5の高さを示す．しかし，触知によるJacoby線の判定は不確かであり，実際の位置とは異なることがある．また，肥満患者や妊婦ではJacoby線の触知自体が困難な場合もあり，難易度は増す．Lieら[12]は妊娠末期では非妊婦に比べ，Jacoby線の位置が高くなり，少なくとも6%でJacoby線はL3か，それより高い位置にあると報告している．さらに，麻酔科医が決定したJacoby線の位置は実際の位置とはずれており，40%以上の確率で椎間レベルを実際よりも1椎間以上低く見積もっていた．脊髄くも膜下麻酔にもエコーが必須といわれる時代が来るのも時間の問題かもしれない．

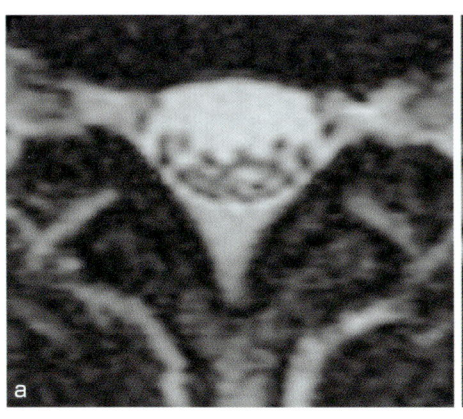

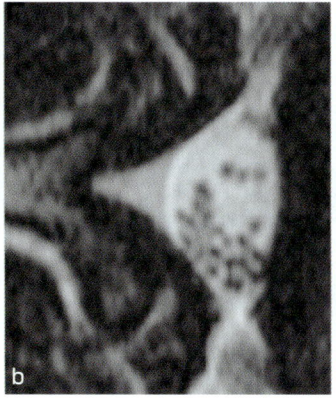

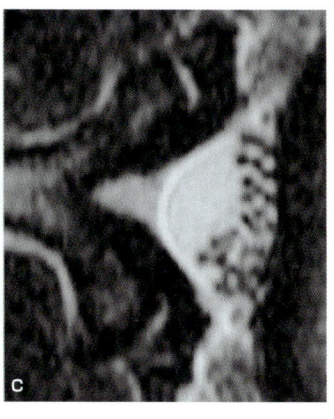

図4 体位による馬尾神経の偏位

MRIによる馬尾（L3/4レベル）の水平断．仰臥位では馬尾は背側に位置する（a）．側臥位で足を伸ばすと，馬尾は重力により下方に偏位（b）．側臥位で股関節を屈曲することにより，馬尾は腹側に移動する（c）．

(Takiguchi T, et al. Anesthesiology 2004; 101: 1250[11]) より)

❷ 術後の合併症

a. 硬膜穿刺後頭痛（postdural puncture headache：PDPH）

- PDPHの発生率は0.1〜36％と報告されている[13]．発生に関与する因子として，年齢（若年者に多い），性別（女性に多い），穿刺針の太さや種類などがある．
- 穿刺針は細いほど発生率が低く，同じ太さの針で比較すると，Quincke針などの先端に刃がついたcutting針よりも，Whitacre針などの先端に刃がついていないnon-cutting針で発生率が低い（図5，表2）[14]．これは，後者のほうが硬膜の損傷が強いため，修復機転が強く働くためと考えられている．
- おそらく最も使用されている25GのQuincke針での発生率は3〜25％である（表2）[14]．

■ 機序

- 硬膜穿刺により脳脊髄液（CSF）が漏出し，髄液圧が低下することが頭痛の発生に関与していると思われる．
- 詳しいメカニズムについては明らかになっていないが，①髄液圧の低下による脳の下方移動により痛覚感受性組織が牽引される，②頭蓋内圧の低下を補うために脳血管が拡張する，などの機序が考えられている．

▶CSF：
cerebrospinal fluid

■ 対処

- 通常は対症療法を行いつつ，症状の消退を待つ．多くは7日以内に自然軽快する．麻酔後のベッド上安静はPDPHの発生頻度を減少させないが，臥位になることでCSFの漏出量は減少し，症状は軽快する．

図5 穿刺針の種類

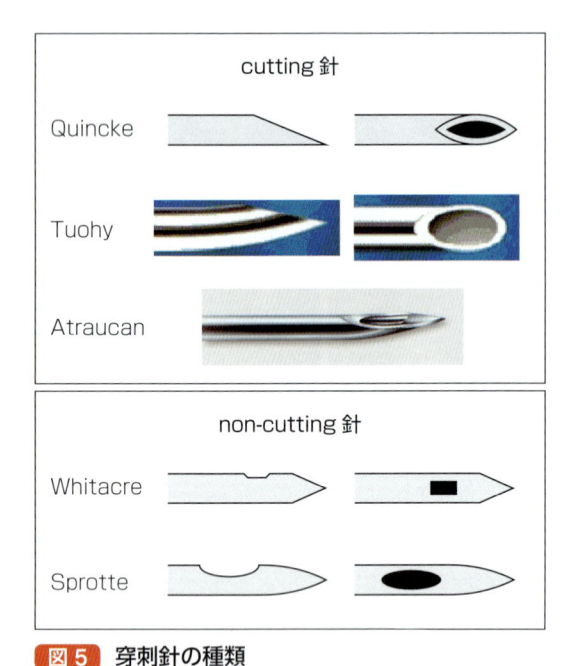

表2 穿刺針の種類・太さとPDPHの発生率

針の種類	太さ (G)	PDPH 発生率 (%)
Quincke	22	36
Quincke	25	3〜25
Quincke	26	0.3〜20
Quincke	27	1.5〜5.6
Quincke	29	0〜2
Quincke	32	0.4
Sprotte	24	0〜9.6
Whitacre	20	2〜5
Whitacre	22	0.63〜4
Whitacre	25	0〜14.5
Whitacre	27	0
Atraucan	26	2.5〜4
Tuohy	16	70

PDPH：硬膜穿刺後頭痛．
(Turnbull DK. et al. Br J Anaesth 2003; 91: 718-29[14])より)

- 水分の補給や輸液の負荷にも予防および治療効果はないとされる．
- カフェイン 300〜500 mg の静注または経口投与は症状を緩和する可能性がある．これは，PDPH の機序の一つと考えられている頭蓋内の血管拡張に対する，カフェインの血管収縮作用による．
- 硬膜外自家血注入療法（ブラッドパッチ）が唯一根本的な治療といえるかもしれない．これは無菌的に採取した自己血 10〜20 mL を注入することで，漏出孔を塞ぐ治療法である．1 回の施行で 90％以上の症例で改善が認められる．施行時期については，硬膜穿刺後 24 時間以降が成功率が高いとされる．硬膜再穿刺や感染などに十分に気をつけて行う．
- 近年，プレガバリン（リリカ®）が有効であるという報告が散見される[15,16]．新しい治療法として注目したい．

予防法
- 穿刺針をより細く，non-cutting 針に変更する．cutting 針を使用するときは，硬膜穿刺の際に切り口の向きが硬膜線維と平行になるようにすると発生頻度が減る．
- 硬膜穿刺は 1 度のみとする．穿刺回数が増えると発生頻度が上昇する．

b. 脳神経障害
- 髄液圧の低下により脳が下方に偏位することで，脳神経が牽引されるために

起こるとされる．また，麻酔に伴う重篤な低血圧による低酸素症も原因となりうる．
- 最も多い症状は複視である．これは，外転神経の頭蓋内での走行距離が長いため牽引されやすいからである．ほかに，聴神経障害による突発性難聴，顔面神経麻痺，動眼神経・滑車神経麻痺などがある．
- 治療は PDPH に準ずる．通常は自然軽快する．

c. 一過性神経症状

- 麻酔後 12～24 時間後に殿部から大腿部にかけて放散する痛みを訴えることがある．この痛みは数日～1 週間程度で消失し，後遺症を残さない．これを一過性神経症状（transient neurologic symptoms：TNS）とよぶ．症状の緩和に NSAIDs が有効である．

d. 馬尾症候群

- 永続する直腸膀胱障害，会陰部の知覚障害，下肢の運動障害である．多くは局所麻酔薬による下部脊髄神経線維の障害である．持続脊髄くも膜下麻酔での報告例が多く，局所において麻酔薬の濃度が高くなりすぎることが発生原因と考えられる．再穿刺を行う場合など注意が必要である．

e. 硬膜外血腫

- 硬膜外腔は静脈が発達している（硬膜外静脈叢）ため，穿刺により出血を起こすことがある．出血傾向を有する患者や抗血小板薬・抗凝固薬内服中の患者では血腫を形成し，脊髄の圧迫により神経障害を起こすことがある．

■ 予防法・対処

- 病歴と内服薬のチェックが最も重要となる．アスピリン，NSAIDs は中止の必要はないとされているが，穿刺には細心の注意を払うべきである．
- 穿刺困難な症例では無理をせず，全身麻酔への変更も考慮する．
- 麻酔後に下肢のしびれや麻痺などの症状が続く場合は，すみやかに CT などで診断し，血腫の形成を認めれば直ちにドレナージなどの除圧を行う．
- 凝固機能や血小板の異常がある場合は輸血も考慮する．

f. 腰背部痛

- 脊髄くも膜下麻酔後に腰痛を訴えることがある．原因は体位によるもの，もしくは穿刺による靱帯などの組織の損傷と考えられる．通常は自然軽快する．

❸ おわりに

- 以上述べたように，脊髄くも膜下麻酔の合併症は軽微で一過性のものから，非常に重篤なものまで多岐にわたる．脊髄くも膜下ブロックの手技はシンプ

ルではあるが決して簡単ではなく不確実であり，安易な施行により非常に重篤な合併症を引き起こす可能性がある．そのことを十分に理解し，施行に際しては合併症を十分に予防し対処できる準備を施し，必ず患者を監視する人員を配置することが必要である．

（溝上良一，中塚秀輝）

文献

1) Hirabayashi Y, et al. Anatomical configuration of the spinal column in the supine position. I. A study using magnetic resonance imaging. Br J Anaesth 1995; 75: 3-5.
2) Cyna AM, et al. Techniques for preventing hypotension during spinal anaesthesia for caesarean section. Cochrane Database Syst Rev 2006;（4）: CD002251.
3) Kamenik M, Paver-Erzen V. The effects of lactated Ringer's solution infusion on cardiac output changes after spinal anesthesia. Anesth Analg 2001; 92: 710-4.
4) Mercier FJ, et al. 6% Hydroxyethyl starch（130/0.4）vs Ringer's lactate preloading before spinal anaesthesia for Caesarean delivery: The randomized, double-blind, multicentre CAESAR trial. Br J Anaesth 2014; 113: 459-67.
5) Nishikawa T, Dohi S. The effects of a small dose of atropine upon sinus bradycardia during spinal anesthesia. Masui 1990; 39: 833-8.
6) Chamchad D, et al. Prophylactic glycopyrrolate prevents bradycardia after spinal anesthesia for Cesarean section: A randomized, double-blinded, placebo-controlled prospective trial with heart rate variability correlation. J Clin Anesth 2011; 23: 361-6.
7) Limongi JA, Lins RS. Cardiopulmonary arrest in spinal anesthesia. Rev Bras Anestesiol 2011; 61: 110-20.
8) Caplan RA, et al. Unexpected cardiac arrest during spinal anesthesia: A closed claims analysis of predisposing factors. Anesthesiology 1988; 68: 5-11.
9) Ratra CK, et al. A study of factors concerned in emesis during spinal anaesthesia. Br J Anaesth 1972; 44: 1208-11.
10) Auroy Y, et al. Serious complications related to regional anesthesia: Results of a prospective survey in France. Anesthesiology 1997; 87: 479-86.
11) Takiguchi T, et al. Movement of the Cauda Equina during the lateral decubitus position with fully flexed leg. Anesthesiology 2004; 101: 1250.
12) Lee A, et al. Ultrasound assessment of the vertebral level of the intercristal line in pregnancy. Anesth Analg 2011; 113: 559-64.
13) Jabbari A, et al. Post spinal puncture headache, an old problem and new concepts: Review of articles about predisposing factors. Caspian J Intern Med 2013; 4: 595-602.
14) Turnbull DK, Shepherd DB. Post-dural puncture headache: Pathogenesis, prevention and treatment. Br J Anaesth 2003; 91: 718-29.
15) Huseyinoglu U, et al. Effect of pregabalin on post-dural-puncture headache following spinal anesthesia and lumbar puncture. J Clin Neurosci 2011; 18: 1365-8.
16) Zencirci B. Postdural puncture headache and pregabalin. J Pain Res 2010; 3: 11-4.

7-3 脊髄くも膜下ブロックに関する最近の話題

1 使用薬剤に関して

a. 脊髄くも膜下麻酔に使用される局所麻酔薬

- 表1に，脊髄くも膜下麻酔に使用される局所麻酔薬に関して，日本麻酔科学会の「麻酔薬および麻酔関連薬使用ガイドライン」からの抜粋を示す．現状では主にマーカイン®とキシロカイン®が用いられており，手術時間や手術部位，手術体位などによって使い分ける．

b. 脊髄くも膜下麻酔に添加される薬物：モルヒネ，フェンタニル

- 臨床上はモルヒネ，フェンタニルなどを使用することが多いが，遅発性の呼吸抑制に十分注意して施行する．
- 帝王切開術の脊髄くも膜下麻酔では，局所麻酔薬にモルヒネ塩酸塩 0.1 mg，あるいはフェンタニル 15〜25 μg を添加すると鎮痛時間が延長する（十分な患者観察やモニター装着による管理が必要）．脊髄くも膜下麻酔単独の利点

表1 脊髄くも膜下麻酔に使用される局所麻酔薬の使用法と注意点

一般名（商品名）	使用法	注意点
ブピバカイン塩酸塩水和物（マーカイン®）	・等比重製剤は下肢の手術の麻酔に適している ・高比重製剤は麻酔範囲の広がりが比重に依存しているため，手術台の傾斜によりある程度の麻酔範囲の調節が可能である	・禁忌：エステル型局所麻酔薬とパラオキシ安息香酸に対してアレルギーの既往歴のある患者での使用 ・肝機能障害患者では中毒濃度になりやすい ・心毒性：他の局所麻酔薬に比較して強い
テトラカイン塩酸塩（テトカイン®）	・粉末結晶 20 mg を溶解して脊髄くも膜下麻酔にするのが一般的である ・溶媒の量や比重を変えることで種々の濃度や比重の溶液を調整できる（詳細は日本麻酔科学会麻酔薬および麻酔関連薬使用ガイドライン第3版参照）	・禁忌：安息香酸エステル系局所麻酔薬過敏症
プロカイン塩酸塩（粉末）（プロカイン®）	・5〜10％溶液として低位麻酔には 50〜100 mg，高位麻酔には 150〜200 mg 使用	・禁忌：ショック状態の患者，メトヘモグロビン血症の患者，安息香酸エステル型局所麻酔薬に過敏症のある患者への使用
リドカイン塩酸塩（キシロカイン®）	・サドルブロックでは 1.3〜1.7 mL，高位麻酔として 2.7〜3.3 mL，中位麻酔として 2.0〜2.7 mL	・禁忌：アミド型局所麻酔薬に対して過敏症の既往歴のある患者への使用

（日本麻酔科学会．麻酔薬および麻酔関連薬使用ガイドライン．第3版より抜粋）

表2 脊麻の高さに影響する因子

制御できるもの
- 投与量（容量×濃度）
- 注入部位
- 局所麻酔薬の相対比重
- 患者の体位

制御できないもの
- 髄液の量
- 髄液の密度

表3 脊麻の高さに関与しないと考えられている因子

- 血管収縮薬の添加
- 咳，怒責，分娩などの圧迫
- 注入速度（低比重液を除く）
- 針のベベル
- 性別
- 体重

としては術後の抗凝固療法がすみやかに行えることと，局所麻酔薬量が減らせるので，早期離床が可能になることである．

❷ 局所麻酔薬の広がりに関して

- 脊髄くも膜下麻酔の効果は身長や体格には相関しない．
- 脊柱管容積は 30～80 mL と個人差がかなりある[1]．また，脳脊髄液の比重も脊麻の効果に影響するため，毎回正確な効果を得るのは困難である．
- 脊麻の高さに影響する因子を表2に，脊麻の高さに関与しないと考えられている因子を表3に示す．

❸ くも膜下穿刺時の体位と馬尾神経に関して

- 滝口らによると[2]，馬尾神経は重力によって位置が移動する．さらに胸膝位をとると，馬尾神経がくも膜下腔の腹側に移動する．
- すなわち胸膝位は，脊麻針の刺入に有効である体位であるとともに，安全に（馬尾損傷を避ける）脊髄くも膜下麻酔を施行するという観点からも好ましい体位であると考えられる（図1）．

★1 **Bezold-Jarisch 反射**
心室内化学受容器・圧受容器の作動から求心性無髄C線維を介して発症する迷走神経反射である．頸動脈洞および大動脈弓の圧受容体反射と連動して循環維持に働く．心筋梗塞，大動脈狭窄による労作時失神，冠動脈造影で誘発され，突然の末梢血管拡張，徐脈，低血圧を3徴とする．

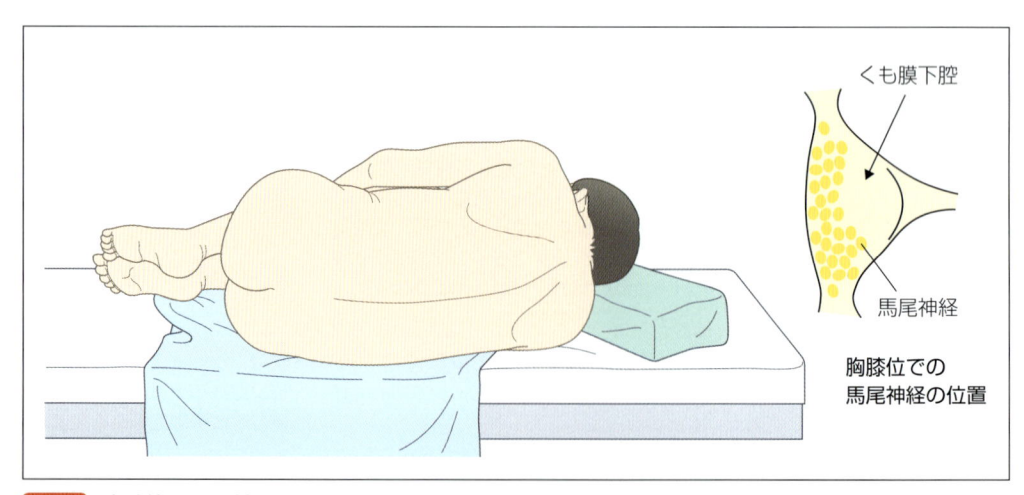

図1 胸膝位と馬尾神経の位置
胸膝位では，馬尾神経は腹側に移動するため，脊麻針を安全に刺入することができる．
（右図：Takiguchi T, et al. Anesthesiology 2004; 101: 1250[2]を参考に作成）

4 脊麻針に関して

- 脊麻針には，先端開口型のカッティング針と先端閉鎖型のノンカッティング針がある．
- 表4に示したようにノンカッティング針のほうが脊麻後頭痛を生じる可能性は低いが，手技に熟練が必要になるため，その点を考慮して針を選択する．
- 4種類の25Gのペンシルポイント針を図2に示す．

5 合併症に関して

a. 脊髄くも膜下麻酔後の心停止

- 脊麻開始後早期の高度徐脈は心停止の要因として警告され[3]，単純な迷走神経性発症とは一線を画する"Bezold-Jarisch反射★1＋心室外圧受容体反射"が考えられている．
- 脊髄くも膜下麻酔後の心停止は薬液注入直後や，薬液注入後数十分（280分という報告もある）に生じることがある．そのため脊髄くも膜下麻酔施行後は，薬液注入直後だけでなく循環動態や・呼吸状態を十分に観察する必要性がある．

高度徐脈と心停止の危険因子[4]

- 血圧低下の危険因子（オッズ比）を以下に示す．
  ①高位脊麻（3.8）[5,6]．
  ②40歳以上（2.5）★2．
  ③元来収縮期血圧が120 mmHg以下（2.4）．
  ④L3/4以上の椎間での穿刺（1.8）．
- 徐脈の危険因子（オッズ比）を以下に示す．
  ①脈拍が60回/分以下（4.9）．
  ②ASA-PS 1（3.5）．
  ③β遮断薬を内服している（2.9）．
  ④心電図上PRが延長している（3.2）．
  ⑤高位脊麻（1.7）．

表4 カッティング針とノンカッティング針の長所と短所

	カッティング針	ノンカッティング針
手技	容易	熟練が必要
硬膜貫通感	不明瞭	明瞭
髄液の逆流	速い	遅い
脊麻後頭痛	多い	少ない
ガイド針	不必要	必要

（岡本浩嗣，鈴木利保，編．硬膜外麻酔・脊椎麻酔―視覚と感覚で確実に施行する基本とコツ．東京：羊土社 2009．p.61 より）

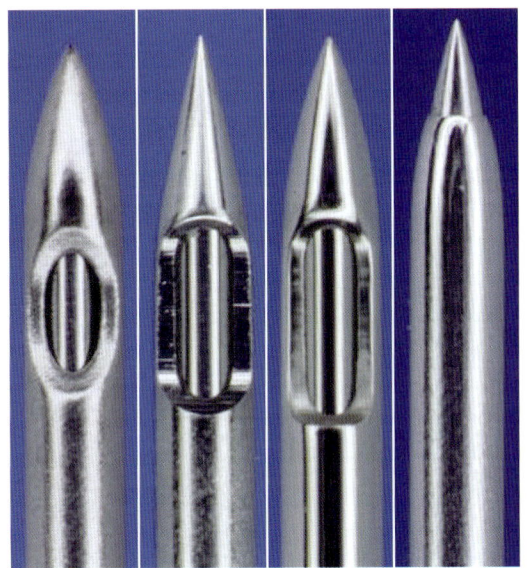

図2 4種類の25Gペンシルポイント針
B.Braun　ユニシス　PAJUNK　東レ

オープンエンド針の先端部分の拡大図．

★2
心停止にまで及ぶ徐脈や血圧低下に関しては，若年者のほうが多いとする報告もある．

▶ASA-PS：
ASA（American Society of Anesthesiologists；アメリカ麻酔科学会）physical status

> **Tips** 脊麻中の呼吸困難感
>
> 臨床的に脊麻後にしばしば呼吸困難感を訴えることがあるが，これは脊麻で生じる肋間筋群の麻痺に対する代償（過換気）として，肋間筋内化学受容器からの求心性固有知覚入力（迷走神経無髄C線維を介して脳幹網様体に入力される）が関与すると考えられている．患者が不安を感じている場合，無痛域を再確認し，胸髄位にとどまっていれば，一過性の感覚であることを告げ，安心させるとよい．

> **Column** 持続くも膜下麻酔（continuous spinal anesthesia：CSA）
>
> 27Gの細径カテーテルキットが普及し始めた1990年ごろ，馬尾尾端に局所麻酔薬が集積すること，かつ5％リドカインで馬尾障害が生じやすいことが報告された．以後，局所麻酔薬による持続脊髄くも膜下鎮痛法は行われなくなった．例外としてがん性痛対策として使用されることがあるが，低濃度の局所麻酔薬（ブピバカイン60 mg／日以下）とオピオイドを使用することが多い．この一件が，局所麻酔薬の神経毒性を検証する契機になった．

■ 治療

- 急激な徐脈に対してはアトロピンの使用のみでは不十分であり，治療にはβ刺激作用のあるエフェドリン，効果が得られなければアドレナリンの使用が勧められている[5,7]．

b. 脊麻後頭痛（post-spinal puncture headache）

- 第6版の Miller's Anesthesia では硬膜穿刺後頭痛（postdural puncture headache：PDPH）という単語が用いられているが，2005年ごろから脳脊髄液の薬理学的・物理学的バリアは硬膜ではなく，くも膜であるという観点から PDPH という単語は適切ではないということが指摘されている[8]．

c. 一過性神経症状（transient neurologic symptoms：TNS）[9,10]

- 1993年に Schneider らによって報告された．5％リドカイン（高比重）50〜75 mg を使用した脊髄くも膜下麻酔後に，早期に神経障害が発症し，2〜7日間で回復した．当時は全例砕石位であったため，原因が体位であると考えられていたが，後に原因は局所麻酔薬であることが強く疑われ，さらにその発生率はリドカインで高く，ブピバカインで低いことが示された[9]．
- また TNS の発症頻度が，針の形状（double-orifice；Eldor needle）によって低下することも報告された[10]．

⑥ 脊髄くも膜下硬膜外併用麻酔（CSEA）に関して

- 高位胸椎まで鎮痛が必要な場合（帝王切開など）や麻酔域が足りないときには CSEA が行われるようになっている．

▶CSEA：combined spinal epidural anesthesia

a. 脊髄くも膜下麻酔の麻酔域が足りない場合

- 容量効果を利用して，局所麻酔薬を用いず硬膜外腔に生理食塩水を注入することで，麻酔域を調節することがある．
- 滝口らの報告によると[11]，$Y = 24.0 - 0.21X$（Y：拡大した無痛域の分節数，X：身長）という式を用いて，生理食塩水10 mL を硬膜外腔に注入して，5

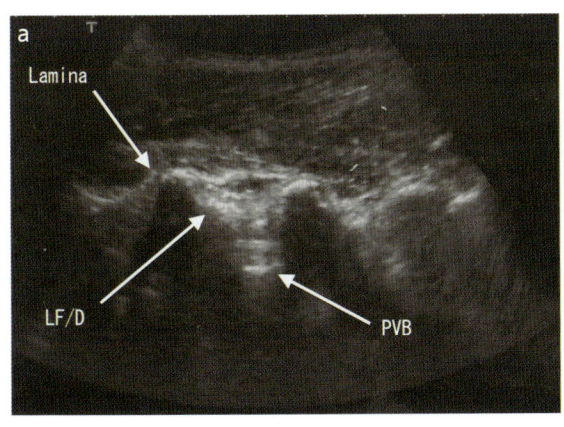

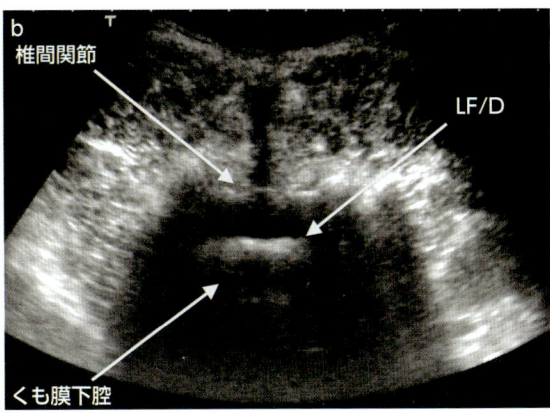

図3 脊麻時の超音波画像

a：longitudinal parasagittal（LP）scan, b：transverse midline（TM）scan.
LP スキャンではトランスデューサーを脊椎と平行にし，やや側方で lamina, LF/D, PVB を描出する．くも膜下腔は LF/D と PVB のあいだに存在する．TM スキャンではトランスデューサーを脊椎と垂直にし，正中を確認する．
LF/D：ligamentum flavum-dura mater complex, PVB：posterior aspect of the vertebral body.

分後に麻酔域が何分節拡大するか，ある程度の予想がつくとしている．

❼ 超音波ガイド下の施行に関して

- 最近では超音波ガイド下に神経ブロックを行う機会が多い．脊髄くも膜下麻酔に関しても超音波ガイド下に施行し，成功したとする報告が散見される．
- Chin らの報告によると[12]，超音波ガイド下で longitudinal parasagittal（LP）scan では ligamentum flavum-dura mater complex（LF/D）を描出し，transverse midline（TM）scan では facet joints や LF/D や posterior aspect of the vertebral body（PVB）などを描出し，くも膜下腔を同定する．図3 に脊麻時の超音波画像を示す．

（伊藤美保）

文献

1) Carpenter RL, et al. Lumbosacral cerebrospinal fluid volume is the primary determinant of sensory block extent and duration during spinal anesthesia. Anesthesiology 1998; 89: 24-9.
2) Takiguchi T, et al. Movement of the Cauda Equina during the lateral decubitus position with fully flexed leg. Anesthesiology 2004; 101: 1250.
3) Pollar JB. Cardiac arrest during spinal anesthesia: Common mechanisms and strategies for prevention. Anesth Analg 2001; 92: 252-6.
4) Liu SS, McDonald SB. Current issues in spinal anesthesia. Anesthesiology 2001; 94: 888-906.
5) Kopp SL, et al. Cardiac arrest during neuraxial anesthesia: Frequency and predisposing factors associated with survival. Anesth Analg 2005; 100: 855-65.

6) Nishikawa T, et al. Asystole during spinal anaesthesia after change from Trendelenburg to horizontal position. Can J Anaesth 1998; 35: 406-8.
7) Jang YE, et al. Vasovagal cardiac arrest during spinal anesthesia for Cesarean section. Korean J Anesthesiol 2013; 64: 77-81.
8) RD Miller, et al, eds. Miller's Anesthesia. 7th ed. Philadelphia: Churchill Livingstone; 2010. p.1626.
9) Schneider M, et al. Transient neurologic toxicity after hyperbaric subarachnoid anesthesia with 5% lidocaine. Anesth Analg 1993; 76: 1154-7.
10) Evron S, et al. Transient neurological symptoms after isobaric subarachnoid anesthesia with 2% lidocaine: Impact of needle type. Anesth Analg 2007; 105: 1494-9.
11) Takiguchi T, et al. The effect of epidural saline injection on analgesic level during combined spinal and epidural anesthesia assessed clinically and myelographically. Anesth Analg 1997; 85: 1097-100.
12) Chin KJ, et al. An ultrasound-assisted approach facilitates spinal anesthesia for total joint arthroplasty. Can J Anaesth 2009; 56: 643-50.

8

区域麻酔の応用

8.1 小児の区域麻酔

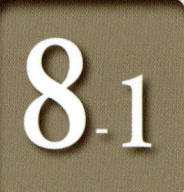

- 成人で施行される区域麻酔のほとんどは小児にも応用可能であり，近年の超音波装置の発達・利用によって従来の"神技"的な手技ではなくなっている．ホッケースティックタイプのプローブは幼小児で使用する際に利便性が高い（図1）．
- 小児に区域麻酔を行うにあたって成人と最も異なるところは，ほとんどが全身麻酔下に施行する点である．
- もう一つの重要なポイントは薬物動態が小児では年齢によって大きく異なることであり，これらを理解して投与量などを考慮する必要がある．
- 本項では，小児患者に区域麻酔を行ううえでの注意点と主な区域麻酔方法について解説する．

1 小児患者特有の注意点

a. 薬物動態

> 小児では薬物動態が年齢によって大きく異なる

- 小児では年齢が若いほど体重あたりの薬物の分布容積は大きく，若年者ほど投与量を増加しないと血中濃度が上昇しない．ただしこの現象は，肝臓・腎臓機能が成熟する2歳以降で，2歳未満では代謝や排泄が遅く血中濃度は維持されやすいので注意が必要である．
- とくに1歳未満では，主に局所麻酔薬と結合するタンパクである$α_1$-酸性糖タンパクの濃度が低く，より局所麻酔薬中毒に対して耐性がない．
- 区域麻酔に使用される主な局所麻酔薬の単回投与の極量を示す[1,2]（表1）．
- 小児での局所麻酔薬中毒は全身麻酔でマスクされることや，症状を訴えることできないなど，発見しにくく，痙攣で疑われることもある．頻脈や徐脈なども症状のことがあり，進行すると房室ブロックをはじめとする伝導路障害や心室性不整脈を引き起こす[3]．
- 局所麻酔薬中毒に対して脂肪製剤は小児においても使用できる．20%製剤2〜5 mL/kgをボーラス投与する．不整脈などが持続する場合は，繰り返し投与し最大10 mL/kgまで行う[4]．

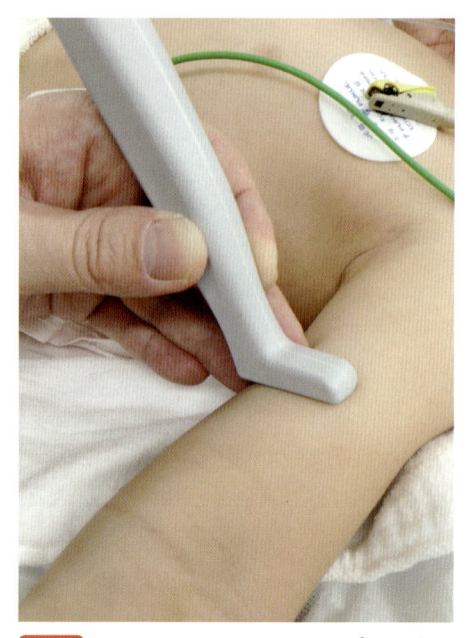

図1 ホッケースティックタイプの超音波プローブ

表1 小児における局所麻酔薬投与の極量

局所麻酔薬	単回の最大投与量	アドレナリン添加時
リドカイン	4 mg/kg（または 300 mg）	7 mg/kg（または 500 mg）
ブピバカイン	2 mg/kg（または 150 mg）	3 mg/kg（または 200 mg）
レボブピバカイン	2 mg/kg（または 200 mg）	3 mg/kg（または 250 mg）
ロピバカイン	3 mg/kg（または 300 mg）	推奨されない

b. 精神神経学的問題

- 小児患者は手術，麻酔に対しストレスを感じ，術後に異常行動などを起こすことがあるので，精神面への配慮が必要である．

c. 全身麻酔下での区域麻酔[★1]

- 硬膜外麻酔をはじめ多くの成人での区域麻酔は意識下に行うことが多く，合併症軽減の目的からも望ましいとされる．
- 小児では患児の協力が得られにくいため神経や血管損傷のリスクが高まる，また精神的ストレスを与えるなどの点から，小児に対する区域麻酔は全身麻酔下に行うことが，リスクベネフィットを総合するとよいと考えられる[6]．

[★1] 最近の報告では，約13,000件の小児神経ブロックの95％が全身麻酔下に施行されている[5]．

小児の区域麻酔は全身麻酔下に行う

d. 小児における合併症

- 最近のヨーロッパの多施設研究では，合併症の発生率は0.12％で，最も頻度が高いのは局所麻酔薬中毒である[7]．
- 合併症は，硬膜外などの中枢で行う区域麻酔よりも末梢神経ブロックのほうが頻度が低い．
- アメリカのレジストリーでの報告では合併症は2％であった[5]．
- カテーテル関連の合併症の頻度が最も多かった．

② 小児でよく施行される区域麻酔

a. 硬膜外麻酔（図2）

- 適応：胸部（とくに漏斗胸のNuss法[★2]），腹部の手術，骨切り術，腱延長術．
- 1歳までの小児では，硬膜外のレベルの目安になるJacoby線（Tuffier線）はL5〜S1となっている．また6歳くらいまででははS領域の椎間も開存している．
- 交感神経発達の未熟な小児では硬膜外麻酔による交感神経遮断の効果はあまりみられない．成人でよく目にする徐脈や低血圧は生じにくいが，ブロックの効果がないわけではない．
- カテーテルを留置する場合は，感染のことを考慮し仙骨アプローチよりも腰部アプローチが好まれる．

[★2] Nuss法

特殊な金属製のバーを胸腔と縦隔に通して内側から漏斗胸を矯正する手術法．内視鏡で行うため術創は小さいが，変形のためか術後急性期は激しい疼痛がある．

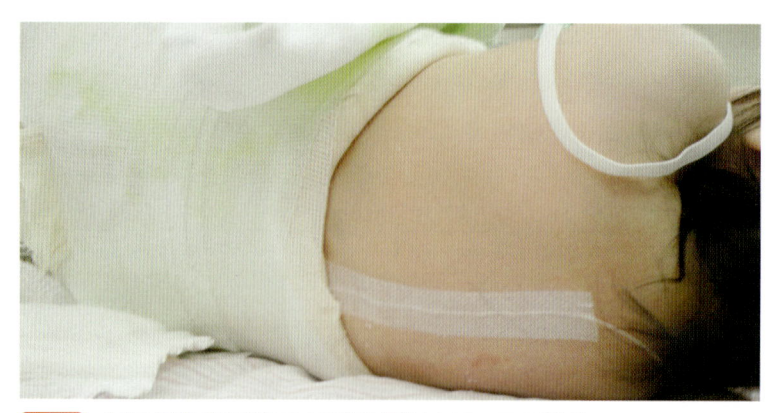

図2 大腿骨頭骨切り術での腰部硬膜外カテーテル留置
ギプス上端からカテーテル抜去が可能である.

- 10歳までの小児の硬膜外までの距離は1×体重（mm）であるが，近年では超音波により硬膜外までの距離を予測可能である[8]．
- 小児では骨棘形成がほとんどないため，胸部でも正中法が可能である．傍正中法ももちろん可能だが，硬膜外までの距離は正中法が予測しやすいかもしれない．1歳までではほぼ腰部と同様に施行可能である．
- 投与量はレボブピバカインでは0.125%（新生児，乳児では0.0625%でも可）の濃度を使用し，0.5 mL/kgでボーラス，0.2 mL/kg/時で持続投与可能である．また持続投与の代わりに0.1〜0.3 mL/kg（0.125%もしくは0.25%）を鎮痛の状況に応じて6〜12時間あけて追加投与できる．ロピバカインも同様に投与でき，0.2%も使用可能であるが，新生児や乳児では0.1%に希釈することが推奨される[2]．
- 5歳以上でかつ理解可能であれば，小児でもPCEAは施行可能である[9]．

▶ PCEA：patient-controlled epidural analgesia（硬膜外自己調節鎮痛法）

b. 脊髄くも膜下麻酔

- 適応：未熟児で出生した生後60週までの乳児鼠径ヘルニア．
- 日本ではあまりされていないが，欧米では全身麻酔後の無呼吸発作のリスクを避けるために，これらの乳児に対して脊髄くも膜下麻酔が施行されることがある[10]．最近報告された研究では脊髄くも膜下麻酔群のほうが，全身麻酔群と比較して術後早期の無呼吸の頻度が少なかった[11]．
- 脳脊髄液は年齢が低いほど体重あたりの量が多く，新生児では10 mL/kg，15 kgまでの乳幼児で4 mL/kg，成人では2 mL/kgとなっているため，小児では局所麻酔薬の量を比較的多く必要とする．
- 上記ヘルニア手術に対しては0.5%高比重ブピバカインで0.1 mL/kgでおよそ75分程度のブロック効果がある．倍量の0.2 mL/kgを投与することでT3までの領域での手術が可能となる．
- 生後60週までの小児鼠径ヘルニアを対象に脊髄くも膜下麻酔と全身麻酔を比較した国際多施設研究が進行中である★3．

★3 GAS study
GAS：A Multi-site Randomized Controlled Trial Comparing Regional and General Anesthesia for Effects on Neurodevelopmental Outcome and Apnea in Infants. ClinicalTrials.govの識別番号：NCT00756600. https://clinicaltrials.gov/ct2/show/NCT00756600 を参照されたい．

c. 仙骨硬膜外ブロック

- 適応：鼠径ヘルニア，停留精巣，下肢手術など．
- 硬膜の最下端は S2，新生児では S3 である．
- 6歳くらいまで，仙骨の融合は完成しておらず，小児では仙骨岬角を容易に触知する．仙骨裂孔の部分に仙尾骨靱帯があり，その中枢側が硬膜外腔である．硬膜外腔までの距離は 10～40 mm（平均 20 mm）で，靱帯を通過すると抵抗が消失する★4．
- 裂孔の上端から 45°程度の傾きで穿刺することで，広いスペースで確認可能となる．あまり尾側から穿刺するとスペースが狭いため骨内注入などの合併症の可能性がある（図3）．
- 小児の硬膜外の脂肪組織は疎であり，局所麻酔薬の広がりはよい．
- 通常，単回投与で施行し，レボブピバカインでは 0.25％を 1 mL/kg，ロピバカインでは 0.2％で同様に 1 mL/kg で臍以下の手術が可能となる．
- 7歳を超えてくると仙骨裂孔が融合したり，局所麻酔薬の広がりが悪くなったりと，この麻酔法の効果が減弱する．

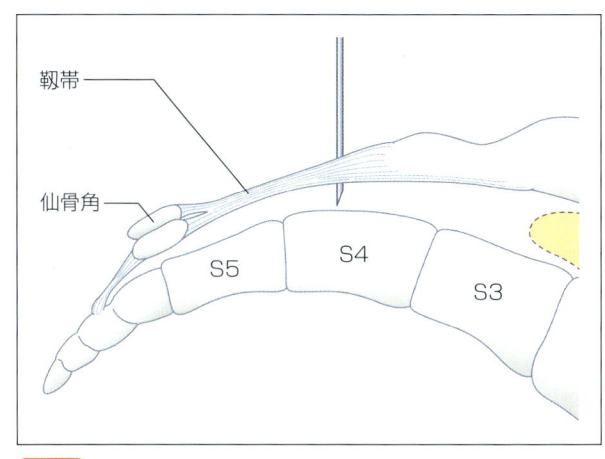

図3 小児の仙骨硬膜外ブロックのシェーマ

★4
穿刺部の異常や感染では禁忌である．不完全型二分脊椎など一見では明らかな奇形とは確認しがたい場合もあるため，注意が必要である．

d. 腸骨鼠径および腸骨下腹神経ブロック

- 適応：鼠径ヘルニア，停留精巣を代表とする鼠径部の多くの手術．
- 元来，筋膜を貫通する際のクリック感を頼りに行っていたが，超音波ガイド下にブロックを施行することで，成功率が上昇する[12]．
- 超音波画像上でいちばん下層にある腹横筋とその上層の内腹斜筋のあいだにある神経を目標とする．0.25％レボブピバカイン 0.2 mL/kg を投与する．
- 神経は内腹斜筋を貫通して体表へ向かうため，上前腸骨棘の（患児の）2 横指となり外腹斜筋と内腹斜筋のあいだにも局所麻酔薬を追加投与可能である．

e. 腕神経叢ブロック★5

- 超音波ガイド下で行う手技は成人同様のアプローチで施行可能である．
- 小児，とくに1歳未満の乳児では成人と比較して，肺尖が鎖骨，第一肋骨からかなり高位に位置している．この周辺での神経ブロックでは対象も小さいため十分な注意を要する．
- 斜角筋間アプローチは肩の手術などに用いられるが，幼小児でこの部位の手術はさほど頻度が高くなく，かつ気胸，動脈穿刺，くも膜穿刺などの合併症に注意が必要である[13]．鎖骨上アプローチも上記の理由からリスクがある．
- 腋窩アプローチは成人と同様に小児でも上肢の手術（橈骨骨折，合指・多指

★5
最近のアメリカの報告では約1万件の区域麻酔中，下肢のブロックの割合が 20.2％で上肢のブロックは 3％であった[5]．

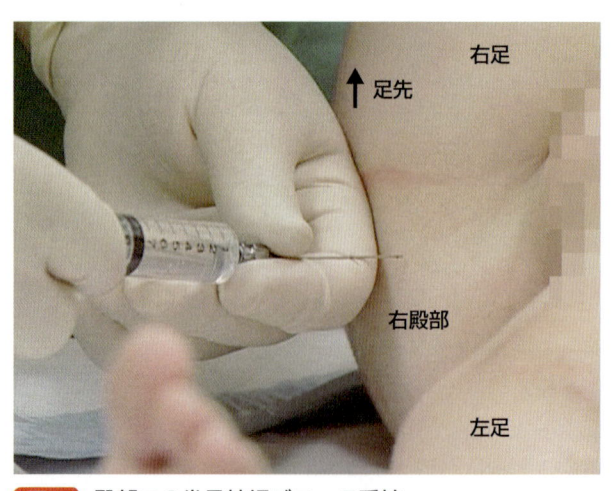

図4 殿部での坐骨神経ブロック手技
患児を仰臥位とし，ブロック側（右側）の足を介助者に挙上してもらう．

症など）に応用可能である．この手法で筋皮神経領域を確実にブロックすることが難しいのは成人と同様である．

f. 大腿神経ブロックおよび坐骨神経ブロック

> 超音波ガイドにより，安全にブロックが施行でき，成功率が上がる

- 小児においても成人と同様に施行可能である．近年では，超音波ガイドがブロックの成功率を上げることが小児でも知られており，神経刺激法と比較すると，より少ない局所麻酔薬で効果が良好である[14]．
- スタンダードな量は0.5%レボブピバカイン 0.3 mL/kg であるが，超音波ガイド下なら0.15～0.2 mL/kg で十分で，また全身麻酔との併用であれば0.25%でも可能である．
- 通常，大腿動脈は腸骨筋膜よりも浅部を走行するが，大腿神経は腸骨筋膜の深部にある．体格が小さい小児でのブロックを成功するには，目的の層に局所麻酔薬を注入することが重要である．
- 坐骨神経ブロックは，体格の小さい小児では仰臥位で介助者に下肢を挙上してもらって行うことが可能である（図4）．

g. 肋間神経ブロック

- **適応**：胸部の手術で硬膜外麻酔が困難な場合や適応のない場合，胸部片側の手術．
- このブロックは古くから行われてきたが，気胸のリスクがあり避けられることが多かった．
- 超音波ガイドにより安全に施行しうる．外肋間筋，内肋間筋を貫き，最内肋間筋の直前で局所麻酔薬を注入する．このスペースは抵抗がない．
- 傍脊椎筋の外側から肋骨角のあいだで，レボブピバカイン 0.25% もしくはロピバカイン 0.2% を 0.3～0.4 mL/kg 使用することで，複数の肋間へ局所麻酔

薬が広がることが確認されている．この周囲の結合組織が疎であることがその理由である．
- 開胸手術では術者にカテーテル留置を依頼することもできる．留置が困難な場合は最内肋間筋と胸膜のあいだのスペースでも効果は認められる．
- 肋間神経ブロックは局所麻酔薬の濃度が最も上昇しやすいと考えられており，持続投与する場合は，濃度を調節したり十分な観察を行うなど注意が必要である．

(戸田雄一郎)

文献

1) Shann F. Drug Doses. 15th ed. Melbourne: The Royal Children's Hospital; 2010.
2) Dadure C, et al. Regional anesthesia in children. In: Miller RD, et al, eds. Miller's Anesthesia. 8th ed. Philadelphia: Saunders; 2015. p.2706-56.
3) Dalens BJ, Mazoit JX. Adverse effects of regional anaesthesia in children. Drug Saf 1998; 19: 251-68.
4) Mazoit JX. Local anesthetics and their adjuncts. Pediatr Anaesth 2012; 22: 31-8.
5) Polaner DM, et al. Pediatric Regional Anesthesia Network (PRAN): A multi-institutional study of the use and incidence of complications of pediatric regional anesthesia. Anesth Analg 2012; 115: 1353-64.
6) Taenzer AH, et al. Asleep versus awake: Does it matter?: Pediatric regional block complications by patient state: A report from the Pediatric Regional Anesthesia Network. Reg Anesth Pain Med 2014; 39: 279-83.
7) Ecoffey C, et al. Epidemiology and morbidity of regional anesthesia in children: A follow-up one-year prospective survey of the French-Language Society of Paediatric Anaesthesiologists (ADARPEF). Paediatr Anaesth 2010; 20: 1061-9.
8) Kil HK, et al. Prepuncture ultrasound-measured distance: An accurate reflection of epidural depth in infants and small children. Reg Anesth Pain Med 2007; 32: 102-6.
9) Antok E, et al. Patient-controlled epidural analgesia versus continuous epidural infusion with ropivacaine for postoperative analgesia in children. Anesth Analg 2003; 97: 1608-11.
10) William JM, et al. Post-operative recovery after inguinal herniotomy in ex-premature infants: Comparison between sevoflurane and spinal anaesthesia. Br J Anaesth 2001; 86: 366-71.
11) Davidson AJ, et al. Apnea after awake regional and general anesthesia in infants: The general anesthesia compared to spinal anesthesia study-comparing apnea and neurodevelopmental outcomes, a randomized controlled trial. Anesthesiology 2015 May 14. [Epub ahead of print]
12) Willschke H, et al. Ultrasonography for ilioinguinal/iliohypogastric nerve blocks in children. Br J Anaesth 2005; 95: 226-30.
13) Roberts S. Ultrasonographic guidance in pediatric regional anesthesia. Part 2: Techniques. Paediatr Anaesth 2006; 16: 1112-24.
14) Oberndorfer U, et al. Ultrasonographic guidance for sciatic and femoral nerve blocks in children. Br J Anaesth 2007; 98: 797-801.

8-2 帝王切開術のポイント

- 帝王切開術の麻酔は，禁忌でない限り区域麻酔で計画する．
- 区域麻酔のなかでも脊髄くも膜下麻酔が世界的には第一選択であると考えられるが，施設の管理体制や麻酔科医の考えによっては必ずしも脊髄くも膜下麻酔が最善とは限らない．
- 区域麻酔を選択する場合，血液凝固状態の確認が最低限必要であるが，それ以外にも気道評価をも決して怠るべきではない．
- 帝王切開術の適応と緊急度を把握して，産科医，その他の医療スタッフとの良好なコミュニケーションを保つ必要がある．

① 区域麻酔がスタンダードという基本的な考え方

- 帝王切開術の麻酔は，禁忌でない限り一般的には区域麻酔が選択される．その理由は，以下の3点があげられる．
  ① 区域麻酔と比較した全身麻酔のリスクがとくに妊婦で高いことがあげられる．妊婦は胃内圧増加，下部食道括約筋防御圧の低下により誤嚥のリスクが高い．口腔内や咽頭，喉頭，気管粘膜の毛細血管の充血により気道浮腫を生じやすいため挿管に伴う危険性も高くなっており，さらに非妊婦と比較して気道確保困難の頻度も高い．また酸素消費量の増加と機能的残気量の低下から動脈血酸素飽和度が早く減少する．全身麻酔の安全性は高くなってきたとはいえ，このような理由から全身麻酔での死亡率は区域麻酔と比較して1.7倍と，依然として全身麻酔で高い（表1）[1]．
  ② 出産というイベントに対して通常の経腟分娩同様，妊婦が覚醒状態でわが児を迎えることが，早期母児接触という意味でも重要である[★1]．
  ③ 麻酔薬そのものの安全性，および麻酔薬に対する副作用対策が確立したと

[★1]
わが国の新生児蘇生法は，国際蘇生法連絡委員会のコンセンサスに準拠し，日本周産期・新生児医学会・新生児蘇生法委員会が"日本版救急蘇生ガイドラインに基づく新生児蘇生法普及事業"を展開している．コンセンサス2005と比較してコンセンサス2010では，新生児蘇生のルーチンケアは，「母親のそばで行う」という文言が加わった．これは早期母子関係促進への配慮とされている．

表1 1979〜2002年のアメリカにおける帝王切開術における麻酔別の母体死亡率，頻度比率

調査期間	麻酔件数100万件あたりの死亡数 全身麻酔	麻酔件数100万件あたりの死亡数 区域麻酔	頻度比率
1979〜1984年	20.0	8.6	2.3（95% CI：1.9-2.9）
1985〜1990年	32.3	1.9	16.7（95% CI：12.9-21.8）
1991〜1996年	16.8	2.5	6.7（95% CI：3.0-14.9）
1997〜2002年	6.5	3.8	1.7（95% CI：0.6-4.6）

CI：confidential interval（信頼区間）．

(Hawkins JL, et al. Obstet Gynecol 2011; 117: 69-74[1]より)

> **Column　出産後の早期母児接触**
>
> 　わが国では，総合病院における帝王切開術の多くが中央手術室で行われるために，夫の立ち会いがなかなか叶わない状況にある．しかし本来，帝王切開術は通常の病気に対する手術とは異なる点を再認識しておく必要がある．夫とともに出産を迎えることが叶わなくとも，帝王切開術であっても早期母児接触は出産後に母性を育むための第一ステップとして重要である．わが国では，そんなことよりもむしろ分娩経過中の痛みを堪えてこそ母性が育つといった考えがいまだに根強い．もしそうであるなら，帝王切開術で出産した人と鎮痛薬を使用せず経腟分娩をした人に母性の差があるはずであるが，そのようなことに対して確固たる科学的根拠のあるデータは存在しない．ただ単にスタンダードだからという理由で区域麻酔を選択するのでなく，たとえ手術室であっても出産直後の早期母児接触をどのように実現するのが望ましいか，産科医・助産師と話し合ってはいかがであろうか．助産師（あるいは新生児科医）によっては，これすらなおざりにする場合もあるのではないだろうか．また一方で，止むなく全身麻酔で帝王切開術を受けることになり，早期母児接触が叶わなかった母親に対する精神的支援も必要になろう．安全かつ確実な麻酔を行うことは言うまでもないが，健やかな親子関係を育むということに対して，手術室でわれわれに何ができるかを考えることも重要である．

　はいえ，胎盤/臍帯を介して児へ移行する麻酔薬を最小限にする努力が必要である．

- 帝王切開術に対する区域麻酔には脊髄くも膜下麻酔と硬膜外麻酔があげられる．二者のうち世界的には圧倒的に前者が利用される．硬膜外麻酔による麻酔確立では，作用発現の遅さと不確実性があり，さらには使用する総局所麻酔薬用量が多くなり，最終的には児への薬剤曝露量が多くなることが理由であろうと思われる．しかしながらわが国では，両者を併用した脊髄くも膜下硬膜外併用麻酔が多く用いられている[2]．

- 理由はいくつかあろうが，①脊髄くも膜下麻酔だけで常に必要となる麻酔域が得られるとは限らない★2，②脊髄くも膜下麻酔の作用持続時間を超えて手術時間が延長することが多い，③術後の鎮痛として硬膜外カテーテルを使用する必要がある，などが想定される．

- すべての帝王切開術が脊髄くも膜下麻酔の作用時間内に終了するわけではない．子宮摘出術が最初から想定されるような場合には，硬膜外カテーテルを留置しておくのも一つの手段である．その場合には，脊髄くも膜下麻酔の作用が消失する前に，硬膜外麻酔に移行させることが必要となる．しかし，硬膜外麻酔を用いずに全身麻酔に移行させるのがよい場合もあり，いずれを選択するかはあらかじめ計画しておく必要がある．

- 妊婦の立場からすると，手術が長引く場合には多くは無事出産を終えて児と面会した後に就眠を希望する場合が多い．また手術が延長すれば出血の可能性も高くなり，それに対する輸血などの管理を考えると全身麻酔のほうが管理しやすい．

- 術後の鎮痛としての硬膜外鎮痛法は硬膜外カテーテルの留置位置を考慮しないと思いどおりにいかないことが多い．帝王切開術の麻酔として脊髄くも膜

★2
脊髄くも膜下麻酔だけで帝王切開術の麻酔が確立しないことが多い場合には，手技や使用薬剤を再検討する必要がある．

下硬膜外併用麻酔を一椎間法で行った場合には，硬膜外カテーテルが腰椎間で留置されているため，術後鎮痛として局所麻酔薬を使用すれば早期離床，歩行の妨げになる．また二椎間法で行った場合には，穿刺が二度手間となる分，穿刺に伴う神経損傷などのリスクを2か所で負うことになる．したがって，二椎間法の脊髄くも膜下硬膜外併用麻酔は，海外ではルーチンには選択されない方法であることを知っておくべきである．

❷ 帝王切開術の術前

- 現病歴，既往歴，家族歴，麻酔歴，アレルギーの有無を問診したうえ，全身の理学的診察を行うことは他の手術と同様である．
- 最終飲食時間の聴取も忘れてはならない．とくに妊婦では前述のように誤嚥のリスク，挿管困難，換気困難，低酸素血症のリスクが高いので，入念な気道の評価は重要である．
- 母体のバイタルサインの把握のみならず，胎児の well-being を確認しておく必要がある．それによって緊急度が影響されることもある．
- 不育症，抗リン脂質抗体症候群などにより抗凝固・抗血小板療法中の患者，または妊娠高血圧腎症，HELLP 症候群や常位胎盤早期剥離などでは病態や病期によっては凝固異常が急速に進行し，時として区域麻酔が禁忌となる場合もあるので，穿刺直前のチェックが必要である．
- 術前に軽度の下肢感覚異常があっても妊婦は自ら訴えないことがある．そのような場合，術後にその症状が継続しても麻酔が原因かどうかの同定が難しくなる．そのためにも術前の診察が大切である．
- 術前の禁飲食に関しては，「術後回復能力強化プログラム」の導入とともに医療者側の意識改革が進み，日本麻酔科学会からも「術前絶飲食ガイドライン」[3] が出された．それによれば，一般的には清澄水は麻酔導入前2時間まで，牛乳は6時間前まで安全としているが，固形食に関しては明言を避けていること，また陣痛のある妊婦や胎児心拍数異常があるようなハイリスク妊婦，緊急手術患者，気道確保困難症例の場合には，単純にガイドラインに従うのでなく，個々の判断が必要であることが述べられていることに注意を要する．

❸ 脊髄くも膜下麻酔の導入

- 皮膚消毒に関しては，ポビドンヨードまたはクロルヘキシジンにアルコールを含有した消毒液を使用することが推奨されている[4]．アルコールを含む消毒液使用の推奨根拠としては，消毒液に抵抗性を示す黄色ブドウ球菌が皮膚深部で感染源となる可能性があることから，皮膚角層に浸透性の高いアルコール製剤が必要とされるためである．
- 感染予防の観点から帽子/マスクを装着し，手指消毒をしたうえで滅菌手袋を装着することは言うまでもない．ただし，区域麻酔の際にガウン着用を強

妊婦では，入念な気道の評価が重要

▶HELLP：
Hemolytic anemia（溶血性貧血），Elevated Liver enzymes（肝逸脱酵素上昇），Low Platelet count（血小板低下）

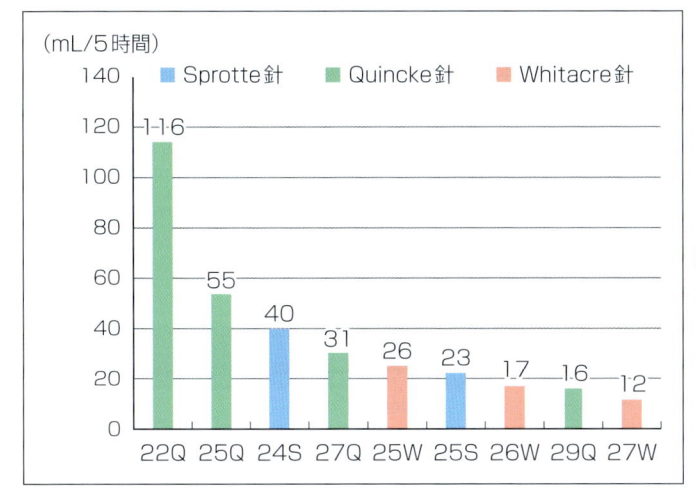

図1 各脊麻針と硬膜穿刺後の脳脊髄液流出量

細いペンシルポイント針のほうが硬膜穿刺後の脳脊髄液の流出量が少ない．
針の太さの後のアルファベットは，Q：Quincke針，S：Sprotte針，W：Whitacre針．
(Holst D, et al. Anesth Analg 1998; 87: 1331-5[5]より)

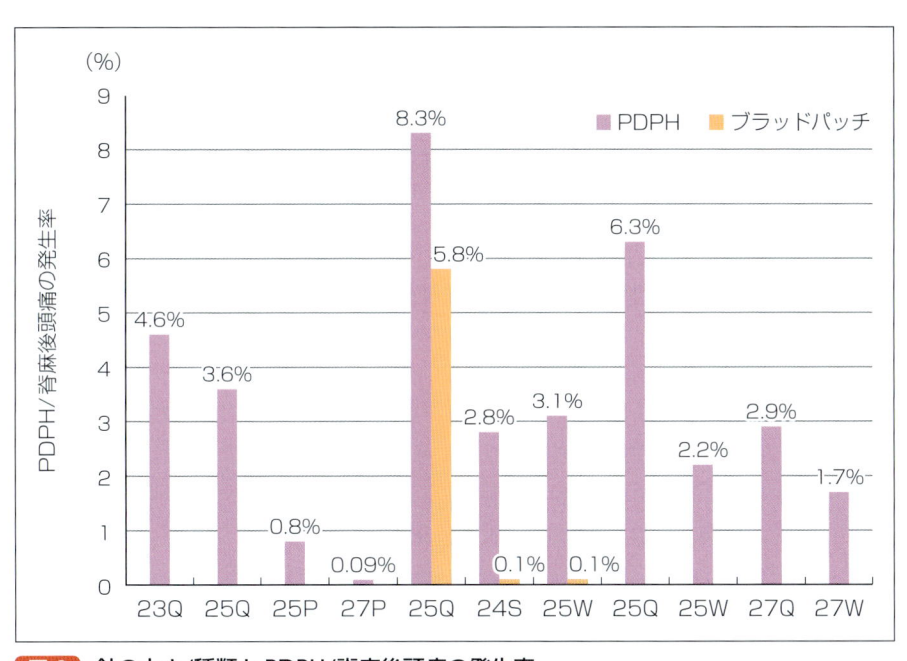

図2 針の太さ/種類とPDPH/脊麻後頭痛の発生率

細いほど，またカッティング針よりペンシルポイント針のほうがPDPH/脊麻後頭痛が少ない．
針の太さの後のアルファベットは，Q：Quincke針，P：Pencil針，S：Sprotte針，W：Whitacre針．
QuinckeがカッティングÂ針，Pencil，Sprotte，Whitacreがペンシルポイント針．
PDPH：硬膜穿刺後頭痛．

(奥富俊之，ほか．周産期医学 2012; 42: 389-92[6]より)

- く推奨するエビデンスはまだ少ない．
- 使用する脊髄くも膜下腔穿刺針は，言うまでもなく25Gより細いペンシルポイント（SprotteまたはWhitacre）針を用いるべきであるが，わが国ではいまだに浸透していない．多くの研究からは細いペンシルポイント針のほうが硬膜穿刺後の脳脊髄液の流出量も少なく（図1）[5]，結果としてPDPH/脊麻後頭痛も少ない（図2）[6]ことは明らかである．カッティングタイプの針

25Gより細いペンシルポイント針を使用すべき

▶PDPH：
postdural puncture headache

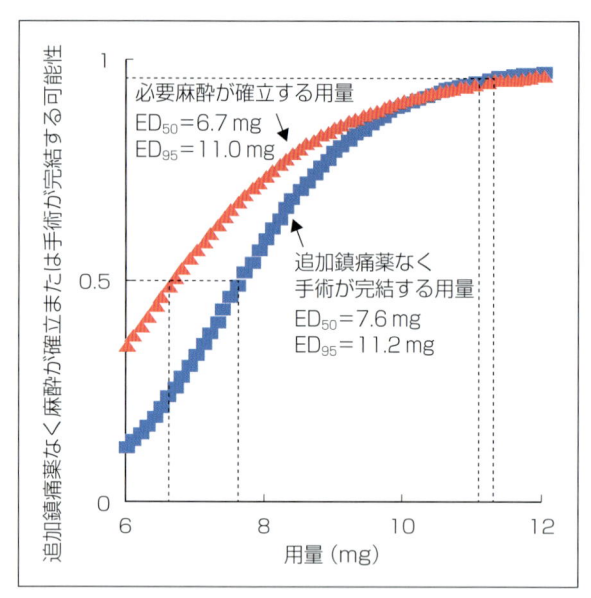

図3 帝王切開術に対する高比重ブピバカインの50％および95％有効用量（ED_{50}およびED_{95}）

(Ginosar Y, et al. Anesthesiology 2004: 100: 676-82[8])より)

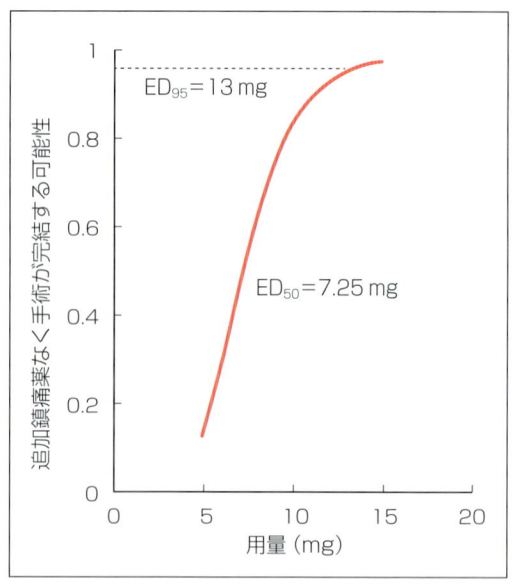

図4 帝王切開術に対する等比重ブピバカインの50％および95％有効用量（ED_{50}およびED_{95}）

(Carvalho B, et al. Anesthesiology 2005; 103: 606-12[9])より)

▶ED_{95}：
95% median effective dose（95％有効量）

脊麻用ブピバカインにフェンタニル，モルヒネを添加するのが望ましい

- （Quincke針）を使っても実際にそれほど脊麻後頭痛を訴える患者がいないとの声も聞くが，それは麻酔科医サイドで綿密な術後診察をしていないか，離床が遅くベッド上安静の時間が長いかのどちらかであろうと想像する．
- 穿刺部位は可能な限り腰椎L3/4間を選択する．脊髄円錐の位置は第2椎体より尾側のことが約2割あること，棘間の高さを推定する方法は不正確で，妊婦では頭側にずれる傾向があることがわかっているからである[7]．
- 脊髄くも膜下麻酔に用いる局所麻酔薬は「0.5％脊麻用ブピバカイン」が麻酔科医のあいだにだいぶ浸透したと感じる．しかし一部では，テトラカインやジブカインがいまだに用いられているかもしれない．神経毒性の観点から脊麻用ブピバカインが望ましいことは明らかである．
- 「脊麻用ブピバカイン」の投与量は，脊髄くも膜下麻酔単独で帝王切開術を行うのであれば，高比重0.5％ブピバカインでは11.2 mg（2.24 mL）（図3）[8]，等比重0.5％ブピバカインでは13.0 mg（2.6 mL）（図4）[9]がED_{95}である．ただし，これら2つの用量を求めた研究ではフェンタニルが10 μg，モルヒネが200 μg併用されていることを知っておくべきである．
- 麻酔効果発現を早めること，鎮痛の質を高めること，鎮痛持続時間を延長させること，さらに術中の悪心・嘔吐を減少させるために，脊麻用ブピバカインに加えてフェンタニル（10〜25 μg）を添加することが一般的といえる．
- さらに術後12〜24時間のあいだの，とくに後陣痛の軽減のために塩酸モルヒネ（100〜200 μg）を添加することが推奨されている．この場合，作用発現からの作用持続時間を考えると，前者が主として手術中，後者が手術後半から術後24時間までをカバーするため，片方だけで十分とはいえない．こ

の塩酸モルヒネ使用に際しては，術後の悪心・嘔吐対策と呼吸抑制に対する監視が必須となる．
- 目標麻酔高は第4胸髄（T4）レベルである．

▶「⑤術後鎮痛」の節(p.269)も参照

❹ 術中管理

a．術中モニター

- 血圧計，心電図，末梢動脈血酸素飽和度（SpO_2）をモニターすることは言うまでもない．
- 後二者に対して，血圧測定は，麻酔薬投与後は児娩出までは最低でも2分ごとに行うべきである．可能であれば1分ごとに測定したい．脊髄くも膜下麻酔後の血圧低下はそれほど急激であることを認識すべきである★3．

▶SpO_2: arterial oxygen saturation

★3
「脊髄くも膜下麻酔で行った帝王切開術において，徐脈から短時間で心停止したが無事蘇生できた症例」は決して自慢にはならない．高度低血圧，高度徐脈を頻回に経験する施設は，管理が万全であったか見直すべきである．

b．低血圧予防

- 妊婦は仰臥位低血圧症候群を起こしやすく，麻酔とくに区域麻酔で助長される．母体低血圧は，悪心・嘔吐の原因となるばかりか，胎児への灌流圧低下から児のアシドーシスを起こすため予防対策が重要であり，発生時にはすみやかな対応が必要とされる．
- 予防法には子宮左方転位，輸液，昇圧薬が必要となる．
- とくに，まず少なくとも麻酔後は児娩出まで子宮左方転位を維持することを心がけるべきである★4．
- 輸液に関しては，麻酔開始前から輸液負荷を開始する"pre-load"輸液の際には晶質液よりも膠質液のほうが低血圧予防に有効である．一方，麻酔開始と同時に輸液負荷を始める"co-load"輸液の際には両者の差はない．したがって輸液時期を特定せず行う場合は膠質液のほうが使いやすいともいえる．
- 急速輸液でもう一点気をつけるべきは，糖を含む溶液を用いると胎児の高血

★4
麻酔直後はベッドを傾けていても，術者の要望で執刀から児娩出までの肝腎なときに仰臥位に戻してしまう症例報告も散見されるが，それは避けるべきである．

Column フェニレフリンの有用性

　以前は帝王切開術の昇圧薬といえば$α+β$作動薬のエフェドリンが望ましいとされていたが，近年の臨床データとそれを裏づける基礎研究により$α$作動薬であるフェニレフリンに軍配が上がり頻用されるようになった．しかしながら，一定の使用法がすべてに有用とは限らない．最近はどちらを使用するかでなく，いかに使用するかが問われており，いまだ結論が出ていない．有効に使用するためには麻酔直後からの持続投与が勧められる．しかし生体の反応は一定でないため，毎分の血圧測定と心拍数の連続モニターを参考に，個々に，持続投与に加えて1回投与量を調整するテーラーメイド医療が求められている．なぜなら，エフェドリンよりいいはずのフェニレフリンが高度徐脈を起こし，心拍出量の低下から子宮胎盤血流の低下を起こすといったことがないとはいえない[10]．将来的にはフェニレフリン以外の昇圧薬，たとえばノルアドレナリンやアドレナリンなども作用時間が短いという特徴をふまえ，ごく低濃度で使用するような可能性もあるかもしれない[11]．

糖，アシドーシス，そして出生後に新生児の低血糖が生じることが指摘されていることである．20 g/時以下の母体への糖負荷はそれほど問題はないが，それ以上の場合には注意を要する．

- 輸液のみで血圧を維持することは難しい場合も多い．血圧が下がり始めたらすぐに，臨床的に深刻な低血圧になる前にエフェドリンもしくはフェニレフリンを投与することが推奨されている．エフェドリンは通常4〜5 mg，フェニレフリンは50〜100 μgもしくは100 μg/分で持続投与する．最近では，少なくとも児に問題のない定時手術においては，フェニレフリンのほうが母体の術中の悪心・嘔吐が少なく，胎児の酸塩基平衡の点からもエフェドリンに比べ有利であると指摘されている．

> 血圧が下がり始めたら，すぐにエフェドリンかフェニレフリンを投与する

c. 子宮収縮薬

- 帝王切開術における子宮収縮薬の第一選択薬はオキシトシンである[*5]．
- オキシトシンの副作用として低血圧，頻脈，心筋虚血，不整脈，悪心・嘔吐，水中毒などがあることを認識しておくべきである．
- 有効子宮収縮量は約0.3単位であるが，オキシトシンは耐性を生じやすく，術前にすでに長時間オキシトシンを使用している妊婦では必要量が通常量の10倍近くも必要となる．
- 作用時間は数分であるため，持続投与を行う必要性は正当化されるが，一方で，持続投与しても重症産科出血の減少はそれほど期待できない[*6]．
- 以前頻用されていた麦角アルカロイドとしてのメチルエルゴメトリンは高血圧，冠動脈攣縮の副作用の頻度が高く，今は第二選択薬となった．オキシトシンで対応が困難な子宮収縮不全に対して用いる．

[*5] 北里大学病院（当院）では，初期投与量として，オキシトシン5 U=1 mLを希釈して5 mL（1 U=1 mL）として，半量の2.5 Uを約1分ごとに0.5 U（0.5 mL）ずつ5分間で投与することが多い．

[*6] 当院の維持投与量は0.5〜1.0 U/100 mL/時である．

d. 抗菌薬投与

- 胎児に抗菌薬が移行することにより，新生児の敗血症の発見が遅れることや新生児の多剤耐性菌感染を懸念して，以前は臍帯結紮後に抗菌薬を投与することが推奨されていた．
- 最近では，抗菌薬の投与を帝王切開術開始前に行っても新生児の敗血症発生率は変わらないし，母体の子宮内膜炎や創部感染を含めた術後感染症のリスクはむしろ減少することが明らかになった．
- アメリカ産婦人科学会では，2010年から帝王切開の手術開始1時間以内に抗菌薬の投与を終了するように管理することを推奨している[12]．

e. 母体への酸素投与

- 母体への酸素投与は，吸入酸素濃度が60％以上でなければ胎児の臍帯静脈血酸素分圧は上昇せず，新生児のApgar scoreにも影響を与えない．また母体への酸素投与に手術部位感染の減少効果や，悪心・嘔吐の軽減効果はなく，逆に母体の吸入酸素濃度に比例して，臍帯静脈血中の過酸化脂質の濃度が上昇するため，ルーチンでは行わないようになってきた．

❺ 術後鎮痛

- 術後鎮痛に対する配慮は必要である．しかも，帝王切開術後の創部痛および骨盤痛の発生は術直後だけでなく術後6か月後でも 10〜20％にも及ぶとの報告もあり[13]，慢性疼痛への移行も決して見逃せない．これに対して，とくに術直後の鎮痛は，鎮痛薬の1回1回の筋注や自己調節静脈内投与（PCA）よりも硬膜外腔への投与のほうが効果的であることが知られている．しかし一方で，近年，産科領域においても術後の抗凝固療法の必要性が認識されるに従い，術後の硬膜外カテーテルの使用の可否を各施設で検討する必要が出てきた．
- 硬膜外カテーテルが留置されていても抗凝固療法ができないわけではないが，病棟で硬膜外血腫やカテーテル感染を早期発見して必要に応じて処置，手術または投薬ができるようでないとリスクが高くなる．通常は産科病棟に24時間体制で麻酔科医が常駐していないリスクを再検討する必要があろう．

▶「合併症とその対策」については，6章「硬膜外ブロック Up-To-Date」ならびに7章「脊髄くも膜下ブロック Up-To-Date」を参照されたい．

▶PCA：patient-controlled analgesia

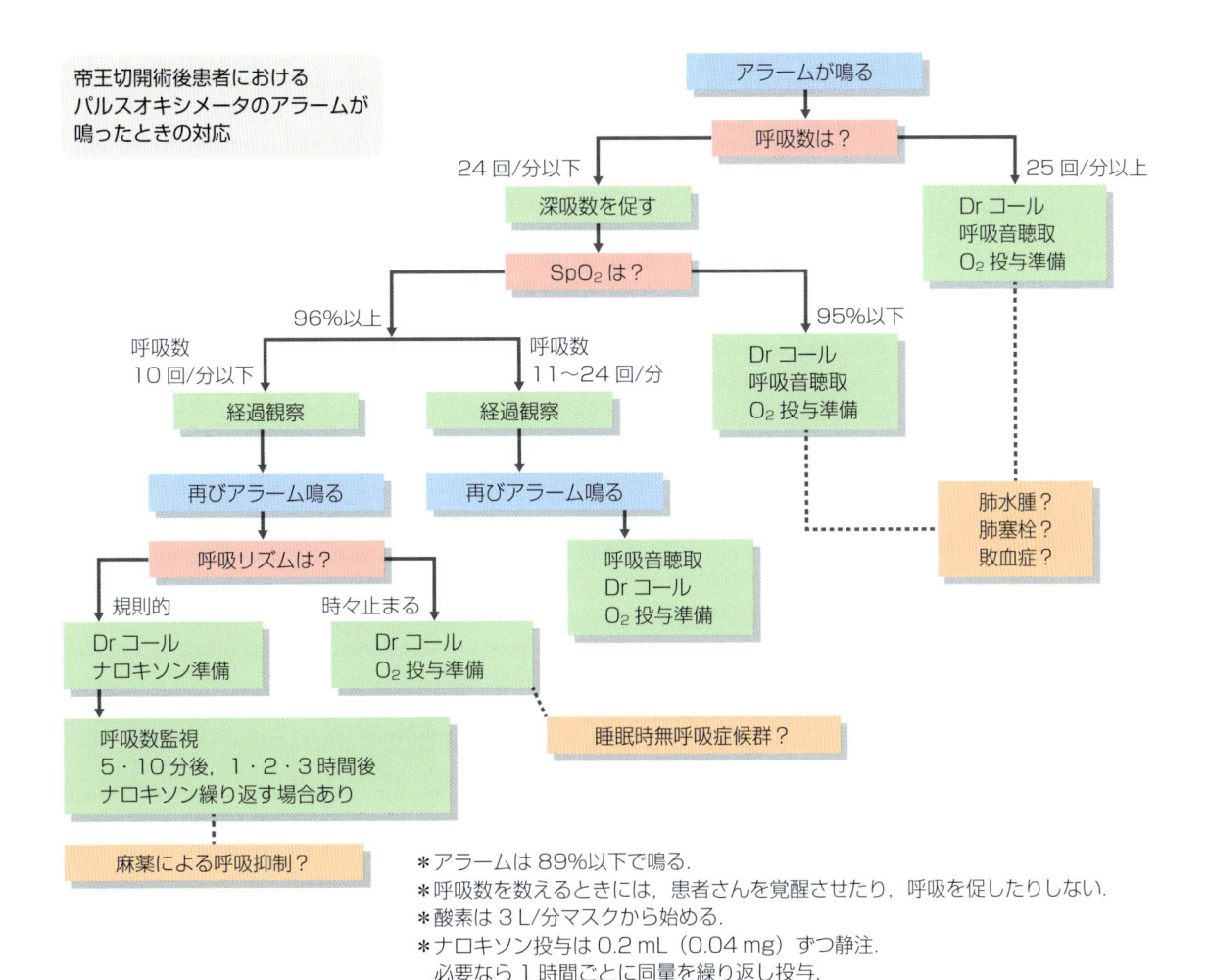

帝王切開術後患者におけるパルスオキシメータのアラームが鳴ったときの対応

（フローチャート）
- アラームが鳴る → 呼吸数は？
  - 24回/分以下 → 深吸数を促す → SpO₂は？
    - 96％以上
      - 呼吸数 10回/分以下 → 経過観察 → 再びアラーム鳴る → 呼吸リズムは？
        - 規則的 → Dr コール，ナロキソン準備 → 呼吸数監視 5・10分後，1・2・3時間後 ナロキソン繰り返す場合あり → 麻薬による呼吸抑制？
        - 時々止まる → Dr コール，O₂ 投与準備 → 睡眠時無呼吸症候群？
      - 呼吸数 11〜24回/分 → 経過観察 → 再びアラーム鳴る → 呼吸音聴取，Dr コール，O₂ 投与準備
    - 95％以下 → Dr コール，呼吸音聴取，O₂ 投与準備 → 肺水腫？肺塞栓？敗血症？
  - 25回/分以上 → Dr コール，呼吸音聴取，O₂ 投与準備 → 肺水腫？肺塞栓？敗血症？

＊アラームは89％以下で鳴る．
＊呼吸数を数えるときには，患者さんを覚醒させたり，呼吸を促したりしない．
＊酸素は3L/分マスクから始める．
＊ナロキソン投与は0.2mL（0.04mg）ずつ静注．必要なら1時間ごとに同量を繰り返し投与．

図5 北里大学病院周産母子成育医療センターにおけるSpO₂管理フローチャート

- 硬膜外カテーテルが留置されない場合の術後鎮痛に関しては，脊髄くも膜下腔への塩酸モルヒネ（100〜200 μg）投与，腹横筋膜面ブロック，非ステロイド性抗炎症薬（フルルビプロフェン 50 mg）やアセトアミノフェン（1 g）の定時投与などを検討する必要がある[★7].
- 脊髄くも膜下腔への塩酸モルヒネを用いた場合には，術後最低でも24時間は呼吸数の観察やパルスオキシメータによる連続監視などの対策を立てておく必要がある．図5に北里大学病院周産母子成育医療センターにおけるSpO_2管理フローチャートを示す．

（奥富俊之）

★7
当院では，脊髄くも膜下腔への塩酸モルヒネ（150 μg），腹横筋膜面ブロック（0.375％ロピバカインを左右へ20 mLずつ投与）に加え，術当日はフルルビプロフェン（50 mg）とアセトアミノフェン（1 g）を8時間ごとに静脈内投与，翌術1日目はロキソプロフェン（60 mg），アセトアミノフェン（300 mg）を8時間ごとに経口投与としている．

文献

1) Hawkins JL, et al. Anesthesia-Related Maternal Mortality in the United States:1979-2002. Obstet Gynecol 2011; 117: 69–74.
2) 田中秀典，ほか．帝王切開術麻酔の現状に関する全国アンケート調査の結果報告．日臨麻会誌 2013; 33: 411–20.
3) 公益社団法人日本麻酔科学会．術前絶飲食ガイドライン．http://www.anesth.or.jp/guide/pdf/kangae2.pdf
4) American Society of Anesthesiologists Task Force on infectious complications associated with neuraxial techniques. Practice advisory for the prevention, diagnosis, and management of infectious complications associated with neuraxial techniques: A report by the American Society of Anesthesiologists Task Force on infectious complications associated with neuraxial techniques. Anesthesiology 2010; 112: 530–45.
5) Holst D, et al. In vitro investigation of CSF leakage after dural puncture with various spinal needles. Anesth Analg 1998; 87: 1331–5.
6) 奥富俊之，ほか．産科麻酔の際の脊髄くも膜下麻酔の針の太さと種類の選択について―細いペンシルポイント針とは？ 周産期医学 2012; 42: 389–92.
7) Margarido CB, et al. The intercristal line determined by palpation is not a reliable anatomical landmark for neuraxial anesthesia. Can J Anaesth 2011; 58: 262–6.
8) Ginosar Y, et al. ED50 and ED95 of intrathecal hyperbaric bupivacaine coadministered with opioids for cesarean delivery. Anesthesiology 2004: 100: 676–82.
9) Carvalho B, et al. The ED50 and ED95 of intrathecal isobaric bupivacaine with opioids for cesarean delivery. Anesthesiology 2005; 103: 606–12.
10) Ngan Kee WD. Phenylephrine infusions for maintaining blood pressure during spinal anesthesia for cesarean delivery: Finding the shoe that fits. Anesth Analg 2014; 118: 496–8.
11) Ngan Kee WD, et al. Randomized double-blinded comparison of norepinephrine and phenylephrine for maintenance of blood pressure during spinal anesthesia for cesarean delivery. Anesthesiology 2015; 122: 736–45.
12) American College of Obstetricians and Gynecologists. ACOG Practice Bulletin No. 120: Use of prophylactic antibiotics in labor and delivery. Obstet Gynecol 2011; 117: 1472–83.
13) Nikolajsen L, et al. Chronic pain following Caesarean section. Acta Anaesthesiol Scand 2004; 48: 111–6.

8-3 無痛分娩の実際

❶ 「無痛分娩」から「産痛緩和」へ

- 現代の医学において、分娩時の痛み[★1]を取り除く、最も効果的で安全性の高い鎮痛法が硬膜外鎮痛であり、日本においては「無痛分娩」「和痛分娩」「鎮痛分娩」「麻酔分娩」などとよばれてきた。しかし、「無痛分娩」と称しても実際に痛みをまったく感じないわけではないし、「鎮痛分娩」「麻酔分娩」は分娩そのものが特殊であるという印象を与えてしまう。そのため、いずれの名称も適切な表現とは言いがたい。
- 英語では分娩時の硬膜外鎮痛法を labor epidural analgesia（LEA）とよんでいる。最近では、分娩時の硬膜外鎮痛法は pain relief in labor の中の一つの手法であるという考え方が広まってきている。Cochrane Library による Overview Review（Systematic Review の総説）の "Pain management for women in labour" の中には、epidural analgesia（硬膜外鎮痛）と combined spinal and epidural analgesia（CSEA：脊髄くも膜下硬膜外併用麻酔〈脊硬麻〉）が、非薬物療法（催眠療法、リラクゼーション、水中分娩、アロマテラピーなど）と同列に記載されている[2]。非薬物療法も分娩時の痛みを緩和し、無痛あるいは和痛、鎮痛を目的としており、これらを総称して「産痛緩和」とよぶことが適当であると考えられる[★2]。

❷ 適応

- 明確な適応基準はないが、①妊婦が産痛緩和を希望し、②区域麻酔の医学的禁忌がない場合は、区域鎮痛法による産痛緩和の適応があると考えられる。また、妊婦からのリクエストだけでなく、いくつかの医学的な適応もある。

a. 妊娠高血圧症候群

- 妊娠高血圧症候群妊婦に対して、硬膜外鎮痛を行うと鎮痛による血中カテコラミン濃度の減少が図れるだけでなく、絨毛間腔の血流量を増加させることが期待できる[3]。
- 一方、重症妊娠高血圧腎症では、循環血液量が著明に減少していることがあり、交感神経遮断に伴う治療抵抗性の急激な低血圧をきたすおそれがあるので、通常の硬膜外鎮痛以上に注意を払う必要がある。

b. 心疾患合併妊娠

- 母体の高齢化や先天性心疾患の治療成績向上などにより、心疾患合併妊婦は増加している。区域鎮痛法による優れた鎮痛は、分娩時の母体頻脈を改善

[★1] 分娩時の痛みは一般的に「陣痛」と記載されることが多いが、日本語でいう「陣痛」には2つの意味がある。一つは子宮収縮に伴う痛み、もう一つは子宮収縮そのものである。英語では分娩時の痛みを labor pain、子宮収縮を contraction として、別々の言葉で表現される[1]。われわれが硬膜外鎮痛や CSEA を用いて取り除くことは、痛みである「陣痛」であって、子宮収縮である「陣痛」ではない。本項ではこの2つの言葉を明確に使い分けるため、子宮収縮に伴う痛みおよび産道拡大に伴う分娩時の痛みを総称して「産痛」とよび、子宮収縮そのものは「子宮収縮」と記載している。

[★2] 慣れない麻酔科医が、硬膜外麻酔の手技に慣れているからといって、硬膜外鎮痛による産痛緩和を行うと、失敗することが多い。麻酔科医の性ではあるが、鎮痛や除痛を目的としてしまい、麻酔薬の過量投与につながり、分娩進行の妨げとなってしまう。術中管理と同じ感覚で産痛緩和に取り組むと、大きな失敗を引き起こすので、慣れるまでは妊婦に痛いと言われても、薬の効果が現れるまでのあいだを見守る必要がある。

し，子宮収縮に伴う一時的な循環血液量増加を緩和することができるので，虚血性心疾患や僧帽弁疾患，肺高血圧症などを合併する妊婦では，硬膜外鎮痛が積極的に勧められる[4]．
- 一方，大動脈弁狭窄症，閉塞性肥大型心筋症など末梢血管抵抗が減少すると症状が悪化する病態では，区域鎮痛法による産痛緩和は慎重に行う必要がある．

c. 気道確保困難

- 硬膜外カテーテルが留置してあれば，分娩中に帝王切開が必要となった場合でも，硬膜外腔へ局所麻酔薬を追加することで，帝王切開麻酔を行うことができる[4]．
- 気道確保困難が予測され，かつ帝王切開へ移行するリスクの高い経腟分娩症例では，全身麻酔を避けるためにも硬膜外鎮痛が推奨される．

d. 病的肥満

▶BMI：
body mass index（体型指数）

- BMI が 35 kg/m^2 を超える病的肥満妊婦では，上述の気道確保困難に加えて，区域麻酔困難のリスクがある．分娩第 1 期前半であれば，患者も落ち着いて区域麻酔の施行に協力することができるが，分娩第 1 期後半では区域麻酔を行うための姿勢保持もままならない．この点からも，病的肥満妊婦の経腟分娩でも硬膜外鎮痛が勧められる．

❸ 硬膜外鎮痛による産痛緩和の実際

- 分娩時の痛みには，①子宮収縮および頚管開大に伴う内臓痛と，②下部産道の開大と伸展に伴う体性痛がある．前者は交感神経を介して T10〜L1 の脊髄分節から中枢神経へ，後者は陰部神経を介して S2〜4 の脊髄分節から中枢神経へ痛みが伝導される（図 1）[5]．

痛みの部位や性質は分娩の進行によって変化する

- 分娩の進行によって，痛みの部位や性質が変化するため，効果的な産痛緩和を行うためには，分娩そのものを理解する必要がある．分娩第 1 期の産痛は主に①による内臓痛が強く，分娩第 2 期にはさらに②の痛みが加わり，より産痛が強くなる．
- 硬膜外鎮痛による産痛緩和では，分娩進行に応じて T10 から S 領域までの広い範囲をブロックする必要がある．硬膜外腔へ注入した薬液は頭側へ広がりやすいことから，産痛緩和のための硬膜外カテーテルは L2/3，L3/4，L4/5 のいずれかに留置する．
- 硬膜外カテーテルを留置する前に，必要な薬品や物品を準備し，バイタルサインを測定する．手術室と同様に清潔操作を心がけ，麻酔科医と介助者は帽子とマスクを着用する．

硬膜外穿刺は，陣痛の間欠期に行う

- 分娩進行中の硬膜外穿刺は，陣痛の間欠期に行う．これは，子宮収縮の痛みで患者が動いてしまい偶発的硬膜穿刺および神経障害のリスクが高くなってしまうためと，子宮収縮により硬膜静脈が怒張して血管穿刺のリスクが高く

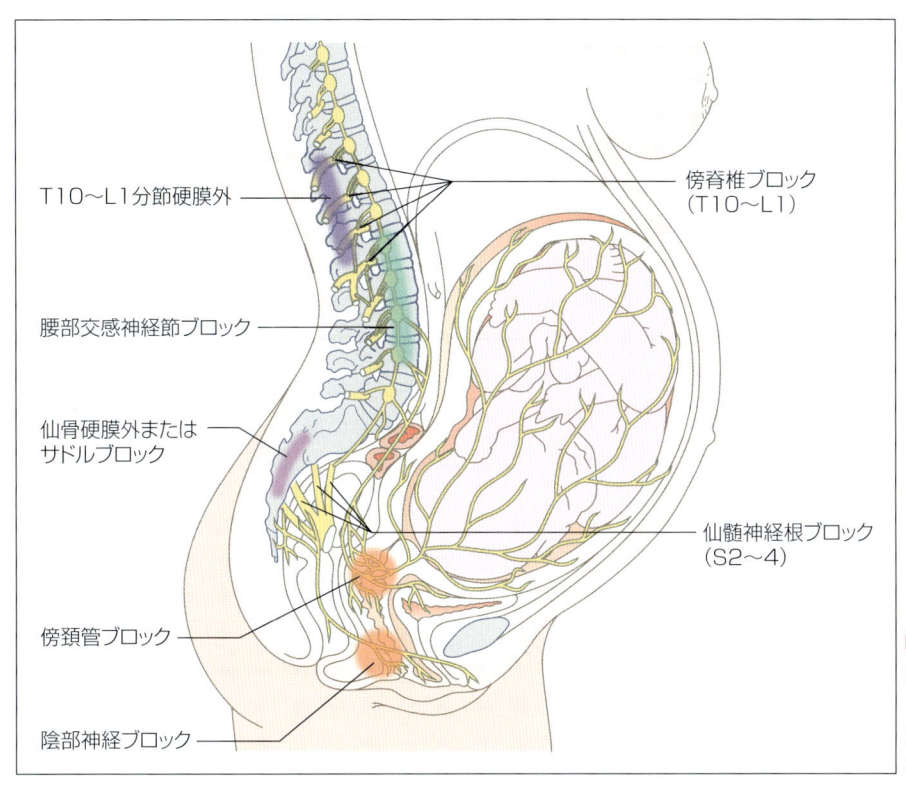

図1 産痛の神経伝導路と区域麻酔法
(Eltzschig HK, et al. N Engl J Med 2003; 348: 319–32[5]より)

なる可能性があるためである．硬膜外針を進めている途中で妊婦が痛みを訴えた場合，一時的に手を止めて，痛みが遠のいてから，再度，硬膜外針を進めていく[4]．

- 硬膜外鎮痛開始時の初回投与として，0.125〜0.25％ブピバカインあるいは20万倍アドレナリン添加0.1〜0.2％ロピバカインを3 mLずつ計9〜12 mL注入する★3．手術室での麻酔と異なり，分娩中の妊婦は頻回に身体を動かすので，カテーテルの位置がずれることがある．そのため，薬液を注入する際は，常にテストドースのつもりで投与することを忘れてはいけない[4]．

- 初回投与後，20分程度で麻酔域の確認を行う．分娩進行中に導入した場合，早く痛みをとろうとして，つい慌てて局所麻酔薬を追加投与してしまい，麻酔域が広がりすぎてしまうことがあるので注意する．硬膜外鎮痛が効いてくると，子宮収縮のたびに痛みが徐々に緩和されてくる．麻酔域がT10まで得られたら，持続硬膜外鎮痛を開始する．

- 高濃度局所麻酔薬は運動神経遮断が起こりやすく，帝王切開分娩も増加させるので，低濃度局所麻酔薬とオピオイドを混注した薬液を用いるのが一般的である．ロピバカインでは0.08〜0.15％，ブピバカインやレボブピバカインでは0.0625〜0.125％の薬液を用い，フェンタニルが2 μg/mLとなるように調製する（表1）．

- 埼玉医科大学総合医療センターでは，初回投与薬に0.25％ブピバカイン（マーカイン®），持続硬膜外の薬液には0.08％ロピバカイン（アナペイン®）＋

★3
ロピバカインは低い血中濃度では神経症状が出ない．そのため，ロピバカインを初回投与薬として使用する場合は，アドレナリンが添加された薬液を使用しないと血管内誤注入が早期に診断できない．0.2％ロピバカイン100 mLへ，アドレナリン1 mg/mLを0.5 mL混注することで，簡単に20万倍アドレナリン添加0.2％ロピバカインを調製することができる．

表1 薬液調製早見表——ロピバカイン＋フェンタニル 2 μg/mL（総液量 50 mL）

	0.08%	0.1%	0.15%
0.2%ロピバカイン	20 mL	25 mL	37.5 mL
フェンタニル原液	2 mL	2 mL	2 mL
生理食塩水	28 mL	23 mL	10.5 mL

フェンタニル 2 μg/mL を用いている．初回投与で使用しているマーカイン®により，一時的な下肢運動障害をきたすことがあるが，分娩経過中にほとんどが軽減する．

a. 分娩第 1 期の過ごし方

- 分娩第 1 期は子宮収縮による産痛のみであるため，必要な麻酔域は T10～L1 である．低濃度局所麻酔薬を用いても，硬膜外鎮痛により末梢血管抵抗が下がり，仰臥位で過ごしていると大動静脈圧迫（仰臥位低血圧症候群）と相まって，低血圧となることがあるので，側臥位で過ごす．低濃度局所麻酔薬では運動神経遮断がなければ歩行することも可能であるが（walking epidural），急激な体位変換による低血圧や転倒のリスクがあるので注意する．
- 腰部硬膜外鎮痛では，尿意が感じにくくなることから，2～4 時間ごとに定期的な導尿を行う必要があるが，尿道カテーテルは留置しなくてよい．

b. 分娩第 2 期の過ごし方

- 分娩第 2 期に入ると，会陰部の痛みが加わってくる．硬膜外鎮痛では S 領域の鎮痛が不十分になりがちになるが，上体を挙上することによって硬膜外腔の薬液が S 領域へ広がりやすくなる．麻酔域が十分にもかかわらず産痛が強い場合は，局所麻酔薬の濃度を濃くすると痛みがとれるので，必要に応じて薬液濃度を調整する．
- 時に産科医や助産師から，器械分娩（鉗子・吸引分娩）の頻度を減少させるために，分娩第 2 期に硬膜外鎮痛を中止するよう求められることがあるが，これにより器械分娩率は低下しない[6]．462 人を対象とする 5 つの RCT を採択した Cochrane Systematic Review によると，子宮口が 8 cm まで開大した時点で硬膜外鎮痛を中止しても，器械分娩率（RR 0.84 [95% CI 0.61, 1.15]）と帝王切開率（RR 0.98 [95% CI 0.39, 2.46]）に差はなかった．鎮痛の質に関しては，分娩第 2 期前に硬膜外鎮痛を中止すると有意に悪化した（RR 3.68 [95% CI 1.99, 6.80]）．

c. 硬膜外鎮痛を終了するタイミング

- 分娩後には産科的診察や会陰切開縫合など，痛みを伴う処置が必要になることがあるので，これらの処置が終了するまで硬膜外鎮痛は継続する[4]．
- 鉗子分娩では，産後会陰部痛が強いため，必要であれば硬膜外モルヒネ 3 mg を投与する．硬膜外モルヒネではくも膜下モルヒネ同様に遅発性呼吸抑制が起こりうるので，ASA の neuraxial opioid に関するガイドラインを参考に，投与後 24 時間は 1 時間ごとに呼吸のモニタリングを行う[7]．

▶RCT：randomized controlled trial（ランダム化比較試験）

▶ASA：American Society of Anesthesiologists（アメリカ麻酔科学会）

❹ CSEA による産痛緩和の実際

- CSEA は硬膜外鎮痛と比べて，鎮痛効果の発現が早いことが最大の利点である．とくに開始 10 分以内の鎮痛効果が，硬膜外鎮痛よりも高い．また，分娩の初期に行うと，最初から持続硬膜外注入した場合と比較して局所麻酔薬の総使用量を少なくすることができる．一方で，分娩に与える影響は，硬膜外鎮痛とほぼ同等とされ，器械分娩率や帝王切開率，新生児アウトカムに統計学的な有意差はない．
- 脊髄くも膜下穿刺と硬膜外穿刺を同一の椎間で行う一椎間法は，特殊な穿刺針を必要とするが，患者への負担が少ないことから好ましいとされている．しかしながら，やや手技が煩雑となるため手技の習得に努める必要がある．産痛が強く，安静が保てない妊婦の場合，脊髄くも膜下鎮痛のみを行い，改めて硬膜外カテーテルを留置することもあり，妊婦の状況に合わせて柔軟に対処する．
- 脊髄くも膜下鎮痛には，低用量局所麻酔薬とオピオイドが用いられる．埼玉医科大学総合医療センターでは，等比重ブピバカイン 2.5 mg（0.5 mL）とフェンタニル 20 μg（0.4 mL）を用いている．この投与量では，ほとんど運動神経遮断をきたすことなく，産痛緩和を図ることができる．1〜2 時間経過して，脊髄くも膜下鎮痛の効果がなくなってきたら，持続硬膜外鎮痛を開始し，以降は硬膜外鎮痛と同様に対処する．
- CSEA は迅速な鎮痛を提供することができるが，くも膜下オピオイドは母体の搔痒と開始 1 時間以内の胎児徐脈を有意に増加させる．しかし，Apgar スコア 5 分値 7 未満や，器械分娩，帝王切開の頻度には影響しない．
- CSEA 後の胎児徐脈では，通常の胎児徐脈と同様に，体位変換，子宮左方転位，酸素投与，低血圧があれば昇圧薬を投与，などの子宮内胎児蘇生を行う．この胎児徐脈の発症機序は，産痛が急激に取り除かれることにより血中カテコラミン濃度が減少して β 作用が減弱し，相対的に α 作用が有意になり，子宮緊張が亢進するためと考えられている[8]が，かならずしも子宮緊張亢進が観察されるわけではない[4]．子宮収縮モニタリングで，過強陣痛を認める場合は，緊急子宮弛緩のためニトログリセリン 100 μg の静注を考慮する．

❺ トラブルシューティング

a．痛みがとれない（図 2）

- 硬膜外鎮痛中に妊婦が痛みを訴える場合，まずその痛みが正常な子宮収縮による痛み

▶CSEA：combined spinal and epidural analgesia

CSEA は鎮痛効果の発現が早く，局所麻酔薬の総使用量を少なくできる

> **Topics** DPE（dural puncture epidural）technique
>
> DPE は硬膜外鎮痛による鎮痛効果の発現を早め，S 領域にも鎮痛効果が広がりやすくするために考案された硬膜外鎮痛の一つである[9]．この方法は一椎間法で CSE 針を用いて硬膜外穿刺し，さらに脊髄くも膜下針で穿刺して脳脊髄液を得たのち，薬液を脊髄くも膜下腔へ注入せずに硬膜外カテーテルを留置する方法である．Cappiello らの報告によれば，DPE は硬膜外カテーテルの脊髄くも膜下腔への迷入を認めることなく，S 領域の麻酔効果と開始 20 分後の鎮痛効果が硬膜外鎮痛よりも高かった．CSEA との比較研究はまだないが，今後その比較研究が望まれる．

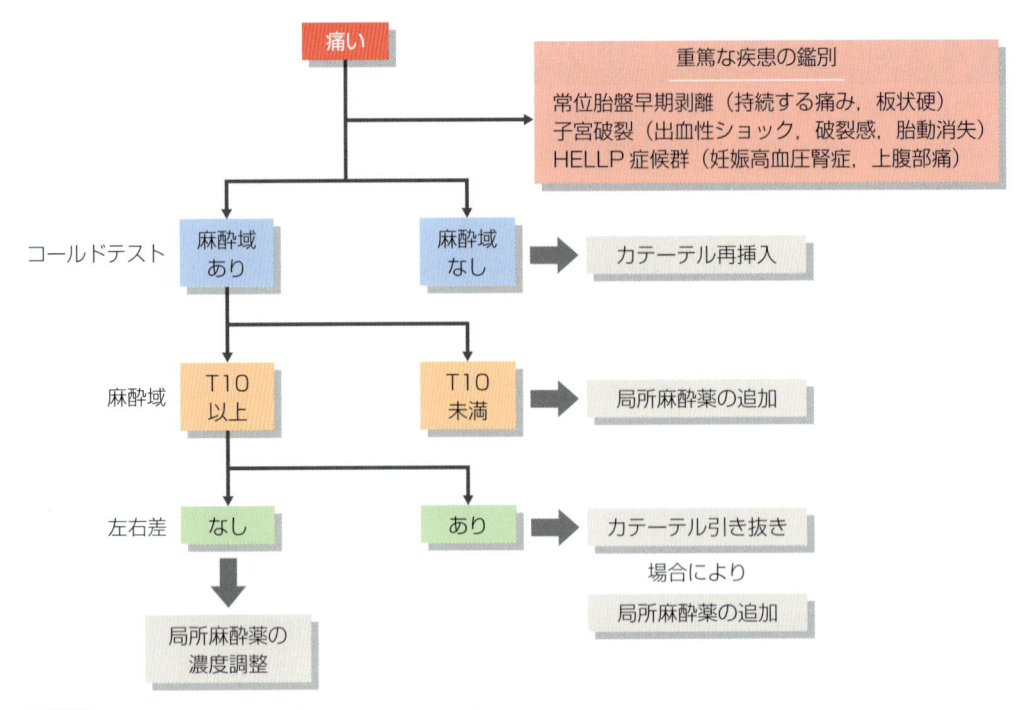

図2 痛みに対するトラブルシューティング

▶HELLP：
Hemolytic anemia（溶血性貧血），Elevated Liver enzymes（肝逸脱酵素上昇），Low Platelet count（血小板低下）

★4
妊娠中は妊娠子宮による下大静脈の圧迫で硬膜静脈叢が怒張している．硬膜外カテーテルが片寄って挿入されていると，怒張した静脈叢が局所麻酔薬の反対側へ浸潤を妨げ，片効きとなる（図3）[4]．硬膜外腔への適切な留置長を検討した研究では，頭側5 cm固定が最も効果的であったことから，それ以上深く挿入しないほうがよいだろう[10]．硬膜外カテーテルを固定する際に，背中を伸ばさずに固定すると，カテーテルが1 cmほど深く引き込まれることがあるので[11]，カテーテルを固定する際の体位にも注意を払う．

かどうかを判断する．まれに常位胎盤早期剥離，子宮破裂，HELLP症候群による肝破裂などが起こりうるので注意する．また，カテーテルの血管内迷入でも鎮痛効果が乏しくなるので，鑑別する必要がある．子宮収縮による痛みは，陣痛計による子宮収縮に一致して痛みがあり，周期的で痛くない時期（陣痛間欠期）があるのが特徴である．妊婦に話しかけたり，診察したりする際は，できる限り陣痛間欠期に行うことを心がける．

- 硬膜外鎮痛開始から20分もすれば，長時間作用性局所麻酔薬を用いた場合でも，コールドテストによる麻酔域の判定が可能となる．適切な量の局所麻酔薬を使用し，時間がある程度経過したにもかかわらず，コールドテストで麻酔域がまったく判定できない場合は，カテーテルが適切でないので，躊躇せずに硬膜外カテーテルを入れ直す．
- コールドテストでT10未満の麻酔域の場合，鎮痛範囲が狭いと判断できるので，硬膜外鎮痛をボーラス投与し，麻酔域がT10まで広がるように調整する．
- 麻酔域に左右差★4がある場合，硬膜外カテーテルが適切な場所に位置していないと判断できる．硬膜外カテーテルを1 cmほど引き抜き，麻酔効果の乏しい側を下にして，硬膜外腔へ薬液をボーラス投与する．カテーテルの引き抜きを繰り返し，硬膜外腔への留置長が2 cm以下となるような場合は，硬膜外カテーテルを入れ直す[4]．
- T10まで左右差がない麻酔域が得られているにもかかわらず，痛みを訴える場合は，まだらに効いている場合と局所麻酔薬の感受性による場合があ

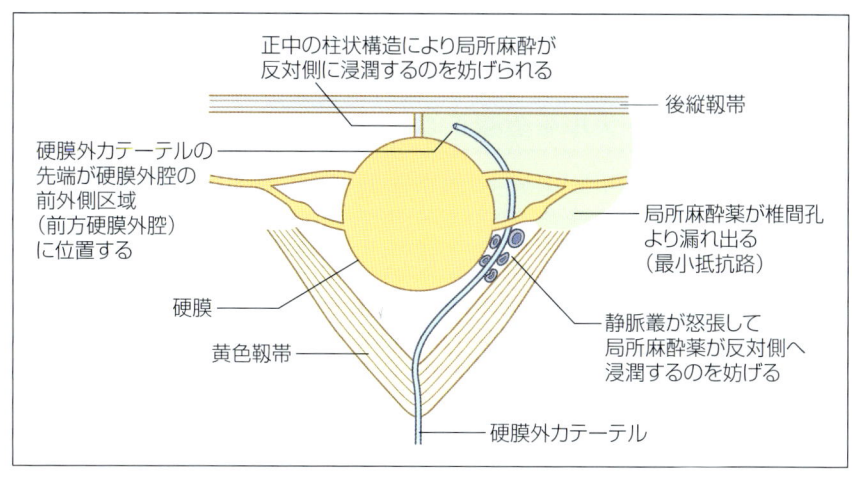

図3 硬膜外腔の模式図と硬膜外カテーテルの位置
(照井克生. 硬膜外無痛分娩—安全に行うために. 改訂2版. 南山堂；2006. p.117[4]より)

る．まだら効きでは，硬膜外カテーテルの引き抜きを試みる．低濃度局所麻酔薬では万人に一定の鎮痛効果を得ることができないので，持続硬膜外鎮痛の局所麻酔薬濃度を高くすることも考慮する．

b. お腹の張りがわからない

- 初期投与の際に高濃度の局所麻酔薬（0.25％ブピバカイン，0.2％ロピバカイン）を使用した場合や，CSEAの場合に起こりやすい．硬膜外鎮痛開始直後や分娩第1期であれば問題なく，多くの場合，分娩第2期になると，児頭圧迫感が出現し，子宮収縮がわかるようになってくる．

c. 怒責感[★5]がない

- 妊婦は子宮収縮が始まると同時にお腹の張りを訴えるが，硬膜外鎮痛を行っていると，子宮収縮が強くなってきてからお腹の張りを訴える．そのため通常のタイミングで怒責をすると，子宮収縮のピークで有効にいきむことができない．陣痛計や触診による子宮収縮を確認し，タイミングよくいきませるよう指導する．指導によって上手に怒責がかけられない場合，持続硬膜外鎮痛の投与量を減量し，子宮収縮を感じるようになってから怒責を再開する．

d. 下肢に力が入らない

- 硬膜外鎮痛による初回投与直後では，しばしば認められる．0.08％ロピバカインによる持続投与中には，ほとんど認めない．下肢に力が入らない場合は，診療録にその旨を記載し，持続投与量を減量し，30分〜1時間後に症状が改善するかどうか経過観察する．多くは片側だけ（側臥位で下側になっている脚）の症状で，両側に認める場合や，症状が進行する場合は，硬膜外カテーテルのくも膜下腔への迷入を強く疑う．

★5
いきむという動作は，腹筋に力を入れて腹圧を高めるのではなく，胸腔内圧を高めて横隔膜を押し下げ，子宮底部を頭側から尾側へ押すことによって児娩出を促す方法である．つまり，Valsalva法（息こらえ）である．そのため，腹圧が自分で十分にコントロールができない脊髄損傷の妊婦でも経腟分娩は可能である．

6 区域鎮痛法による産痛緩和に関するQ&A

a. 硬膜外カテーテルを留置するタイミングは？

- 原則として硬膜外カテーテルは，硬膜外鎮痛を開始するタイミングで挿入する．誘発分娩と組み合わせた場合，硬膜外カテーテルを誘発分娩開始前に挿入することがあるが，いざ硬膜外鎮痛を開始しようとした際にカテーテル位置がずれてしまったり，誘発分娩そのものがうまくいかなかったりすることがあるので，推奨されない[4]．さらにこの方法では，CSEAを行うことはできない．
- 硬膜外鎮痛を開始するタイミングに関して，以前は子宮口5 cm以上開大しないで硬膜外鎮痛を開始すると帝王切開率が高くなるといわれていたが，現在は陣痛が発来した妊婦がリクエストした時点で開始することが勧められている．
- 一方，子宮口が7 cm以上開大してから硬膜外鎮痛を開始すると，失敗頻度が高くなることが知られている[12]．おそらく陣痛間欠期が2分未満と短い中での迅速な硬膜外カテーテル挿入が必要とされる手技の困難さと，カテーテル調整にかけられる時間が短いことなどが関係していると推測される．

b. どれくらい痛みがとれるのか？

- 明らかな統計はないが，臨床上の印象では10人のうち1人がほとんど「無痛」という状況になるが，残りのうち8人が「痛みはあるけど大丈夫」という状態で満足している．残った1人にはカテーテルの位置調整や再穿刺が必要となる．
- 硬膜外鎮痛は非常に優れた鎮痛法だが，産痛緩和で使用する場合は子宮収縮の強い痛みを低濃度局所麻酔薬と少量のオピオイドにより緩和するため，完

> **Topics　硬膜外鎮痛の薬液投与方法**
>
> 硬膜外鎮痛導入後，鎮痛効果を維持するために硬膜外腔へ継続して薬液を注入するが，持続硬膜外投与（continuous epidural infusion：CEI）以外に，最近では定時間欠的硬膜外投与（programmed intermittent epidural bolus：PIEB）とよばれる方法が注目を集めている[13]．これは持続投与せずに一定間隔ごとに局所麻酔薬を硬膜外腔へ自動的に投与する方法で，Systematic Reviewでは統計学的有意差がないものの，器械分娩率が持続硬膜外鎮痛と比べて低くなることが示されている（OR 0.59 [95% CI 0.35, 1.00]）．一方，patient controlled epidural analgesia（PCEA）を上記の鎮痛法に組み合わせた方法や，PCEAのみによる産痛緩和も行われている．PCEAを用いると，妊婦が自分自身で鎮痛をコントロールできるため，主体性に参加できることから満足度が高い．

> **Tips　機械式ポンプか，ディスポーザブルポンプか？**
>
> 　産痛緩和では，妊婦一人ひとりが求める鎮痛の程度や心理的多様性から，単一のプロトコールで満足のできる鎮痛を提供することは難しい．硬膜外持続投与が 8 mL/時で十分な人もいれば，12 mL/時でも足りない人もいる．そのため，きめ細かい設定が行える機械式ポンプによる管理が望ましいと考えられる．ディスポーザブルポンプでは，多くの場合，設定が 3 段階程度にしか調整できないため，満足のいく鎮痛を提供しきれない．
> 　一方で，機械式ポンプは細かい設定ができる反面，設定エラーやアラームに対応しなければならないデメリットもある．使用するスタッフおよびパラメディカルが機械式ポンプに慣れ親しんでおく必要がある．また，医療機器であることからメンテナンスの煩雑さや導入コストの問題があげられる．
> 　シリンジポンプによる持続硬膜外鎮痛は，PCEA による細かい調整はできないが，低コストで導入でき，比較的扱いに慣れていることから安全面での利点もある．新しく硬膜外鎮痛による産痛緩和を導入する場合は，デバイスのメリット・デメリットを考慮しながら最適な機種を選ぶ必要がある．

全に痛みを乗り除くことは難しい．痛みばかりに注意を払ってしまうと，「鎮痛」から「麻酔」になってしまうので，常に産痛を「緩和」することを忘れてはいけない．

c. 区域鎮痛により母子関係に悪影響を及ぼすか？

- 出産の痛みが母子関係に必須な因子であれば，分娩時に痛みを伴わない帝王切開分娩でも同じことがいえるであろう．しかしながら，出産の痛みの有無により母子関係が左右されるかどうかを解明した科学的根拠はない．
- また，硬膜外鎮痛によって産痛自体は緩和されるが，分娩の際に妊婦は怒責する必要があるので，決して楽な出産とは限らない．
- われわれの施設では，多くの妊婦が硬膜外鎮痛による産痛緩和を選択し，出産の現場に立ち会っているが，母子関係に産痛緩和が悪影響を及ぼしているとは考えにくい．

d. 硬膜外鎮痛による低血圧の対策と治療は？

- 分娩中に硬膜外鎮痛を導入した際の低血圧は約 15％で認められるので，硬膜外鎮痛を開始してから 30 分間は 2〜5 分間隔で血圧を測定する．また，硬膜外鎮痛中は側臥位で過ごすので，上側の腕に血圧計を巻いていると血圧が低くなる★6 ので注意が必要である．逆に下側の腕では低血圧を見逃すおそれがあるので，測定時の患者体位に気をつける．
- 大動脈・下大静脈圧迫（仰臥位低血圧症候群）を避けることで低血圧を予防できるので，硬膜外鎮痛開始後は左右いずれかの側臥位で過ごしてもらう．輸液のプレロードによる低血圧予防は，産痛緩和において有効性は示されて

★6
妊婦での研究では，側臥位の上側肢で血圧を測定した場合，収縮期血圧で平均 10 mmHg，拡張期血圧で 14 mmHg 低く測定される[14]．

★7
分娩中に硬膜外鎮痛を行うと，母体の体温が徐々に上昇することが知られている（epidural fever）．Epidural fever が報告された当初は，母児の感染症が懸念されたが，現在は否定されている[18]．今では，鎮痛により母体が過度に呼吸せずに過ごすため不感蒸泄が減少し，熱が放散されなくなることや，硬膜外鎮痛自体の体温調節への影響と考えられている[18]．発熱の原因による問題は解決されたが，最近では母体高体温により胎児が高体温となり，後の神経発達に影響して学習障害を増加させるという報告があり[19]，今後の動向に注目したい．

▶OAA：Obstetric Anaesthetists' Association

表2 区域鎮痛法による産痛緩和で認められる合併症

よくある副作用・合併症	まれだが重篤な副作用・合併症
・低血圧 ・掻痒 ・悪心・嘔吐 ・母体発熱★7 ・ふるえ，シバリング ・尿閉	・偶発的硬膜穿刺（100人に1人） ・局所麻酔薬中毒（5,000人に1人） ・くも膜下誤注入（4,200人に1人） ・半年以上継続する神経障害（24,000人に1人） ・硬膜外膿瘍（50,000人に1人） ・硬膜外血腫（170,000人に1人） ・髄膜炎（100,000人に1人）

（Obstetric Anaesthetists' Association. LabourPains.com. Pain Relief in Labour[17]より）

いない[15]．しかしながら，多くの産科麻酔科医は晶質液 500 mL のコロードを好んで行っている[4, 8]．

- 低血圧の治療は，体位変換と輸液負荷，昇圧薬の投与によって行う．帝王切開時の昇圧薬は，エフェドリンよりもフェニレフリンが好ましいとする流れになってきているが，産痛緩和における低血圧では，いずれでも構わない．エフェドリンは胎盤を通過して，胎児心拍とバリアビリティを増加させることが知られている[16]．
- 表2 へ OAA（英産科麻酔学会）による区域鎮痛法による産痛緩和の合併症を示す．妊婦に起こりうる合併症を説明する際は，よく起こる副作用だけでなく，まれだが重篤な合併症についても説明する必要がある．ただし，まれであることや，発生予防，早期発見に努めている旨を強調し，不安をあおらないように注意する．

（松田祐典，照井克生）

文献

1) 吉田和枝．欧米および日本における産痛対応法の比較史的研究．大阪大学大学院人間科学研究科紀要 2008; 34: 269-89.
2) Jones L, et al. Pain management for women in labour: An overview of systematic reviews. Cochrane Database Syst Rev 2012; 3: CD009234.
3) Jouppila P, et al. Lumbar epidural analgesia to improve intervillous blood flow during labor in severe preeclampsia. Obstet Gynecol 1982; 59: 158-61.
4) 照井克生．硬膜外無痛分娩—安全に行うために．改訂2版．東京：南山堂；2006.
5) Eltzschig HK, et al. Regional anesthesia and analgesia for labor and delivery. N Engl J Med 2003; 348: 319-32.
6) Torvaldsen S, et al. Discontinuation of epidural analgesia late in labour for reducing the adverse delivery outcomes associated with epidural analgesia. Cochrane Database Syst Rev 2004; 4: CD004457.
7) American Society of Anesthesiologists Task Force on Neuraxial Opioids, Horlocker TT, et al. Practice guidelines for the prevention, detection, and management of respiratory depression associated with neuraxial opioid administration. Anesthesiology 2009; 110: 218-30.
8) Wong CA. Epidural and spinal analgesia/anesthesia for labor and vaginal delivery. In: Chestnut DH, et al, eds. Chestnut's Obstetric Anesthesia: Principles and Practice. 4th ed. Philadelphia: Mosby; 2009. p.429-92.

9) Cappiello E, et al. A randomized trial of dural puncture epidural technique compared with the standard epidural technique for labor analgesia. Anesth Analg 2008; 107: 1646-51.
10) Beilin Y, et al. The optimal distance that a multiorifice epidural catheter should be threaded into the epidural space. Anesth Analg 1995; 81: 301-4.
11) Hamilton CL, et al. Changes in the position of epidural catheters associated with patient movement. Anesthesiology 1997; 86: 777-84.
12) Muppuri R, et al. Predictive model for the inadequate labor epidural analgesia: An outcome of the prospective observational study at university women's hospital. Middle East J Anesthesiol 2012; 21: 719-24.
13) George RB, et al. Intermittent epidural bolus compared with continuous epidural infusions for labor analgesia: A systematic review and meta-analysis. Anesth Analg 2013; 116: 133-44.
14) Kinsella SM, Black AM. Reporting of 'hypotension' after epidural analgesia during labour. Effect of choice of arm and timing of baseline readings. Anaesthesia 1998; 53: 131-5.
15) Hofmeyr G, et al. Prophylactic intravenous preloading for regional analgesia in labour. Cochrane Database Syst Rev 2004; 4: CD000175.
16) Lee A, et al. A quantitative, systematic review of randomized controlled trials of ephedrine versus phenylephrine for the management of hypotension during spinal anesthesia for cesarean delivery. Anesth Analg 2002; 94: 920-6.
17) Obstetric Anaesthetists' Association. LabourPains.com. Pain Relief in Labour. http://www.labourpains.com/ui/content/content.aspx?ID=332
18) Shah AA, et al. Epidural analgesia and maternal fever: Real or fiction? In: Gaiser R, ed. Obstetric and Gynecologic Anesthesia. An Issue of Anesthesiology Clinics. Elsevier; 2013. p.559-70.
19) Dammann O, et al. Maternal fever at birth and non-verbal intelligence at age 9 years in preterm infants. Dev Med Child Neurol 2003; 45: 148-51.

8章 区域麻酔の応用

8-4 awake craniotomy での適応

- awake craniotomy の歴史は古く，局所麻酔下で行われた 20 世紀初頭のてんかん焦点の外科的切除がその起源とされている．
- 麻酔薬や麻酔関連器具の発展により，さまざまな麻酔方法がこれまで awake craniotomy に適応されてきたものの，麻酔管理方法にはエビデンスのあるものは少なく，awake craniotomy に精通した施設での経験に基づくところが大きい．
- 本項では日本麻酔科学会が発行した「Awake craniotomy 麻酔管理のガイドライン」[1]に沿って，区域麻酔を中心に，その麻酔管理について解説する．

❶ awake craniotomy の目的

- 脳神経外科手術では，病変部を可及的に切除することにより再発を予防し，正常部位を可能な限り温存することにより，術後の神経障害を最小化させることが求められる．そのため，種々の神経機能モニタリングが術中に施行される．

▶MEP：
motor evoked potential

- 運動野や感覚野の周囲の病変では，運動誘発電位（MEP）や体性感覚誘発電位が神経機能モニタリングとして全身麻酔下でも有用である．しかし，言語野周辺の病変では，神経機能のモニタリングが全身麻酔下では不可能であるため，脳機能のマッピング（電気刺激）時に患者を覚醒させ言語機能を確認し，切除手術範囲を決定する awake craniotomy が行われる（図1）．

awake craniotomy は，言語野周辺の病変に対して行われる

❷ awake craniotomy の麻酔管理

- 先に述べた awake craniotomy の目的を達成するため，一般的な脳神経外科

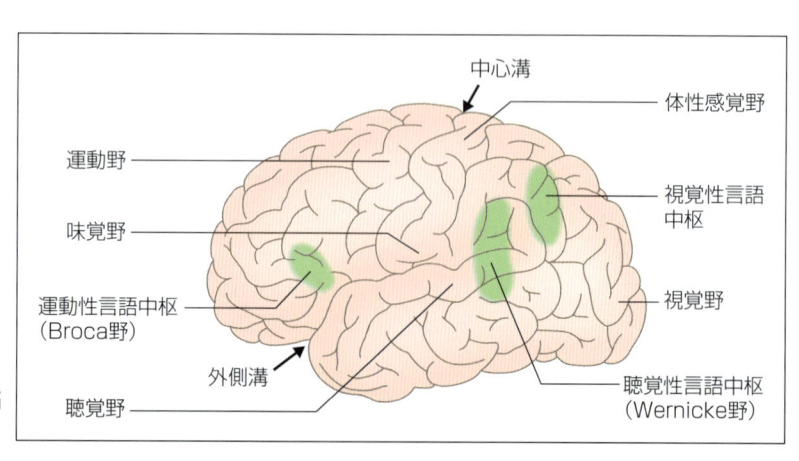

図1 脳機能の局在
言語中枢が存在する優位半球は左脳であることが多い．

282

手術とは異なる麻酔管理が求められる．また，特有の合併症が存在するので注意が必要である．

a. awake craniotomy の流れ

- 手術，麻酔はおおむね図2に記載した手順で進められる．

b. 準備，モニタリング

- awake craniotomy では，鎮静薬，鎮痛薬の投与を行わない覚醒時には，患者の苦痛は大きく，覚醒時間を可能な限り短くすることが求められる．事前に術者をはじめ看護スタッフなどと入念な打ち合わせを行い，シミュレーションを施行する．また，患者へは術中の覚醒の必要性を十分に説明し，同意を取得する．
- 前投薬は可能な限り行わない．やむをえない場合には，拮抗薬のあるベンゾジアゼピン系薬剤を使用する．日本麻酔科学会のガイドラインでは制吐目的にメトクロプラミドを前投与することは推奨されていない．
- 一般的な手術と同様に，術中モニタリングは日本麻酔科学会のガイドラインに従い行う．心電図，観血的動脈圧，経皮的酸素飽和度，呼気二酸化炭素濃度，体温，尿量をモニターする．BIS モニターは鎮静度の推定に有用なことがある．持続的な薬剤投与，出血時の輸血対応のために，静脈路は複数あるほうが望ましい．

手術	麻酔
開頭	頭部局所麻酔，鎮静薬・鎮痛薬投与 LMA 挿入
硬膜切開・脳機能マッピング	鎮静薬，鎮痛薬の投与中止 LMA 抜去
病変切除	鎮静薬，鎮痛薬の再投与 LMA 再挿入
閉頭	

図2 手術，麻酔の流れ
LMA：ラリンジアルマスクエアウェイ．

▶BIS：Bispectral Index

c. awake craniotomy での全身管理

気道確保

- 気管挿管は咳嗽刺激や咽頭刺激が強く awake craniotomy では推奨されない．そのため，自発呼吸下での管理，またはラリンジアルマスクエアウェイ（LMA）など声門上デバイスが使用されることが多い．
- 動脈血二酸化炭素濃度の調節により脳圧を管理する必要がある場合には，気道確保を積極的に行う．

鎮静方法

- 確実な気道確保である気管挿管をしていないので，調節性の点で吸入麻酔薬は使用しない．そのため，鎮静を行う場合には静脈麻酔薬であるプロポフォールが第一選択肢となる．デクスメデトミジンを使用した報告も散見されるが，その血中半減期を考慮すると調節性の点でプロポフォールより劣る．

鎮痛方法

- 覚醒時にはすべての鎮静薬，鎮痛薬の全身投与を中止することが必要なた

表1 術中トラブルとその対応

術中トラブル	対応
気道閉塞，空気塞栓	LMAの挿入，陽圧換気，体位の変換
痙攣	電気刺激の中止，抗痙攣薬投与，麻酔薬投与，脳表への冷水
悪心・嘔吐	制吐薬投与
不穏，せん妄	声かけ，鎮静薬の投与
痛み	局所麻酔薬の追加，麻薬性鎮痛薬の投与

め，確実な局所麻酔を行う．皮膚切開部位に応じた末梢神経ブロックを併用する．
- 術中に患者が痛みを訴えた場合には，必要であれば経静脈的にフェンタニルなどの麻薬性鎮痛薬の投与を行うが，可能な限り局所麻酔の追加で対応する．
- 麻薬性鎮痛薬の投与時には，鎮静薬との相乗効果に注意する．

d. awake craniotomy で注意すべき点（表1）

- 自発呼吸による管理の場合には気道閉塞，陰圧呼吸による空気塞栓を引き起こす可能性がある．また，緊急時の気道確保が必要な際，頭部が固定されている場合には通常時に比較し気道確保が困難な可能性がある．術中の体位決定時には，術者と協議のうえ可能な限り"sniffing position"に近づけておくほうがよい．
- 手術操作やマッピング時の電気刺激により痙攣が生じることがある．第一に操作の中止で対応する．必要に応じて抗痙攣薬であるフェニトインを経静脈的に投与する．抗痙攣作用を有する麻酔薬の投与も有効である．脳表を冷水で冷却することも有効である．
- awake craniotomy ではさまざまな刺激により悪心・嘔吐を引き起こす可能性がある．メトクロプラミドなどの制吐薬の投与を適宜行う．5-HT$_3$受容体拮抗薬も有効であるとされているが，日本では保険上の適応がない．
- awake craniotomy の継続が困難と判断された場合には，すみやかに全身麻酔に移行する．

❸ awake craniotomy での区域麻酔

a. awake craniotomy でブロックが必要な末梢神経

- 必要以上の鎮静薬や麻薬性鎮痛薬の投与は，awake craniotomy の目的達成を阻害するため，区域麻酔の効果を最大限に利用することが望ましい．awake craniotomy では皮膚切開部位に応じた頭皮神経ブロックを行う（図3)[2]．

> 皮膚切開部位に応じて頭皮神経ブロックを行う

b. awake craniotomy に必要な局所解剖と神経ブロック法（表2）

■ 眼窩上神経
- 眼神経の枝である前頭神経より分枝する．眼窩上切痕を通り，前頭部の皮膚に分布する．眼窩上切痕，瞳孔，眼窩下孔，オトガイ孔は垂直線上にある（図4）[3]．
- ブロック針は眼窩上切痕の直上から穿刺し，2～4 mL の局所麻酔薬（局麻薬）を注入する．

■ 滑車上神経
- 眼神経の枝である前頭神経より分枝する．上斜筋の滑車上方を通り，前頭部，上眼瞼に分布する．
- 滑車上神経は，眼窩上神経穿刺部より内側に2～4 mL の局麻薬を追加することによってブロックすることができる（図4）[3]．

■ 大後頭神経
- 頚神経に由来する．後頭部を後頭動脈と伴走し，後頭部および頭頂部に分布する．
- ブロックは，乳様突起中心と外後頭隆起を結んだ線の内側2/3から穿刺し2～3 mL の局麻薬を注入する．後頭動脈の拍動も刺入点の目安となる（図5）[4]．

■ 小後頭神経
- 頚神経に由来する．後頚三角から出て胸鎖乳突筋の後縁沿いに上行し，側頭

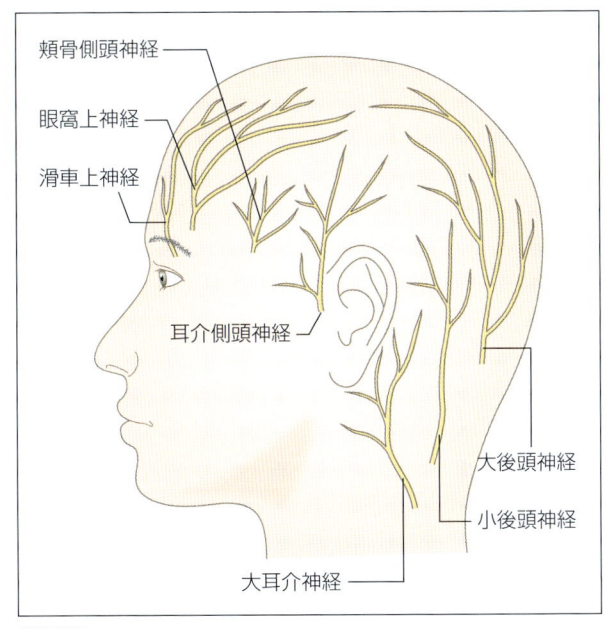

図3 頭皮神経ブロック
(Wedel D, et al. Miller's Anesthesia. 7th ed. Churchill Livingstone; 2010. p.2075-6[2] より)

表2 頭皮を支配する神経

神経	由来	支配領域
滑車上神経	眼神経（三叉神経第1枝）	前頭部
眼窩上神経		前頭部，上眼瞼
頬骨側頭神経	上顎神経（三叉神経第2枝）	側頭窩，頬骨部
耳介側頭神経	下顎神経（三叉神経第3枝）	耳介上部周辺
大後頭神経	頚神経	後頭部，頭頂部
小後頭神経		側頭部耳介後方・後上方
耳介側頭神経		耳下腺部，耳介後方・外側

頭皮は三叉神経および頚神経の枝で支配されている．

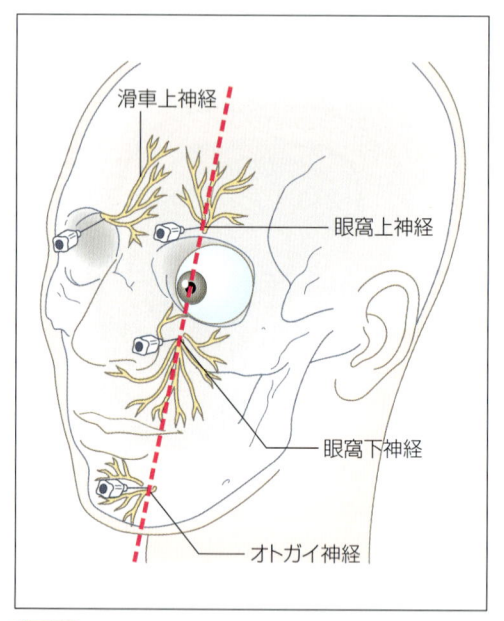

図4 眼窩上神経ブロック，滑車上神経ブロックに必要な局所解剖
(Drummond J, et al. Miller's Anesthesia. 7th ed. Churchill Livingstone; 2010. p.1661–7[3]より)

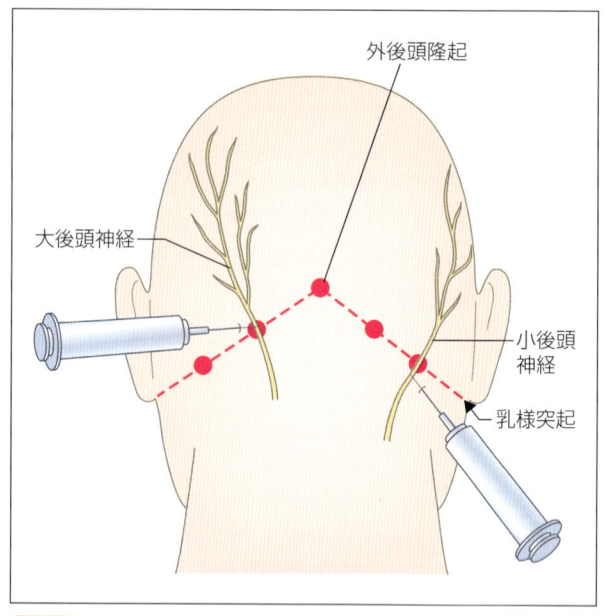

図5 後頭神経ブロック
(Levin M. Neurotherapeutics 2010; 7: 197–203[4]より)

部耳介後方，後上方を支配する．
- ブロックは，乳様突起中心と外後頭隆起を結んだ線の外側2/3から穿刺し2〜3 mLの局麻薬を注入する（**図5**）[4]．

■ 耳介側頭神経
- 下顎神経より分枝する．下顎骨関節突起内側を通り側頭部に至り，耳介上部周辺の知覚を支配する．
- ブロックは頬骨後方部分の上方，耳介のすぐ前方から穿刺し2〜3 mLの局麻薬を注入する（**図6**）[4]．

■ 頬骨側頭神経
- 上顎神経より分枝する．側頭窩および頬骨部の皮膚に分布する（**図3**）[2]．ブロックは，眼窩上神経ブロックの穿刺部と耳介側頭神経ブロックの穿刺部の中間点から穿刺し，2 mL程度の局麻薬を注入する．

■ 大耳介神経
- 頸神経に由来する．胸鎖乳突筋深部を通り中央・後縁に現れ，広頸筋と胸鎖乳突筋のあいだを上方に走行する．前枝は耳下腺部の皮膚，後枝は耳介の後方と外側部の皮膚に分布する（**図7**）[5]．
- 後枝のブロックは，耳珠の高さで耳介後方1.5 cmのところが穿刺部位とな

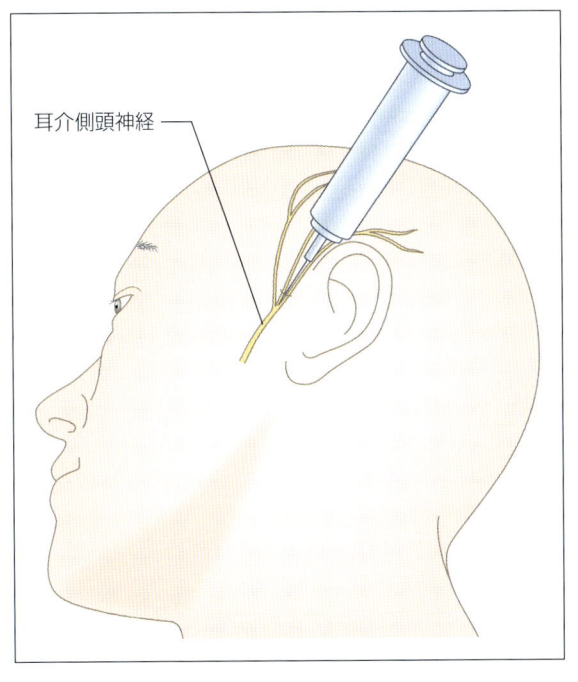

図6 耳介側頭神経ブロック
(Levin M. Neurotherapeutics 2010; 7: 197-203[4]より)

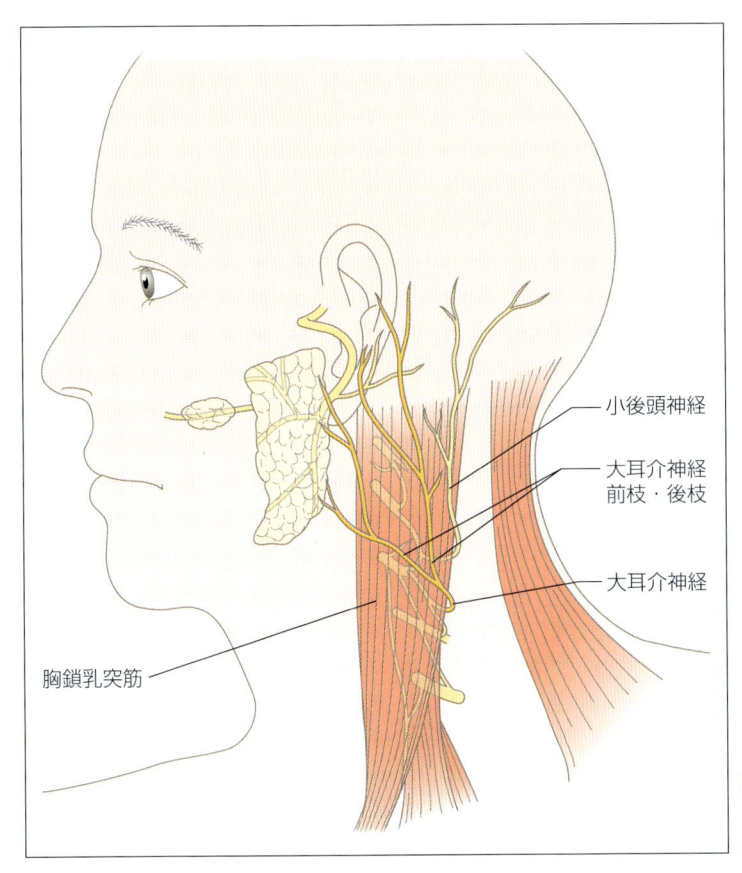

図7 大耳介神経の走行
(Ginsberg LE, et al. AJNR Am J Neuroradiol 2000; 21: 568-71[6])を参考に作成)

る．局麻薬は 1 mL あれば十分とされている．頭部知覚への寄与は小さいので，ブロックは必須ではないとされている．

c. awake craniotomy の区域麻酔で推奨される薬剤

- 頭皮神経ブロックでは，長時間作用型であるロピバカイン，レボブピバカインが推奨される．
- 皮膚切開部の局所麻酔には，血管収縮目的にアドレナリンを添加したリドカインなどが推奨される．

d. 局所麻酔薬中毒

> 局所麻酔薬中毒の発生には十分注意する

- awake craniotomy では大量の局所麻酔薬を使用することが多く，局所麻酔薬中毒には注意が必要である[6]．中毒が発生した際の対応ができるための準備をしておく．
- ロピバカイン平均 3.6 mg/kg の投与でも局所麻酔薬中毒などの問題は生じていないとされているものの，その発生には十分注意する．

（内田洋介，森本裕二）

文献

1) 公益社団法人日本麻酔科学会．Awake craniotomy 麻酔管理のガイドライン．http://www.anesth.or.jp/guide/pdf/guideline_awake.pdf
2) Wedel D, Horlocker T. Neurosurgical anesthesia. In: Miller RD, et al, eds. Miller's Anesthesia. 7th ed. Philadelphia: Churchill Livingstone; 2010. p.2075–6.
3) Drummond J, Patel P. Nerve blocks. In: Miller RD, et al, eds. Miller's Anesthesia. 7th ed. Philadelphia: Churchill Livingstone; 2010. p.1661–7.
4) Levin M. Nerve blocks in the treatment of headache. Neurotherapeutics 2010; 7: 197–203.
5) Ginsberg LE, Eicher SA. Great auricular nerve: Anatomy and imaging in a case of perineural tumor spread. AJNR Am J Neuroradiol 2000; 21: 568–71.
6) Papangelou A, et al. A review of scalp blockade for cranial surgery. J Clin Anesth 2013; 25: 150–9.

索引

ページ数の太字は項目の詳述箇所を示す.

和文索引

あ

アクナス	86, 87
アスピリン	94, 222
アーチファクト	62, 66, 67
圧電効果	68
圧電素子	71
アナフィラキシーショック	52
アナペイン®	165, 181, 194, 273
アピキサバン	98
アミド型局所麻酔薬	30
アラーム機構	88
アレルギー反応	37
アンクルブロック	28, 109

い

痛みの上行性経路	19
痛みの伝導機構	**15**
一次知覚ニューロン	15
一過性神経症状	35, 247, 252
異方性	63, 68, 75

う

運動神経ブロック	24

え

永久ブロック	25
腋窩アプローチ	26, **164**
腋窩神経ブロック	27
エドキサバン	98
エナンチオマー	30
エフェドリン	149, 280
エムラ®クリーム	30

お

横隔神経麻痺	166
横筋筋膜面（TFP）ブロック	27, 200
オキシトシン	268
悪心・嘔吐	58, 243
オピオイド	**54**, 275
——の使用	115
内因性——	18

オピオイド受容体の作用	54
音響陰影	66, 68
音響インピーダンス	68
音響カプラ	68

か

開胸手術における術後鎮痛法	128
介在ニューロン	17
回折	66, 68
外側大腿皮神経ブロック	27
開腹術における術後鎮痛法	129
下肢手術における術後鎮痛法	126
下肢手術に対する末梢神経ブロック	109
下肢の神経ブロック	27
画像の最適化	73
肩の手術における術後鎮痛法	125
可聴音	62
滑車上神経ブロック	286
カッティング針	251
カテーテル挿入	208
下半身麻酔	239
かゆみ	58
カルボカイン®	165, 181
眼窩下神経ブロック	140
感覚神経線維の分類	83
感覚神経ブロック	24
眼窩上神経ブロック	286
間欠的ボーラス投与	221
患者教育	141
患者の体位	237
感染	122
感染性合併症	103
感染予防策	123

き

機械式ポンプ	279
機械的指数	69
器械分娩	274
気胸	166
キシロカイン®	165, 181, 249
帰宅後フォロー	141
基電流	83
気道確保困難	272

キャビテーション	69
仰臥位低血圧症候群	267, 279
凝固因子 Xa 阻害薬	222
凝固因子の半減期	96
胸膝位	250
鏡像異性体	47
胸部傍脊椎ブロック	27, 139, 153
超音波ガイド下——	153
局所静脈内麻酔	22
局所浸潤性	41
局所浸潤麻酔	138
局所麻酔薬	25
——の基礎	**30**
——の極量	53
——の構造	32
——の脂溶性	238
——の小児における極量	257
——の神経周膜内注入	120
——の選択	35
——の中毒症状	121
——の使い分け	41
——の特性	32
——の歴史	8
——の pKa	238
アミド型——	30
神経ブロックに用いる——	37
妊婦で使う——	34
局所麻酔薬アレルギー	44
局所麻酔薬中毒 **46**, 52, 104, 121, 194, 288	
——に対するリピッドレスキュー	51
——の症状	48
——の初期対応	49
——を悪化させる因子	51
即時型——	48
遅延型——	48
距離分解能	69
筋外膜	189

く

区域麻酔の歴史	**8**
空洞形成	69
空洞現象	69

289

偶発的硬膜穿刺	225
屈折	66, 69
くも膜下オピオイド投与	56, 58
クロピドグレル	95
クロロプロカイン	32

け

経口抗凝固薬	97
痙攣抑制	50
ケタミン	149
血圧低下	239
血管穿刺	194
血管内誤注入	49
血管への誤穿刺	164
血栓溶解療法	222
肩甲上神経ブロック	27
減衰	69

こ

高位脊髄くも膜下麻酔	243
高位脊麻	12
高位麻酔	11
高エコー性	69
光学異性体	30, 47
交感神経ブロック	24
抗凝固・抗血小板療法	221
抗凝固薬	95
経口――	97
抗凝固療法	216
抗菌薬投与	268
抗血小板薬	94
――の休薬期間	218
チエノピリジン系――	95
抗血栓療法	**94**
後根神経節	15
交差法	73
高周波熱凝固法	25
甲状腺切除術	139
抗ストレス反応	5
後頭神経ブロック	25, 286
高比重マーカイン®	234
後方 TAP ブロック	130, 152
後方アプローチ腹横筋膜面ブロック	27
後方増強	66, 70
後方腹横筋膜面ブロック	152
硬膜外 PCA	221
硬膜外オピオイド投与	55
――での薬剤の選択	57
硬膜外カテーテル造影	209
硬膜外カテーテル挿入位置	56
硬膜外血腫	216, 225, 247
硬膜外自家血注入療法	214, 215, 246
硬膜外穿刺	208, 224
――への超音波スキャンの応用	224
穿刺困難例での――	208
硬膜外造影	209
硬膜外鎮痛	272
――による産痛緩和	272
――による予後の改善	223
硬膜外投与	34
持続――	278
定時間欠的――	278
硬膜外膿瘍	219
硬膜外ブロック	154, **204**
――の合併症	**214**
――の手術部位感染抑制効果	155
硬膜外麻酔の歴史	12
硬膜穿刺後頭痛	214, 225, 245, 252
高齢者・ハイリスク患者での適応	**144**
コカイン	8
呼吸困難感	252
呼吸抑制	58, 242
コンパートメントブロック	27

さ

サイドローブ	66, 70
鎖骨下アプローチ	26, **163**
鎖骨上アプローチ	26, **161**
坐骨神経ブロック	28, 138, 154, **178**
下腿・足手術と――	138
小児の――	260
作用時間	43
三叉神経ブロック	26
酸素投与	268
産痛緩和	271

し

耳介側頭神経ブロック	287
子宮左方転位	267
子宮収縮薬	268
軸索反射	16
刺激時間	85
刺激針と神経との距離	85
持続くも膜下麻酔	252
持続硬膜外投与	278
持続硬膜外麻酔法	13
持続神経ブロック	102
持続仙骨硬膜外麻酔	13
持続大腿神経ブロック	102
持続投与法	24, 102
持続腹直筋鞘ブロック	131
持続傍脊椎ブロック	103
持続末梢神経ブロック	142
時値	83, 84
膝窩(部)アプローチ	28, **186**
膝関節鏡手術	137
ジブカイン	8, 31, 32
シムス体位	182, 183
斜角筋間アプローチ	26, **160**
周囲浸潤麻酔	138
周術期オピオイドの問題点	3
周術期の免疫機能	5
周波数	70
手術部位感染	155
出血	122
出血性合併症	99
術後神経障害	119
術後疼痛管理	**124**
術後認知機能障害	4
シュナイデルリン法	11
上肢手術における術後鎮痛法	126
上肢手術に対する末梢神経ブロック	108
上肢末梢神経ブロック	26
脂溶性オピオイド	55
焦点	70
小児における局所麻酔薬投与の極量	257
小児の硬膜外麻酔	257
小児の仙骨硬膜外ブロック	259
静脈内区域麻酔(法)	9, 22
徐放性ブピバカイン	125
徐脈	240
侵害受容性疼痛	15
神経合併症	217
神経原性ショック	52
神経根穿刺	244
神経刺激装置	**86**
――の基礎	**81**
神経刺激針	88
神経刺激法	89

290

──が有効な神経ブロック 90	
神経周膜内注入 120	
神経障害 78	
深頚神経叢ブロック 25	
神経損傷 117	
神経破壊薬 25	
神経ブロックに伴う出血性合併症 100	
神経ブロックに用いる局所麻酔薬 37	
人工股関節置換術 126	
人工膝関節置換術 127	
心疾患合併妊娠 271	
深達度 62	
心停止 241, 251	
──への対応 50	
振幅 70	

す

水溶性オピオイド 55	
スティムプレックス®HNS12 86, 87	

せ

星状神経節ブロック 25	
正中アプローチ 232	
正中法 13, 206	
脊硬麻 271	
脊髄液の密度 234	
脊髄幹麻酔 22	
脊髄くも膜下硬膜外併用麻酔 252, 271	
脊髄くも膜下ブロック **230**	
──の合併症 **239**	
脊髄くも膜下麻酔 264	
──の歴史 9	
高位── 243	
小児の── 258	
全── 243	
脊髄後角 15, 16	
脊髄後角内回路 17	
脊髄視床路 17	
脊髄神経後枝内側枝ブロック 27	
脊髄穿刺 244	
脊髄の長さ 232	
脊髄レベルの神経遮断 166	
脊髄レベルの神経障害 166	
脊麻 9	
──による死亡例 11	
高位── 12	
テトラカインによる── 11	
脊麻後頭痛 252, 265	

脊麻後の頭痛対策法 12	
脊麻針 251	
脊麻用ブピバカイン 266	
絶縁性 89	
遷延性術後痛 4	
前胸壁ブロック 200	
前鋸筋面ブロック 27	
浅頚神経叢ブロック 25, 139	
仙骨硬膜外ブロック 259	
穿刺困難例での硬膜外穿刺 208	
穿刺針運針法 75	
全身麻酔下での区域麻酔 257	
全身麻酔に併用する末梢神経ブロック 112	
全身麻酔薬の節減効果 3	
全脊髄くも膜下麻酔 243	
先端角 89	
前方アプローチ 28, **185**	
前腕ブロック 136, 137	

そ

臓器障害 35	
臓器損傷 194	
早期母児接触 263	
即時型局所麻酔薬中毒 48	
側方TAPブロック 195	
鼡径ヘルニア手術 139	
粗密波 62	

た

体幹部手術に対する末梢神経ブロック 110	
体幹部末梢神経ブロック **192**	
体性痛 3	
大腿外側皮神経ブロック 154	
大腿神経ブロック 27, 137, 154, 170, **172**	
持続── 102	
小児の── 260	
超音波ガイド下── 172	
ダイナミック・レンジ 70	
体表ランドマーク法 23	
タイム・ゲイン補正 70	
大腰筋溝ブロック 171	
多重反射 66, 70	
ターニケットペイン 114, 115	
ダビガトラン 98, 222	
ダブル・ドット像 74	

多様式鎮痛法 149	
単回投与法 24, 102	
短軸像-平行法 181	

ち

チエノピリジン系抗血小板薬 95	
チエノピリジン誘導体 222	
遅延型局所麻酔薬中毒 48	
チクロピジン 95	
チャネルポアの形成 19	
中腋窩TAPブロック 195	
超音波 62	
超音波ガイド下胸部傍脊椎ブロック 153	
超音波ガイド下大腿神経ブロック 172	
超音波ガイド下腸骨筋膜下ブロック 172	
超音波ガイド下テクニック 23	
超音波ガイド下閉鎖神経ブロック 173	
超音波ガイド下腰神経叢ブロック後方アプローチ 175	
超音波ガイド法 23	
超音波解剖学 **63**	
超音波カプラ 68	
超音波テクニック **72**	
腸骨筋膜下ブロック 171, **172**	
超音波ガイド下── 172	
腸骨鼡径・腸骨下腹神経ブロック 27, 139, 152, 197	
小児の── 259	
直進性 62	
直接トロンビン阻害薬 98	
鎮静 107, 146	
──のガイドライン 107	
鎮痛効果 3	
鎮痛薬の節減効果 3	

つ

通電刺激法 23	
強さ-時間曲線 84	

て

低エコー性 71	
帝王切開術 **262**	
──に対する脊髄くも膜下硬膜外併用麻酔 263	
──に対する脊髄くも膜下麻酔 263	

291

|——の術後鎮痛 269
低血圧対策 279
低血圧予防 267
定時間欠的硬膜外投与 278
ディスポーザブルポンプ 279
低分子ヘパリン 96, 222
テーカイン® 40
デクスメデトミジン 107, 148, 149
テストドーズ 49
テトラカイン 31, 32, 235
　——による脊麻 11
デュアルガイド法 24
電位依存性ナトリウムチャネル（Nav）
 15, 16, 33
　——の電位センサー 34
殿下部アプローチ 28, **183**
電気刺激の強度 83
電気刺激の極性 84
電気刺激の形状 84

と

等エコー性 71
頭頸部での血管内誤注入 49
等比重ブピバカイン 275
等比重マーカイン® 234
頭皮神経ブロック 284, 285
怒責感 277
ドラッグチャレンジテスト 44
努力呼吸 242
トロパコイン 10

な

内因性オピオイド 18
内視鏡下副鼻腔手術 140
内臓痛 3, 152
内転筋管ブロック 27, 138

に

二次侵害受容ニューロン 17
「ニ」の字像 74
乳房手術 139
ニュートレーサーNT-11 86, 87
尿閉 59
妊娠高血圧症候群 271
妊婦で使う局所麻酔薬 34

ね

ネオペルカミンS® 40

の

脳神経障害 246
脳脊髄液漏出症 214
ノンカッティング針 251

は

馬尾症候群 35, 247
針先端の回折像 74
パルス高周波法 25
反射 71
反跳痛 142

ひ

日帰り手術 106, **135**
皮下浸潤麻酔 43
膝関節鏡手術 137
ビーチチェア位 108, 114
必要電流 85
ビーム発生器 71
病的肥満 272

ふ

フェニレフリン 149, 280
　——の有用性 267
フェンタニル
 54, 55, 149, 249, 273, 275
フォンダパリヌクス 97, 154, 221
腹横筋膜面ブロック 27, **195**
　後方—— 152
　後方アプローチ—— 27
腹腔鏡下手術における術後鎮痛法 131
伏在神経ブロック 138
腹直筋鞘ブロック 27, 152, **194**
　持続—— 131
不整脈 241
　——への対応 50
ブピバカイン 8, 31, 32, 53, 121, 235, 257, 273
　等比重—— 275
ブピバカイン徐放薬 43
ブプレノルフィン 54
プラザキサ® 98
ブラッドパッチ 215, 226, 246
プリックテスト 44
プリロカイン 30, 32
フルマゼニル 108
プロカイン 8, 31, 32, 53
プロタミン硫酸塩による中和法 216

ブロック時の鎮静 113
ブロックのタイミング 113
プロテインキナーゼCγ 17
プロピトカイン 31, 32
プロピバカイン 32
プローブ操作 73
プローブ保持法 75
プロポフォール 51, 108, 149

へ

平行法 72, 73
閉鎖神経ブロック 27, 154, 170, **173**
　超音波ガイド下—— 173
ヘパリン 96
ヘパリン起因性血小板減少症 101
ペンシルポイント針 251, 265
ペンタゾシン 54

ほ

傍神経鞘 189
傍正中アプローチ 232
傍正中長軸斜位像 210
傍正中法 13, 206
傍脊椎腔の解剖 200
傍脊椎ブロック 139, **198**
　胸部—— 27, 139, 153
　持続—— 103
傍仙骨アプローチ 28, **181**
母体への酸素投与 268
ホッケースティック型プローブ 141, 256
ポプスカイン® 165, 181, 194

ま

マイクロコンベックスプローブ 141
マーカイン® 121, 249, 273
　等比重—— 234
麻酔域の左右差 276
末梢神経の構造 118
末梢神経の分類 83
末梢神経ブロック 22
　——の合併症 **117**
　下肢手術に対する—— 109
　持続—— 142
　上肢手術に対する—— 108
　全身麻酔に併用する—— **112**
　体幹部手術に対する—— 110
末梢神経ブロック単独管理 **106**

末梢知覚神経特異的 Nav 阻害薬　21
慢性痛　24

み

ミダゾラム　108, 149
未分画ヘパリン　222

む

無エコー性　71
無痛分娩　**271**
　　　　——で用いる局所麻酔薬　37

め

メチルエルゴメトリン　268
メチルパラベン　38
メピバカイン　31, 32, 53, 165, 175, 181

も

モルヒネ　54, 55, 249

よ

腰神経叢ブロック　27, 154, **167**
　　　　——後方アプローチ　171, **175**
　　　　超音波ガイド下——　175
腰髄麻酔　11
腰椎槽の容量　234
腰背部痛　247
腰方形筋（QL）ブロック　27, 200

ら

ラセミ体　47

り

梨状筋下孔　179
リドカイン　8, 31, 32, 53, 165, 175, 181, 235, 257
リバーロキサバン　98, 221
リピッドレスキュー　50, 51
リポカリン 2　155
利用時間　84

れ

レスキューブロック　26, 107, 137
レボブピバカイン　8, 31, 32, 47, 53, 165, 175, 181, 194, 257, 273
レミフェンタニル　54

ろ

肋間神経ブロック　153, **200**
　　小児の——　260
肋骨弓下 TAP ブロック　130, 152, 196
　　　　——の有効性　130
肋骨弓下斜角 TAP ブロック　130, 196
　　　　——の有効性　130
肋骨弓下腹横筋膜面ブロック　152
ロピバカイン　8, 31, 47, 53, 165, 173, 175, 176, 181, 194, 257, 273

わ

ワルファリン　95, 217, 222
腕神経叢ブロック　9, 26, 136, **158**
　　　　——腋窩アプローチ　136
　　　　——鎖骨上/鎖骨下アプローチ　136
　　　　——斜角筋間アプローチ　135
　　肩/上腕手術と——　135
　　小児の——　259
　　肘/前腕/手手術と——　136

欧文索引

A

Aβ線維	17
Aδ線維	16
acoustic coupler	68
acoustic impedance	68
acoustic shadow	68
amplitude	70
anechoic	71
anisotropy	68, 75
ankle block	138
artifact	67
attenuation	69
awake craniotomy	**282**
axial resolution	69

B

B−モード	63
baricity	233
beam former	71
Bezold-Jarisch 反射	240, 251
Bier block	22

C

C 線維	16
camel sign	210
cat face sign	210
cavitation	69
central cell	17
chronaxie	84
co-load 輸液	267
combined spinal and epidural analgesia（CSEA）	252, 271, 275
continuous epidural infusion（CEI）	278
continuous spinal anesthesia（CSA）	252
Coulomb の法則	85
cutting 針	245

D

DepoFoam	125
diffraction	68
dorsal root ganglion（DRG）	15
double crush 現象	118
dural puncture epidural（DPE）	

technique	275
dynamic range	70

E

endoscopic sinus surgery（ESS）	140
epidural fever	280
epimysium	189
EXPARAL®	125

F

femoral nerve block	154
field block	138
focus	70
frequency	70

G

general spinal analgesia	10
GP IIb/IIIa 阻害薬	222

H

hanging drop 法	13
Henderson-Hasselbalch の式	46
heparin induced thrombocytopenia（HIT）	101
Hilton の法則	168
horse sign	210
Huber point needle	10, 13
hyperbaric solution	234
hyperechoic	69
hypobaric solution	234
hypoechoic	71

I

II/IH ブロック	139
ilioinguinal/iliohypogastric nerve block	152, 197
intercostal nerve block	**200**
intravenous regional anesthesia	22
islet cell	17
isobaric solution	234
isoechoic	71

J

Jacoby 線	11, 205, 206, 244, 257

L

labor epidural analgesia（LEA）	271
lateral femoral cutaneous nerve block	154
lateral TAP block	195
lipid rescue	122
Lissauer 路	17
local anesthetic systemic toxicity（LAST）	121
loss of resistance 法	13
lumbar cistern の容量	234
lumbar plexus block	154

M

mechanical index（MI）	69
meningeal puncture headache（MPH）	225
mid axillary TAP ブロック	195
midnight syndrome	142
monitored anesthesia care（MAC）	135, 148
――で使用される薬剤	149
multimodal analgesia	116, 149
multiple echo	70
multivesicular liposomal drug delivery technology	125

N

Nav	15, 19
Needle guide	75
neuraxial analgesia	2
neuraxial anesthesia	22
non-cutting 針	245
NSAIDs	222
Nuss 法	257

O

obturator nerve block	154

P

paradoxical reflex	240
paraneural sheath	189
paravertebral block	**198**
Pecs block	27, 110, 200
piezoelectric effect	68
post operative cognitive dysfunction（POCD）	4
post-spinal puncture headache	252
postdural puncture headache（PDPH）	214, 225, 245, 252, 265
posterior enhancement	70

294

posterior transversus abdominis
    plane（TAP）block　　　　152
pre-load 輸液　　　　　　　　267
prilocaine　　　　　　　　　　30
programmed intermittent epidural
    bolus（PIEB）　　　　　　278
PROSPECT　　　　　　　　　124
protein kinase C gamma（PKCγ）　17

Q

Quincke 針　　　　　　　　　245
QX-314　　　　　　　　　　　32
　　――による痛覚選択的遮断　35

R

radial cell　　　　　　　　　　17
railroad sign　　　　　　　　 209
rectus sheath block　　　152, **194**
reflection　　　　　　　　　　71
refraction　　　　　　　　　　69
regional anesthesia の歴史　　**9**
reverberation　　　　　　　　 70
rheobase　　　　　　　　　　83
RS ブロック　　　　　　　　152

S

safety steps　　　　　　　　　49

sciatic nerve block　　　　　 154
SENSe 機能　　　　　　　　 86
short axis view/in-plane approach
    （SAX-IP）　　　　　　　 181
side lobe　　　　　　　　　　70
sniffing position　　　　　　 284
sonoanatomy　　　　　　　　63
spinal anaesthesia　　　　　　 9
Sprotte 針　　　　　　　　　265
subcostal oblique TAP block　196
subcostal transversus abdominis
    plane（TAP）block　152, 196
subcutaneous approach　　　140
surgical site infection（SSI）　155
sympathetically maintained pain　24

T

T-cain-S　　　　　　　　　　11
thoracic paravertebral block　153
tilting　　　　　　　　　　　187
tilting 操作　　　　　　　　 162
time gain compensation（TGC）　70
TOF ウォッチ®　　　　　　86, 87
total hip arthroplasty（THA）　126
total knee arthroplasty（TKA）　127
total spinal anesthesia　　　　10
transient neurologic symptoms

（TNS）　　　　　35, 247, 252
transversus abdominis plane（TAP）
    block　　　　　　　　　**195**
Tuffier 線　　　　　　　　　257

U

ultrasound　　　　　　　　　62
utilization time　　　　　　　84

V

Valsalva 法　　　　　　　　 277
vertical cell　　　　　　　　　17
Virchow-Robin 腔　　　　　 233
voltage-dependent sodium channel
    （Nav）　　　　　　　　15, 19

W

walking epidural　　　　　　274
Whitacre 針　　　　　　245, 265

X

X 線透視下硬膜外カテーテル　212

数字

3-in-1 ブロック　　　　　　 154
Xa 因子阻害薬　　　　　　　97

中山書店の出版物に関する情報は，小社サポートページを御覧ください．
http://www.nakayamashoten.co.jp/bookss/define/support/support.html

新戦略に基づく麻酔・周術期医学

麻酔科医のための 区域麻酔スタンダード

2015年10月21日　初版第1刷発行 ©　〔検印省略〕

専門編集────横山正尚

発行者────平田　直

発行所────株式会社 中山書店
〒113-8666 東京都文京区白山 1-25-14
TEL 03-3813-1100（代表）　振替 00130-5-196565
http://www.nakayamashoten.co.jp/

装丁────花本浩一（麒麟三隻館）

印刷・製本──株式会社シナノ

Published by Nakayama Shoten Co.,Ltd.　　Printed in Japan
ISBN 978-4-521-73713-3
落丁・乱丁の場合はお取り替え致します．

・本書の複製権・上映権・譲渡権・公衆送信権（送信可能化権を含む）は株式会社中山書店が保有します．
・JCOPY〈（社）出版者著作権管理機構 委託出版物〉
本書の無断複写は著作権法上での例外を除き禁じられています．複写される場合は，そのつど事前に，（社）出版者著作権管理機構（電話 03-3513-6969，FAX 03-3513-6979，e-mail: info@jcopy.or.jp）の許諾を得てください．

本書をスキャン・デジタルデータ化するなどの複製を無許諾で行う行為は，著作権法上での限られた例外（「私的使用のための複製」など）を除き著作権法違反となります．なお，大学・病院・企業などにおいて，内部的に業務上使用する目的で上記の行為を行うことは，私的使用には該当せず違法です．また私的使用のためであっても，代行業者等の第三者に依頼して使用する本人以外の者が上記の行為を行うことは違法です．

周術期に焦点を絞り，実診療をサポート!!

新戦略に基づく麻酔・周術期医学

◎本シリーズの特色

1. 麻酔科臨床の主要局面をとりあげ，実診療をサポートする最新情報を満載．
2. 高度な専門知識と診療実践のスキルを簡潔にわかりやすく解説．
3. 関連する診療ガイドラインの動向をふまえた内容．
4. 新しいエビデンスを提供するとともに，先進的な取り組みを重視．
5. 写真，イラスト，フローチャート，表を多用．視覚的にも理解しやすい構成．
6. 「Advice」「Topics」「Column」欄を設け，経験豊富な専門医からのアドバイスや最新動向に関する情報などを適宜収載．
7. ポイントや補足情報など，随所に加えたサイドノートも充実．

◎シリーズの構成と専門編集

◆ **麻酔科医のための循環管理の実際**
 専門編集：横山正尚（高知大学） 定価（本体12,000円+税）

◆ **麻酔科医のための気道・呼吸管理**
 専門編集：廣田和美（弘前大学） 定価（本体12,000円+税）

◆ **麻酔科医のための周術期の疼痛管理**
 専門編集：川真田樹人（信州大学） 定価（本体12,000円+税）

◆ **麻酔科医のための体液・代謝・体温管理**
 専門編集：廣田和美（弘前大学） 定価（本体12,000円+税）

◆ **麻酔科医のための周術期の薬物使用法**
 専門編集：川真田樹人（信州大学） 定価（本体15,000円+税）

◆ **麻酔科医のための区域麻酔スタンダード** 最新刊!!
 専門編集：横山正尚（高知大学） 定価（本体12,000円+税）

◇ **麻酔科医のための周術期のモニタリング**
 専門編集：廣田和美（弘前大学）

以下続刊　※タイトル，刊行予定は諸事情により変更する場合がございます．◆は既刊

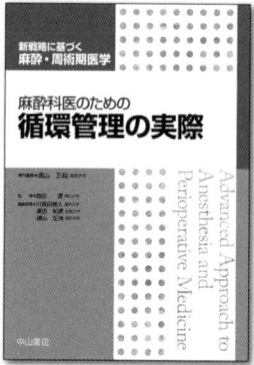

●B5判／並製
●各巻250〜320頁
●本体予価 12,000〜15,000円

●監修
　森田　潔（岡山大学）
●編集
　川真田樹人（信州大学）
　廣田和美（弘前大学）
　横山正尚（高知大学）

中山書店 〒113-8666 東京都文京区白山1-25-14 TEL 03-3813-1100 FAX 03-3816-1015
http://www.nakayamashoten.co.jp/